石棉：风险评估、流行病学和健康影响

Asbestos：Risk Assessment, Epidemiology, and Health Effects

· 第 3 版 ·

主编　［美］米歇尔·卡本（Michele Carbone）

　　　［美］罗纳德·F. 多德森（Ronald F. Dodson）

　　　［美］哈维·帕斯（Harvey Pass）

　　　［美］杨海宁（Haining Yang）

主译　陈天辉　陈小兵　李玉民

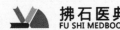

辽宁科学技术出版社
LIAONING SCIENCE AND TECHNOLOGY PUBLISHING HOUSE

拂石医典
FU SHI MEDBOOK

图书在版编目（CIP）数据

石棉：风险评估、流行病学和健康影响：第 3 版 /（美）米歇尔·卡本等主编；陈天辉，陈小兵，李玉民主译 . -- 沈阳：辽宁科学技术出版社，2025.8. -- ISBN 978-7-5591-4369-3

Ⅰ . R598.2

中国国家版本馆 CIP 数据核字第 2025M6Q307 号

Asbestos: risk assessment, epidemiology, and health effects, 3rd Edition/ edited by Michele Carbone, Ronald Dodson, Harvey Pass and Haining Yang./ ISBN 9781032557175
© 2025 selection and editorial matter, Michele Carbone, Ronald F. Dodson, Harvey Pass, and Haining Yang; individual chapters, the contributors

著作权登记号 06-2025-074　　　　　　　　　　　　　　　　版权所有　侵权必究

出版发行：辽宁科学技术出版社
　　　　　北京拂石医典图书有限公司
地　　址：北京海淀区车公庄西路华通大厦 B 座 15 层
联系电话：010-88581828/024-23284376
E-m a i l：fushimedbook@163.com
印 刷 者：天津淘质印艺科技发展有限公司
经 销 者：各地新华书店

幅面尺寸：185mm×260mm
字　　数：674 千字　　　　　　　　　　　印　　张：27.5
出版时间：2025 年 8 月第 1 版　　　　　　印刷时间：2025 年 8 月第 1 次印刷

责任编辑：李俊卿　陈　颖　　　　　　　　责任校对：梁晓洁
封面设计：潇　潇　　　　　　　　　　　　封面制作：潇　潇
版式设计：天地鹏博　　　　　　　　　　　责任印制：丁　艾

如有质量问题，请速与印务部联系　　　　　联系电话：010-88581828

定　　价：198.00 元

雕塑与书籍内容的相关性：

意大利卡萨莱蒙费拉托的埃特尼（Ethernit）工厂曾是欧洲最大的石棉制造商，引发了持续的间皮瘤流行。照片展示的是 2016 年 9 月 10 日开放的"埃特诺特（Ethernot）"公园，公园里有一个儿童游乐场和一座雕塑。

这座公园建在原工厂的旧址上，原工厂被用水泥密封起来，形成一个"石棺"，以防止民众进一步接触到石棉。这座公园体现了人类智慧有能力解决非常棘手的问题，即如何安全地处理数吨石棉。那座女孩放风筝的美丽雕塑，象征着人们的希望，希望预防措施能为如今在埃特诺特公园玩耍的卡萨莱蒙费拉托镇的孩子们带来更美好的未来，而这个地方曾给他们的父母和祖父母带来过巨大痛苦。同样，人们希望通过确定间皮瘤和其他恶性肿瘤发病的关键机制，能研发出新颖且更有效的治疗方法。

我们认为这张照片是人类智慧的绝佳范例，展示了如何预防未来因石棉导致的死亡，以及如何将坏事（埃特尼工厂）转化为好事（公园）。这与研究间皮瘤和其他石棉诱发疾病、防止接触石棉以及潜在的其他细长矿物颗粒为何如此重要有着相似之处。

这座雕塑是由艺术家伊塔列塔·卡尔博内（Italietta Carbone）创作并捐赠给卡萨莱蒙费拉托镇的，用于埃特诺特公园的开幕。

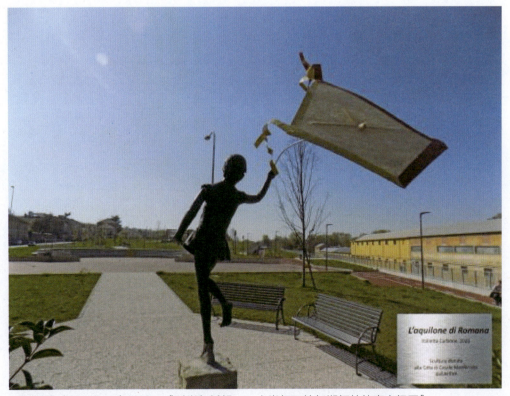

埃特诺特（Ethernot）公园，《科学与希望——人类与石棉长期相处的真实经历》

翻译委员会

主　译　陈天辉　陈小兵　李玉民

副主译　王　洁　郭　卉　黄鼎智　代志军　顾　岩

译　者　王长春　浙江省肿瘤医院

　　　　何　敏　中国科学院杭州医学研究所

　　　　仲　佳　中国医学科学院肿瘤医院

　　　　孙统达　宁波卫生职业技术学院

　　　　刘　芳　台州市中医院

　　　　应士波　杭州医学院

　　　　王　成　兰州大学第二医院

　　　　贺东强　兰州大学第二医院

　　　　贾晓慧　西安交通大学第二附属医院

　　　　宋克薇　山东省济宁市第一人民医院

　　　　王立红　内蒙古医科大学附属医院

　　　　胡志德　内蒙古医科大学附属医院

　　　　石宜林　内蒙古医科大学附属医院

　　　　张承科　山东大学第二医院

　　　　郇　馨　甘肃省武威市妇幼保健院

　　　　赵小姣　贵州中医药大学第二附属医院

　　　　徐雷艇　宁波大学医学部

　　　　方学贤　杭州师范大学

　　　　连福冶　杭州师范大学

　　　　陈钧强　杭州医学院

　　　　程永然　杭州医学院

　　　　陈天华　杭州市临安区第一人民医院

王良友　台州市疾病预防控制中心（台州市卫生监督所）

卢洪胜　台州市中心医院（台州学院附属医院）

张金磊　嘉兴市南湖区疾病预防控制中心

杜　菲　绍兴市中医院

徐明智　浙江省肿瘤医院

凌志强　浙江省肿瘤医院

卢红阳　浙江省肿瘤医院

周菁楠　浙江省肿瘤医院

赵娴靓　浙江省肿瘤医院

朱　陈　浙江省肿瘤医院

王悠清　浙江省肿瘤医院

朱　娟　浙江省肿瘤医院

雷锐娇　浙江省肿瘤医院

陈徐凯　浙江省肿瘤医院

雷慧君　澳门大学（在读博士研究生）

黄秋临　杭州师范大学（在读硕士研究生）

华　蕾　杭州师范大学（在读硕士研究生）

莫小慧　杭州师范大学（在读硕士研究生）

郭慧雪　杭州师范大学（在读硕士研究生）

姚　懿　杭州师范大学（在读硕士研究生）

丁丹婷　杭州师范大学（在读硕士研究生）

金　狄　浙江中医药大学（在读硕士研究生）

谷　微　温州医科大学（在读硕士研究生）

陈鹏涛　温州医科大学（在读硕士研究生）

付锦蓁　温州医科大学（在读硕士研究生）

陈子健　温州医科大学（在读硕士研究生）

乔宏进　温州医科大学（在读硕士研究生）

江宇晨　温州医科大学（在读硕士研究生）

主译简介

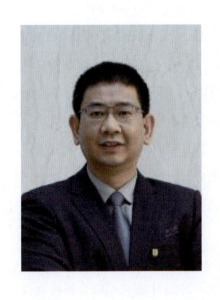

　　陈天辉　教授，医学博士，研究员，肿瘤学博士研究生导师，浙江省委组织部"万人计划"领军人才（2021年）。现任浙江省肿瘤医院防治科副主任、中国科学院杭州医学研究所双聘PI。2000—2006年浙江大学医学院硕博连读（其间受国家留学基金委公派德国哥廷根大学任访问学者1年）、德国哥廷根大学博士后，博士毕业后曾在海德堡德国国家癌症研究中心（DKFZ）工作7年，2016年回国工作并于同年晋升研究员（分子流行病学专业）。

　　致力于癌症的人群预防研究和临床流行病学研究，聚焦三个主攻方向：①石棉暴露所致癌症的人群防控研究；②癌症早筛综合效果评估：周期法提供及时准确的癌症5年相对生存率；③遗传性肿瘤的分子遗传流行病学、筛查和遗传咨询研究。主编/主译出版专著5部，副主编"十四五"普通高等教育研究生规划教材《医学科研论文撰写与发表》，获国家版权局软件著作权4项；累计发表SCI论文106篇，其中65篇为通讯作者/第一作者（包括4篇 *JAMA* 子刊等）。主持在研国家重点研发计划"政府间国际科技创新合作"重点专项项目等。兼任国家科技奖励评审专家库成员、四大慢病国家科技重大专项评审专家、教育部学位与研究生教育发展中心研究生论文评审专家、多省份科学技术奖行业评审专家、浙江省科技厅A级专家、中国抗癌协会五个专业委员会常务委员（肿瘤流行病学、环境肿瘤学等）、中华医学会临床流行病学和循证医学分会循证医学学组委员、浙江省医学会临床流行病学与循证医学分会副主任委员、五本SCI期刊编委、宁波大学兼职教授等。

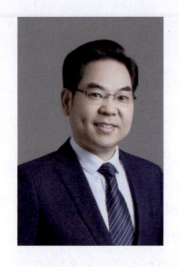

　　陈小兵　医学肿瘤学博士，二级教授 / 主任医师，博士研究生导师，博士后合作导师。现任河南省肿瘤医院（中国医学科学院肿瘤医院河南医院）内科副主任兼病区主任。兼任中国抗癌协会（CACA）第九届理事会理事、科普宣传部副部长，河南省科协十届委员会常委；科技部、中共中央宣传部、中国科协联合授予"全国科普工作先进工作者"，中国科协、人民日报联合授予 2017 年典赞·科普中国"十大科学传播人物"；国务院特殊津贴专家、国家健康科普专家、中国科协"科普中国"专家、中国家庭健康科普专家；河南省优秀专家、河南省学术技术带头人、中原英才 – 中原科技创新领军人才、河南省首席科普专家、河南最美科技工作者、河南省"十大健康传播人物"；CACA 食管肿瘤整合康复专业委员会主任委员、整合食管癌委员会副主任，CACA 科普委员会副主任、基地建设委员会副主任兼秘书长，河南省医师协会医学科普医师分会会长、河南省医学会医学科普专委会副主委。

　　主编、副主编、主译和主审各类肿瘤学专著 40 余部，其中科普图书 10 余部，主编的《面对癌症：不恐慌不盲从》获科技部 2020 全国优秀科普作品奖、2023 中国抗癌协会科技奖科普奖。主持国家自然科学基金面上项目 2 项，中原科技创新领军人才、省杰青、省自然重点等课题 20 余项，以第一 / 通讯（含共同）作者在 *Signal Transduct Target Ther*、*Mol Cancer*、*JCI*、*JMC* 等国际高水平期刊发表 SCI 论文 80 篇，总影响因子超过 500 分，获河南省科技进步奖二等奖 6 项。培养硕、博士研究生 22 名，指导博士后 4 名。

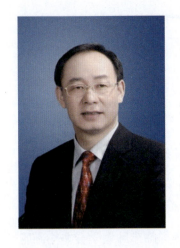

李玉民 兰州大学萃英二级教授，主任医师，博士研究生导师，英国剑桥大学访问学者，澳大利亚昆士兰科技大学客座教授。国务院政府特殊津贴专家、卫生部有突出贡献的中青年专家。兰州大学消化系肿瘤防治与转化医学工程创新中心主任，兰州大学环境肿瘤学中心主任，兰州大学第二医院普外科国家临床重点专科主任，中国工程院咨询专家，中国科学院学部专家，全球前 2% 顶尖科学家，爱思唯尔 2024 中国高被引学者。

现任中国抗癌协会环境肿瘤学专业委员会主任委员，国家卫生标准委员会医疗服务标准专业委员会委员，教育部高等学校教学指导委员会委员，中国高等教育学会医学教育专业委员会常务理事，中华医学会教育分会委员，中国医师协会器官移植医师分会常务委员、肝移植专业委员会副主任委员，中国医师协会外科医师分会肝脏外科专家组副组长，中国医师协会内镜医师分会腹腔镜专业委员会副主任委员，中国研究型医院学会普通外科专业委员会副主任委员、消化肿瘤专业委员会副主任委员等学术职务。主要从事消化系肿瘤、肝胆胰外科（肝移植）的临床、科研和教学工作。率先在西部开展肝移植、ERCP、危重症医学和 DCD 器官捐献等技术。

承担"国家 863 计划""国家国际科技合作项目""国家惠民计划""国家自然科学基金"等科研项目 35 项；获得"甘肃省科技进步一等奖"等奖项 27 项；获得国家发明专利 10 余项；发表学术论文 400 余篇，其中 SCI 170 余篇；主编或参编中英文著作及译著 70 余部；担任 9 本 SCI 期刊的副主编或编委；培养硕、博士研究生 180 余人。担任《兰州大学学报（医学版）》主编、《中华普通外科杂志》和《生物医学转化》副主编等。曾任兰州大学副校长、医学部主任、医学院院长，兰州大学第二医院院长等职务。

副主译简介

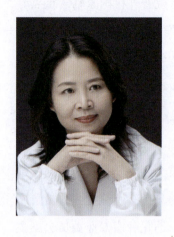

　　王　洁　教授，中国医学科学院肿瘤医院内科主任，派驻中国医学科学院肿瘤医院山西医院总院长，主任医师，博士生导师，北京协和医学院长聘教授，中国临床肿瘤学会副理事长，中国医师协会肿瘤多学科专委会主任委员，中国临床肿瘤学会非小细胞肺癌专委会主任委员，中国抗癌协会第一届恶性间皮瘤专委会主任委员。近 30 年来一直致力于肺癌分子分型基础上的精准诊治及其转化研究，在国际上率先建立外周血分子分型的肺癌精准诊疗理论与临床应用体系，使分子分型进入无创时代，引领液体活检精准诊治的国内国际走向。作为课题负责人多次承担国家自然科学基金、国家"863"科技支撑项目（分课题负责人）等 12 项。相关系列研究发表于 *J Clin Oncol*、*Cancer Cell*、*Lancet Oncol*、*Lancet Respir Med*、*JAMA Oncol*、*PNAS* 等著名期刊。是国家杰出青年基金获得者。以第一完成人获得国家科技进步二等奖，获全国创新争先奖、何梁何利基金科学技术与进步奖、吴阶平医药创新奖等。

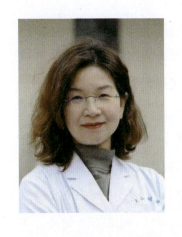

郭　卉　医学博士，教授，主任医师，研究员，博士研究生导师。现任西安交通大学第二附属医院副院长、党委委员、肿瘤内科学科带头人、1期临床研究病房学科带头人。美国安德森癌症中心访问学者，首届中国优秀青年医师获得者，陕西省"三秦学者"创新团队支持计划学术带头人，陕西省教科文卫体系统职工（劳模和工匠）创新工作室领衔人，陕西省杰出青年基金获得者。获得"宝钢优秀教师"、"陕西省中青年科技创新领军人才"、"陕西省青年科技标兵"、中华医学会"中华肿瘤明日之星"等称号。参与完成国家科技进步二等奖、国家教学成果二等奖、教育部科技进步二等奖、陕西省高等教育教学成果一等奖、陕西省高等学校科学技术研究优秀成果各1项，陕西省科技进步一等奖2项。现任中华医学会肿瘤学分会青年委员会副主任委员、中国临床肿瘤学会理事、中国抗癌协会青年理事、中华医学会肿瘤学分会转化学组委员、陕西省康复学会主任委员、陕西省抗癌协会转化医学专业委员会候任主任委员等。

多年来深耕恶性肿瘤的精准诊疗，一直从事肺癌及消化道肿瘤的发病机制及综合治疗的基础与临床研究。主持国家自然科学基金、陕西省重点产业链及中国临床肿瘤学会重大项目17项，承担国家新药临床研究及国际多中心临床研究9项，参与国家医学中心、国家癌症区域医学中心、教育部重点实验室、西北地区恶性肿瘤新药临床评价示范性技术平台建设及西北地区重大疾病多学科合作诊疗能力提升项目、国家优秀青年医师等国家级平台项目9个。受邀参编临床指南和共识14项，以第一/通讯作者（包含共通）在国际知名杂志发表SCI论文60篇（其中IF＞10分16篇）。主编或参编人民卫生出版社等著作16部。受邀担任 *Adv Drug Deliver Rev* 及 *Front Pharmacol* 特邀编辑，担任多本国际国内期刊的编委。

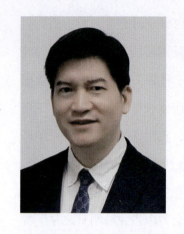 **黄鼎智** 主任医师，肿瘤学博士，博士研究生导师，天津医科大学肿瘤医院副院长。现任中国抗癌协会小细胞肺癌专业委员会副主任委员、中国抗癌协会肺部肿瘤整合康复专业委员会副主任委员、中国抗癌协会恶性间皮瘤专业委员会副主任委员、中国老年保健协会肺癌专业委员会副主任委员、国家肿瘤质控中心肺癌质控专家委员会委员、中国临床肿瘤协会非小细胞肺癌专业委员会委员、天津市抗癌协会秘书长、天津市抗癌协会肺癌专委会候任主任委员。《中华肿瘤》《中国肿瘤临床》编委。主持国家科技重大专项–重大新药创制专项子课题 1 项，国家自然科学基金面上项目 2 项，市科委、教委各 1 项。牵头主持新药注册多中心临床研究 7 项。以通讯作者 / 一作在 *Molucular Cancer*、*Advanced Science*、*EBioMedicine* 等期刊发表 SCI 论文 30 余篇。获天津市科技进步一、二、三等奖各 1 项。牵头制定《老年晚期肺癌内科治疗中国专家共识》《非小细胞肺癌免疫治疗继发耐药中国专家定义和共识》。参与制定《CSCO 非小细胞肺癌诊疗指南》《中国肿瘤整合诊治指南（CACA）靶向治疗》《原发性肺癌罕见靶点靶向治疗中国临床诊疗指南》《原发性肺癌化疗规范化应用中国指南》《中国恶性胸膜间皮瘤临床诊疗指南》《中国胸腺上皮肿瘤临床诊疗指南》《中国Ⅳ期原发性肺癌多学科诊疗模式实施指南》等 9 个国家级指南及共识。

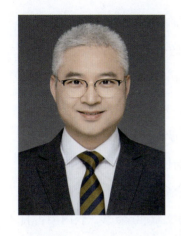

代志军 浙江大学医学院附属第一医院主任医师，教授，博士，博士研究生导师，浙江大学临床名师，浙江省卫生高层次人才。现任中华预防医学会循证医学分会方法学组副组长，中国抗癌协会整合肿瘤专业委员会委员，中国医疗保健国际交流促进会循证医学专业委员会常委，浙江省数理医学会循证医学专业委员会主任委员，浙江省数理医学会大数据专业委员会副主任委员，浙江省抗癌协会乳腺癌专业委员会常委及多个学会常委或委员，*Cancer Med*、*J Clinical Med*、*World J Gastroenterol* 等 SCI 期刊编委。连续多年入选全球前 2% 顶尖科学家"年度影响力排行榜"。在国际知名期刊发表 SCI 收录论文 120 余篇，其中影响因子 >10 分 28 篇，共计影响因子＞1000，累计被引用＞8000 次。主持国家自然科学基金 3 项及省市课题 10 余项。获国家发明专利授权 5 项。荣获省级青年科技奖、青年科技标兵等殊荣。获省科学技术进步奖 4 项。擅长：肿瘤流行病学，肿瘤免疫治疗与代谢。

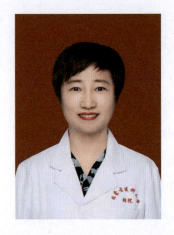

顾 岩 内蒙古医科大学附属医院呼吸与危重症医学科学科带头人，三级主任医师／教授，博士，硕士研究生导师，毕业于首都医科大学。获"内蒙古自治区草原英才称号（2022年）"等。曾担任2022年内蒙古援上海抗击疫情医疗队多学科会诊专家组组长，兼任内蒙古抗癌协会第一届环境肿瘤学专业委员会主任委员、国家临床医学研究中心－中国呼吸肿瘤协作组委员、中国抗癌协会环境肿瘤学专业委员会委员等。主持省部级课题10余项，获实用新型专利3项。发表SCI及北大核心文章30余篇，获内蒙古自治区科技进步奖二等奖及三等奖、内蒙古自治区优秀规培教师、中国抗癌协会环境肿瘤学专业委员会科普竞赛二等奖等。

致力于胸膜疾病尤其是肺癌的基础与临床研究：（1）开展肺癌并发胸腔积液发病机制的临床及基础研究：主持的随机对照试验在国内多家三甲医院推广，并获内蒙古自治区科技进步奖、内蒙古自治区医学会科技进步奖。（2）开展肺癌重症的个体化诊疗、危重症抢救及多学科专家会诊制订精准治疗方案：2018年创建疑难危重感染患者MDT诊疗体系，组建2022年门诊疑难重症感染多学科会诊专家团队，建立、完善了内蒙古医科大学附属医院门诊及住院患者现有的服务模式。门诊与病房疑难危重感染患者多学科会诊工作模式在自治区及全国平台交流推广，获2023年"灯塔杯"中国公立医院最佳管理实践案例优秀案例、2024年国家卫生健康委员会医疗卫生服务增效创新实践案例征集活动优秀案例。

译者序

石棉（asbestos）是 6 种被广泛商业化使用的天然矿物纤维的总称，可分为两大类：蛇纹石类（温石棉）和闪石类（青石棉、阳起石、透闪石、直闪石和铁闪石）。温石棉（chrysotile）约占石棉总量的 90% 以上，其名称来源于希腊语中的黄金（chrysos）和纤维（tilos）。石棉不仅具有极好的耐火、耐酸碱腐蚀、绝缘、隔音性能，以及添加到其他材料中时增加抗拉强度的能力（例如石棉水泥），而且价格便宜，石棉可用于大约 3000 ~ 4000 种不同的产品中。

国际癌症研究署（IARC）人类致癌危害鉴定专著认定："所有类型的石棉（包括温石棉）是对人体是有充分证据的 I 级致癌物，可引起恶性间皮瘤、肺癌、喉癌和卵巢癌"。此外，有文献报道：石棉也可以通过消化道进入人体，有可能引起消化系统肿瘤，但目前还需要更多的循证证据。大量研究提示，石棉暴露致癌有长达 10 ~ 50 年的潜伏期。目前，虽然已有 70 多个国家实施了全面石棉禁令，但考虑到石棉暴露所致癌症有很长的潜伏期和很多发展中国家迄今未禁用温石棉，石棉所致癌症仍是一场在持续的全球公共卫生挑战。我国肺癌新发病例已从 1990 年的 26 万例持续增长至 2022 年的 106 万例，并且男女发病人数均持续增长。国际数据提示：石棉暴露所致肺癌约占所有肺癌新发病例的 3% ~ 8%，但是缺失我国数据。我国肺癌新发病例持续猛增的这个事实也提示我们：除了吸烟和空气污染，也不能忽视温石棉的职业暴露和环境暴露。

《石棉：风险评估、流行病学和健康影响》是一本里程碑式著作，本书第三版由该领域的权威专家 Michele Carbone 教授牵头主编，由国际专家团队撰稿，采用跨学科的方法，对石棉的历史、病理学、流行病学、采样和分析进行了权威性的系统总结。与老版本相比，第三版内容已全面更新，新增四章，涵盖了石棉肺和免疫、石棉诉讼以及间皮瘤的手术和非手术治疗等内容。

本书包括最全面且最新的石棉专业知识，以及石棉的风险评估、流行病学和对健康的影响，适合肿瘤学研究人员、医疗保健人员、医学科普专家、医学生及研究生，以及从事法律、卫生、教育、酒店、应急响应、建筑管理和维护、建筑、安全、保险和工业卫生等领域的人员参考阅读。

特别感谢本书翻译团队的大力支持和把关，来自澳门大学、温州医科大学、杭州师范大学、浙江中医药大学多位在读研究生做了大量基础性工作。在本书翻译过程中可能存在对原著理解的偏差，希望读者提出宝贵意见，以便我们再版时加以修正。

2025 年 7 月 1 日

主编简介

米歇尔·卡本（Michele Carbone）是美国夏威夷大学癌症中心胸部肿瘤学主任。米歇尔博士拥有意大利罗马医学院、罗马大学和美国芝加哥大学的学位，专攻胸膜病理学和恶性间皮瘤。米歇洋博士发现，杂合子种系 *BAP1* 突变会调节机体对石棉的易感性并导致间皮瘤。米歇尔的研究结合了三个方面的工作：对第三世界和美国偏远地区进行实地考察的现场工作、复杂的分子遗传学实验室工作、重要的临床诊断工作。

罗纳德·F.多德森（Ronald F. Dodson）的研究包括利用光谱显微镜和透射电子显微镜识别和／或研究影响组织和其他生物环境中的微粒。2005 年，他从学术界退休，并在美国德克萨斯州泰勒市成立了自己的公司——多德森环境咨询公司。他继续从事研究工作，撰写科学和生物医学刊物，并根据私营部门、医学界、联邦机构和国际机构／科学组织的要求，担任该领域的专家。多德森博士的研究／学术生涯包括担任科学杂志审稿人，以及担任美国德克萨斯州卫生部委员会的顾问委员会成员，该委员会负责制定和管理德克萨斯州公共建筑中石棉相关活动的州法律。

哈维·帕斯（Harvey Pass）是纽约大学朗格尼医学中心珀尔马特癌症中心心胸外科胸部肿瘤学教授。他担任纽约大学胸部肿瘤科主任，并负责监管贝尔维尤医院的实验室，该实验室开展了许多由美国国家癌症研究所资助的重要研究工作，包括新的间皮瘤发病机制项目。帕斯博士在专业协会担任过多个职务，如主要医学期刊和出版物的特邀审稿人，私营公司、公共机构和基金会的顾问。

杨海宁（Haining Yang）是美国夏威夷大学癌症中心教授。她的研究重点是间皮瘤的发病机制。间皮瘤是一种恶性肿瘤，通常与接触石棉或其他致癌矿物纤维有关。她发现，一旦个体暴露于石棉纤维，一种名为高迁移率族蛋白 B1（HMGB1）的蛋白质就会启动间皮瘤癌细胞的生长。因此，杨博士探索了以这些蛋白质为靶点的间皮瘤治疗方法。她是 2008 年美国癌症研究协会癌症国际合作奖的获得者之一，还在 2018 年获得了国际间皮瘤学会（IMIG）研究奖。

原著编委会

Francine Baumann
新喀里多尼亚大学
新喀里多尼亚努美阿

Elena Belluso
都灵大学
意大利都灵

Barbara Bertoglio
帕维亚大学
意大利帕维亚

Chandra Bortolotto
帕维亚大学
意大利帕维亚

Alan Brayton
Brayton Purcell 律师事务所
美国加利福尼亚州诺瓦托

Silvana Capella
都灵大学
意大利都灵

Michele Carbone
胸外科
圣卡米洛 – 福拉尼尼医院
夏威夷大学癌症中心
美国夏威夷州檀香山

Silvana Capella
胸外科
圣卡米洛 – 福拉尼尼医院
圣卡米卢斯国际健康科学大学
意大利罗马

Stephanie Chang
纽约大学朗格尼健康中心
美国纽约州纽约

David B. Chapel
密歇根大学 – 密歇根医学院
美国密歇根州安阿伯市

Claudio Colosio
米兰大学
意大利米兰

Steven P. Compton
MVA 科学咨询公司
美国佐治亚州德卢斯

Ronald F. Dodson
多德森环境咨询有限责任公司
美国德克萨斯州泰勒市

Cristina Favaron
帕维亚大学
意大利帕维亚

Nobukazu Fujimoto
冈山罗赛医院
日本冈山

Giovanni Gaudino
夏威夷大学癌症中心
美国夏威夷州檀香山

Lydia Giannakou
夏威夷大学癌症中心
美国夏威夷州檀香山

Delia Giovanniello
罗马拉萨皮恩扎大学
意大利罗马

Steven G. Gray
圣詹姆斯医院圣詹姆斯三一癌症研究所
爱尔兰都柏林

Douglas W. Henderson
南澳大利亚州弗林德斯大学病理学系
澳大利亚南澳大利亚州阿德莱德

Aliya N. Husain
芝加哥大学
美国伊利诺伊州芝加哥

Sonja Klebe
南澳大利亚州弗林德斯大学病理系
澳大利亚南澳大利亚州阿德莱德

Thomas Krausz
芝加哥大学
美国伊利诺伊州芝加哥

Sara Kryeziu
纽约大学朗格尼健康中心
美国纽约州纽约

James Leigh
悉尼大学
澳大利亚新南威尔士州，悉尼

Alessandra Marrocco
帕维亚大学
意大利帕维亚

Harvey Pass
纽约大学朗格尼健康中心
美国纽约州纽约

Sara Ricciardi
圣卡米洛－福拉尼尼医院
意大利罗马

Emanuela Taioli
西奈山伊坎医学院
美国纽约州纽约

Ellen Tenenbaum
Perago 律师事务所
美国纽约州纽约

Tomer Meirson
拉宾医疗中心贝林森医院大卫杜夫癌症中心

以色列佩塔提克瓦

James R. Millette
Millette 技术咨询公司
美国佐治亚州石山

Yosuke Miyamoto
冈山罗赛医院
日本冈山

Luciano Mutti
拉奎拉大学
意大利拉奎拉

Yasumitsu Nishimura
川崎医科大学
日本仓敷

Silvia Damiana Visonà
帕维亚大学
意大利帕维亚

Haining Yang
夏威夷大学癌症中心
美国夏威夷州檀香山

Craig Zimmerman
Perago 律师事务所
美国纽约州

Alicia A. Zolondick
夏威夷大学癌症中心
夏威夷大学马诺阿分校
美国夏威夷州檀香山

原著前言

《石棉：风险评估、流行病学和健康影响》第 3 版的出版正值该主题的医学研究发展的关键节点。在 21 世纪的前 23 年里，关于石棉的研究工作取得了以下成果：

- 揭示了遗传在间皮瘤中的作用，指出人体并非致癌纤维的被动接受者，而是这种相互作用的积极参与者，而遗传学在其中起着决定结果的关键作用。随后对 *BAP1* 抑癌基因活性机制的阐明，促使针对 *BAP1* 基因突变携带者开展间皮瘤早期检测的临床试验。最重要的是，一些携带 *BAP1* 种系突变的间皮瘤患者存活了下来，而石棉诱发的间皮瘤则通常是致命的，详见第 10 章。
- 开发了新型和更特异的诊断标志物，以区分恶性间皮生长和良性间皮增生，并将恶性间皮瘤与其他恶性肿瘤区分开来，从而提高了诊断的准确性，详见第 11 章。
- 阐明了石棉致癌的一些关键机制，详见第 5 章。
- 美国与石棉相关的间皮瘤发病率（每 100 000 人）正在大幅下降，详见第 6 章。这表明，西方国家（美国、欧洲各国、澳大利亚和其他一些国家）在 20 世纪 80 年代和 90 年代颁布的禁止或大幅限制使用石棉产品的措施正在发挥作用。编者希望，这些重要的结果能够激励发展中国家出台类似的石棉禁令，以挽救更多间皮瘤患者的生命。然而，近年来这些国家的石棉使用量还在呈指数增长。
- 最近的研究表明，除石棉以外的其他细长颗粒也与"石棉"诱发的疾病和间皮瘤风险相关，包括天然纤维和人造纤维在内的致癌纤维清单在不断扩大。暴露包括与工作有关的暴露和环境暴露，详见第 7 章。

本书首先在第 1 章回顾了石棉暴露的历史，然后在第 2～4 章对用于验证石棉暴露的方法和标准进行了批判性分析。这是一个至关重要的问题，因为确定石棉暴露对于实施补救和制定预防措施及对医疗法律方面的考虑都至关重要。我们每个人都可能接触过石棉或类似石棉的纤维，因为包括石棉在内的致癌纤维存在于某些地区的自然环境中。人类和其他物种能够应对肺部自然本底水平的纤维，因为没有证据表明这些纤维会导致疾病。但是，当空气中这些纤维的浓度超过本底水平时，人们就会吸入大量纤维，这些纤维会沉积在肺部，引起炎症。纤维还可以通过淋巴引流到其他器官。数年后，纤维沉积在组织中引起的慢性炎症过程会导致纤维化和胸膜斑，并在某些人身上还会引发间皮瘤和肺癌，这将在第 6、7、10 和 15 章中讨论。

尽管间皮瘤的发病率（每 100 000 人）在下降，但美国间皮瘤的总数量却保持不变。这是由几个原因造成的：

首先，近几十年来人口大幅增长，尤其是 70 岁以上人口的比例在增加。癌症是一种遗传性疾病，主要影响老年人，因为他们在衰老过程中不可避免地积累了基因损伤：随着老年人口数的增长，癌症也随之增加，包括间皮瘤。

其次，我们正在开发农村地区，这些地区通常是荒凉的，以前很少有人居住，例如内华达州的莫哈韦沙漠，蒙大拿州、北达科他州和南达科他州的荒地。在这里，开发商在不知情的情况下，在含有各种矿物纤维（包括石棉、叶蛇纹石和毛沸石）的地形上修建了道路、建造了城镇。正如第 7 章所讨论的，所有这些矿物纤维都对人体有致癌性，长期接触可能会导致间皮瘤。第 8 章将讨论与接触石棉相关的影像学检查结果。

再次，我们已经观察到放射治疗后诱发的间皮瘤明显增加。在过去几十年里，放射治疗一直被用于治疗淋巴瘤、精原细胞瘤和妇科肿瘤，患者往往是年轻人。这种疗法非常有效，治愈了大多数癌症患者。然而，治疗性辐射会对照射区内的正常细胞造成广泛的基因损伤。在 5 年或更长时间后，其中一些患者患上了各种肉瘤，包括胸膜和腹膜间皮瘤，因为胸膜和腹膜不可避免地位于接受治疗性辐射的区域内。

最后，目前有 12% ～ 16% 的间皮瘤是由 *BAP1* 基因或其他较少见的抑癌基因的种系突变引起的。这些间皮瘤，尤其是在没有证据表明接触过石棉的情况下，具有有别于其他间皮瘤的独特临床特征：

- 这些间皮瘤大部分发生在 55 岁以下的人身上，而石棉所致间皮瘤通常发生在老年人身上。
- 男女比例为 1∶1，而石棉所致间皮瘤的男女比例为 4∶1 ～ 9∶1。胸膜与腹膜的比例为 1∶1，而石棉所致胸膜间皮瘤与腹膜间皮瘤的比例为 4∶1 ～ 9∶1。
- 最重要的是，这些间皮瘤患者中位生存期为 6 ～ 7 年，有些患者被治愈，并在 20 多年后死于其他疾病或年老体衰。这与石棉所致间皮瘤 6 ～ 18 个月的存活期形成了鲜明对比。令人遗憾的是，石棉所致间皮瘤都是致命的，详见第 10 章。

第 15 章对与石棉暴露有关的其他疾病和恶性肿瘤进行了批判性综述。第 8 章讨论了石棉对免疫的影响，第 12 章讨论了与新的多组学组织和生物信息学分析有关的新发现。

第 16 章探讨了美国与间皮瘤相关的医疗法律问题，这一法律诉讼每年涉及数十亿美元的资金流转。这一章由在该诉讼对立双方工作的三位经验最为丰富、备受尊敬的律师共同撰写。

本书各章节均由该领域的一些顶尖国际专家撰写，深入探讨了石棉问题以及更多相关的复杂情况。我们撰写本书的目的在于，让读者了解接触细长矿物颗粒所引发的问题，并通过这种认识，最大程度地减少接触，进而降低纤维诱发疾病的后续风险。

至于未来，近期的临床试验对免疫疗法和手术治疗间皮瘤患者的价值提出了质疑。未来几年，这些治疗方式可能只会用于部分患者，而非所有患有这种恶性肿瘤的患者。第 13 章和第 14 章对此进行了讨论。从积极的方面来看，我们希望有关石棉致癌机制和间皮瘤发病机制的研究成果能够推动靶向疗法的发展，从而干预这一过程，预防或延缓肿瘤生长。

我们满怀希望并乐观地认为，研究携带种系突变的人一方面易患间皮瘤，另一方面又能有效对抗间皮瘤生长这一矛盾现象，可能会为这种致命癌症带来新的有效疗法。目前，贝塞斯达国立癌症研究所（NCI）医疗中心正在进行两项相关的临床试验。携带种系突变的间皮瘤患者能否为间皮瘤治疗提供新的途径呢？让我们拭目以待，我们非常希望如此。

Michele Carbone

Ronald F. Dodson

Harvey Pass

Haining Yang

目　录

第1章

石棉使用的历史及对石棉诱发疾病的认识

Sonja Klebe, James Leigh 和 *Douglas W. Henderson*

1.1　什么是"石棉"？

　　"石棉（asbestos）"一词源自希腊语，意为不灭或不熄，是一个商业术语，用于指具有以下特性的各种水合纤维状硅酸盐：①添加到其他材料中时增加抗拉强度的能力（如生产石棉水泥的水泥）；②耐火性；③低导热性（绝缘性能）；④耐酸碱腐蚀（尤其是闪石类石棉）。由于这些特性，石棉曾被视为一种"神奇的矿物"[1]，可用于 3000 ～ 4000 种不同的产品中，但现在却被视为对健康的致命威胁（"致命粉尘"[1]），已被 60 多个国家禁止使用，尽管其使用仍在继续，尤其是在"发展中国家"，特别是在亚洲。

　　石棉通常分为两大类（表 1.1）[2]：①蛇纹石类，只包含一个成员，即温石棉（chrysotile），其名称来源于希腊语中的黄金（chrysos）和纤维（tilos）；②闪石类，包括青石棉、铁石棉；③通常不用于商业用途的闪石，即透闪石、阳起石和直闪石（最后一种在芬兰的 Paakkila 矿开采，直到该矿关闭为止，其他一些矿址也曾开采过）。蛇纹石温石棉的特点是纤维呈卷曲状，容易萎缩在一起，而闪石的特点是纤维呈针状，可纵向分裂[2-4]。

表 1.1　石棉纤维类型的化学成分

石棉类型	化学式
蛇纹石	
温石棉	$Mg_3Si_2O_5（OH）_4$
闪石：商用	
青石棉	$Na_2（Fe_3^{2+}）（Fe_2^{3+}）Si_8O_{22}（OH）_2$
铁石棉	$（Fe，Mg）_7Si_8O_{22}（OH）_2Fe \> 5$
闪石：非商业性	
透闪石	$Ca_2Mg_5Si_8O_{22}（OH）_2$
直闪石	$（Mg，Fe）_7Si_8O_{22}（OH）_2Mg \> 6$
阳起石	$Ca_2（Mg，Fe）_5Si_8O_{22}（OH）_2$

1.2　石棉的前工业历史

　　关于石棉过去和现在的使用情况，可在许多标准文本和期刊文章中找到 [3-7]。其中，关于石棉在工业化前的使用情况，其中文献和参考资料最齐全的是 Rachel Maines 的《石棉与火：技术权衡与人体风险》（*Asbestos and Fire：Technological Trade-offs and the Body at Risk*）一书 [7]，不过她在该书后面章节中的论点还有待商榷（详见后面的讨论）。

　　从新石器时代到 21 世纪，人们一直在使用石棉，有时甚至是丰富多彩地使用石棉。在这种情况下，在芬兰公元前 2500 年左右的新石器时代陶器中发现了石棉（直闪石）[3]——添加到黏土中显然是为了增加拉伸强度，而且在其他新石器时代遗址中也有使用石棉的记录，包括俄罗斯中部、挪威和拉普兰 [8]。不过，在西方文献中，最早提到石棉的文献的作者应该是西奥弗拉斯图斯（Theophrastus，公元前 372—287 年）。他是亚里士多德的学生，也是亚里士多德在雅典莱西姆（Lyceum）的继任者 [8]，他在公元前 300 年左右编撰的《论石头》（*De Lapidibus*）一书 [9] 第 2 章第 17 节中写道：

> 　　在斯卡普特海尔的矿井里，人们曾经发现过一块外表像朽木一样的石头。每当把油倒在上面，它就会燃烧，但当油用完后，石头就不再燃烧了，就好像它本身不受影响一样。

　　斯卡普特海尔是色雷斯的一个矿区，位于北爱琴海塔索斯岛对面 [9]。在对这一描述的评论中，Theophrastus 的作品在 20 世纪的翻译者 / 编辑 Caley 和 Richards[9] 给出了以下评论：

> 　　Moore [在《古代矿物学》中，第 153 页] 认为 Theophrastus 上面描述的其实是石棉。然而，从石头的颜色来看，这种说法不太可能；但从石头的结构来看，这种说法就不那么不可能了，因为某些形式的腐朽木材确实具有类似石棉的纤维结构。我们从许多早期作者的陈述中得知，石棉在古代就已为人所知，而且主要用于制造不燃布，显然油灯的灯芯也是用石棉制成的。此外，现代人还发现了用石棉编织的古代服装，从而获得了古人使用石棉的直接证据。不过，Theophrastus 不太可能是在暗指石棉，因为这种矿物在当地并不存在。古代希腊及其附近地区只有两个已知的石棉产地：Euboea 南部的 Karystos；Mt.Troodos 东南部的一个地方，那里至今仍能看到被废弃的采矿场。
>
> 　　Theophrastus 更有可能指的是众所周知的棕色纤维状褐煤，这种褐煤在外观和其他方面往往与朽木十分相似。众所周知，Theophrastus 所提及的地区存在各种类型的褐煤……他所指的这种褐煤在自然状态下通常含有多达 20% 的水分，因此不容易点燃。

　　Maines[8] 提到了中国、僧伽罗和印度有关古代使用石棉的资料。她 [8] 提到 Lihtsze 在公元前 5 世纪末曾写了一篇关于用火来清洗的防火布的文章。此外，Herodotus 还记录了在火葬裹尸布中使用石棉的情况 [5, 10, 11]。

　　Gaius Plinius Secundus（公元 23/24—79 年）在其《自然史》（*Natural History*）第 36 卷第 21 章中明确提到了石棉，他在该书中评论道 [12]：

> 石棉看起来像明矾，完全防火；它还能抵御所有魔法药水，尤其是法师们调制的魔法药水。

Maines[8] 还引用了《自然史》第 19 卷第 4 章的内容：

> 第四章：现在还发明了一种无法燃烧的亚麻布。它被称为"活"亚麻布。我曾在宴会上看到用这种亚麻布做成的餐巾在壁炉上发光，被火烧的比水洗的还要干净。这种亚麻布用于为皇室制作裹尸布，将尸体的骨灰与火堆的其他部分分开。

由此看来，Pliny 认为石棉是一种生长的植物：

> 在印度的沙漠和烈日炎炎的地区，那里没有降雨，是致命毒蛇的出没之地，石棉习惯于在灼热的环境中生存；它很罕见，而且因为纤维短小而难以织成布匹……它的希腊名字是 asbestinon，源自其特殊属性。

有时有人声称，Pliny 警告过石棉的危险性，而处理这种材料的奴隶都戴着口罩以防吸入灰尘[6]。然而，Maines[8] 断言，找不到任何关于处理石棉材料工作的"奴隶"佩戴口罩的记载，因此，关于这一问题的常见说法似乎是错误的。更有可能的是，佩戴口罩的是使用朱砂而非石棉的工匠，而 Pliny 显然没有说这些工匠是奴隶（第 33 卷第 41 章）[8]。

据说 Pausanias（约公元 175 年）记录了雅典的 Callimachus 为女神 Minerva 制作的一盏金灯，其灯芯是用 Carpasian 亚麻制成的——"唯一不会被火烧毁的亚麻布"[10]。1000 多年后，马可·波罗[13] 在《马可·波罗游记》中描述了鞑靼人在女真王朝时期使用的布匹：

> 当从矿脉中发现的东西……被从山中挖出并粉碎成碎块后，这些颗粒会聚在一起，形成像羊毛一样的纤维……然后，这种像羊毛一样的纤维会被精心纺成布匹。布匹刚制成时并不是白色的，但被扔进火里烧一会儿，就会变得像雪一样白。每当其中一块布被弄脏或变色时，就把它扔进火里，在那里放一会儿，它就会变得像雪一样白……其中一块布现在就在罗马，它是大汗送给教皇的珍贵礼物。
>
> （第 89、90 页）

马可·波罗的记载清楚地表明，石棉具有矿物特性，而不是中世纪迷信中普遍认为的神话中耐火蝾螈的毛发。

据称，查理曼大帝（公元 742—814 年）曾在晚餐后将石棉制成的桌布扔进火中，令宾客们大吃一惊，但这个故事似乎是杜撰的[8]。不过，Maines[8] 提到了 Ibn al-Fatiq（伊本·法蒂克）的一段记载，他记录了 10 世纪前往耶路撒冷的基督教朝圣者买到了一些小块物品，看起来像石棉，卖家声称这是真十字架的碎片，其不可燃性证明了它神圣和神奇的特性。

本杰明·富兰克林在伦敦身无分文时，通过向一位古玩收藏家出售一个石棉钱包来支付账单。早期的信件表明，他是主动去找这位收藏家的，但在晚年他又写道[14]：

> 我从美国带来了一些奇珍异宝，其中最主要的是一个用石棉制成的钱包，火只能净化石棉。Sir Hans Sloane 爵士听说后便来拜访，并邀请我去他位于 Bloomsbury 广场的房子，在那里，他向我展示了所有的奇珍异宝，并说服我将这件东西纳入他的收藏；为此，他给了我一笔丰厚的报酬。

无论如何，石棉在当时都是一种令人珍惜和向往的奇物。

很久以后，Jean Albini 骑士（1762—1834 年），他是 Galvani 的侄子同时也是博洛尼亚大学的物理学教授，使用石棉布制作了一套防火服，并于 1829 年在欧洲多个城市和伦敦皇家学会展出 [15]。

1.3 工业时代初期的石棉

Frank[16] 及 Hammar 和 Dodson[3] 对石棉的现代历史进行了有益的阐述。约 1850 年，在加拿大的 Thetford 附近发现了温石棉矿床，约在同一时期，石棉的耐火特性在 19 世纪 70 年代中期的一场森林大火中得到了证明。在这场大火中，石棉矿床的岩石露头没有像树木一样被烧毁 [16]。根据 Frank[16] 的说法，到了 1876 年，魁北克开采了约 50 吨石棉，而到 20 世纪 50 年代，每年开采的石棉量超过 90 万吨 [16]。19 世纪初，石棉在南非尤其是开普省西北部地区被发现，并将这种蓝灰色的石头（"毛石"）命名为青石棉 [16]。根据 Frank 的描述 [16]，南非直到 20 世纪初才开始大规模生产石棉，产量远远低于加拿大，直到 1940 年，每年的产量都在 10 000 吨以下。在德兰士瓦地区开采的是铁石棉（据说是"南非石棉矿"的缩写）[3, 16]，到 1970 年，每年生产约 8 万吨。

其他大量生产石棉的国家包括俄罗斯，1720 年在塔吉尔河附近的乌拉尔山脉地区发现了温石棉 [17]。该矿床很快被开采出来，并于 1722 年用其生产的石棉布向彼得大帝进贡 [17]。然而，到 1735 年，"因缺乏实际开采价值"而停产 [17]。1765 年，人们在叶卡捷琳堡南部的一个后来被称为阿贝斯托亚亚的山丘上发现了一个直闪石矿床 [17]；1884 年末又发现了 Bazhenovskoye 温石棉矿床，并于 1886 年开始开采（Vosnessenskiy 矿）[17, 18]——温石棉的生产迄今仍然在这里的 Monogorod 镇附近继续进行 [注1]。后来又在乌拉尔中部和南部发现了其他温石棉矿床 [17]。

主要的温石棉生产仍在哈萨克斯坦、津巴布韦（最初是沙巴塔矿床，后来从 1950 年左右开始开采沙尼矿 [3]，以及自 2019 年开始利用旧尾矿生产石棉的国王矿）、巴西及近年来的中国 [16, 19]。奇怪的是，尽管巴西在 2017 年颁布了石棉禁令，但石棉出口仍在继续。2019 年 7 月，戈亚斯州政府批准了用于出口的石棉开采。乌鲁阿库联邦法院于 2021 年 8 月做出裁决，要求立即停止开采，其效果如何尚待观察 [19]。图 1.1 显示了 1920—2022 年全球石棉产量。

意大利也开采过石棉（如 Balangero 矿的温石棉）。在美国，佛蒙特州、亚利桑那州和加利福尼亚州开采了少量石棉矿床，北卡罗来纳州和佐治亚州的直闪石矿床规模更小 [16]。1920—2022 年美国石棉的使用情况 [20] 见表 1.2。

[注1] 单一产业城镇是指基于某一特定产业而建立并因该产业而存在的城镇。例如苏联的陶里亚蒂，就是为了专门进行汽车生产而建立的。

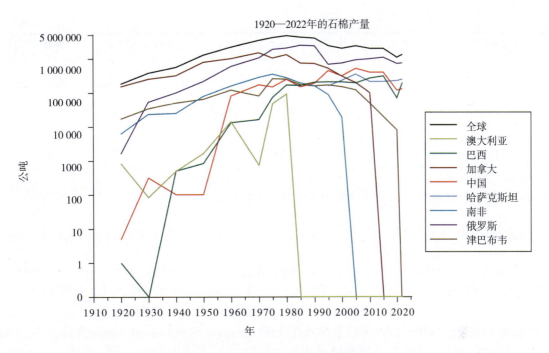

图 1.1　1920—2022 年全球石棉产量

表 1.2　1920—2020 年按 10 年和 5 年间隔分列的美国石棉生产、进口量和消费情况，以及 2022 年的数据

单位：吨

年份	生产	进口	出口	消费
1920	1500	151 000	600	152 000
1930	4000	189 000	700	192 000
1940	17 000	224 000	4000	237 000
1950	38 000	640 000	17 000	660 000
1960	41 000	607 000	5000	643 000
1970	114 000	589 000	35 000	668 000
1975	89 000	489 000	33 000	545 000
1980	80 000	327 000	49 000	359 000
1985	57 000	142 000	46 000	154 000
1990	20 000	41 000	29 000	32 000
1995	9000	22 000	17 000	15 000
2000	5000	15 000	19 000	1000
2005	–	2	–	100

续表

年份	生产	进口	出口	消费
2010	–	171	–	100
2015	–	358	–	358
2020	–	300	–	450
2022	–	232	–	100

数据来自美国地质调查局（USGS），可通过 http：//www.usgs.gov/pubprod 在线获取，以及美国委员会（https：//dataweb.usitc.gov/trade/search，2023 年 8 月 31 日访问）。

另见 Larson 等[18]。

所有数据均以公吨为单位。表观消费量按生产量＋进口量－出口量计算，未对政府和行业库存变化进行调整；负值表示从库存中发货。

美国地质调查局的数据精确到前三位数，因此＜1000 的数据四舍五入到最接近的 50 吨，1000～10 000 的数据四舍五入到最接近的 500 吨，大于 10000 的数据四舍五入到最接近的 1000 吨，因此，有些数据相加并不准确。

　　在澳大利亚，1880—1889 年在新南威尔士州 Gundagai 附近的 Jones Creek 开采了约 47 吨闪石，1890—1899 年在塔斯马尼亚州 Anderson Creek 开采了约 35 吨温石棉。南澳大利亚州是第一个开采青石棉的州，1916 年在罗伯特镇的一个很小的矿场里开采。20 世纪开始，石棉产量逐渐增长，到 1939 年，温石棉的开采量超过了闪石。1937 年，西澳大利亚的 Wittenoom[21] 开始开采石棉后，青石棉的生产一直占主导地位，直到 1966 年最终关闭。新南威尔士州是第一个开采石棉的州，也是温石棉产量最大的州（直到 1983 年），同时也生产少量的闪石（直到 1949 年）。随着 1966 年 Wittenoom 青石棉矿的关闭，澳大利亚的石棉产量降至 1952 年之前的水平。温石棉出口量从 1967 年开始下降，温石棉的进口量也开始下降。最早的石棉进口记录可追溯到 1929 年：石棉原料的主要来源国是加拿大（温石棉）和南非（青石棉和铁石棉）。温石棉的进口量约是开采量的 2 倍，青石棉的进口量是开采量的 50%。Wittenoom 被关闭后，在南澳大利亚开采了少量（122 吨）青石棉。在新南威尔士州，位于 Baryulgil 的温石棉矿仍在继续生产。1971 年，新南威尔士州 Barraba 附近的 Woodsreef 温石棉矿床开始开采，随着产量的增加，石棉纤维的出口也随之扩大；该矿采用露天开采配合干法碾磨工艺。1981 年，由于世界对石棉的需求下降及 Woodsreef 矿的运营成本增加，澳大利亚的石棉产量有所下降。由于干法碾磨厂无法满足粉尘控制规定，该矿于 1983 年停产。表 1.3. 和表 1.4 列出了澳大利亚石棉的生产、进口和消费数据。

表 1.3　1930—1983 年澳大利亚石棉的生产和进口情况（单位：吨）

年份	温石棉		青石棉		铁石棉	
	生产	进口	生产	进口	生产	进口
1930—1939	1200	–	400	–	50	–
1940—1949	3000	–	5600	–	750	–

续表

年份	温石棉		青石棉		铁石棉	
	生产	进口	生产	进口	生产	进口
1950—1959	11 500	314 100	63 250	2800	1	107 500
1960—1969	8850	329 000	86 550	–	–	81 450
1970—1979	394 350	388 000	–	–	–	87 900
1980—1983	160 400	64 650	–	–	–	8500

基于矿产资源局的数据，并根据 Leigh 和 Driscoll 的数据进行了修改[22]。

数据已四舍五入至最接近的 50 吨。

表 1.4　1930—1985 年澳大利亚石棉（所有类型）的产量、进口量、出口量和以吨为单位的表观消费量

年份	生产	进口	出口	表观消费量
1930—1939	1600	51 550	1200	52 000
1940—1949	9350	140 000	2400	146 900
1950—1959	74 750	314 100	51 400	337 400
1960—1969	95 400	434 700	44 700	485 400
1970—1979	394 350	555 600	45 500	704 450
1980—1985	160 400	104 300	109 800	154 950
总计	740 300	1 602 800	450 000	1 888 000

基于矿产资源局的数据，并根据 Leigh 和 Driscoll 的数据进行了修改[22]。

数据已四舍五入至最接近的 50 吨，因此加起来可能并不精确。

在这种情况下，一些作者如 Price 和 Ware[23] 及 Kelsh 等认为[24]（没有引用支持性证据），澳大利亚恶性间皮瘤的高发病率并非意料之外，因为其环境广泛暴露于高水平的闪石石棉，包括青石棉[23]。实际上，在澳大利亚，大多数间皮瘤都可归因于可明确识别的石棉暴露，特别是含闪石的暴露，无论是职业性（直接和旁观者）还是非职业性接触，包括已识别的点源暴露的低"剂量"暴露[25]。对一般城市环境中空气传播的石棉纤维浓度进行的研究并未显示环境暴露量明显超过其他国家的记录。例如，西澳大利亚有害物质咨询委员会 1990 年的一份报告[26]指出，在西澳大利亚州的学校中，主要是位于澳大利亚州首府城市珀斯的学校——Wittenoom 蓝石棉工业所在地，其空气中的石棉纤维浓度低于 0.002 纤维 /ml，甚至可能比这一

数字低一个数量级（即低于工作检测限值）[注2]。"一般环境"中的这些纤维水平与其他国家记录的水平相当，参见参考文献 [27] 和 [28]。但是，如果建筑材料受到破坏，纤维含量会增加，最高可达4纤维/毫升[29]。石棉清除活动可能是一个暴露源[30]。Wagner 在其1992年出版的《恶性间皮瘤》一书所写的前言中评论道："将温石棉从建筑物中大规模清除是荒谬的。"[31] 然而，最近的一些出版物表明，建筑环境中存在的石棉在某些情况下会影响空气质量[32]。

目前，石棉的主要生产国包括俄罗斯、哈萨克斯坦和中国[19]。2021年俄罗斯的产量约为70万吨，其次是哈萨克斯坦的25万吨、中国的12万吨和巴西的11万吨（2021年的数据见表1.5）。2000年，全球石棉产量为 2 130 000 吨，主要来自加拿大、俄罗斯和中国的温石棉，此后产量急剧下降（图1.1）。如本章第一段所述，目前已有60多个国家［包括英国、欧洲

表 1.5　2021 年石棉的主要生产国矿山产量及估计储量

世界矿山产量和储量	2021 年矿山产量（吨）	储量
美国	–	小型
巴西	110 000	11 000 000
中国	120 000	95 000 000
哈萨克斯坦	250 000	大型
俄罗斯	700 000	110 000 000
津巴布韦	1000	大型
全球总量（四舍五入）	1 200 000	大型

数据来自美国地质调查局（USGS）2022 年的数据。

[注2]　在接受检查的13所学校中，除1所外，其余学校的屋顶均为石棉水泥（AC）材质。对屋顶进行了外观检查，并从每座屋顶及雨水槽、落水管和土壤中采集了样本。对屋顶的状况进行了评估，并按照1～5分的等级进行评分，其中1分表示屋顶状况几乎如新，5分表示屋顶严重损坏。屋顶面积大小不一，从较小到非常大，使用年限为10～34年。只有1所学校的屋顶评分为1分（建造时间未知），其他学校的评分为2～5分，且评分越高，屋顶自建造以来的时间越长。屋顶样本中的石棉含量百分比从0到其中一个样本的40%不等，大多数样本的石棉含量在10%～20%。在18个屋顶样本中，有6个检测出了青石棉（仅存在于使用30年及以上的屋顶中），18个样本中有14个检测出了铁石棉；所有样本均含有温石棉。只要有可能，会在7所学校的3个地点（教室、走廊和如运动场等偏远开阔地带）使用垂直淘析器/37mm采样盒/真空泵进行24小时的大流量空气采样（约10m³），并通过相差光学显微镜和扫描电子显微镜（SEM）进行分析。尽管扫描时间超过100小时，但在20个样本中未发现一根石棉纤维；在一所学校发现一根附着在3.25μm非纤维颗粒上的铁石棉纤维，经评估为不可吸入纤维。在珀斯市中心及珀斯以东约100km的一个乡村小镇（约克）进行的空气采样中均未发现石棉纤维。1989年在珀斯一个铁路车间进行的空气采样显示，该车间有超过"8英亩"使用年限超过60年的石棉水泥屋顶，在用于石棉清除的"石棉棚"采集的一个样本中，石棉纤维浓度超过0.01根/ml（通过相差光学显微镜评估：PCLM）；从同一"棚屋"采集的另外两个样本，纤维浓度分别为0.05根/ml和0.02根/ml（PCLM），随后通过扫描电子显微镜进行评估：在其中一个样本中，16根纤维中只有1根是石棉纤维，另一个样本中没有石棉纤维。

部分国家（33 个）、斯堪的纳维亚半岛、澳大利亚和日本］禁止使用任何形式的石棉，只有少数几种没有替代品的特殊用途除外。

平均看来，2019 年石棉进口最多的国家分别是印度（374 649 吨）、印度尼西亚（122 142 吨）、中国（127 551 000 吨）和乌兹别克斯坦（94 167 700 吨）。在没有实施石棉禁令的国家中，美国是人均石棉消耗量最低的国家之一 [16]（https：//dataweb.usitc.gov/trade/search，2023 年 8 月 31 日访问）。据美国国际贸易委员会 2022 年的报告显示，温石棉原料进口总量为 232 吨，其中大部分来自巴西（https：//dataweb.usitc.gov/trade/search，2023 年 8 月 31 日访问）。这些进口主要是由氯碱工业驱动的。相比之下，虽然欧盟于 2005 年开始禁止使用所有石棉产品（注意到其许多成员国早已实施禁令），但在 2019 年，仍有 1252 吨石棉进口到欧盟（https：//wits.worldbank.org/，2023 年 8 月 31 日访问）。

日本一直是石棉的进口国，而非重要的生产国。第二次世界大战期间，由于盟军的封锁，日本很少使用石棉，但在 1945 年之后，其对石棉的使用量稳步增长。1960 年，日本进口了77 000 吨石棉，1974 年达到最高峰 352 316 吨。1930—2005 年，日本进口的未加工石棉总量达到 9 879 865 吨 [34, 35]，因此与石棉相关疾病的发病率上升有关，与西方工业化国家类似。这促使日本政府在 2002 年决定实施禁令，自 2006 年起，石棉进口量已降至零。

石棉的主要用途包括 [16]：

- 石棉（温石棉和商用闪石）作为绝缘和耐火材料被广泛应用于各种场合，如商业建筑、船舶（包括潜艇、商船和客轮在内的海军舰艇 [注 3]）、发电站、机车、蒸汽管道周围的隔热材料及各种类型的锅炉、毛炉和烤箱等。
- 在石棉 – 水泥建筑材料（包括石棉 – 水泥墙）中使用不同比例的温石棉或青石棉或铁石棉；在房屋的潮湿区域和房屋的屋顶（如屋檐）使用厚石棉块；作为波纹石棉 – 水泥屋顶材料本身。这种高密度石棉产品的基础是石棉纤维能够增加材料抗拉强度、重量轻、防火和绝缘性能。
- 温石棉尤其用于刹车片 / 衬片和垫片。
- 石棉纺织品（温石棉），用于生产石棉毯、防火服和绝缘服（如供消防员和铸造厂工人使用）及石棉绳。
- 石棉过滤器的使用，如防毒面具和葡萄酒过滤器。
- 其他偶然或特殊的用途，如蓝色石棉床垫；在防火涂料中使用石棉；以及生产石棉纸（石棉也用于生产"普通"纸张）。

在船舶中使用石棉尤其值得注意。各种类型的船舶都特别容易受到海上火灾的影响，在从着火船上疏散乘客和船员时会遇到各种问题 [7]。其中最著中的一个例子是 1934 年的莫罗城堡号，当时船长被一名船员谋杀，随后这名船员在船头放火 [7]。接替的副指挥似乎经验不足，他将船驶向最近的港口，但这样做时却是在逆风而行，致使火势向全船蔓延，最终造成约 137

［注 3］　本文作者的档案资料中包含了第二次世界大战后在英国巴罗因弗内斯参与拆解德国 U 型潜艇的工人间皮瘤的病例（参考文献 36）。拆船作业通常在职业健康防护措施匮乏的地区进行，与之相关的健康问题正日益受到关注（参考文献 37、38、39）。

人死亡 [7]。

1.4　石棉相关疾病知识的演变

1.4.1　石棉肺

石棉肺是指由于吸入和沉积石棉纤维而引起的影响肺实质的弥漫性间质纤维化 [40–43]。

Castleman[6] 提到，维也纳医生 Netolitzky 在其《卫生手册》（1897 年）中提到了"石棉纺织工的消瘦和肺部问题"，而在英国，首次提到石棉有害影响的是 1898 年的工厂女监察员。Castleman[6] 引用了他们的观察结果如下：

> 在一家特殊的石棉工厂……不仅没有采取任何预防措施，而且在进行筛分、混合和梳理等工作时，是在几乎没有抑制粉尘的情况下进行的。

据报道，1906 年的一次检查中发现，"空气中弥漫着浓密的、雾状的粉尘……空气呈现出浓稠的白黄色" [6]。

第一位有记录的石棉肺患者是一名 33 岁的男子，1899 年由伦敦查令十字医院的 H.Montague Murray 医生诊治。在 1900 年去世前，该患者是一家石棉工厂梳棉车间工作的 10 名男子中唯一的幸存者（其他人都在 30 岁左右去世）。Murray 的病例从未在主流医学文献中详细发表过，但在 1906 年向工业疾病部门委员会提供的证据中，他提到在肺部切片中发现了石棉微粒 [5]。

德国从未大规模生产过未加工的石棉，这或许解释了为什么直到 1914 年德国才有石棉肺致死的报道，但石棉制品的生产确实存在 [44]。1797 年，Alexander von Humboldt 在担任 Kegelgebirge 矿业监察员时，报道了某些矿山石棉矿脉中蛇纹石（蛇纹岩）的存在及其特性 [45]。根据 Proctor[44] 的说法，当时在德国，石棉通常被称为"山亚麻"（*Bergflachs*），而石棉肺则被称为"山亚麻肺"（*Bergflachslunge*）。1914 年，Fahr 记录了德国石棉肺患者肺组织中晶体的存在。

1918 年，保诚保险公司的一名统计员提到了石棉工人过早死亡的问题，此后这些工人被拒绝购买人寿保险 [6]。

1924 年，Cooke[46] 发表了第一篇关于石棉肺的英文文献。随后在 1927 年 [10, 47] 又发表了详细描述，并配有高质量的石棉体（当时被称为"奇异体" [47]）显微照片。Cooke 的案例似乎是 Nellie Kershaw 的情况，她从 13 岁起就在特纳兄弟石棉公司工作，26 岁后开始断断续续工作，直到 31 岁完全残疾，33 岁去世 [6]。一份医生的证明似乎提到她"石棉中毒"，但特纳和纽沃尔（T & N）工业公司否认了这一诊断，并指出《工人赔偿法》中没有将这种情况列入可赔偿疾病之列 [6]（这是在一系列否认和压制信息的漫长历史中最早的事件之一，随后对死者家属进行了象征性的自愿赔偿——Tweedale 在其著作《从神奇矿物到致命粉尘：特纳与纽沃尔及石棉危害》中生动描述了这一点——前提是承诺不会就特定案件对该公司提出进一步索赔）。Castleman 的著作《石棉：医学和法律方面》[6] 一书中讨论了英国医学文献中有关石棉肺的进一步报告。

1930 年，Merewether 和 Price 完成了对英国石棉纺织业的调查 [6]。他们发现，在接受检查的工人中，约有 26% 患有石棉肺，而在 363 个病例中，有 21 例出现了该病的"早期迹象"。他们还发现，石棉肺的严重程度及其发展速度似乎与暴露的强度有关。

Wood 和 Gloyne[48] 于 1934 年发表了一篇文章，回顾了 100 例石棉肺病例，并概述了石棉肺的发病情况。

> 石棉肺通常发生在几乎没有采取任何措施保护工人免受危险影响的工厂中，而工人却没有意识到这种危险的严重性。令人欣慰的是，这种情况已经成为过去。……因此，我们有充分的理由相信，这种疾病现已得到控制。

还值得指出的是，Wood 和 Gloyne[48] 报道的一个石棉肺病例涉及一名 18 岁的货车男孩，他在露天场地搅拌石棉的时间长达约 2.5 年。

1938 年，Dreessen 等 [49] 发表了一篇关于南卡罗来纳州查尔斯顿石棉纺织业石棉肺的广泛研究报告，该行业几乎完全使用加拿大商用温石棉（温石棉在诱发几乎所有石棉疾病方面的作用似乎都不如闪石，但石棉纺织业除外）。Dreessen 等 [49] 认为，空气中石棉粉尘浓度低于 500 万微粒 / 立方英尺（mppcf）可能会预防石棉肺的发生。然而，正如 Dreessen 等 [49] 自己承认的那样，他们的研究是有缺陷的，因为在研究开始前约 15 个月，该工厂约有 150 名工人被其他"以前很少或根本没有接触过石棉"的工人所取代（显然，在这 150 名离开的工人中，许多人是因为患有石棉肺才离开的，尽管我们努力对他们进行了追踪，但只有不到 50% 的人能够接受检查）。因此，在研究期间，该行业中"工作不足 5 年的工人比例异常之高"。尽管如此，Dreessen 等 [49] 认为，在获得精准的数据之前，他们的标准为 5.0 mppcf 或更低是合适的，并且该标准已被广泛使用（约 1945 年被引入澳大利亚维多利亚州）。在这方面，为了将 mppcf 换算成每毫升空气中的石棉纤维，一般使用约 3 倍的换算系数，因此 5.0 mppcf 相当于约 15 纤维 /ml[50]，但许多研究使用了各种不同的换算系数，因此从以 mppcf 表示的计数推断以纤维 /ml 表示的空气中石棉纤维浓度存在问题 [33, 50]。事实上，Dreessen 建议的标准并未阻止许多工人在暴露于 5.0 mppcf 或更低浓度石棉纤维的工人患上石棉肺。

在报告的第 43 ~ 44 页，Dreessen 等 [49] 还提出了以下建议：

> - 利用除尘装置在源头控制粉尘。
> - 通过使用设备上的排气系统，用清洁空气取代含尘空气。
> - 使用"经批准类型的呼吸防护面罩"。
> - "定期研究工作环境的状况……以确定所采用的控制方法是否始终适当。这需要确定每次作业的粉尘浓度"。

值得注意的是，在许多工作环境中，即无论是工业领域，还是建筑行业等含石棉材料终端使用的各个环节，都未曾对空气中的粉尘 / 纤维浓度进行系统性检测。

1968 年，英国职业卫生协会（BOHS）建议将铁石棉和温石棉的浓度限制在 2 纤维 /ml 水平（政府立即采用了这一标准），旨在将工人中石棉肺的发病率降低至 1%[1, 51]。1970 年，英国政府发布了一份说明，建议工作场所检查人员在纤维浓度低于 2 纤维 /ml 时无须采取行动；

纤维浓度在 2～12 纤维 /ml，应进一步测量；只有在 10 分钟平均浓度高于 12 纤维 /ml，才建议使用排气通风装置和呼吸防护面罩 [1]。BOHS 并没有试图制定间皮瘤或肺癌的控制标准。拟议标准中的缺陷在已发表的报告中显而易见（如未将前工人包括在内导致偏差，以及轻信临床检查结果）[51]。此后，对 1966—1968 年间的整个 BOHS 过程进行了严格评估，结果显示该标准过高，高出约 10 倍 [51]。

1.4.2　石棉相关肺癌

1938 年，德国的三篇论文和奥地利的一篇评论报道了石棉肺与肺癌之间存在关联的证据 [44]，Nordmann[52] 将这种情况称为 "石棉工人的职业癌症"（*der Berufskrebs der Asbestarbeiter*）。Proctor[44] 在他的《纳粹的癌症战争》一书中关于职业致癌的章节中评论道，德国的报告是当时最有说服力的报道，尽管早在 20 世纪 30 年代中期就有关于石棉肺患者患肺癌的尸检报道 [53-56]。Proctor[44] 提到，Franz Koelsch 在 1938 年指出，当时报道的 12 例石棉肺相关肺癌病例 "虽然具有暗示性，但并不能证明两者之间关联"，而维也纳的 Ludwig Teleki 则表示更有信心（ "极有可能"）。Nordmann 认为，约有 12% 的石棉肺患者会罹患肺癌。1939 年，Wedler 指出， "没有丝毫怀疑，肺部的石棉会导致癌症（*kaum ein Zweifel daran*）" [44]。1942 年的一篇评论指出，英国和美国科学家不愿承认这种联系（ "grosse Zurückhaltung"）。1941 年，Nordmann 和 Sorge[57] 进行了通过吸入温石棉（*Chrysotilasbest*）诱发小鼠肺部肿瘤的试验：Proctor 的书中第 112 页转载了该实验所用仪器的照片 [44]。1943 年，德国政府将与任何程度石棉肺相关的肺癌定为可赔偿疾病 [44, 58]。由于当时全世界都在忙于其他问题，似乎没有人关注这个问题，对石棉 / 石棉肺与肺癌之间关系的分析一直被搁置，直到 1955 年才由 Doll 再次推动了相关研究 [59]。

1991 年，Enterline[58] 评论说，德国对石棉与肺癌联系的认可与 Doll 1955 年论文发表之间有约 12 年的差距：

> 缺乏实验和流行病学证据是延缓（石棉与肺癌）达成科学共识的关键因素。其他重要因素还包括在此期间对美国以外的科学研究的排斥，特别是对第二次世界大战期间和第二次世界大战后对德国科学思想的排斥，以及对临床证据的排斥，而倾向于流行病学调查。个别作者很少改变他们对石棉致癌这一问题的看法。

20 世纪 30 年代和 40 年代，对癌症因果关联的评估主要是从临床（如病例系列）和实验角度进行的，而流行病学调查还处于起步阶段（包括对烟草烟雾在肺癌致病中作用的研究）。

Doll[59] 1955 年论文的开篇中指出，约 61 例肺癌病例与石棉肺有关：尽管 "大量" 病例被认为具有暗示性，但并不能证明 "肺癌是石棉工人的一种职业危害"。他更加强调以下两点：① Merewether 在 1949 年观察到，235 例石棉肺中有 31 例（13.2%）在尸检时发现肺癌，但在 6 884 例矽肺病中只有 91 例（1.3%）发现肺癌；② Gloyne 的尸检结果显示，在 121 例石棉肺中有 17 例（14.1%）发现肺癌，而在 796 例矽肺病中只有 55 例（6.9%）发现肺癌。在 Doll 的研究中，一家石棉工厂的 105 名已故工人中有 18 人在尸检时发现患有肺癌，其中 15 人与石棉肺有关。此外，对 113 名在可能接触石棉的环境中工作至少 20 年的男性进行了跟踪调查，并将他们的死亡率与基于全体男性人口的预期死亡率进行了比较[59]。在该组中，死亡人数为 39 人，而预期死亡人数为 15.4 人。超额死亡完全归因于肺癌的超额死亡（11 例，而预期死亡为 0.8 例）[注4]。

> ……所有肺癌病例均经组织学确诊，且所有病例均与石棉肺有关。
> ……在高粉尘条件下工作 20 年或更长时间的男性，其肺癌平均风险约是普通人群的 10 倍。随着在高粉尘条件下工作时间的减少，风险也逐渐降低。

关于石棉导致肺癌的问题，我们将在其他章节中讨论。

1.5　石棉暴露与间皮瘤：历史回顾

到 20 世纪 60 年代末，石棉和间皮瘤之间的因果关联已经得到了证实。当时，人们已经认识到，接触非职业性质的石棉——短暂、瞬时和低"剂量"——可能导致间皮瘤，例如，包括与石棉 - 水泥建筑材料相关的"杂活"类型的工作有关的石棉暴露所导致的间皮瘤；1965 年描述了因旁观者、环境和社区性石棉暴露而导致间皮瘤的发展[60, 61]。

1943 年，Wedler 描述了 2 例间皮瘤病例[62, 63]。1952 年，加拿大的 Cartier 描述了 2 例间皮瘤病例[64]。1958 年，荷兰的 van der Schoot 描述了 3 例间皮瘤病例[65]。然而，1960 年，Wagner 等的开创性论文[66]更加明确地确立了石棉暴露［尤其是青石棉（蓝石棉）暴露］与胸膜间皮瘤之间的关系[注5]。

在这一系列间皮瘤的 33 个病例[66]中，有几例并不涉及对石棉的直接职业接触，而是间接 / 环境接触。例如，病例 3 是一名 53 岁的妇女，一生都生活在石棉厂附近。病例 5、6、8、9 长期生活在矿山附近。病例 15 是一名 42 岁的妇女，她的母亲也患有间皮瘤，20 岁之前一直住在矿区，就读于矿区附近的学校。病例 20 是一名 53 岁的妇女，在通往金伯利的马车路

[注4]　Doll 论文的一些值得关注的方面包括以下几点：
　　（1）在"……一家大型石棉工厂……"的 18 例肺癌病例中，在 1935—1952 年的前半段时间里有 8 例死亡，均与石棉肺有关；而后半段时间有 10 例死亡，其中 7 例与石棉肺有关，3 例无关。
　　（2）鉴于所有工人都在"指定区域"（粉尘作业区）工作了至少 20 年，随访研究中肺癌与石棉肺的持续关联并不令人意外。
　　（3）该研究未对吸烟因素进行调整。此外，当时无法估计减少接触石棉后肺癌风险会降低多少（即很明显，研究后半段的随访时间比前半段短得多）。
　　Tweedale 在《从神奇矿物到致命粉尘：特纳与纽沃尔公司及石棉危害》［牛津：牛津大学出版社（2000 年）］一书中生动描述了该行业试图阻止 Doll 论文发表的情况。

[注5]　在 1991/1992 年，Wagner 讲述了他是如何发现石棉与间皮瘤之间关系的故事（参考文献 31、67）。他对与间皮瘤病因相关的纤维类型发表了评论（参考文献 31）。
　　1990 年，有确凿证据表明，青石棉是与间皮瘤相关的主要纤维。铁石棉在南非和美国都与少数间皮瘤病例有关，但与青石棉导致的病例相比，这些病例数量极少。
　　事实上，到了 1990 年，铁石棉已被认定为美国间皮瘤的病因之一（参考文献 68-71），如今它被认为是美国导致间皮瘤最常见的纤维类型，在绝缘制品制造工人中尤为如此（参考文献 72-75）。

线上的村庄度过了一生。病例 21 是一名 44 岁的男子，16 岁之前一直住在矿区附近，幼年时常在废料堆上玩耍。病例 23 是一名 63 岁的妇女，30 岁之前一直生活在矿区附近。病例 24 是一名 35 岁的男子，1～7 岁就住在加工厂附近，小时候经常在废料堆上玩耍。病例 25 是一名 50 岁的妇女，从 10～18 岁一直生活在矿区；1918 年后和病例 24（上文提到的 35 岁男子）在同一个镇上度过了一生。

Smither 等 [76] 和 McCaughey 等 [77] 于 1962 年在《英国医学杂志》上报道了更多与石棉相关的间皮瘤病例，并指出一些间皮瘤病例的石棉暴露是极低的 [35]。1962 年，《澳大利亚医学杂志》[78] 上发表了澳大利亚第一例与石棉相关的间皮瘤病例。同年，Wagner 等 [79] 发表了关于间皮瘤黏蛋白组织化学的研究报告 [80] 及石棉诱发实验动物间皮瘤的研究（发表在《自然》杂志上）。1962 年，Hunter 的《职业病》第三版引用了 Wagner 1960 年的研究，提到了间皮瘤与石棉的显著联系。当时还没有明确区分不同类型的石棉纤维对间皮瘤的诱发作用 [注6]。

在美国，Selikoff 等于 1964 年和 1965 年在《美国医学会杂志》[92] 和《新英格兰医学杂志》[93] 上报道了接触石棉导致癌症，特别是间皮瘤的风险，以及石棉（包括铁石棉）诱导仓鼠患间皮瘤的情况 [94]。

1964 年，Selikoff 等 [92] 在《美国医学会杂志》上发表了一篇论文，论述了绝缘工人的肿瘤和石棉暴露问题：

> 有一类环境暴露尤其值得警惕：工业环境中的石棉暴露绝非仅限于直接接触材料的特定工种。漂浮的纤维并不会识别工作类别。因此，绝缘制品制造工人无疑会与其他行业的工人共同暴露于石棉，如电工、管道工、钣金工、蒸汽工、工人、木工、锅炉工和工头都有可能与石棉有亲密接触，甚至连建筑监理师也应包括在内。

1965 年，Newhouse 和 Thompson [60, 61] 描述了间皮瘤的发生是由于：①妻子因抖落并清洗丈夫污染石棉的工作服，而在家庭中接触石棉（家庭接触）；②社区性环境中的石棉接触。例如，这些作者 [61] 提到了以下与社区环境暴露相关的情况。

1913 年，该研究系列 20% 以上的患者所在的工厂开业，而在此前的 7 年中，该工厂一直位于伦敦市附近。在该工厂的第一个生产基地投入生产的 7 年间，有 3 名患此病的女性患者居住在距离工厂 0.5 英里范围内。在工厂开业时，她们都是 5～7 岁的儿童。在当前的厂址，有八名患者居住在工厂 1/2 英里范围内。其中一名男性患者于 1922 年出生在工厂 0.25 英里范围内，并在同一地址居住了 16 年。其他 7 名患者均为女性，工厂开业时年龄在 6～13 岁。她们在该地区只生活了 3～7 年，只有一人在同一地址居住，一直待到 48 年后去世……

因此，在没有职业或家庭石棉暴露的间皮瘤患者中，间皮瘤系列中有 11 名患者（30.6%）和对照系列中的 5 名患者（7.6%）居住在工厂现址和旧址 0.5 英里范围内。两个系列中居住在

[注6]　角闪石假说于 20 世纪 80 年代后期被提出，并于 1990 年由 Mossman 等在《科学》杂志上发表的论文（参考文献 81）中进行了最为清晰的阐述。20 世纪 90 年代，该假说成为了学术文献中争论的焦点（参考文献 82～89）。不过，如今大多数权威人士（包括本章作者）都认为，角闪石（青石棉、铁石棉、非商用角闪石，尤其是透闪石）与温石棉相比，在引发间皮瘤方面具有不同的效力（参考文献 4、33、90）。

工厂附近但没有其他石棉暴露的患者比例差异具有统计学意义（$\chi^2 = 7.85$，$P < 0.01$）。包括居住在石棉工厂附近的 11 名患者在内，共有 51 人接触过石棉，其中 39 人在 1930 年前首次接触石棉，其余 12 人在 1943 年前开始接触石棉。首次接触石棉与出现症状之间的间隔时间为 16～55 年（平均 37.5 年）。接触时间也相差很大，从 5 周到 50 多年不等。

Newhouse 和 Thompson[61] 在同一篇文章中评论道：

> 职业和家庭接触石棉的风险毋庸置疑。Wagner 等（1950）（原文如此：应为 1960 年）描述了一些患者，他们除了小时候生活在石棉矿附近之外，没有接触过其他石棉。

他们[44] 还提到家庭接触暴露导致的间皮瘤：

> 在患有间皮瘤的妇女中，只有 10 人在石棉工厂工作，另外 17 人有非工业接触，其中 7 人在家里，10 人住在石棉工厂附近……其中 9 人（7 名妇女和 2 名男子）的亲属从事石棉工作，这一点尤其值得关注。最常见的情况是妻子为丈夫清洗工作服。有一个例子告诉我们，她的丈夫是一名码头工人，每天晚上回家时都是"一身石棉白"，三四年来，她每天都要给他刷洗。小组中的两名男子在八九岁时，有姐妹在石棉厂工作，这系列中的其他人也在石棉厂工作。其中一名女孩在 1925—1936 年期间从事纺纱工作。1947 年，她死于石棉肺。死因调查的新闻报道称，"她下班回家时衣服上经常沾满粉尘"。她的兄弟没有接触过石棉。
>
> （p.584）.

1968 年，Churg 和 Selikoff[95] 在国际病理学学会出版的专著《肺》中发表了一篇关于胸膜间皮瘤的地理病理学的综述，具体评论如下：

> 这种肿瘤（间皮瘤）多见于肺部只有中等量或少量石棉的工人，这些工人几乎没有肺纤维化的临床或影像学证据。吸入这种数量石棉的不仅可能是职业石棉工人，也可能是那些处理仅含少量石棉产品的人，那些根本不处理石棉而只是与石棉工人一起工作的人，如受雇于建筑业的工匠（木匠、电工等），那些有亲属将工作服中的石棉带回家的人，以及那些住在石棉工厂附近的人。总的来说，这是一个庞大的群体，他们对间皮瘤的发病率有很大的影响。除此之外，还有普通人群，尤其是城市人群，正如最近所证实的，他们也吸入了少量石棉。来自南非开普敦、美国迈阿密和匹兹堡、英国伦敦和芬兰地区的报道显示，在这些地方死亡的成年人中，20%～57% 的人肺部至少存在少量石棉颗粒。由于石棉的最小致癌剂量尚未确定，因此这种轻微暴露的意义尚不清楚。然而，石棉的使用量（从 1930 年的每年 50 万吨增加到 1965 年的近 400 万吨）和用途的多样性（目前已知的用途超过 3000 种）都在迅速增加。目前由石棉引起的间皮瘤病例必须归因于 30 多年前吸入的石棉粉尘。在这 30 年中，石棉产量增加了 8 倍，这表明在未来的岁月里，间皮瘤的发病率可能会相当高，不仅是在那些职业性接触者中，而且在普通人群中也可能如此。

1.6　权衡的论点（成本效益论证）：是否可以成为为石棉辩护的理由？

石棉工业及其辩护者的辩护理由之一是：人类生活的复杂性涉及无数利益与风险之间的平衡。例如，无论用何种药物治疗疾病，都需要对有关治疗的预期效益与无反应性进行概率评估，更重要的是，还要对副作用的风险和严重程度进行评估（一种只在少数情况下导致骨髓增生的药物显然比另一种只导致大多数服用者打一两次喷嚏的药物需要进行更严格的评估）[33]。就石棉而言，有观点认为，过去（以及在某些国家仍然在继续）使用石棉所带来的益处远超过了其对少数接触者所造成疾病的不利影响［这些疾病的发生年龄通常比其他竞争性风险（如火灾）更晚[7]］，即使考虑到肺癌的总体预后较差及恶性间皮瘤的死亡率接近100%这一事实。

权衡的论点有时会得到具体事例的支持，但有些事例可能脱离实际。以下是几个折中的准轶事例子：

- Maines[7]引用了Morgan和Gee[96]的说法，大意是"挑战者号（航天飞机）的灾难是因为使用了不含石棉的油灰……来密封飞船的O形环"。然而，这似乎只是一个都市传说，用来强调不使用石棉的所谓可怕后果。事实上，O形环似乎从未含有石棉，也不是"油灰"。已故量子物理学家Richard Feynman是Ronald Reagan总统任命的调查挑战者号灾难的委员会成员，他指出，原因似乎是橡胶O形环在低温下失去了弹性。因此，在关于他的传记《天才：Richard Feynman与现代物理学》[97]中，James Gleick写道：

> Feynman指出，用于密封固体燃料火箭各部分之间接头的橡胶O形环存在众所周知的问题……它们是普通的橡胶圈，比铅笔还细，却有37英尺长，相当于火箭的周长。它们的作用是承受热气的压力，并通过紧密挤压金属接头形成密封。……Feynman向Molloy追问材料回弹性的关键作用：像铅这样的软金属被挤进缝隙中，就无法在振动和压力变化中保持密封。Feynman说："假设这种材料失去回弹性——哪怕仅一两秒，那将会是非常危险的情况。"
>
> Feynman博士：……我取了些你们密封圈的材料放入冰水中做实验，发现当对它施加一些压力，一段时间后再把它拿开，材料无法回弹。它的尺寸保持不变。换句话说，在32 ℉的温度下，这种特殊材料至少在几秒甚至更长的时间内没有回弹力。……我相信这对我们的问题有一定的意义……
>
> 最后代表委员会进行的测试表明，冷密封的失效几乎是不可避免的——这不是一个奇怪的事件，而是材料物理特性的必然结果。

- 另一个例子是2001年9月11日纽约世贸中心的恐怖袭击事件，其中一座世贸大厦的石棉隔热层高达40层（约50%后来被更换），而另一座则未使用。由90 000L航空燃料产生的火焰燃烧温度达1000℃，而用于建造世贸双塔的轻质结构钢（"周边筒体"设计）在约450℃时就会变软，拉伸强度在约650℃时减半。Eagar和Musso[98]指出：

大楼无法承受航空燃料大火的高温。虽然富含燃料的弥漫火焰的燃烧温度不可能高到足以熔化钢材，但其快速引燃产生的高温仍使钢材强度至少失去 50% 并发生变形，造成弯曲或损坏。这种削弱和变形导致几层楼坍塌，而上面几层楼的重量压垮了下面几层楼，引发了多米诺骨牌式的坍塌。

考虑到这些情况及飞机最初撞击对结构造成的破坏，似乎没有什么能阻止或推迟大楼的倒塌。相反，人们一直担心，大楼倒塌时产生的灰尘中的石棉可能对健康造成潜在危害[99]。在双子塔倒塌 14 年后，对 57 402 名救援人员进行的跟踪研究中发现了 9 例间皮瘤病例，根据分析方法不同，标准化发病率比值介于 1.38（0.63 ~ 2.62）至 1.51（0.65 ~ 2.98）。

在轶事较少的层面上，Maines 的著作《石棉与火灾：技术权衡与人体风险》[7] 似乎认为，作为对火灾造成的死亡的权衡，石棉对人类造成的健康后果是值得的。例如，她说：

1948 年，在每年死于火灾的约 10 000 名美国人中[注7]，近 40% 是儿童——每天约有 10 名小学生及以下年龄的儿童死亡。1999 年美国疾病控制与预防中心（CDC）公布最近一年的统计数据显示，有 2355 人死于间皮瘤，449 人死于石棉肺，其中没有 15 岁以下儿童病例。在我们建立包含石棉的消防安全系统之前，每年死于火灾的儿童远超当前死于石棉相关疾病的成年人。

她还评论说，石棉建筑材料和以石棉材料为重要组成部分的消防安全系统"成功地将美国的年火灾死亡率从 1913 年的 9.1/10 万例降至 1998 年的 1.0/10 万"。她在表 1.2 中列出了火灾死亡人数，包括每 10 万人的火灾死亡率与石棉使用情况的对比。很明显，1947—1970 年，火灾死亡率从 6.2/10 万降至 3.3/10 万，而在这期间，石棉的使用都处于高峰期，每年的使用量都超过 10 亿磅，其中 1965 年为 15.9 亿磅，1970 年为 14.7 亿磅（使用量最大的两年）。随后，1975—1990 年，石棉的使用量从 197 308 000 磅下降到 91 156 736 磅，但在使用量下降的这几年中，每 10 万人的火灾死亡率从 2.9 进一步下降到 2.0。因此，火灾死亡人数的减少似乎至少部分地归因于使用石棉以外的因素（例如，建筑结构的普遍改进，减少使用木材等易燃材料，以及火警探测器、自动喷水灭火系统、更有效的消防队系统等）。

从历史和伦理学的角度来看，这种"风险权衡"理论存在许多问题（Smith[100] 在 1992 年出版的《恶性间皮瘤》一书中对此进行了较为详细的讨论）：

- 正如 Smith[100] 所论述的那样，用人类生命进行权衡存在着重大的伦理问题，这本质上可能涉及生命的定价，尽管这种权衡确实发生过（他列举了摩天大楼的建造、在生命受到威胁的情况下营救人员及医学中关于资源分配的决策等例证）。他指出[100]：

[注7]　在她的表 1.2 中，给出了一个 7688 名的数据。

我们可以推断出……认为石棉给社会带来的好处超过了对"少量"工人造成的伤害的这一观点是荒谬的，因为它试图在某种虚构的效用尺度上将不可比拟的价值等同起来[注8]。即使有少量工人为了生产某些消费品而死亡（即使这些产品拯救了生命），也不能使这种情况在道德上正当化。充其量，这是一种无奈的社会现象，应通过技术进步尽快消除。

- Castleman[6] 和 Tweedale[1] 的著作清楚地表明，自 20 世纪 30 年代以来，石棉行业已意识到石棉会导致石棉肺等严重疾病。然而，历史记录显示该行业却对现有信息予以否认或压制，这些信息通常不会传达给工人。这就提出了一个问题，工人是否同意因工作而面临风险。正如 Smith 所说[注8]：

如果工人健康面临的风险或环境可能受到的威胁存在不确定性时，工人和社会有权无条件地以公正和易懂的方式了解这些风险。

Maines[7] 评论了她所谓的"沉默阴谋假说"：

在反对石棉的文献中，有一种根深蒂固的观点认为，石棉疾病的危害被故意隐瞒，只有少数特权阶层知晓，从而使工人们无法了解他们在工作场所面临的风险。……正如 JM 公司的一位发言人在 1978 年所指出的，导致了 700 篇相关出版物问世的所谓"沉默阴谋"，肯定不能算作成功。……任何对这个话题感兴趣的人（显然，绝缘工或建筑行业工会的工作人员或当选代表对此兴趣不大）本可以像其他行业的工人了解铅、汞、汽油和其他已知危害那样，了解这些风险。自 1926 年之后的任何时候，只要在公共图书馆花上一个小时，就能揭开石棉制品制造商据称试图隐瞒的所有"秘密"。

当然，工人个人及其工会代表与雇主公司之间在资源和信息获取方面存在着严重的不平等（现在仍然如此）。如果这些公司掌握了这些信息，那么它们就有义务（现在也有）将这些信息传达给那些可能受其产品影响的人，这是压倒一切的、不可推卸的义务。

Smith[100] 评论道：

政府的职责是保护本国公民，因此在道义上有义务确保安全的工作条件，即使在最坏的、存在不可避免的危险情况下，政府也有义务密切监督工业活动，并尽可能消除危险。可以说，工业活动的所有参与者（公司、各级政府和工会组织）都有责任解决这些问题。即便如此，政府未能履行保护人类生命这一最基本的职责，绝不意味着石棉（或其他）矿主可因此免除其道德责任。甲方未履行一项义务不能成为乙方推诿义务的借口。因此，石棉业为自己辩护时提出的最有力的论点在逻辑上是站不住脚的，在道德上也是荒谬的。

[注8] 这也引出了一个问题：由谁来做决定呢？

- 1938 年制定了一项旨在预防石棉肺的接触标准[49]，尽管该标准存在缺陷，并不能预防这种疾病的发生，但遵守该标准至少可以降低石棉肺的发生频率和严重程度。Dreessen 等[49] 提出了为遵守标准而应采取的各种减少接触的措施，其中包括监测空气中的粉尘水平。但在许多行业，包括建筑施工行业和一些造船厂，从未进行过此类测量。在此，我们可以评论说，政府执行职业标准的义务，与产业界遵守标准的责任同等重要。
- 当然，关于间皮瘤的因果关联，人们提出的另一个辩护理由是，工业界在 1960 年之前甚至在其后的一段时间里不可能意识到这种风险。针对这种说法，我们可以这样评论：①到 1962 年，人们已经认识到，"极低"暴露量也可导致间皮瘤的发生；②正如《恶性间皮瘤》[100] 第 367 页脚注中所说的那样：

> 如果一个行业的控制措施不足以防止其活动或产品导致已知的职业病 Y 或 Z，则该行业不能合理地要求免责或承担道义责任。这是因为，根据现有的知识，该行业已经负有责任，不能仅仅因为其行为（或不行为）产生了一些不可预测的后果，就指望免责。

1.7　石棉相关疾病的全球负担

目前，工业化国家对石棉相关疾病的最大担忧集中在癌症上，尤其是恶性间皮瘤。而发展中国家对未来可能出现的石棉诱发癌症病例也充满担忧，因为这些国家仍在继续使用石棉，对职业粉尘暴露采取的控制措施很少（或未能执行现有标准），并且对吸烟几乎没有限制（与肺癌有关）。在 2016 年因职业致癌物导致的 34.9 万例死亡（95% 不确定区间为 26.9 万～ 42.7 万例）中，63% 是由石棉造成的。在所有职业死亡病例中，肺癌占 86%，间皮瘤占 7.9%。高收入地区的死亡率最高，这可能反映了数据的质量问题[101]。尽管存在这一局限性，但仅 2016 年因石棉导致的 218 827 例死亡（165 455 ～ 274 682 例）远高于之前估计的全球每年因石棉相关疾病导致的 90 000 ～ 100 000 例死亡，以及最终估计的 500 万～ 1000 万例死亡的总数[102]。

疾病负担的预测极其困难[103]。据估计，美国原先估计每年约有 6000 人死于间皮瘤[104]，但美国疾病预防与控制中心的最新数据显示，1989—2018 年共有 62 550 人死于间皮瘤，年均约有 3000 例。2017—2019 年，英国共记录了 2394 例间皮瘤死亡病例[注9]。1990—2019 年，这些国家的间皮瘤发病率（表 1.6，图 1.2 和 1.3）保持稳定，在过去 30 年中，每 10 万人中间皮瘤死亡人数没有下降或下降幅度相对较小（图 1.3）。然而，在部分国家[106]，年龄标化发病率因石棉禁令的实施有所下降（图 1.4）[107, 108]。在澳大利亚，自 21 世纪初以来，年龄标准化发病率持续下降（在男性中达到峰值，为 5.9/100 000，在所有人中为 3.2/100 000）[109]。尽

[注9]　参见 https://www.cdc.gov/cancer/uscs/about/data-briefs/no27-incidence-malignant-mesothelioma-1999-2018.htm; Takala J. ILO's role in the global fight against asbestos. European Asbestos Conference, 2003. http://www.hvbg.de/e/asbest/konfrep/konfrepe/repbeitr/takala_en.pdf and https://www.cancerresearchuk.org/health-professional/cancer-statistics/statistics-by-cancer-type/mesothelioma/mortality.

管发展中国家石棉使用量呈指数级增长，但绝大多数间皮瘤病例仍集中在西方国家。这可能与发展中国家的病例记录缺失和诊断可靠性有限有关。即使在发达国家，在提交专家意见或提交审查小组要求赔偿的病例中，也有 3%～9% 的病例诊断发生变化，包括良性变为恶性或恶性变为良性[110-112]。从接触间皮瘤到确诊间皮瘤的潜伏期长达 30～60 年也与此有关。

表 1.6　30 个国家的间皮瘤发病率估计数

国家	发病率 *（%）	国家	发病率 *（%）	国家	发病率 *（%）
澳大利亚	32**	法国	10～13	奥地利	5.6
大不列颠	30	芬兰	10	波兰	4
比利时	29	加拿大	9	斯洛伐克	4
荷兰	23	塞浦路斯	9	斯洛文尼亚	4
意大利	17	美国	9	西班牙	4
挪威	16	匈牙利	8	爱沙尼亚	3
新西兰	15	土耳其	7.8	以色列	3
丹麦	13	克罗地亚	7.4	拉脱维亚	3
德国	13	日本	7	立陶宛	3
瑞典	12	罗马尼亚	6	马其顿	3

根据 Bianchi 和 Bianchi, 2007 中的估算值修改。[105]

* 发病率 = 每年每百万人的估计粗发病率。

** 为 2003 年数据。

另请参见图 1.2。

截至 2022 年 11 月 1 日，澳大利亚间皮瘤登记处（AMR）共报告了 722 例 2021 年确诊的间皮瘤病例。从 1982 年到 2021 年，每年报告的间皮瘤新病例数量持续增加，其中男性从 135 例增加到 577 例，女性从 22 例增加到 145 例。2017 年是确诊病例总数（824 例）最高的一年，其中 2021 年病例数的明显下降可能是源于 COVID-19 疫情导致的报告延迟。尤其值得注意的是，女性病例数从 1982 年的 22 例增至 2005 年的 112 例和 2021 年的 145 例[107, 113]。英国[114]和美国[115, 116]也有类似的女性间皮瘤发病率上升趋势。在以色列，1978—1980 年和 1993—1996 年间，女性间皮瘤的发病率从 0.33%/100 万人 / 年上升到 2.56%/100 万人 / 年，与石棉的使用量增长同步[117]。大型国际研究[116]证实了间皮瘤从主要影响男性群体转变为女性群体也受影响的疾病。这一趋势表明，一些作者[118]提出的说法是错误的，即女性间皮瘤发病率数十年来保持稳定，不受石棉用量增长的影响，这种不变的发病率是"背景"（环境）发病率，是石棉暴露诱发间皮瘤的"阈值"水平的证据。人们普遍认为，石棉诱发间皮瘤是由累积剂量 - 反应关系决定的，没有确定的阈值（例如，见世界卫生组织专著《环境健康标准 203：温石棉》[28]及 Hodgson 和 Darnton[91]）。

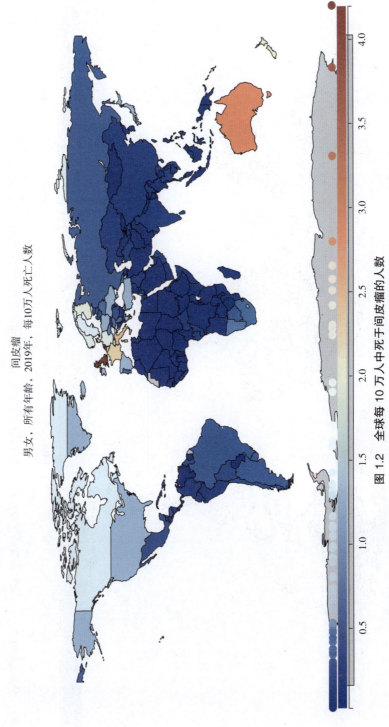

间皮瘤
男女, 所有年龄, 2019年, 每10万人死亡人数

图 1.2　全球每 10 万人中死于间皮瘤的人数

数据来源: 卫生计量与评估研究所 (IHME)。GBD Compare. 华盛顿州西雅图: IHME, 华盛顿大学, 2023

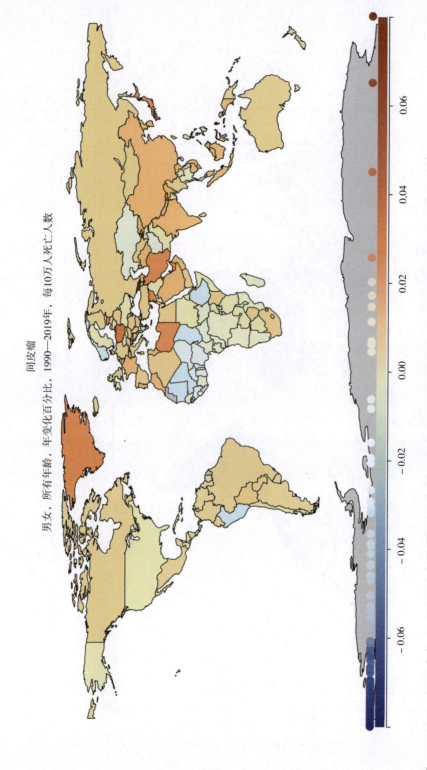

间皮瘤

男女，所有年龄，年变化百分比，1990—2019年，每10万人死亡人数

图1.3 1990—2019 年每 10 万人死亡人数的百分比变化。总体而言，过去 30 年间世界许多地区的间皮瘤发病率变化不大

数据来源：卫生计量与评估研究所（IHME）。GBD Compare. 华盛顿州西雅图：IHME，华盛顿大学，2023.

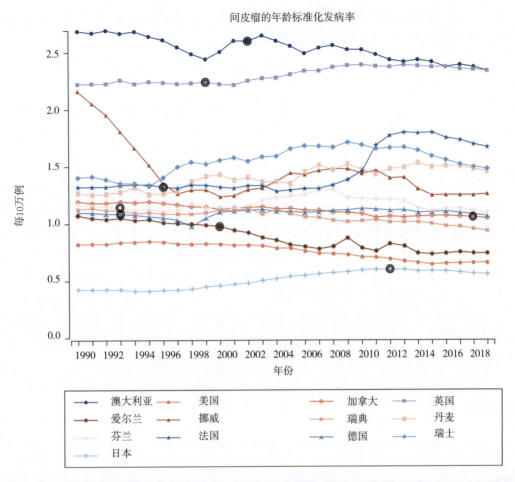

图 1.4　禁止 / 未禁止的部分国家间皮瘤年龄标准化发病率。分析了 1990—2019 年 IHME 全球疾病负担数据［卫生计量与评估研究所（IHME）。GBD Compare. 华盛顿州西雅图：IHME, 华盛顿大学，2023］。禁止使用石棉的特定国家的年份在图上画圈（◎）。美国至今尚未全面禁止使用石棉，挪威、瑞典、丹麦和瑞士在 1990 年前就已禁止使用石棉

根据英国、法国、德国、意大利、荷兰和瑞士的数据，Peto 等 [119] 在 1999 年预测，在接下来的 20 年里，西欧每年死于间皮瘤的男性人数几乎会翻一番，从 1998 年的约 5000 人增加到 2018 年左右的约 9000 人。随后，这一数字将有所下降，但他们预测 1995—2029 年间，男性死亡总人数约为 25 万人。Pelucchi 等 [120] 认为，死亡总人数可能低于估计的 25 万人。全球疾病负担（GBD）研究报告显示，仅在 2019 这一年内，全球因石棉引起的间皮瘤病例估计就有 29 251 例（上下限估计分别为 31 006 例和 26 668 例），这表明死亡总人数高于预测值。此外，由于许多国家对间皮瘤的认识不足，缺乏报告和记录，GBD 数据也可能低估了总人数。

由于从首次接触石棉到随后确诊为间皮瘤之间的潜伏期较长，预计间皮瘤病例和死亡将持续到 2030—2050 年，即使在那些已经禁止一切形式石棉的国家也是如此。虽然国际社会呼吁全球禁用石棉，但迄今为止尚未实现 [102, 121]。一些国家，如巴西，在 2017 年实施国家禁令之后仍在继续开采石棉（图 1.1 和表 1.5）。1998 年，加拿大向世界贸易组织（WTO）提出申诉，

反对法国 1997 年实施的石棉禁令，理由是该禁令违反了自由贸易原则。由此，石棉成为所谓国际贸易争端的焦点。未待争端结束，欧盟委员会就通过了第 1999/77/EC 号指令，从 2005 年 1 月 1 日起全面禁止使用石棉。世界贸易组织于 2001 年作出最终决定，即驳回加拿大的申诉[33]，并得出结论："世界贸易组织成员方有权自主决定特定情境下他们认为适当的健康保护水平，这是无可争议的。"世界贸易组织认定该禁令"保护人类生命健康"具有正当性。在一些国家，禁令对发病率的影响开始显现，在间皮瘤发病率高的国家尤为显著[122]，图 1.4 显示了这种影响。

1.8　结论

大约在过去的 80 年里，与石棉有关的疾病在工业化国家造成了严重的发病率和死亡率，且由于 20 世纪 50 年代至 80 年代及以后的石棉暴露，部分源于暴露与发病（如石棉肺、肺癌和恶性间皮瘤）之间的潜伏期，导致这一趋势还将在未来几十年里继续如此。此外，温石棉的使用仍在继续，特别是在发展中国家和现在的亚洲国家。温石棉仍在俄罗斯、巴西（尽管有禁令）、哈萨克斯坦、中国和津巴布韦开采和出口，其中一些国家还在开采供国内使用。继续进口石棉的国家包括印度、斯里兰卡和印度尼西亚等。许多出口石棉的国家对职业暴露的监测和控制薄弱[123]，记录的疾病发病率有限，而且在许多这样的国家，吸烟的频率很高，使情况更加复杂。在可预见的未来，与石棉有关的疾病将继续困扰人类[注10]。

参考文献

1. Tweedale G. Magic Mineral to Killer Dust: Turner & Newall and the Asbestos Hazard. Oxford: Oxford University Press; 2000.

2. Craighead JE, Gibbs A, Pooley F. Mineralogy of asbestos. In: Craighead JE, Gibbs AR, editors. Asbestos and Its Diseases. Oxford: Oxford University Press; 2008. p. 23–38.

3. Hammar SP, Dodson RF. Asbestos. In: Tomashefski JFJ, editor. Dail and Hammar's Pulmonary Pathology, 3rd edition, vol. 1. New York: Springer; 2008. p. 950–1031.

4. Hammar SP, Henderson DW, Klebe S, Dodson RF. Neoplasms of the pleura. In: Tomashefski JFJ, editor. Dail and Hammar's Pulmonary Pathology, 3rd edition, vol. 2. New York: Springer; 2008. p. 558–734.

5. Henderson DW, Shilkin KB, Whitaker D. Introduction and historical aspects: With comments on mesothelioma registries. In: Henderson DW, Shilkin KB, Langlois SL, Whitaker D, editors. Malignant Mesothelioma. New York: Hemisphere Publishing Corporation; 1992. p. 1–22.

6. Castleman BI. Asbestos: Medical and Legal Aspects, 4th edition. New York: Aspen; 1996.

7. Maines R. Asbestos & Fire: Technological Trade-Offs and the Body at Risk. New Brunswick: Rutgers University Press; 2005.

8. Maines R. Asbestos before 1880: From natural wonders to industrial material. In: Asbestos & Fire: Technological Trade-Offs and the Body at Risk. New Brunswick: Rutgers University Press; 2005. p. 24–44.

9. Caley ER, Richards JFC, editors. Theophrastus on Stones. Columbus, OH: Ohio State University; 1956. p. C–300

[注10]　2024 年 3 月 18 日，美国环境保护局禁止了温石棉的使用。由于需要建设新设施并获得新许可，一些使用石棉的氯碱厂有长达 12 年的过渡期来完成转型。此外，在处理核材料时用于保护工人免受辐射的垫片仍可豁免使用。

BCE.

10.　Cooke WE. Pulmonary asbestosis. British Medical Journal. 1927;2(3491):1024–5.

11.　Cooke WE. Asbestos dust and the curious bodies found in pulmonary asbestosis. British Medical Journal. 1929;2(3586):578–80.

12.　Pliny the Elder. Natural History. A Selection, Healy JF, Trans. Harmondsworth: Penguin Classics; 1991, p. 360.

13.　Polo M. The Travels, Latham R, Trans. Harmondsworth: Penguin; 1979. p. 89–90 (c. 1299).

14.　Sweet JM. Benjamin Franklin's purse. Notes and Records of the Royal Society of London. 1952;9(2):308–9.

15.　Murray R. Asbestos: A chronology of its origins and health effects. British Journal of Industrial Medicine. 1990;47(6):361–5.

16.　Frank AL. The history of the extraction and uses of asbestos. In: Dodson RF, Hammar SP, editors. Asbestos: Risk Assessment, Epidemiology and Health Effects. Boca Raton: CRC. Taylor & Francis; 2006. p. 1–8.

17.　Kashansky SV. A 300-year history of the discovery of asbestos in the Urals. In: Peters GA, Peters BJ, editors. Sourcebook on Asbestos Diseases, vol. 20. Charlottesville: Lexis; 1999. p. 129–44.

18.　Zorina LI, Kashansky SV. The Bazhenovskoye chrysotile asbestos deposits. In: Peters GA, Peters BJ, editors. Sourcebook on Asbestos Diseases, vol. 19. Charlottesville: Lexis; 1999. p. 193–204.

19.　Flanagan D. Asbestos. In: Mineral Commodity Summaries. Reston: Us Geological Survey; 2022.

20.　Larson T, Melnikova N, Davis SI, Jamison P. Incidence and descriptive epidemiology of mesothelioma in the United States, 1999–2002. International Journal of Occupational and Environmental Health. 2007;13(4):398–403.

21.　Layman L. The blue asbestos industry at Wittenoom in Western Australia: A short history. In: Henderson DW, Shilkin KB, Langlois SL, Whitaker D, editors. Malignant Mesothelioma. New York: Hemisphere Publishing Corporation; 1992. p. 305–27.

22.　Leigh J, Driscoll T.. Malignant mesothelioma in Australia, 1945–2002. International Journal of Occupational and Environmental Health. 2003;9(3):206–17.

23.　Price B, Ware A. Asbestos exposure and disease trends in the 20th and 21st centuries. In: Craighead JE, Gibbs AR, editors. Asbestos and Its Diseases. Oxford: Oxford University Press; 2008. p. 375–96.

24.　Kelsh MA, Craven VA, Teta MJ, Mowat FS, Goodman M. Mesothelioma in vehicle mechanics: Is the risk different for Australians? Occupational Medicine (Oxford, England). 2007;57(8):581–9.

25.　NOHSC. The Incidence of Mesothelioma in Australia 1997 to 1999: Australian Mesothelioma Register Report 2002. Canberra: National Occupational Health and Safety Commission; 2002.

26.　Multiple Authors. Asbestos Cement Products. Report by the Western Australian Advisory Committee on Hazardous Substances. Perth; 1990.

27.　HEI-AR. Asbestos in Public and Commercial Buildings: A Literature Review and Synthesis of Current Knowledge. Cambridge, MA: Health Effects Institute-Asbestos Research; 1991.

28.　Authors M. Environmental Health Criteria 203: Chrysotile Asbestos. Geneva: World Health Organization; 1998.

29.　Ganor E, Fischbein A, Brenner S, Froom P. Extreme airborne asbestos concentrations in a public building. British Journal of Industrial Medicine. 1992;49(7):486–8.

30.　Scarselli A, Corfiati M, Di Marzio D. Occupational exposure in the removal and disposal of asbestos-containing materials in Italy. International Archives of Occupational and Environmental Health. 2016;89(5):857–65.

31.　Wagner JC. Foreword. In: Henderson DW, Shilkin KB, Langlois SLP, Whitaker D, editors. Malignant Mesothelioma. New York: Hemisphere; 1992. p. xvii–xxv.

32.　Pawełczyk A, Bożek F. Health risk associated with airborne asbestos. Environmental Monitoring and Assessment. 2015;187(7):428.

33. Various Authors. World Trade Organization (WTO). European Communities--Measures Concerning Asbestos and Asbestos-containing Products. Geneva: WTO; 2000.

34. Morinaga K, Kishimoto T, Sakatani M, Akira M, Yokoyama K, Sera Y. Asbestos-related lung cancer and mesothelioma in Japan. Industrial Health. 2001;39(2):65–74.

35. Furuya S, Takahashi K. Experience of Japan in achieving a total ban on asbestos. International Journal of Environmental Research and Public Health. 2017;14(10).

36. Edge JR, Choudhury SL. Malignant mesothelioma of the pleura in Barrow-in-Furness. Thorax. 1978;33(1):26–30.

37. Beckett WS. Shipyard workers and asbestos: A persistent and international problem. Occupational and Environmental Medicine. 2007;64(10):639–41.

38. Wu WT, Lin YJ, Li CY, Tsai PJ, Yang CY, Liou SH, et al. Cancer attributable to asbestos exposure in shipbreaking workers: A matched-cohort study. PLOS One. 2015;10(7):e0133128.

39. Singh R, Cherrie JW, Rao B, Asolekar SR. Assessment of the future mesothelioma disease burden from past exposure to asbestos in ship recycling yards in India. International Journal of Hygiene and Environmental Health. 2020;225:113478.

40. Churg A. Nonneoplastic disease caused by asbestos. In: Churg A, Green FHY, editors. Pathology of Occupational Lung Disease, 2nd edition. Baltimore: Williams & Wilkins; 1998. p. 277–338.

41. Mossman BT, Churg A. Mechanisms in the pathogenesis of asbestosis and silicosis. American Journal of Respiratory and Critical Care Medicine. 1998;157(5 Pt 1):1666–80.

42. De Vuyst P, Gevenois PA. Asbestosis. In: Hendrick DJ, Burge PS, Beckett WS, Churg A, editors. Occupational Disorders of the Lung: Recognition, Management, and Prevention. London: Saunders; 2002. p. 143–62.

43. Sporn TA, Roggli VL. Asbestosis. In: Roggli VL, Oury TD, Sporn TA, editors. Pathology of Asbestos-Associated Diseases, 2nd edition. New York: Springer; 2004. p. 71–103.

44. Proctor RN. The Nazi War on Cancer. Princeton: Princeton University Press; 1999. p. 73–119. 45. von Humboldt A. Ueber den polarisirenden Serpentinstein. In: Chemische Annalen für die Freunde der Naturlehre, Aerzneygelahrtheit, Haushaltungskunde und Manufacturen, vol. 1; 1797. p. 99–112.

46. Cooke WE. Fibrosis of the lungs due to the inhalation of asbestos dust. British Medical Journal. 1924;2(3317):147.

47. McDonald S. Histology of pulmonary asbestosis. British Medical Journal. 1927;2(3491):1025–6.

48. Wood WB, Gloyne SR. Pulmonary asbestosis: A review of 100 cases. Lancet. 1934;2:1383–5.

49. Dreessen WC, Dallavalle JM, Edwards TI, Miller JW, Sayers RR. A Study of Asbestosis in the Asbestos Textile Industry. US Treasury Department, Public Health Service: Public Health Bulletin No 241. Washington, DC: United States Government Printing Office; 1938. p. 1–126.

50. Henderson DW, Rödelsperger K, Woitowitz H-J, Leigh J. After Helsinki: A multidisciplinary review of the relationship between asbestos exposure and lung cancer, with emphasis on studies published during 1997–2004. Pathology. 2004;36(6):517–50.

51. Greenberg M. The 1968 British occupational hygiene society chrysotile asbestos hygiene standard. In: Peters GA, Peters BJ, editors. Sourcebook on Asbestos Diseases: Medical, Technical, and Historical Aspects, vol 14. Charlottesville: Michie; 1997. p. 219–57.

52. Nordmann M. Der Berufskrebs der Asbestarbeiter. Zeitschrift für Krebsforschung. 1938;47:288–302.

53. Lynch KM, Smith WA. Pulmonary asbestosis III: Carcinoma of lung in Asbesto-silicosis. American Journal of Cancer. 1935;24(1):56–64.

54. Gloyne SR. Two cases of squamous carcinoma of the lung occurring in asbestosis. Tubercle. 1935–1936;17:5–10.

55. Egbert DS, Geiger AJ. Pulmonary asbestosis and carcinoma. Report of a case with necropsy findings. American Review of Tuberculosis. 1936;34:143–50.

56. Gloyne SR. A case of oat cell carcinoma of the lung occurring in asbestosis. Tubercle. 1936–1937;18:100–1.

57. Nordmann M, Sorge A. Lungenkrebs durch Asbestsatub im Tierversuch. Zeitschrift für Krebsforschung. 1941;51:170.

58. Enterline PE. Changing attitudes and opinions regarding asbestos and cancer 1934–1965. American Journal of Industrial Medicine. 1991;20(5):685–700.

59. Doll R. Mortality from lung cancer in asbestos workers. British Journal of Industrial Medicine. 1955;12(2):81–6.

60. NewhousemL, Thompson H. Mesothelioma of pleura and peritoneum following exposure to asbestos in the London area. British Journal of Industrial Medicine. 1965;22(4):261–9.

61. NewhousemL, Thompson H. Epidemiology of mesothelial tumors in the London area. Annals of the New York Academy of Sciences. 1965;132(1):579–88.

62. Wedler HW. Uber den Lungenkrebs bei asbestose. Deutsches Archiv für Klinische Medizin. 1943;191:189–209.

63. Wedler HW. Asbestose und Lungenkrebs. DMW – Deutsche Medizinische Wochenschrift. 1943;69(31/32):575.

64. Cartier P. In Smith WE. Survey of some current British and European studies of occupational tumor problems. Archives of Industrial Hygiene and Occupational Medicine. 1952;5:242–63 (a contribution to the discussion, p. 62).

65. Van der Schoot HC. Asbestosis en pleuragezwellen. Nederlands Tijdschrift Voor Geneeskunde. 1958;102(23):1125–6.

66. Wagner JC, Sleggs CA, Marchand P. Diffuse pleural mesothelioma and asbestos exposure in the North Western Cape Province. British Journal of Industrial Medicine. 1960;17(4):260–71.

67. Wagner JC. The discovery of the association between blue asbestos and mesotheliomas and the aftermath. British Journal of Industrial Medicine. 1991;48(6):399–403.

68. Omenn GS, Merchant J, Boatman E, Dement JM, Kuschner M, Nicholson W, et al. Contribution of environmental fibers to respiratory cancer. Environmental Health Perspectives. 1986;70:51–6.

69. Otte KE, Sigsgaard TI, Kjaerulff J. Massive exposure to asbestos and malignant mesothelioma, familial accumulation. Ugeskrift for Laeger. 1990;152(41):3013–4.

70. Barnes R, Rogers AJ. Unexpected occupational exposure to asbestos. Medical Journal of Australia. 1984;140(8):488–90.

71. Morinaga K, Kohyama N, Yokoyama K, Yasui Y, Hara I, Sasaki M, et al. Asbestos fibre content of lungs with mesotheliomas in Osaka, Japan: A preliminary report. IARC Scientific Publications. 1989;90(90):438–43.

72. Dodson RF, O'Sullivan M, Corn CJ, McLarty JW, Hammar SP. Analysis of asbestos fiber burden in lung tissue from mesothelioma patients. Ultrastructural Pathology. 1997;21(4):321–36.

73. Langer AM, Nolan RP. Asbestos in the lungs of persons exposed in the USA. Monaldi Archives for Chest Disease. 1998;53(2):168–80.

74. Levin JL, McLarty JW, Hurst GA, Smith AN, Frank AL. Tyler asbestos workers: Mortality experience in a cohort exposed to Amosite. Occupational and Environmental Medicine. 1998;55(3):155–60.

75. Roggli VL, Vollmer RT. Twenty-five years of fiber analysis: What have we learned? Human Pathology. 2008;39(3):307–15.

76. Smither WJ, Gilson JC, Wagner JC. Mesotheliomas and asbestos dust. British Medical Journal. 1962;2(5313):1194–5.

77. McCaughey WTE, Wade OL, Elmes PC. Exposure to asbestos dust and diffuse pleural mesotheliomas. British Medical Journal. 1962;2(5316):1397.

78. McNulty JC. Malignant pleural mesothelioma in an asbestos worker. Medical Journal of Australia. 1962;2:953–4.

79. Wagner JC. Experimental production of mesothelial tumours of the pleura by implantation of dusts in laboratory animals. Nature. 1962;196:180–1.

80. Wagner JC, Munday DE, Harington JS. Histochemical demonstration of hyaluronic acid in pleural mesotheliomas. Journal of Pathology and Bacteriology. 1962;84:73–8.

81. Mossman BT, Bignon J, Corn M, et al. Asbestos: Scientific developments and implications for public policy. Science. 1990;247(4940):294–301.

82. Mossman BT. Mechanisms of asbestos carcinogenesis and toxicity: The amphibole hypothesis revisited. British Journal of Industrial Medicine. 1993;50(8):673–6.

83. Cullen MR. The amphibole hypothesis of asbestos-related cancer--Gone but not forgotten [editorial]. American Journal of Public Health. 1996;86(2):158–9.

84. Stayner LT, Dankovic DA, Lemen RA. Occupational exposure to Chrysotile asbestos and cancer risk: A review of the amphibole hypothesis. American Journal of Public Health. 1996;86(2):179–86.

85. Cullen MRMD. Asbestos-related cancer and the amphibole hypothesis: 5. Cullen responds. American Journal of Public Health. 1997;87(4):690–1.

86. Langer AMP, Nolan RPP. Asbestos-related cancer and the amphibole hypothesis: 3. The amphibole hypothesis: Neither gone nor forgotten. American Journal of Public Health. 1997;87(4):688–9.

87. Mossman BT, Gee JBL. Asbestos-related cancer and the amphibole hypothesis. 4: The hypothesis Is still supported by scientists and scientific data. American Journal of Public Health. 1997;87(4):689–90.

88. Stayner LT, Dankovic DA, Lemen RA. Asbestos-related cancer and the amphibole hypothesis: 6. Stayner and colleagues respond. American Journal of Public Health. 1997;87(4):691.

89. Stayner LT, Dankovic DA, Lemen RA. Asbestos-related cancer and the amphibole hypothesis: 2. Stayner and colleagues respond. American Journal of Public Health. 1997;87(4):688.

90. Wagner JCMDFF. Asbestos-related cancer and the amphibole hypothesis: 1. The first documentation of the association. American Journal of Public Health. 1997;87(4):687–8.

91. Hodgson JT, Darnton A. The quantitative risks of mesothelioma and lung cancer in relation to asbestos exposure. Annals of Occupational Hygiene. 2000;44(8):565–601.

92. Selikoff IJ, Churg J, Hammond EC. Asbestos exposure and neoplasia. Journal of the American Medical Association. 1964;188:22–6.

93. Selikoff IJ, Churg J, Hammond EC. Relation between exposure to asbestos and mesothelioma. New England Journal of Medicine. 1965;272:560–5.

94. Smith WE, Miller L, Churg J, Selikoff IJ. Mesotheliomas in hamsters following intrapleural injection of asbestos. Journal of the Mount Sinai Hospital. 1965;32:1–8.

95. Churg J, Selikoff IJ. Geographic pathology of pleural mesothelioma. In: Liebow AA, Smith DE, editors. The Lung. International Academy of Pathology Monograph No. 8. Baltimore: Williams & Wilkins; 1968. p. 284–97.

96. Morgan WKC, Gee JBL. Asbestos-related diseases. In: Morgan WKC, Seaton A, editors. Occupational Lung Diseases. Philadelphia: Saunders; 1994. p. 308–73.

97. Gleick J. Genius: Richard Feynman and Modern Physics. London: Abacus; 1992.

98. Eagar TW, Musso C. Why did the World Trade Center collapse? Science, engineering and speculation. JOM. 2001;53(12):8–11. http://www .tms .org /pubs /journals /JOM /0112 /Eagar /eagar-.html.

99. Landrigan PJ, Lioy PJ, Thurston G, Berkowitz G, Chen LC, Chillrud SN, et al. Health and environmental consequences of the world trade center disaster. Environmental Health Perspectives. 2004;112(6):731–9.

100. Smith JW. The asbestos industry: A perspective on the bioethics of industrial activity and disasters. In: Henderson DW, Shilkin KB, Langlois SL, Whitaker D, editors. Malignant Mesothelioma. New York: Hemisphere; 1992. p.

351–61.

101. Collaborators GBDOC. Global and regional burden of cancer in 2016 arising from occupational exposure to selected carcinogens: A systematic analysis for the Global Burden of Disease Study 2016. Occupational and Environmental Medicine. 2020;77(3):151.

102. LaDou J, Castleman B, Frank A, Gochfeld M, Greenberg M, Huff J, et al. The case for a global ban on asbestos. Environmental Health Perspectives. 2010;118(7):897–901.

103. Furuya S, Chimed-Ochir O, Takahashi K, David A, Takala J. Global asbestos disaster. International Journal of Environmental Research and Public Health. 2018;15(5):1000.

104. Lemen RA. Epidemiology of asbestos-related diseases and the knowledge that led to what is known today. In: Dodson RF, Hammar SP, editors. Asbestos: Risk Assessment, Epidemiology, and Health Effects. Boca Raton, FL: CRC Press /Taylor & Francis; 2006. p. 201–308.

105. Bianchi C, Bianchi T. Malignant mesothelioma: global incidence and relationship with asbestos. Industrial Health. 2007;45(3):379–87

106. Huang J, Chan SC, Pang WS, Chow SH, Lok V, Zhang L, et al. Global incidence, risk factors, and temporal trends of mesothelioma: A population-based study. Journal of Thoracic Oncology: Official Publication of the International Association for the Study of Lung Cancer. 2023;18(6):792–802.

107. AIHW. Mesothelioma in Australia 2021. In: AIHW. Canberra: AIHW; 2023.

108. Zhai Z, Ruan J, Zheng Y, Xiang D, Li N, Hu J, et al. Assessment of global trends in the diagnosis of mesothelioma from 1990 to 2017. JAMA Network Open. 2021;4(8):e2120360.

109. Walker-Bone K, Benke G, MacFarlane E, Klebe S, Takahashi K, Brims F, et al. Incidence and mortality from malignant mesothelioma 1982–2020 and relationship with asbestos exposure: The Australian mesothelioma Registry. Occupational and Environmental Medicine. 2023;80(4):186–91.

110. Dixon DL, Griggs KM, Ely M, Henderson DW, Klebe S. The usefulness of expert opinion in medicolegal referrals of malignant mesothelioma. Pathology. 2013;45(5):523–5.

111. Klebe S, Griggs KM, Ely M, Henderson DW. Is there a need for expert opinion for biopsy diagnosis of difficult cases of malignant mesothelioma? Pathology. 2012;44(6):562–3.

112. A GSI, SD, CG, S AD, S CS, A DQ, et al. Bulletin épidémiologique hebdomadaire (BEH) (n° 3-4, 2015/01/20). Bulletin épidémiologique hebdomadaire (BEH). 2015;3–4:17–28.

113. Australia SW. Mesothelioma in Australia: Incidence 1982 to 2005; Deaths 1997 to 2006. Canberra: Commonwealth of Australia; 2009.

114. Peto J, Rake C, Gilham C, Hatch J. Occupational, Domestic and Environmental Mesothelioma Risks in Britain: A Case-Control Study. London: HSE Books; 2009.

115. Strickler HD, Goedert JJ, Devesa SS, Lahey J, Fraumeni JFJ, Rosenberg PS. Trends in US pleural mesothelioma incidence rates following Simian Virus 40 contamination of early poliovirus vaccines. Journal of the National Cancer Institute. 2003;95(1):38–45.

116. Alpert N. Gerwen MV, Taioli E. Epidemiology of mesothelioma in the 21st century in Europe and the United States, 40 years after restricted/banned asbestos use. Translational Lung Cancer Research. 2019:S28–S38.

117. Ariad S, Barchana M, Yukelson A, Geffen DB. A worrying increase in the incidence of mesothelioma in Israel. Israel Medical Association Journal: IMAJ. 2000;2(11):828–32.

118. Price B, Ware A. Mesothelioma trends in the United States: An update based on surveillance, epidemiology, and end results program data for 1973 through 2003. American Journal of Epidemiology. 2004;159(2):107–12.

119. Peto J, Decarli A, La Vecchia C, Levi F, Negri E. The European mesothelioma epidemic. British Journal of Cancer. 1999;79(3–4):666–72.

120. Pelucchi C, Malvezzi M, La Vecchia C, Levi F, Decarli A, Negri E. The mesothelioma epidemic in Western Europe: An update. British Journal of Cancer. 2004;90(5):1022–4.

121. van Zandwijk N, Rasko JEJ, George AM, Frank AL, Reid G. The silent malignant mesothelioma epidemic: A call to action. The Lancet Oncology. 2022;23(10):1245–8.

122. Chimed-Ochir O, Rath EM, Kubo T, Yumiya Y, Lin RT, Furuya S, et al. Must countries shoulder the burden of mesothelioma to ban asbestos? A global assessment. BMJ Global Health. 2022;7(12):e010553.

123. Choi Y, Lim S, Paek D. Trades of dangers: A study of asbestos industry transfer cases in Asia. American Journal of Industrial Medicine. 2013;56(3):335–46.

第 2 章
石棉分析方法

James R.Millettet 和 *Steven P.Compton*

2.1 引言

标准方法的价值在于其通过规范操作程序，确保不同的实验室在独立工作时使用相同的方法获得相似的结果。目前有 30 多种不同的"标准"方法可用于分析各种介质中的石棉。这些方法包括测定空气、水、散装建筑材料、表面灰尘、地毯、土壤和特定产品材料（如蛭石和滑石）中石棉含量的方法。有些方法虽然还处于草案或暂行形式，但已被分析界普遍认可并作为标准方法使用。职业安全与健康管理局（OSHA）、美国国家安全与健康研究所（NIOSH）、美国环境保护局（USEPA）、加州空气资源委员会（CARB）和纽约州卫生局等政府机构已颁布了部分方法。ASTM 国际（前身为美国材料与试验协会）、国际标准化组织（ISO）和美国水工程协会（AWWA）等共识标准团体也公布了其他方法。一些方法在科学文献中发表后已获得认可。具体情况下选择何种方法取决于待测介质类型和所需信息层级。

由于人们对石棉的关注与其纤维性质有关，因此显微镜是石棉的主要分析工具。不同的显微镜在成本和提供石棉纤维信息的能力方面各有优劣。偏光显微镜（PLM）适用于分析散装材料中的石棉。相衬显微镜（PCM）适用于职业空气样本分析。透射电子显微镜（TEM）和扫描电子显微镜（SEM）适用于涉及微小纤维或需要特异性识别单个石棉纤维的所有样本类型。

2.2 样本采集

用于分析的样本采集取决于要检测的介质类型。样本采集的具体步骤通常在特定的分析方法中提供。一般来说，空气样本用薄膜过滤器收集，水样用玻璃瓶或塑料瓶收集，表面灰尘用微型真空或擦拭采样器收集，固体材料如建筑材料、土壤和特定产品则用塑料袋或硬塑料容器收集。空气样本通过混合纤维素酯（MCE）或聚碳酸酯（PC）过滤器收集，或使用 25mm 或 37mm 直径的空气盒收集。为了量化，必须采集特定空气体积的样品，表面灰尘样本必须从表面的测量区域采集。

2.3　偏光显微镜分析

　　偏光显微镜（PLM）（图2.1）是一种复合光显微镜，在样品下方的光路中有一块偏振材料，在样品上方的光路中有另一块偏振材料。偏光显微镜法使用立体光学显微镜（图2.2）来帮助拆解大样本，并使用偏光显微镜来识别黏合剂和填料中的纤维[1, 2]。用偏光显微镜识别石棉纤维取决于几种光学晶体学特性：折射率、色散染色、双折射、伸长率和消光角。

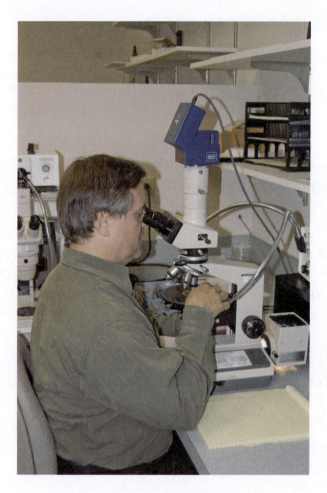

图2.1　分析员使用PLM进行石棉分析

　　物质的折射率与真空中光速和物质中光速的比值相等[1]。光在任何特定物质中的速度取决于物质的组成；一般来说，组成原子的原子序数越高，速度越低，折射率越高[1]。色散染色不是通过任何化学作用，而是通过颗粒的折射率色散与粒子所浸泡的液体介质之间的差异而产生颜色[1]。双折射是指与显微镜轴线的垂直方向上的两个折射率之间的差[2]。当平行方向的折射率大于垂直方向的折射率时，则称细长粒子具有正的伸长率[1]。消光是指在交叉偏振片之间观察到晶体物质时，显微镜台旋转时的行为。每个粒子都会交替显示亮度（偏振颜色）和暗度（消光）。当突出方向（如纤维长度）与偏振片或分析仪振动方向平行时，颗粒会在其暗部位置出现偏振消光现象，则称平行消光[2]。

由于光波长的大小，PLM 法仅限于直径约为 1μm 的纤维（图 2.3）。

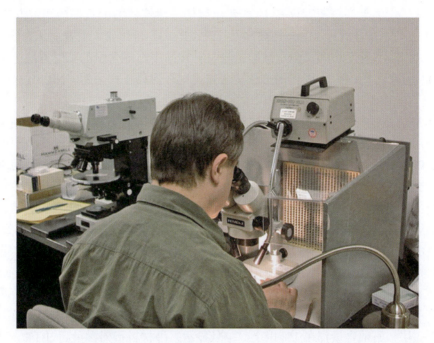

图 2.2　分析员在 HEPA 过滤罩中使用立体双目显微镜检查散装样本中的石棉

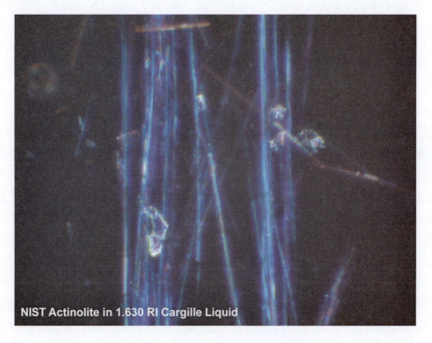

NIST Actinolite in 1.630 RI Cargille Liquid

图 2.3　使用 PLM 看到的石棉图像

2.4　散装石棉分析方法

美国环保局（USEPA）将"含石棉材料"或 ACM 一词定义为含石棉超过 1% 的材料或产品[3, 4]。最常指定的大宗分析程序是 1993 年出版的《建筑材料中石棉的测定方法》（EPA-600/R-93/116）[5]。在分析行业中，它被称为"EPA R-93"。尽管人们普遍认为该方法是对美国环保局 1982 年 12 月发布的《测定散装绝缘材料样品中石棉含量的临时方法》（EPA-600/M4-82-020）的改进[6]，但 1993 年的方法从未被美国环保局正式采用。NIOSH 9002 和 OSHA ID-191 采用了与 EPA R-93 批量方法类似的程序[7, 8]。

采用 PLM 方法进行的大量石棉分析包括根据光学特性确定石棉类型，然后估算石棉相对于样品其余部分其他大量样本的相对石棉含量，估算值以体积百分比或某些情况下的面积百分比表示。PLM 分析师会对已知石棉百分比样本进行比对，直到他们能够一致地直观估计出已知值。PLM 直观估计的石棉百分比值并不一定与产品中石棉的重量百分比一致。当散装材料的所有组分具有相似密度时，体积百分比数值预期与重量百分比值相近。但是，如果样本中的温石棉重量百分比为 12%，且黏结剂的密度较大，如碳酸钙（石灰石），那么 PLM 分析结果可能显示石棉的体积百分比为 30% ~ 40%。类似地，若样品中含 45% ~ 50% 温石棉（按重量计）且含有等重量更低密度组分（如纤维素/纸纤维），则 PLM 分析结果可能显示 5% ~ 10% 体积百分比石棉。在大多数含石棉材料中，石棉重量百分比的精确测定并不十分重要，因为在大多数产品中，如绝缘材料、防火材料、隔音灰泥、摩擦产品、石棉水泥管及有意添加石棉的管道覆盖层，石棉含量都在 1% 以上。一旦显示某种材料石棉含量超过 1%，就会被视为受管制的含石棉建筑材料，并且含 1% 或更低石棉的产品仍受某些 OSHA 法规约束。

在某些建筑材料中，如天花板瓷砖、地板瓷砖、填缝剂、油漆和接缝剂，添加的石棉量可能很低，约为 1%。针对这些材料，应采用特殊程序。其中一种特殊程序被称为"点计数"法[10]。在此程序中，将样本材料的颗粒分散在显微镜载玻片上，然后随机选择载玻片上的 400 个非空点进行检查。如果其中一个点上的石棉纤维恰好与显微镜目镜十字线的中心对齐，则对该纤维进行计数。然后根据计数过程中"命中"的数量计算出石棉的百分比。例如，在 400 个非空点中计数到 3 个石棉纤维，则石棉比例为 0.75%。分层点计数法是纽约州卫生部环境实验室审批计划（ELAP）认证手册中提供的一种方法[11, 12]。纽约州的点计数法规定："对于含高浓度石棉的样本，分层点计数技术采用省力的半定量计数规则，其基于'高含量石棉材料无须精确量化'的前提；相反，对含微量石棉的样本仍须进行全面分析[11]。"虽然点计数法更准确，但其却因在 1% 的水平上缺乏统计学效力而被诟病[13]。对于通过 400 点计数程序精确值为 1% 的样本，根据泊松统计法，重复点计数分析的石棉含量预计会在 0.27% ~ 2.6% 内变化。当石棉含量较低时，为了提供更具统计学意义的分析，可使用基质还原法来浓缩石棉纤维。通过灰化去除可燃材料、酸溶去除可溶性物质及密度分离预处理散装样品，便于低含量石棉纤维的检出。电子显微镜也可用于帮助测量低含量石棉的定量值。USEPA 1993、NIOSH 9002、OSHA ID-191 和 ELAP 198.4 都对关于基质还原和电子显微镜的使用进行了一些讨论[7, 8, 14]。ISO 已经过开发、投票并公布了一种散装显微镜方法，该方法结合了各种形式的基质还原，适用于特定的样品产品类型和电子显微镜的使用，并由国际标准化组织公布，该方法被命名为 ISO 22262[15-17]。表 2.1 对几种分析方法进行了比较。

表 2.1　用于分析散装材料的标准显微镜方法比较

	EPA–600/M4–82–020 1982 年	EPA–600/R–93/116 1993 年	NIOSH 9002	OSHA ID–191	ISO 22262–1 ISO 22262–2
仪器	立体声、PLM、XRD	立体声、PLM、TEM	立体声、PLM	立体声、PLM 以及 SEM、TEM	立体声、PLM、TEM
样品	原样	原样	原样	原样	原样
制备	按详细方法进行基质削减	按详细方法进行基质削减	按详细方法进行基质削减	按详细方法进行基质削减	按详细方法进行基质削减
最小纤维直径	约 > 1μm	PLM：约 > 1μm TEM：约 > 0.002μm	约 > 1μm	约 > 1μm	PLM: 约 > 1μm TEM：约 > 0.002μm
长宽比	> 3：1	一般 > 10：1	未提及	> 3：1，并提及 100：1	PLM 未提及 TEM：5：1
测量	体积或面积估算	目测估算	面积估算	面积估算	体积估算 重量
鉴定	PLM：折射率、色散染色、双折射、伸长率和消光角	PLM：折射率、色散染色、双折射、伸长率和消光角 TEM：形态、晶体结构、元素组成	PLM：折射率、色散染色、双折射、伸长率和消光角	PLM：折射率、色散染色、双折射、伸长率和消光角 SEM：形态、元素组成 STM：形态、晶体结构、元素组成	PLM：折射率、色散染色、双折射、伸长率和消光角 TEM：形态、晶体结构、元素组成
报告	石棉百分比	石棉百分比和可能的重量百分比	石棉百分比	石棉百分比	石棉体积或面积百分比 石棉重量百分比或重量百分比范围

2.5　相衬显微镜：空气分析

相衬显微镜（PCM）（图 2.4）是一种复合光显微镜，其用空心锥形光照射标本。光锥很窄，所以能够精准进入物镜视野。物镜内有一个环形装置，可产生 1/4 波长光的相移。这种照明使透明试样中折射率的微小变化变得清晰可见。相位对比模式使光学显微镜能够看到直径仅为 0.2μm 的纤维，但这是以牺牲识别能力为代价的。所以，PCM 不用于识别石棉纤维。

最常用的 PCM 方法是 NIOSH 7400，要求使用带绿色或蓝色滤光片的正相位（暗）对比显微镜、可调节的视野光圈、8 ～ 10 倍目镜和 40 ～ 45 倍相位物镜（总放大倍率约为 × 400）[18]。大多数 PCM 分析员使用双目 PCM。其中一个目镜中，装有 Walton-Beckett 型光栅，在试样平面上可形成一个约 0.007 85mm² 的圆形分析区域。美国政府颁布的另一种 PCM 方法 OSHA ID-160 也有类似的技术要求 [19]。根据 PCM 检测标准，纤维长度大于 5μm，且长宽比（AR）至少为 3：1 即可计数。用于石棉纤维计数的 NIOSH 7400 法"A"计数规则对计数的纤维直径没有上限。看似被颗粒部分遮盖的纤维也算作一根纤维。如果从一个颗粒中伸出的纤维末端看起来不是来自同一根纤维，且每一末端都符合长度和长宽比标准，则将其作为单独的纤维计算。PCM 方法的最终检测结果以每立方厘米空气中的纤维数表示。

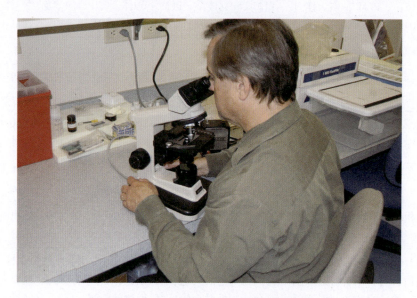

图 2.4　分析员使用 PCM 进行石棉分析

2.6　透射电子显微镜分析

透射电子显微镜（TEM）（图 2.5）使用电磁线圈作为透镜，通过电子束形成放大图像，其原理与光学显微镜使用玻璃透镜和光束形成图像的方式相似。电子可以在高势能加速下产生波长极小的光束，从而允许产生比长光波下高得多的放大倍数。现行 TEM 标准方法要求设备加速电压达到 80 ~ 120kV 的加速电压下运行。如果能在 80 ~ 120kV 电压下正常运行，则TEM 可以轻松获得约 10 万倍的直接屏幕放大率，分辨率优于 10nm。这使得最小的石棉纤维［直径约为 20nm（0.02μm）］也能被检查出来。除通过 TEM 分析纤维形态（图 2.6）外，选区电子衍射（SAED）和能量色散 X 射线光谱（EDS/EDX）可分别用于获取颗粒的晶体结构及元素组成信息。通过测量电子衍射图斑点之间的距离和角度（索引），可获得晶体区轴线的信息，将其与已知的晶体学数据进行比较，从而确定单个纤维的矿物名称。在对闪石石棉纤维进行分类时，通常会对 SAED 图形进行索引，有关这一技术的更全面的讨论，苏树春博士发表的论文中对该技术进行了更全面的讨论 [20, 21]。McCrone 研究所网站上的一个链接提供了一整套全面的 d-θ 查找表，用于对苏博士开发的闪石石棉和相关矿物的区轴 SAED 图案进行索引 [20]。这些表格目前包括以下矿物的 d-θ 数据：阳起石、直闪石、镁铁闪石、铁闪石、钠钙闪石、钠闪石、滑石、透闪石及蓝透闪石。今后可能会增加其他矿物的数据。在带有 SAED 和 EDS的 TEM 上进行的分析被称为分析电子显微镜（AEM）。图 2.7 和 2.8 显示了温石棉 SAED 图样和参考石棉矿物的 EDS 光谱图样。

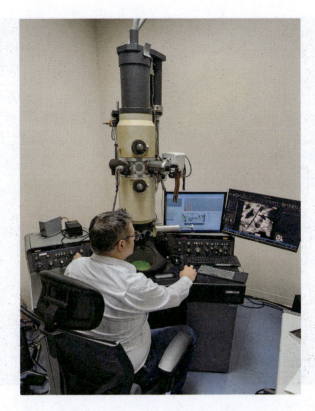

图 2.5 分析员使用 TEM 进行石棉分析

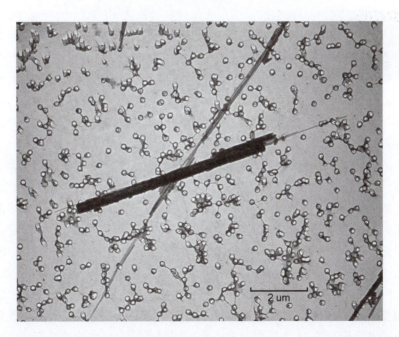

图 2.6 使用 TEM 显示的青石棉和温石棉纤维的图像。青石棉纤维较粗，温石棉纤维较长较细。圆圈是 PC 过滤器的碳复制品

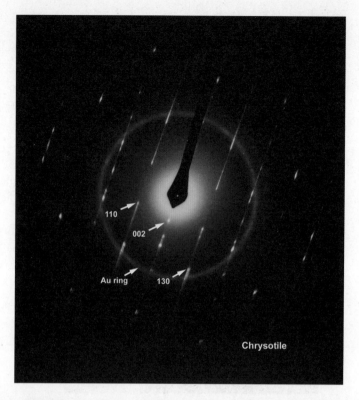

图 2.7　温石棉 SAED 图案。金环是在光纤上镀一薄层金后形成的，用于校准

NIOSH 7402 方法是针对 NIOSH 7400 方法相衬显微镜法（PCM）的补充 TEM 方法[18, 22]。NIOSH 7402 用于识别 NIOSH 7400 方法计数的纤维。使用 7402 方法时，长度大于 5μm、长宽比（AR）至少为 3∶1、宽度至少为 0.25μm 的纤维可通过 SAED 和 EDS 进行鉴定。然后根据晶体结构（SAED）和元素组成（EDS）将这些纤维分为非石棉和石棉，同时石棉的类型也会被确定。确定石棉的百分比值，并将此百分比应用于"同一过滤器或 TEM 样品具有代表性的其他过滤器"[22] 的 PCM 结果。用于对工作场所接触的 PCM 进行分析的 ASTM D4240 已从 ASTM 官方实践中删除，取而代之的是 ASTM D7201[23, 24]。

早期对空气中石棉的 TEM 测量（如 Nicholson 使用的测量）包括在膜过滤器上收集纤维，然后采用间接转移的方法，在被称为"擦除"法的 TEM 试样程序中，使用 MCE 过滤器收集的空气样本在低温等离子灰化器中灰化，将残留灰烬溶解分散在硝基纤维素溶液中。将分散液"擦除"或尽可能均匀地涂抹在光学显微镜载玻片上。溶剂蒸发后，将含有过滤残留物颗粒的部分玻片安装在 TEM 网格上进行检查。石棉值以每立方米空气中的纳克为单位进行报告。这些数值是通过每根纤维的 TEM 尺寸结合所发现石棉类型的适当密度计算得出的总质量。

1978 年，Samudra 等首次发表了使用直接制备法测定环境空气中石棉纤维数值浓度的方法[27]。这项根据美国环保局合同开发的临时方法建议使用孔径为 0.4μm 的空气采样器进行空气采样，并通过碳涂层制备 TEM 采样网格，然后用氯仿萃取法去除滤膜聚合物。但该方法始终停留在暂行方案阶段。

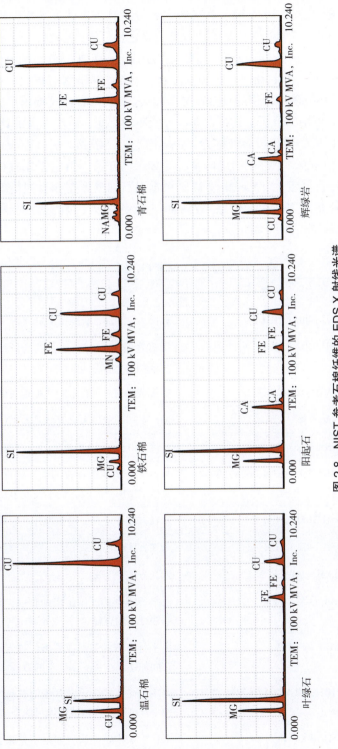

图 2.8　NIST 参考石棉纤维的 EDS X 射线光谱

20 世纪 80 年代初，伊利诺伊理工学院研究所（IITRI）的 Yamate 根据与美国环保局签订的合同，被要求汇总各实验室正在使用的方法，并整理出一套针对测量空气中石棉含量的 TEM 方法 [28]。他的文件于 1984 年以草案形式流传，但从未被美国环保局正式采用。该方法使用了 NIOSH 和 OSHA 方法中 3∶1 的最小 AR 值来定义纤维，但没有定义最小纤维长度。不过，在荧光屏放大级别下，小于 1mm 的纤维被定性为 1μm。在 20 000 倍的分析放大倍率下，1mm 大小相当于 0.5μm。除石棉纤维外，该方法还将含石棉物体分为石棉束、石棉簇和石棉矩阵；各空气传播石棉分析方法所使用的纤维定义参阅表 2.2。Yamate 还提出了分级分析的概念，因为他意识到，AEM 可用的分析工具可根据任务所需的时间，逐步提供更具体的石棉纤维鉴定。该方法的级别在 TEM 石棉分析界被称为 Yamate 1 级、2 级和 3 级。Yamate 1 级需要的鉴定量最少，适用于空气中的微粒特征明确的情况（如果已知某一特定工艺只排放温石棉，则 1 级允许仅根据形态进行鉴定）。Yamate 2 级则根据温石棉的形态和目视衍射特征来确定石棉，对于闪石，需要补充 X 射线元素信息。Yamate 3 级是基于 2 级的鉴定步骤，并增加了衍射图样索引，实现闪石矿物的精准鉴定。

表 2.2　测量空气中石棉所用纤维定义的比较

术语	方法	定义
一根纤维	NIOSH 7400（PCM）	长度大于 5μm，长宽比（AR）≥ 3∶1 的纤维
一根纤维	NIOSH 7402（TEM）	所有直径大于 0.25μm 且符合纤维定义的颗粒（AR ≥于 3∶1，长度＞ 5μm）
一根纤维	OSHA ID–160（PCM）	5μm 或更长、AR 为 3∶1 或更长的纤维
一根纤维	Yamate 草案（TEM）	AR 为 3∶1 或更大且两侧基本平行的纤维
一根纤维	AHERA（TEM）	长度≥ 0.5μm，AR ≥ 5∶1，两侧基本平行的纤维
一根纤维	ISO 10312 和 ASTM D6281（TEM）	具有平行边或阶梯边的细长纤维。在本国际标准中，纤维的 AR ≥ 5∶1，最小长度为 0.5μm
束状纤维	NIOSH 7400（PCM）	未在方法中定义，但作为纤维计数
束状纤维	NIOSH 7402（TEM）	未在方法中定义
束状纤维	OSHA ID–160（PCM）	未在方法中定义
束状纤维	Yamate 草案（TEM）	由平行排列的纤维组成的颗粒，每根纤维的距离小于两根纤维的直径
束状纤维	AHERA（TEM）	由平行排列的三根或更多纤维组成的结构，每根纤维之间的距离小于一根纤维的直径
束状纤维	ISO 10312 和 ASTM D6281（TEM）	由平行、直径较小的纤维沿其长度方向连接而成的结构。纤维束的一端或两端可能会出现纤维发散的现象
纤维簇	NIOSH 7400（PCM）	未在方法中定义，但如果不是来自同一纤维束，则作为纤维单独计算

续表

术语	方法	定义
纤维簇	7402（TEM）	未在方法中定义
纤维簇	OSHA ID-160（PCM）	未在方法中定义
纤维簇	Yamate 草案（TEM）	纤维随机排列的微粒，所有纤维相互混合且没有一条光纤从纤维簇中分离出来
纤维簇	AHERA（TEM）	纤维随机排列的结构，所有纤维相互混合且没有一条纤维与纤维簇分离。纤维簇之间必须有两个以上的交叉点
纤维簇	ISO 10312 和 ASTM D6281（TEM）	两个或两个以上的纤维或纤维束随机定向连接成簇的结构
基质	NIOSH 7400（PCM）	未在方法中定义，但作为纤维计数
基质	NIOSH 7402（TEM）	未在方法中定义
基质	OHSA ID-160（PCM）	未在方法中定义
基质	Yamate 草案（TEM）	一端自由，另一端被嵌入或隐藏在微粒中的纤维
基质	AHERA（TEM）	一端自由，另一端嵌入或隐藏在微粒中的纤维。暴露的纤维必须符合（AHERA）纤维定义
基质	ISO 10312 和 ASTM D6281（TEM）	一根或多根纤维或纤维束与单个颗粒或相连的一组非纤维颗粒相接触，附着于其上或部分被掩盖

　　Yamate 草案中还包含了用于处理空气过滤器过载情况的方案。这种制备方案是一种间接方法，即先将部分过滤器进行灰化处理，然后将灰烬悬浮在水中。取一部分悬浮液制备第二个过滤器，然后使用主要方法中描述的相同直接程序进行处理。1999 年发布的 ISO 13794（间接空气-TEM）采用了 Yamate 草案间接部分提出的概念 [29]。ISO 13794 将在后面的章节中进行更全面的讨论。

　　1986 年 10 月 22 日，Reagan 总统签署了《石棉危害紧急应对法》（AHERA），使其成为法律 [30]。该法案要求美国环保局描述用于确定消除石棉危害等应对措施完成情况的方法，如学校建筑物的减少。经过一个石棉分析专家小组的讨论，"临时 TEM 分析方法"于 1987 年 10 月 30 日在《联邦公报》上公布，并作为美国环保局"学校含石棉材料最终规则和通知"的附录 A 刊登在《联邦登记册》上。石棉清除工作完成后、移除防护塑料屏障前，需要使用吹叶机和风扇对空气实施主动扰动，使沉降粉尘再悬浮，同时采集 5 个区域的空气样本。在进行清除时，将在隔离区域内采集的 5 个区域空气样本与在隔离区域外采集的 5 个或更多区域空气样本进行比较。不得对隔离区域外的空气进行强力干扰。如果两组样本之间的统计值没有统计学差异，则清理消减区域，准备重新启用。对 Yamate 草案进行简化，以创建一种快速清理校舍的方法。AHERA 方法保留了 Yamate 草案的许多细节，但简化了计数和记录流程，以实现快速清理程序。与 Yamate 草案一样，也要对结构进行计数。将"结构体"定义为可能含有石棉的微观束、簇、纤维或基质。基质是指一端游离，另一端嵌入或隐藏在非纤维微粒中的一根或多根纤维。暴露在外的纤维必须符合纤维的定义。根据 AHERA 方法，石棉纤维被定义为长度 ≥ 0.5μm、AR ≥ 5 : 1、两侧基本平行的结构；不记录结构或纤维的单个尺寸，但纤维长度的信息被归类为介于 0.5 ～ 5.0μm 或 ≥ 5.0μm。尺寸数据不是用来确定是否符合 AHERA 法规，而是为了在某一区域未通过 AHERA 法规时，将其包括在内。因此，如果某个区域不合格，项目经理可以根据这些数据推断出污染源，如空气中发现的许多大的结构体表明清洁不当，而一些小的结构可能来自清洁工作之外的来源。在专家小组讨论期间，有人提出这样一个问题：如果在 5 个隔离区内的样本中没有发现石棉结构，是否需要对所有 10 个样本进行分析。根据一些专家小组成员的经验，有时会在空白（未使用过的）PC 过滤器上偶尔发现石棉纤维，因此专家小组决定，如果一个样本的过滤器负载量超过每平方毫米 70 个结构（str/mm^2），则可明确判断该样本显著高于空白过滤器的水平。在现实世界的石棉减排行业中，70str/mm^2 成为公认的清洁水平，如果 5 个内部样本的平均值超过该值，承包商通常会被要求重新清洁，现在也是如此。如今，只有在极少数情况下，才会对 5 个内部样本和 5 个外部样本进行比较。在少数进行对比的情况下，通常是承包商认为隔离区外的石棉污染会对隔离区内的空气造成影响。

2.7　扫描电子显微镜分析

与 TEM 相似，扫描电子显微镜（SEM）也使用电子束；不过，SEM 的工作电压通常比 TEM 低，而且扫描电子束会在样本表面扫描，而不是像 TEM 那样穿过单个颗粒（图 2.9）。因此，SEM 能够提供类似于立体显微镜的表面图像，但分辨率和景深更高（图 2.10）。SEM 还可用于收集元素成分数据（EDS）。目前正在开发基于电子反向散射衍射探测器的晶体结构分析技术（类似于 SAED 功能），尽管这种方法目前尚未得到验证或普遍接受，而且历史上也未在石棉检测方法中使用过。1987 年，当 AHERA 方法强制要求使用 TEM 时，SEM 被判定为不适于建筑清理检测。AHERA 法规中给出的理由是 [1]：目前可用的石棉纤维分析方法未经验证 [2]；扫描电子显微镜识别特定纤维结晶结构的能力有限 [3]；国家标准局发现显微镜的图像对比度难以在不同的扫描电子显微镜之间实现标准化 [4]；当时缺乏 SEM 实验室的认证体系 [30]。国家统计局指出当时唯一认可的扫描电镜方法——石棉国际协会（AIA）协议 [31] 在检查某些类型的石棉时存在固有困难。直至 2023 年，美国仍然没有针对扫描电子显微镜石棉分析实验室的实验室认证计划。在美国，尽管 OSHA ID-160 方法中提到了石棉，但并没有针对石棉的标准 SEM 方法。不过，国际上对此很感兴趣，2002 年批准了 ISO 14966 方法，用于 SEM 分析空气中的无机纤维颗粒，包括石棉、陶瓷纤维和玻璃纤维 [32]。

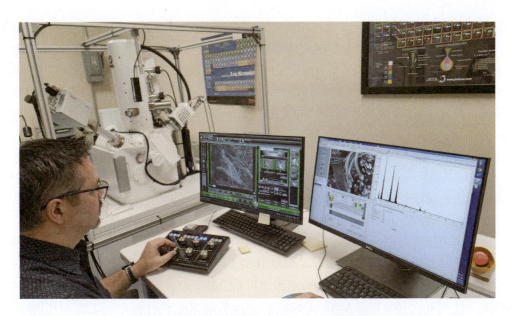

图 2.9　用于石棉分析的扫描电子显微镜示例

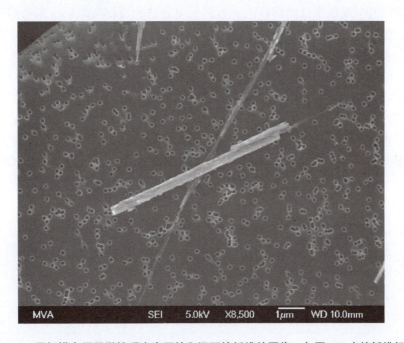

图 2.10　用扫描电子显微镜观察青石棉和温石棉纤维的图像。与图 2.6 中的纤维相同

2.8　TEM 分析方法优于 AHERA 方法

1987 年，当 AHERA 方法作为临时方法在《联邦登记册》上公布时，其中有一项规定：该方法将由美国国家标准与技术研究院（NIST）进行更新。然而，截至 2023 年，NIST 或任何其他联邦机构均尚未公布该方法的更新版本。AHERA 方法成为分析空气中石棉分析普遍

接受的 TEM 标准方法。不过，该方法没有要求报告个别石棉结构的具体尺寸数据，在某些情况下，这被认为是一个缺陷。当需要有关纤维尺寸的信息时，有时会要求进行 Yamate 2 级分析。1988 年 3 月，加州咨询委员会（CARB）发布了 427 号方法，即使用烟囱取样、光学显微镜和电子显微镜确定固定污染源的微粒石棉[33]。尽管 NIOSH 7400（PCM）方法可与 CARB 427 配合使用，但显然 TEM 部分是该方法的重点。根据 Yamate 草案中描述的分类进行记录纤维尺寸数据。

1995 年，国际标准化组织发布了更全面的 TEM 空气传播石棉分析程序，该程序主要由 Chatfield 技术咨询公司的 Chatfield 博士制定。该标准在 Yamate 和 AHERA 方法 "石棉结构体" 概念的基础上进行了扩展：石棉簇和石棉基质又分为分散结构和紧密结构。分散的石棉簇或基质中含有可单独测量和报告的石棉纤维，而紧密的石棉簇或基质则纤维和其他颗粒交织在一起，无法单独报告每根纤维。在此方法中，石棉簇和石棉基质成分可被分别识别、测量和记录，最多达到 9 个子结构。1998 年 [35]ISO 10312 与国际标准测试方法 D6281-98 的主要区别在于，D6281 的精度数据是通过实验室间测试验证的，并被纳入方法中。对于含有大量石棉的样本，使用 ISO 10312 或 ASTM D6281 进行分析需要更多时间，因此比 AHERA 方法更昂贵。ISO 10312/ASTM D6281 生成的数据可让另一位分析员审查原始分析员的数据，并了解石棉结构是如何出现在于过滤网格上。数据记录方法的设计考虑到了未来的重新评估。这样就可以在有新的医学证据或监管要求时更新纤维数据的解释。根据 ISO 10312（或 ASTM D6281）分析的结果，应该可以根据一些纤维尺寸分类来确定几种不同的空气中石棉结构浓度值。例如，如果按照 AHERA 计数规则对样本进行分析，应该可以得出每立方厘米的石棉结构浓度。ISO 10312 和 ASTM D6281 都有一个附件，描述了测定石棉纤维和长于 5μm 的纤维束及 PCM 等效（PCME）石棉纤维（长度大于 5μm 的纤维束，长宽比 ≥ 3∶1）浓度的测量程序。为了提高分析灵敏度和统计精确度，分析员可在较低的放大倍率下对较大的纤维进行计数，这样可以检查更大的过滤面积。表 2.3 对 4 种常见的石棉空气样本分析方法进行了比较。

表 2.3　测量空气中石棉含量的标准方法比较

	NIOSH 7400	NIOSH 7402	AHERA	ASTM 6281 和 ISO 10312
仪器	PCM	TEM	TEM	TEM
过滤膜制备	直接	直接	直接	直接 间接：ISO 13794
放大倍率	400 ~ 450×	10 000×	~ 20 000×	~ 20 000×
纤维长度	> 5μm	> 5μm	> 0.5μm	≥ 0.5μm PCME > 5μm
纤维宽度	PCM 观察到的任何宽度	> 0.25μm	无最小值，约 > 0.002μm	无最小值，约 > 0.002μm PCME > 0.2μm 至 < 3μm

	NIOSH 7400	NIOSH 7402	AHERA	ASTM 6281 和 ISO 10312
长宽比	≥ 3 : 1	≥ 3 : 1	≥ 5 : 1	≥ 5 : 1 PCME ≥ 3 : 1
计数	纤维	纤维	结构	结构 PCME：纤维
鉴定	无	形态、晶体结构、元素	形态、晶体结构、元素	形态、晶体结构、元素
报告	纤维 /cm^3 （F/ cc）	石棉百分比	石棉结构 /cm^3（str/cc）	石棉结构 /cm^3（str/cc） PCME-asbestos F/cc

1999 年，ISO 13794（间接空气法）标准发布[29]。该方法中的石棉结构和纤维计数程序与 ISO 10312 和 ASTM D6281 中的程序相同。ISO 13794 提供了一种间接转移方法，以便对超载滤膜进行分析。ISO 10312 和 ASTM D6281 中描述的滤膜制备方法都是直接转移方法。ISO 13794 的间接制备流程包含：取部分原始滤膜进行灰化处理，将灰烬悬浮于水中并在温和的超声波浴槽中混合；随后用已知比例的悬浮液制备第二层滤膜，并采用 ISO 10312 和 ASTM D6281 所述的相同直接程序进行处理。虽然该方法规定"本国际标准适用于测量各种环境空气中的空气石棉，包括建筑物的内部空气，也适用于对任何大气环境的详细评估"，但使用者应注意，使用此间接转移方法得出的结果与直接转移方法得出的结果进行比较时，可能会产生误差[29]。关于直接和间接空气样本制备之间差异的最佳研究仍然是 Chesson 和 Hatfield 的研究[36]。他们的研究结果支持了普遍接受的观点，即使用间接转移方法对空气样本进行 TEM 分析所得出的空气中石棉结构总浓度的估计值要高于使用直接转移方法得出的估计值。他们的结论是，没有任何一个因素可以用来将一种方法的测量值转换成与另一种方法的测量值相媲美的值；在间接制备过程中将较大的结构分解成较小的结构似乎不足以解释测量浓度的差异，碎片的干扰和未附着结构的关联可能也很重要。因此建议需要进行更多的研究，以确定哪种转移方法能更准确地反映空气中具有生物意义的石棉浓度。

2.9　水分析

有 3 种标准方法可用于分析饮用水中的石棉：USEPA 100.1、USEPA 100.2 和 AWWA 2570[37-39]。这些方法都是 TEM 方法，比较见表 2.4。美国环境保护局已将每升饮用水中长度大于 10μm 的纤维的最大污染物含量定为 700 万，并将 100.1 和 100.2 方法列为可接受的水载石棉分析方法。USEPA 100.1 是在美国环境保护局制定饮用水法规之前于 1984 年编写的一份研究报告，描述了包括长度大于 0.5μm 石棉纤维在内的计数程序。USEPA 100.2 只对长度超过 10μm 的纤维进行计数。Feige 等[41] 在《环境实验室认可计划》（ELAP）认证手册第 198.2 项中描述了对 USEPA 100.2 进行的修改，使其符合纽约州卫生部的要求[42]。在该修改中，只有在所有样本都在 48 小时内过滤的情况下，臭氧发生器才被视为可选项。

表 2.4　测量水中石棉含量的标准方法比较

	USEPA 100.1	USEPA 100.2	AWWA 2570
仪器	TEM	TEM	TEM
滤膜制备	间接聚碳酸酯过滤膜	间接聚碳酸酯滤膜或混合纤维素酯过滤膜（MCE）	间接聚碳酸酯滤膜或混合纤维素酯过滤膜（MCE）
放大倍数	～ 20 000 ×	～ 20 000 ×	～ 20 000 ×
纤维长度	> 0.5μm	≥ 10μm	≥ 0.5μm
纤维宽度	约 > 0.002μm	约 > 0.002μm	约 > 0.002μm
长宽比	≥ 3 : 1	≥ 3 : 1	≥ 5 : 1
计数	石棉结构	石棉结构	石棉结构
鉴定	形态、晶体结构、元素	形态、晶体结构、元素	形态、晶体结构、元素
报告	百万石棉纤维 /L（MFL）	百万石棉纤维 > 10μm/L	百万石棉纤维 /L（MFL）

2.10　表面灰尘分析

　　1989 年，ASTM D22.07 分会开始研究分析沉降灰尘中石棉的方法[43]。目前有两种 ASTM 方法可用于分析表面灰尘中的石棉，一种是微真空方法——ASTM D5755–22[44]，另一种是擦拭法——ASTM D6480–19[45]。这两种方法均基于石棉纤维结构体计数报告样本表面的石棉数值浓度。D5755 的精密度数据通过实验室间比对测试得到验证，并纳入该方法中[46]。D6480 的精密度数据同样通过实验室间验证并列入该方法中[47]。ASTM 还开发了第 3 种粉尘方法 D5756[48]，这是一种与 D5755 相似的微真空收集方法，根据检测到的石棉纤维质量报告结果。遗憾的是，对 D5756 始终未能完成可接受的实验室间验证测试，因此该方法作为标准方法从 ASTM 国际标准粉尘石棉分析方法中撤销。美国环境保护局在 1993 年的一项研究中开发了地毯检测方法 EPA/600/J–93/167，相关论文在当年发表[49]，而美国环境保护局的编号是在 2001 年分配的。ASTM 的两种方法都是非破坏性的，而地毯检测方法则需要从地毯上剪下一块送至实验室（表 2.5）。

表 2.5　测量沉降尘埃中石棉含量的标准方法比较

	ASTM D5755 微真空	ASTM D6480 擦拭	EPA/600/J–93/167 地毯
表面	任何干燥表面	硬质无孔表面	一块地毯
仪器	TEM	TEM	TEM
过滤膜制备	间接	间接	间接
放大倍数	～ 20 000 ×	～ 20 000 ×	～ 20 000 ×
纤维长度	≥ 0.5μm	≥ 0.5μm	> 0.5μm

续表

	ASTM D5755 微真空	ASTM D6480 擦拭	EPA/600/J-93/167 地毯
纤维宽度	约 > 0.002μm	约 > 0.002μm	约 > 0.002μm
长宽比	≥ 5 : 1	≥ 5 : 1	≥ 5 : 1
计数	石棉结构	石棉结构	石棉结构
鉴定	形态、晶体结构、元素	形态、晶体结构、元素	形态、晶体结构、元素
报告	石棉 str/cm²	石棉 str/cm²	每平方厘米地毯含量

由于灰尘颗粒可以形成多层堆积，直接制备技术对 TEM 分析价值有限，因为电子束必须能够穿透样本。因此，上述 3 种沉降尘埃方法都采用了间接转移方法。分析结果以"每平方厘米取样表面的石棉结构数量"表示。这些数量计数法最初设计的分析灵敏度约为 1000 str/cm²，但在清洁表面上可以达到更好的灵敏度。目前联邦政府尚未制定与表面粉尘检测结果比对的基准水平。由于每种方法收集的灰尘数量和类型不同，因此显然不能将一种方法的结果与另一种方法的结果进行直接比较。例如，EPA/600/J-93/167 的散装地毯法是对地毯中的灰尘总量进行分析。众所周知，地毯是灰尘和污垢的绝佳捕集器，因此地毯中的石棉含量可能远远高于使用 D5755 微真空方法从同一地毯表面收集的石棉含量。尽管两者都是以每平方厘米的结构来表示的，但将块状地毯的数值与 D5755 方法的结果进行比较是不恰当的。在一组测试中，发现 EPA/600/J-93/167 的分析结果比 D5755 的分析结果高出约 100 倍，这是因为大块地毯法包括地毯内部截留的所有灰尘，而微真空法仅分析表层易于释放的灰尘[58]。藏于地毯深处灰尘中的石棉在正常活动中可能无法释放，只有在拆除地毯时才会构成风险。D6480 擦拭法可收集表面灰尘中不易释放的石棉纤维。擦拭法给出了表面灰尘中所有纤维的浓度，而不论其黏附程度如何；微真空方法则给出了易于释放的纤维的浓度。

2.11　土壤分析

土壤是石棉分析中较为困难的介质，因为土壤矿物不易与石棉纤维分离。在美国环境保护局第一区 1997 年使用的一种方法中，筛分法被用于提高发现石棉纤维的能力，然后基本上使用标准的 PLM 批量分析程序对石棉纤维进行鉴定[59]。2013 年，美国材料与试验协会（ASTM International）发布了《测定土壤中石棉的标准测试方法 D7521》[60]。该测试方法规定了对土壤进行实验室制备的称量法、筛分法等流程，以及石棉的定性与定量分析。采集的土壤样本以及其中嵌入的物质，那些能通过 19mm 筛网的部分将成为分析样本的一部分，并会报告分析结果。石棉通过 PLM 技术进行识别和定量，包括对其形态和光学性质的分析。透射电子显微镜（TEM）对石棉的识别和定量则基于形态学、选区电子衍射（SAED）和能量色散 X 射线分析（EDS）。样本经过干燥处理后，使用从上到下依次排列为 19mm、2mm、106μm 的筛网以及收集盘进行筛分。筛网分离出的部分被划分为粗颗粒部分（小于 19mm 且大于 2mm）、中颗粒部分（小于 2mm 且大于 106μm）和细颗粒部分（小于 106μm）。对每个部分进行称重并记录其重量。对于尺寸大于 19mm 的物体，可以使用体视显微镜和偏光显微镜（PLM）进行分析，并单独报告，但这些物体不被视为本方法的一部分。随土壤样品从现场收集的任何建筑材料碎片也可以进行分析并单独报告。粗、中、细三个粒级部分均通过体视显微镜和偏光显微镜进行可视面积估计（VAE），以百分比形式呈现分析结果。D7521 标准中偏光显微镜分析部分的最终结果是粗、中、细三个筛分级别的总和。如果在细筛分中检测到的石棉含量小于 1%，则进行点计数，方法是按照 EPA 600/R-93/116，通过准备 8 个独立的载玻片并用 100 倍放大镜进行检查，直至计算出 400 个点，从而进行点计数。为提高分析灵敏度，可对更多的点进行计数。此外，如果 PLM 结果表明未检测到石棉，则可使用透射电子显微镜（TEM）滴装法对样品的细小部分进行石棉分析。若需要 TEM 定量结果或滴片法呈阴性，建议通过马弗炉灰化进行重量缩减，经浓盐酸处理后，将灰烬置于超纯水中悬浊。按照 ASTM D6281 进行分析，以每微克样品的总结构为单位报告。如果已记录了重量测量值，则可以用重量百分比来表示在 TEM 屏幕上可直观估算出石棉百分比的细小部分的 TEM 结果。

一种更复杂的程序可以检测可能从土壤中释放至空气中的石棉纤维，这种方法称为"超级基金法"，即将土壤样本放入旋转鼓中，用垂直洗脱器收集空气样本 [61, 62]。根据基于 ISO 10312 方法的程序，用 TEM 对样本进行分析。可对计数程序进行修改，以计数"协议"纤维。协议纤维是通过生物系统研究确定的具有特定长度和宽度特征的石棉纤维。曾有一段时间，人们认为长度大于 40μm 纤维最值得关注，因此对该方法进行了修改，以较低的放大倍率对更多的网格区域进行计数，从而获得更好的计数统计数据。

流化床气溶胶分离器（FBAS）是一种较新的样本制备仪器，它利用空气洗脱将土壤中的石棉结构和其他细微颗粒从较重的基质中分离出来，并将这些结构沉积到滤膜上，然后通过 TEM 或其他适当的显微技术进行分析。土壤中的石棉浓度（以质量百分比表示）与经 FBAS 制备后的 TEM 分析估计的平均空气传播浓度之间呈现近似线性关系，该浓度以每克测试材料在过滤器上捕获的石棉结构数量（str/g）表示。与超级基金法设备相比，FBAS 有几个优点：① FBAS 设备结构紧凑，可安装在标准的实验室通风橱中；②设备部件相对容易去污；③有些部件是一次性的。

2.12　蛭石分析

蛭石是块状石棉分析的一个特例，仅使用美国环境保护局的块状石棉 PLM 方法被认为不足以分析与蛭石相关的石棉纤维 [64, 65]。如果没有特殊的样本制备方法，将石棉纤维从蛭石中分离出来，那么会导致纤维计数偏低。2015 年发表的文献系统回顾了蛭石中石棉分析方法的发展历史及各种方法的摘要 [65]。纽约州卫生部环境实验室于 2014 年发布了专门的测试方法 198.8，用于识别和量化含有蛭石的喷涂防火材料中的石棉纤维 [66]。方法 198.8 仅使用偏光显微镜（PLM）技术进行纤维识别，但要求在分析前进行密度分离，将石棉纤维从蛭石中分离出来。重液离心（使用偏钨酸锂或聚钨酸钠水溶液）用于分离密度超过 2.75g/ml 的颗粒，其中包含所有角闪石类矿物。该方法还包括以下制备步骤：在 485℃下灰化 10 小时以去除有机物质，然后进行酸处理以去除石膏等酸溶性成分。分析采用 PLM 和点计数（400 点）。该方法指出，PLM 无法可靠区分 Libby 蛭石中存在的各种含钙角闪石矿石；因此，这些纤维被统一鉴定为"角闪石石棉"。根据 NYS DOH 198.8，角闪石石棉包括矿物的钠透闪石和蓝透闪石。

USEPA/600/ R–04/004（有时也被称为"辛辛那提方法"）用于对蛭石阁楼隔热材料（VAI）中的纤维闪石进行取样和分析，该方法使用浮选步骤将蛭石与密度较高的闪石分离[64]。在 lilly 市的蛭石中发现的纤维状闪石可以用体视显微镜从"沉物"中手工挑选出来，然后称重，直接估算出重量百分比。该方法还包括一个 TEM 部分，用于分析可能存在于浮选步骤中的溶液内"悬浮颗粒"碎片中的角闪石纤维。ASTM D6281、ISO 10312 或 ISO 13794 中规定了 TEM 试样检查标准。ISO 22262–2 规定了制备蛭石喷涂产品的基质还原步骤（灰化和酸溶解）[16]。ISO 22262–2 允许同时使用 PLM 和 TEM 分析残留物中的闪石，这样就可以分析仅使用 PLM 无法看到的所有角闪石纤维。

2004 年初，美国环境保护局举办了一次为期一天半的专家小组研讨会，会上提出了一种更快、更简单的方法，专门用于确定蛭石阁楼隔热材料（VAI）样本中是否含有利比闪石。该方法的目标是准确鉴定利比闪石，价格适中，并适用于当前大多数商业纤维分析实验室。目前 ASTM 国际组织 D22.07 工作组正致力于为 Libby 蛭石开发一种"快速"TEM 分析方法；以及一种更完善的蛭石分析方法，以供研究工作使用。

2.13　TALC 分析

众所周知，石棉矿物温石棉、透闪石、阳起石和直闪石是滑石矿床中的潜在附属矿物。自 20 世纪 60 年代以来，用于个人卫生用品、化妆品或药用粉末的开采和加工的滑石粉的纯度一直受到严格的审查，各独立实验室主要采用 X 射线衍射（XRD）、光学显微镜和电子显微镜等多种检测技术进行调查[67–81]。1973 年，美国食品药品监督管理局（FDA）提出采用偏光显微镜（PLM）检测滑石中石棉的方法，该方法声称可以达到约 0.01% ～ 0.1% 的石棉检测限。但滑石粉行业对 FDA 提出的方法提出了批评，并提出了一种由化妆品、洗涤用品和香料协会（CTFA）行业组织开发的替代方法[82]。

CTFA J4–1 要求通过 XRD 对滑石样本中的闪石矿物进行初步分析，检测限为 0.5%[83]。由于 XRD 不涉及显微镜检查，因此第二步要求只有在 XRD 检测出含有任何闪石矿物类型时，才能通过 PLM 进行检查。PLM 检查要求根据第 5 项标准报告"石棉状纤维闪石矿物"：颗粒必须呈纤维状，而不是晶体或切片，报告的纤维直径必须不大于 3μm，长度不大于 30μm，最小 AR 为 5∶1。第五项标准比较混乱，因为它要求纤维成束存在，"除非它们处于不可分割阶段"。CTFA 方法自发布以来从未更新过，但目前仍是行业内滑石粉分析常用的两种参考方法之一。

第二种非监管方法由非营利性的美国药典委员会（USP）提出，于 20 世纪 80 年代针对药用滑石开发。与化妆品滑石 J4–1 方法类似，USP "滑石粉专论"要求使用 XRD 或红外光谱（IR）进行初步分析，USP 现在承认这两种方法都会导致假阴性结果[84]。只有当 XRD 或 IR 得到阳性结果时，才会进行一定程度的光学显微镜检查，以确认是否存在矿物纤维。对光学显微镜的提及微乎其微，几乎完全是对 Wylie 于 1990 年提出的一套标准的重述（详见本章第 2.17 节）；不过，偏光显微镜的使用是可选的。2010 年，FDA 向 USP 提出申请，要求"更新高度优先的 USP 滑石粉专论"[84]。2022 年 5 月，USP 提议在《美国药典》中新增两个配套章节，以补充更新后的滑石粉专论："＜ 901 ＞药用滑石粉中石棉的检测"[85] 和"＜ 1901 ＞药用滑石粉中石棉检测的理论与实践"[86]。新章节介绍了之前建议使用的 XRD 和 PLM，但 PLM 现在是强制性的。这两章计划于 2023 年 12 月正式发布，滑石粉专论预计将于 2025 年 12 月更新 [87]。USP 正在考虑一种电子显微镜方法，但目前尚未提出。

　　同行评审期刊上也提出了几种滑石粉分析方法。1984 年，Paoletti 等发表了一种利用电子显微镜评估滑石的方法 [76]。在这种方法中，工业级、化妆品级和医药级滑石样本被悬浮在福尔马林 / 二氯乙烷悬浮液中，并沉积在新切割的云母上。然后将得到的薄膜转移到 TEM 网格上并进行碳涂层。1991 年 Blount 发表的题为 "化妆品和药用滑石的闪石含量" 的文章介绍了一种样本制备方法，该方法利用了滑石与一些与石棉相关的闪石矿物（即透闪石和阳起石）之间的密度差异 [77]。采用重液沉淀法提取较重的闪石颗粒，并使用 PLM 对其进行分析。2015 年，Millette 发布了 "滑石中石棉的分析程序"，建议将 PLM 和 TEM 结合使用，并可能使用 XRD 作为潜在的筛选步骤 [88]。Millette 提出的建议利用了数十年来通过 TEM 进行石棉分析的研究和方法验证，采用了之前讨论过的方法中确立的计数规则，如 ISO 10312 和 ASTM D6281。Millette 还引用了 EPA R93 方法，认为它 "很好地描述了现有的光学显微镜技术"，但警告不要使用 R93 术语表中列出的 Wylie 标准来区分石棉纤维和 "裂解碎片"。美国环境保护局也对应用 Wylie 标准及其提及的矿物粉末或土壤样本 20∶1 的平均长宽比表示担忧，该局指出，"建筑材料分析方法旨在检测商业加工的石棉，如地板砖、屋顶瓦片、隔热纸、油漆和塑料，而不是分析空气过滤器或土壤样本中天然存在的石棉" [89]。

　　2021 年，消费品中石棉问题跨机构工作组（IWGACP）白皮书明确支持将 PLM 和 TEM 联用于滑石粉分析，并特别指出 TEM "在分析含滑石粉的化妆品和用于化妆品的滑石粉中的石棉纤维和其他闪石颗粒检测方面发挥着不可或缺的作用 [90]"。IWGACP 由来自食品与药品监督管理局、国家职业安全与健康研究所、国家卫生研究院 / 国家环境健康科学研究所、环境保护局、消费品安全委员会和内政部美国地质调查局的 38 位专家组成。IWGACP 向美国食品和药物监督管理局提出的建议可能是迄今为止最具包容性的方法，它主张报告所有闪石矿物纤维，而不仅仅是那些经过商业开采并符合现行石棉监管定义的石棉纤维。此外，所述方法还要求将温石棉及角闪石纤维的最低检测阈值调整为最小为 0.5μm、长宽比最小为 3∶1。IWGACP 同时反对基于形态的歧视性计数策略，并建议避免使用 "解离碎片" "片状" 或 "针状" 等术语对颗粒进行分类，以免在生长习性存在歧义时暗示其非石棉形态 [90]。IWGACP 白皮书附录 J 详细讨论了在 PLM 或 TEM 分析之前可能要执行的各种样本制备步骤的益处，包括灰化、酸溶解、水分离、流化床分离（前面已讨论过）和重液分离。灰化、酸溶解、水分离和流化床分离在本章中都有详细介绍。重液分离通常不需要用于散装石棉样品（因为它们通常不包含混合矿物组合）；不过，自 19 世纪以来，重液分离技术一直被用于矿物学中，并且早在 20 世纪 70 年代就对滑石中是否存在石棉进行专门研究。

2.14　其他介质中的石棉分析方法

　　除了散装材料、空气、水、土壤和灰尘等介质外，科学文献中还记载了针对服装和生物标本中的石棉检测方法。只引用了其中包含石棉分析方法描述的众多科学论文中的两篇。每种样品基质样品制备程序一般都不相同，但使用的显微镜类型与计数规则通常沿用既有标准方法。

2.15　石棉的定义和术语

"石棉"是一个商业术语，而不是科学术语。这导致不同的分析方法对石棉有不同的定义。有学者试图使用矿物学术语"asbestiform"来解释"石棉"的含义，这可能会造成一些混淆。例如，在 ISO 10312 中，"石棉状"的定义被列为"纤维和纤丝具有高拉伸强度和柔韧性的特殊矿物纤维类型"。这个定义对于不了解石棉分析的人来说似乎很合理，但必须指出到目前为止还没有任何石棉分析方法可以测量单个纤维的抗拉强度或柔韧性。虽然涉及抗拉强度的定义适用于最高等级的商业温石棉材料（如用于纺织的温石棉材料）的手工样本，但抗拉强度和柔韧性的特性并不普遍适用于所有形式的石棉[94]。更重要的是，显微镜分析员无法测定石棉的拉伸强度，也不能用于公共卫生政策的石棉分析。由于分析员无法测量单个纤维的拉伸强度或柔韧性，他们只能根据计数方法规则和"纤维"的定义进行计数（如 ISO 10312，ASTM D6281 定义 3.22 或 ASTM D6281 定义 3.2.23），以了解如何使用标准方法对样本进行石棉分析。

有些方法是明确规定的。例如，在《美国联邦公报》公布的美国环境保护局 AHERA 散装石棉分析方法中[3]，在"1.7.2.4 石棉含量的定量"标题下写道："就本方法而言，石棉纤维的定义是长宽比（AR）大于 3∶1，并被确认为表 1–1 中的一种矿物。AHERA 方法表 1–1 中确定的矿物包括温石棉、铁石棉、青石棉、直闪石和透闪石 – 阳起石。因此，举例来说，根据美国政府授权的这一方法，经显微镜鉴定为透闪石类闪石矿物的 AR 为 4∶1 的颗粒将被算作石棉纤维。AR 为 2∶1 的透闪石颗粒可作为闪石颗粒报告，但不能作为石棉纤维报告，因为其 AR 低于 3∶1。

联邦石棉纤维的定义取决于所涉及的联邦机构。职业安全与健康管理局（OSHA）使用的定义是：纤维长度至少为 5μm，AR 为 3∶1。美国环境保护局（USEPA）使用的纤维定义是：长度至少为 5μm 长，AR 为 5∶1。ISO 10312 和 ASTM D6281 方法使用相同的 0.5μm 长度。在其主要程序中使用了 5∶1 的 AR 定义，并在附件中说明了对长度大于 5μm 的纤维进行计数的方法。PLM 大容量方法 EPA R–93 中提到了 10∶1 和 20∶1 等平均 AR，但在使用 PCM 或 TEM 的标准空气方法中却找不到。

从显微镜分析员的角度来看，石棉纤维是由所使用的计数方法来定义的。根据 AHERA 计数规则，纤维是指最小长度 > 0.5μm、AR ≥ 5∶1 且两侧基本平行结构。也需要注意纤维末端的外观，即是扁平的、圆形的还是燕尾形的。但是，AHERA 并未使用纤维末端的这一信息，也未说明是否要记录这一信息。根据 ISO 10312 计数规则第 3.22 节（以及 ASTM D6281 中的类似章节），纤维被定义为"具有平行或阶梯状侧面的细长颗粒"。

在使用 NIOSH 7400 进行 PCM 分析时，单个的温石棉纤维（称为纤维）因尺寸过小，无法用光学显微镜观察到。在光学显微镜下看到的温石棉纤维实际上是纤维束。在使用 NIOSH 7402 方法进行 TEM 分析（该方法只考虑长度大于 5μm、宽度大于 0.25μm、AR 至少为 3∶1 的细长颗粒）时，温石棉"纤维"应该准确记录为纤维束。正如 ISO 10312 方法所述[34]，在使用 AHERA 方法进行 TEM 分析时，温石棉纤维被列为纤维。这些 AHERA 温石棉"纤维"（实际上是直径小于 0.05μm 的纤维）在光学显微镜下是看不到的。水和粉尘也使用了类似的术语。

除 NIOSH 7402 方法外，所有 TEM 温石棉纤维实际上都是用光学显微镜无法看到的原纤维。

ASTM D6281 和 ISO10312 空气检测方法都采用了 AHERA 方法中的检测阈值 > 0.5μm，AR > 5 : 1。AHERA 方法是专为学校建筑石棉拆除后的清理工作而设计的。为了更全面地了解石棉纤维的真实浓度，该方法中加入了亚光学显微镜可见直径及 < 5μm 纤维的计数规则，旨在更全面地反映真实石棉纤维浓度。AR 5 : 1 是科学家和卫生专业人员之间的妥协，他们倾向采用 PCM 计数方法的 AR 3 : 1，而其他科学家则希望使用 10 : 1 或更大的 AR。虽然人们普遍认为较长、较细的石棉纤维比较短、较粗的石棉纤维危害更大，但目前还没有权威性的人体或动物实验研究确定超出危险范围或低于危险范围的危害。同样，对于纤维的"安全"长度也没有普遍一致的看法。选择将 0.5μm 作为 TEM 纤维计数规则的分界线，是为了比 5.0μm 的 PCM 限制更具包容性；然而，该数值并非基于健康风险研究确定。相反，它反映了分析员使用 TEM 显微镜得出可靠、一致和可比较结果的能力。

消费品中石棉问题跨机构工作组（IWGACP）发表的白皮书结论中指出：报告指出长度大于 0.5μm 的微粒符合 TEM 取样和分析的全球标准 ISO 10312 及 1987 年联邦 AHERA 保护儿童免受公共和私人场所石棉污染的标准所规定的识别和计数规则。许多研究表明，石棉和其他矿物微粒 < 5μm 的长度可能会对健康造成危害。来自 7 个美国政府机构的石棉专家同意报告长度小于 5μm 的纤维。IWGACP 还得出结论，在报告 TEM 结果时，应以"颗粒 / 克"为单位制表报告，而不是重量百分比。IWGACP 认为，以重量百分比报告可能会产生误导，重量百分比不一定与颗粒数相关。

2.16   等效 PCM 纤维计数

美国 NIOSH 7400 使用 PCM，只对那些能用光学显微镜看到的宽度大于 0.25μm 和长度大于 5μm 的石棉纤维进行计数。TEM 配套方法 NIOSH 7402 考虑的纤维特征与 7400 方法相同，但由于 TEM 可以分辨较细的石棉纤维，因此 7402 分析仅限于宽度大于 0.25μm 的石棉纤维。根据 NIOSH 7402 方法分析的 TEM 石棉纤维被假定认为是可通过 PCM 计数的石棉纤维。不过，NIOSH 7402 方法并非用于提供石棉纤维的浓度。7402 的可报告值是样本中 PCME 尺寸范围内所有纤维中石棉纤维的百分比。因此，该百分比可应用于 7400 值，从而确定石棉纤维浓度（以纤维 /cm³ 为单位）。其他 TEM 方法（主要是 ISO 10312、ASTM D6281，偶尔也会使用 AHERA）也被用于确定 PCME 浓度。在解释数据时，了解不同方法在计数规则上的差异非常重要。NIOSH 7400 方法的附录 C 包含石棉纤维计数规则（简称"A"规则）的说明，这些规则适用于 7400 方法图 2 中的标注对象。对于图 2 中的物体 3，该方法规定"虽然该物体的直径相对较大（> 3μm），但根据规则，它仍被算作纤维。计数规则中没有纤维直径的上限"。ISO 10312 和 ASTM D6281 方法将 PCME 纤维定义为"任何具有平行边或阶梯边、AR ≥ 3 : 1、长度 > 5μm、直径 0.2 ~ 3.0μm 的颗粒"。因此，使用 ISO 10312 方法进行 PCME 计数，将无法提供与 NIOSH 7400 方法等效的 PCM 纤维计数，除非对该方法进行修改，以便将所有直径的纤维都包括在内。

在尝试使用 AHERA 计数来估算 PCME 浓度时，有一些重要的注意事项需要考虑。必须认识到，NIOSH 7400 方法包括与其他颗粒相关的纤维。对于该方法图 2 中的对象 6，NIOSH

7400 方法明确规定"被颗粒部分遮挡的纤维算作一根纤维。同一颗粒延伸的不同纤维端若符合长度和 AR 标准，则分别计数"。AHERA 方法将所有石棉物体都算作结构体。含有一种或多种被非石棉颗粒部分遮盖的纤维的物体被归类为"基质"。根据 NIOSH PCM 方法，符合长度和 AR 标准的几种纤维会被算作单独的纤维，它们相互重叠，但似乎不是同一束的一部分。而根据 AHERA TEM 方法，这些纤维都将被算作一簇。如果分析员试图使用 AHERA 数据来估算 PCME 纤维的数量，并且只选择那些被识别为大于 5μm 纤维束的结构，那么他们就会遗漏那些属于纤维基质或纤维簇的 PCME 纤维。由于 AHERA 使用 AR 5∶1，而 PCM 方法使用 AR 3∶1，因此 AHERA 计数不会包括 AR 仅为 3∶1 的 5μm 以上的纤维。考虑到以下差异，试图根据 AHERA 数据估算 PCME 浓度似乎并不合适。不过，如果在 AHERA 分析中没有发现石棉结构，则可以认为这与未检测到 PCME 纤维的情况相符。如果一个样本在 AHERA 分析中没有发现可计数的石棉结构，但仍存在"AR 3∶1～5∶1 的大纤维"，那将是极罕见的情况。

2.17　裂解碎片分析

一般认为，细长的闪石颗粒（闪石纤维）可以通过两种机制产生。它们可以在地下形成纤维，这是地质变质过程的结果；也可以由工业过程产生，如采矿作业中的破碎过程，在此过程中较大块的闪石矿物晶体沿晶体裂解平面裂解，形成裂解碎片颗粒。对于符合石棉法规中规定的长度、宽度和 AR 的单根纤维，无法明确确定其形成过程。虽然已经提出了许多区分闪长岩裂解碎片纤维和闪长岩地质"形成"纤维的观点，但均未被政府颁布的标准方法或 ASTM 国际 /ISO 等共识组织验证和采纳。

在 1993 年美国环境保护局用于分析散装样本的方法术语表中 [5]，将石棉定义为具有石棉状习性的纤维群，通常可通过几个特征识别。这些特征包括长度大于 5μm 的纤维平均 AR 20∶1～100∶1 或更高，石棉的另一个特点是纤维非常细，直径通常小于 5μm。宽度为 0.5m，并具备以下两个或两个以上条件：

- 平行排列的纤维束
- 末端分叉的纤维束
- 交织的单个纤维团
- 呈现弯曲的纤维

这个描述是根据 1990 年在马里兰大学工作的矿物学家 Ann Wylie 博士发表的矿物学原理，该原理是基于其 1980 年与 Siegrist 合作的工作 [95, 96]。美国环保署 R–93 号文件没有解释为什么没有纳入 Wylie 1990 年理论中出现的"细针形纤维"的特征 [95]。术语表对石棉状的描述中出现的 AR 20∶1 与 R–93 方法表 2–2 中的陈述相矛盾，后者指出铁石棉（褐铁矿）、青石棉（菱镁矿）、直闪石、透闪石和阳起石的石棉状特性是"通常 AR > 10∶1 的直或弯曲的刚性纤维"。

文献中用于区分石棉与非石棉纤维 AR 的数值范围很广：Van Orden 在其流程图中使用的 AR 值为 5∶1（该流程图显示了可用于确定颗粒是石棉还是非石棉的各种特征）；EPA R–93 散装法表 2–2 中采用的 AR 值为 10∶1，Wiley 提出的 AR 值为 20∶1，而 Chatfield 在对用于动物毒理学的纤维尺寸进行研究后，确定的长度小于 10μm 的纤维的 AR 为 35∶1[98]。

　　不可能将单个纤维归类为"石棉状"，因为单个纤维并不表现出群体的所有特征。除了要求石棉纤维具有基本平行或阶梯状侧面外，现行 TEM 标准方法中未提供可重复、科学可靠的单个纤维分类依据。研究表明，裂解碎片颗粒群平均 AR 小于商用石棉纤维群。然而，这两个纤维群的 AR 分布可能会重叠。如果不严格遵守某种方法，就个体而言，单个纤维可能被任意归类。图 2.11 将工业滑石样本中发现的透闪石纤维的 AR 值与国家标准与技术研究所（NIST）标准参考透闪石石棉样品 SRM 1876 确定的 AR 值进行了比较。工业滑石样本中的透闪石纤维群可能因为其平均 AR 小于 20∶1 被某些人认为是非石棉状的，这在一些发表的文章中被称为一个界定标准。不过，滑石样本中的一些透闪石纤维（图 2.12）如果存在，按照标准方法也会被算作石棉纤维。使用平均 AR 等群体统计数据进行分类时，只假定了样本要么完全是"石棉状"，要么不是，而没有考虑纤维群体可能由"石棉状"和"非石棉状"纤维组成的可能性。当空气样本中存在单根纤维时，使用基于批量样本特征（如平均 AR）的群体统计法并不合适。由标准参考铁石棉纤维制成的空气样本过滤器中含有大量纤维，但很少有成束的平行纤维、末端呈劈裂状的纤维束、单个纤维的垫状块状纤维或呈现弯曲状的纤维。即使是用于大块样本，这种鉴别方法也可能会产生误导，因为单一的闪石颗粒样本中可能既包括通过地质变质形成的纤维，也包括通过机械改变形成的纤维。

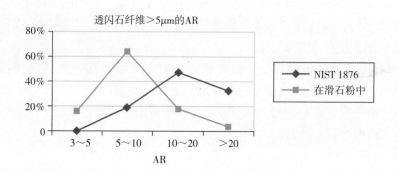

图 2.11　来自标准参考材料 1876、透闪石石棉和工业滑石样本中透闪石纤维的 AR 值比较

　　2012 年，美国国家职业安全与健康研究所（NIOSH）暴露评估处的 Martin Harper 博士在科学文献中发表了一种根据纤维宽度来区分石棉纤维和裂解碎片的方法[99]。Harper 博士经过大量实验间对比测试发现纤维的宽度是将纤维分类为"石棉"或"非石棉"的最佳判断依据。Harper 的结论是，使用宽度 ≤ 1μm 的标准，可以减少假阴性的数量，即在纤维实际上是石棉的情况下，错误地将其归类为非石棉。

　　关于标准石棉方法是否应包括区分石棉纤维和裂解碎片的问题也存在争议。NIOSH 认为，即使石棉纤维来自石棉矿物的非石棉类似物，也应将其计算在内，而美国职业安全与健康管理局（OSHA）则不同意这一观点[100-102]。芬兰职业健康研究所 2019 年报告和法国 ANSES 2015 年意见的结论均支持以下观点：无论矿物纤维形成于地质变质作用或采矿等工业过程，只要符合政府卫生机构规定的尺寸标准，在评估石棉暴露风险时均应予以考量[103, 104]。

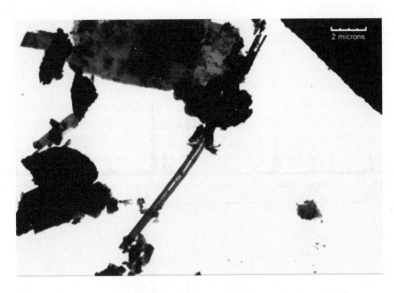

图 2.12　在工业滑石样本中发现的透闪石纤维的 TEM 图像

2.18　角闪石

在大多数标准石棉方法中，"石棉"是指温石棉和闪石：青石棉（菱镁矿）、铁石棉（积云石 – 云母石）、直闪石、透闪石和阳起石。其他闪石也可能呈现石棉状或纤维状形态。受监管与非监管纤维状闪石的核心区别在于矿物形成时的元素置换程度。不同的闪石名称是由不同元素的组成差异定义，并随着时间的推移不断完善或修改。1997 年，Leake 等[105] 发表了两篇普遍接受的命名建议；2012 年 Hawthorne 等更新了标准[106]。蒙大拿州 Libby 地区蛭石中的闪石包括透闪石、透辉石和绞绿泥石[107-110]。由于三者的光学性质非常相似，因此很难通过 PLM 对它们进行区分。图 2.8 展示的是 TEM-EDS 元素谱图，如图 2.13 和 2.14 所示，Libby 闪石纤维与标准透闪石 / 阳起石的谱图仅在钠、钾元素含量存在细微差异。科学文献中提到了闪石纤维与某些温石棉矿石的联系[111, 112]。如 Addison 和 Davies 报道 81 个温石棉样本中 28 个检出透闪石[113, 114]。Ilgren 报道：加拿大魁北克 Jeffrey 矿的温石棉含有透闪石，但加利福尼亚 Coalinga 矿的温石棉不含透闪石[114, 115]。Williams-Jones 等报道：加拿大魁北克 Jeffrey 矿的大部分闪石是透闪石和阳起石，多分布于蛇纹岩内的长英质岩脉周边。

由于温石棉污染的石棉含量与温石棉相比通常较低（低于 1%），因此有必要将可能的闪石材料浓缩后进行分析[16, 113, 116, 117]。灰化部分样品，将残留物转移到装有 80ml 酸（$2N\ H_2SO_4$）的 100ml 圆底烧瓶中，并安装回流冷凝器。将悬浮液煮沸 1 小时。离心收集残留物，用氢氧化钠（4N）重复回流步骤。然后将残留物悬浮在水中，提取已知等分量，并用孔径为 $0.2\mu m$ 聚碳酸酯过滤器过滤。滤网经干燥后可通过 PLM 进行分析，也可按照标准的直接 TEM 制备程序制备网格，以便使用 ASTM D6281 或 ISO 10312 进行 TEM 分析。应用该技术检测 140 个含温石棉的成品发现：99% 的产品中都含有闪石石棉纤维，重量百分比约为 0.000 05% ～ 0.5%，每克产品中含有 54 万～ 27 亿闪石纤维[117]。

Libby闪石的参考光谱

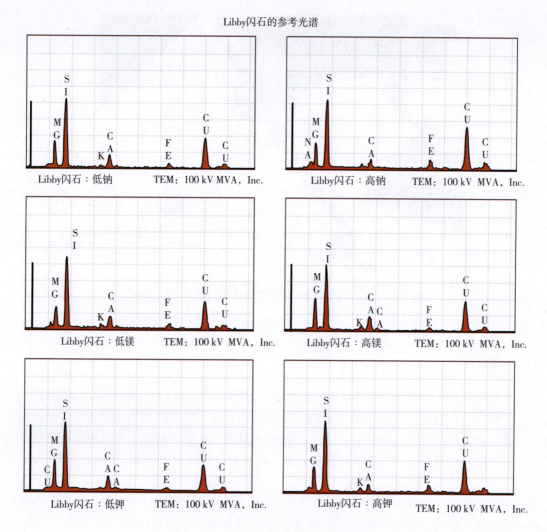

图 2.13　Libby 闪石的 EDS X 射线光谱

Libby闪石的参考光谱

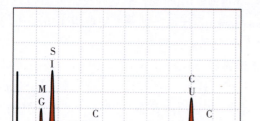

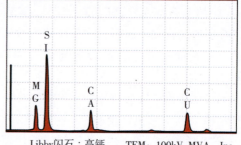

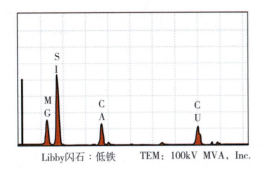
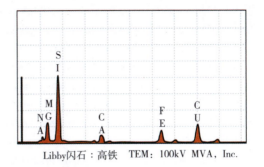

图 2.14　Libby 闪石的其他 EDS X 射线光谱

2.19　测试含石棉产品纤维释放的方法

除了针对块状材料、空气、水、粉尘及组织的石棉检测方法外，还存在一系列受控测试程序，用于在含石棉材料的操作活动中收集石棉纤维暴露信息。美国环境保护局（USEPA）在进行超级基金法场地暴露评价中采用基于活动的取样（ABS）方法，以确定不同类型的个人防护设备的适用性[118-120]。工业卫生学家在进行工作实践研究时使用 ABS、舱室研究和手套箱测试来调查历史暴露情况。所有这些研究均依赖于在受控环境中进行的与石棉相关活动过程中空气样本的规范采集与分析。正如 Compton 和 Underwood 于 2021 年撰写的论文所总结的那样[121]，有几篇已发表的论文和政府文件介绍了使用手套箱[122-125]和房间大小的密闭空间进行石棉纤维释放测试的方法[126-139]。

2.20　致谢

感谢 Bryan Bandli、Randy Boltin、Pronda Few、Al Harmon、Whitney Hill、Bill Turner、Beth Wortman、Melissa Holman、Matthew Underwood 和 Patrick Millette 为本章提供图表和编辑帮助。

参考文献

1. McCrone, WC. The Asbestos Particle Atlas, Ann Arbor Science Publishers Inc., Ann Arbor, MI, 1980, p. 21.

2. McCrone, WC. Asbestos Identification, McCrone Research Institute, Chicago, IL, 1987.

3. AHERA (Asbestos Hazard Emergency Response Act). Asbestos-Containing Materials in Schools, Federal Register, 52(210), 41846, 1987.

4. NESHAP (National Emission Standards for Hazardous Air Pollutants). Asbestos NESHAP Revision, Final Rule, Federal Register, 55(224), 48405, 1990.

5. EPA-600/R-93/116. Method for the Determination of Asbestos in Bulk Building Materials, U.S. Environmental Protection Agency, Washington, DC. 1993.

6. EPA-600/M4-82-020. Test Method: Interim Method for the Determination of Asbestos in Bulk Insulation Samples, U.S. Environmental Protection Agency, Washington, DC. 1982.

7.　NIOSH Method 9002, Issue 2. Asbestos (Bulk) by Polarized Light Microscopy (PLM), NIOSH Manual of Analytical Methods,4th ed., National Institute of Occupational Safety and Health, Cincinnati, OH. 1994, p. 94.

8.　OSHA ID. 191, 1915.1001 App K. Polarized Light Microscopy of Asbestos--Non-mandatory. Occupational Safety and Health Standards for Shipyard Employment, Subpart Z: Toxic and Hazardous Substances, Federal Register, 59 (113), 40964, Occupational Safety and Health Administration, Salt Lake City,UT. 1994.

9.　Fairfax, RE. United States Department of Labor. Compliance Requirements for Renovation Work Involving Material Containing Less Than 1% Asbestos, Occupational Safety and Health Administration, 24 November 2003. https://www .osha .gov /laws-regs /sta ndar dint erpr etations /2003-11-24-0.

10.　Perkins, RL. Point-Counting Technique for Friable Asbestos-Containing Materials, Microscope, 38, 29–39, 1990.

11.　ELAP Item 198.1. Polarized-Light Microscope Methods for Identifying and Quantitating Asbestos in Bulk Samples, New York State Department of Health Environmental Laboratory Approval Program Certification Manual, New York State Department of Health, Albany, NY, 2003.

12.　Webber, JS, Janulis, RJ, Carhart, LJ, Gillespie, MD. Quantitating Asbestos Content in Friable Bulk Samples: Development of a Stratified Point-Count Method, American Industrial Hygiene Association Journal, 51(8), 447–452, 1990.

13.　Chatfield, EJ. A Validated Method for Gravimetric Determination of Low Concentrations of Asbestos in Bulk Materials, in Advances in Environmental Measurement Methods for Asbestos, ASTM STP 1342, Beard, ME and Rook, HL, eds., American Society for Testing and Materials, West Conshohocken, PA, 2000, pp. 90–110.

14.　ELAP Item 198.4. Transmission Electron Microscope Method for Identifying and Quantitating Asbestos in Non-friable Organically Bound Samples. Environmental Laboratory Approval Program Certification Manual, New York State Department of Health, New York State Department of Health, Albany, NY, 1997.

15.　ISO 22262-1. Air Quality-Bulk Methods Part 1: Sampling and Qualitative Determination of Asbestos in Commercial Bulk Materials, International Standards Organization, Geneva, Switzerland, 2012.

16.　ISO 22262-2. Air Quality-Bulk Methods-Part 2: Quantitative Determination of Asbestos by Gravimetric and Microscopical Methods, International Standards Organization, Geneva, Switzerland, 2014.

17.　ISO 22262-3. Air Quality-Bulk Methods-Part 3: Quantitative Determination of Asbestos by X-ray Diffraction Method, International Standards Organization, Geneva, Switzerland, 2016.

18.　NIOSH Method 7400. Asbestos and Other Fibers by Phase Contrast Microscopy (PCM). NIOSH Manual of Analytical Methods,5th ed., no. 3, U.S. Department of HHS, National Institute of Occupational Safety and Health, Cincinnati, OH, 2019.

19.　Crane, D. Occupational Safety and Health Administration, OSHA ID-160, Asbestos in Air, July 1997.

20.　Su, S. Comprehensive Suite of d-θ Look-Up Tables for Indexing Zone-Axis SAED Patterns of Amphibole Asbestos and Related Minerals, The Microscope, 68(3–4), 99–110, 2020.

21.　Su, S. Indexing and Interpretation of Zone-Axis SAED Patterns of Amphibole Asbestos Minerals in the Asbestos Analysis by Transmission Electron Microscopy, in Asbestos and Other Elongate Mineral Particles—New and Continuing Challenges in the 21st Century, STP 1632, Millette, JR and Webber, JS, eds., ASTM International, West Conshohocken, PA, 2021, pp. 471–499.

22.　NIOSH Method 7402. Asbestos Fibers by Transmission Electron Microscopy (TEM). NIOSH Manual of Analytical Methods,5th ed., U.S. Department of HHS, National Institute of Occupational Safety and Health, Cincinnati, OH, 2022, pp. 94–126.

23.　ASTM D4240-83. Standard Test Method for Airborne Asbestos Concentration in Workplace Atmosphere,ASTM-International, West Conshohocken, PA, 1989.

24.　ASTM D7201-06. Standard Test Method for Airborne Asbestos Concentration in Workplace Atmosphere by Phase Contrast Microscopy (with an Option of Transmission Electron Microscopy), ASTM-International, West

Conshohocken, PA, 2020.

25. Nicholson, WJ, Rohl, AN, Ferrand, EF. Asbestos Air Pollution in New York City, in Proceedings of the Second International Clean Air Congress, Englund, HM and Beery, WT, eds.,Washington, DC., December, 1970, Academic Press, New York, NY, 1971, pp. 136–139.

26. EPA 450/3-76-004. Asbestos Contamination of the Air in Public Buildings, U.S. Environmental Protection Agency,Research Triangle Park, NC. 1975.

27. Samudra, A, Harwood, CF, Stockham, JD. Electron Microscope Measurement of Airborne Asbestos Concentration: A Provisional Methodology Manual, Office of Research and Development, Washington, DC, EPA 600/2-77-178, 1978.

28. Yamate, G, Agarwall, SC, Gibbons, RD. Methodology for the Measurement of Airborne Asbestos by Electron Microscopy, EPA Draft Report Contract #68-02-3266, 1984.

29. ISO 13794. Ambient Air: Determination of Asbestos Fibers--Indirect Transmission Electron Microscopy Method, International Standards Organization, Geneva, Switzerland, 2019.

30. AHERA. Appendix A to Subpart E — Interim Transmission Electron Microscopy Analytical Methods, U.S. EPA, 40 CFR Part 763, Asbestos-Containing Materials in Schools, Final Rule and Notice, Federal Register, 52(210), 41857–41894, 1987.

31. AIA Recommended Technical Method 2 (RTM2). Method for the Determination of Airborne Asbestos Fiber and Other Inorganic Fibers by Scanning Electron Microscopy, AIA Health and Safety Publication. Asbestos International Association, London, England, 1982.

32. ISO 14966. Ambient Air: Determination of Numerical Concentration of Inorganic Fibrous Particles--Scanning Electron Microscopy Method, International Standards Organization, Geneva, Switzerland, 2002.

33. CARB 427. Determination of Asbestos Emissions from Stationary Sources, California Air Resources Board. Sacramento, CA, 1988.

34. ISO 10312. Ambient Air: Determination of Asbestos Fibres--Direct-Transfer Transmission Electron Microscopy Procedure, International Standards Organization, Geneva, Switzerland, 1995.

35. ASTM D6281-15. Standard Test Method for Airborne Asbestos Concentration in Ambient and Indoor Atmospheres as Determined by Transmission Electron Microscopy Direct Transfer, ASTM International,West Conshohocken, PA, 2004.

36. Chesson, J, Hatfield, J. Comparison of Airborne Asbestos Levels Determined by Transmission Electron Microscopy Using Direct and Indirect Transfer Techniques, EPA 560/5-89-004, 1990.

37. EPA 600/4-84-043. Method 100.1, Analytical Method for the Determination of Asbestos Fibers in Water, U.S. Environmental Protection Agency, Washington, DC, 1984.

38. Brackett, KA, Clark, PJ, Millette, JR. U.S. Environmental Protection Agency, Method 100.2, Determination of Asbestos Structures Over 10μm in Length in Drinking Water, EPA/600/R-94/134, 1994.

39. AWWA 2570. Asbestos, Standard Methods for the Examination of Water and Wastewater, 18th ed., American Public Health Association, American Water Works Association, Washington, DC, 1994.

40. Millette, JR, Few, P, Krewer, JA. Asbestos in Water Methods: EPA's 100.1 and 100.2 and AWWA's Standard Method 2570, in Advances in Environmental Measurement Methods for Asbestos, ASTM STP 1342, Beard, ME and Rook, HL, eds., American Society for Testing and Materials, Conshohocken, PA, 2000, pp. 227–241.

41. Feige, MA, Clark, PJ, Brackett, KA. Guidance and Clarification for the Current U.S. EPA Test Method for Asbestos in Drinking Water, Energy and Environment Technology Supply, 13–14(Fall), 1993, 13–14

42. ELAP Item 198.2. Revision to Waterborne Asbestos Analysis, New York State Department of Health Environmental Laboratory Approval Program Certification Manual, New York State Department of Health, Albany, NY, 1997.

43. Beard, ME, Millette, JR, Webber, JS. Developing ASTM Standards, Monitoring Asbestos, Standardization News, American Society for Testing and Materials, 32(4), 26–29, 2004.

44. ASTM D5755-02. Standard Test Method for Microvacuum Sampling and Indirect Analysis of Dust by Transmission Electron Microscopy for Asbestos Structure Number Surface Loading, ASTMInternational, West Conshohocken, PA, 2002.

45. ASTM D6480-19. Standard Test Method for Wipe Sampling of Surfaces, Indirect Preparation, and Analysis for Asbestos Structure Number Concentration by Transmission Electron Microscopy, ASTMInternational, West Conshohocken, PA, 2019.

46. Millette, JR. Use of the ASTM Inter-laboratory Studies (ILS) Program in Developing Precision Data for ASTM D5755 – Asbestos in Dust by Microvacuum Sampling, Journal of ASTM International, 8(8), 1–5. On-line: JAI (Journal of ASTM International) 103509. July 2011. Also published in ASTM STP 1533, pp. 177–186, Eds: M. Brisson and K. Ashley. 2011.

47. Ehrenfeld, FE III. ASTM International Research Report and Inter-laboratory Study for Development and Validation of ASTM D6480-10, Standard Test Method for Wipe Sampling of Surfaces, Indirect Preparation, and Analysis for Asbestos Structure Number Surface Loading by Transmission Electron Microscopy, in Asbestos and Other Elongate Mineral Particles—New and Continuing Challenges in the 21st Century, STP, 1632, Millette, JR and Webber, JS, eds., ASTM International, West Conshohocken, PA, pp. 500–512, 2021.

48. ASTM. D5756-95. Standard Test Method for Microvacuum Sampling and Indirect Analysis of Dust by Transmission Electron Microscopy for Asbestos Mass Surface Loading, ASTM-International, West Conshohocken, PA, 2002. Note: No Longer a Standard Method Maintained by ASTM;Withdrawn as of 2017.

49. Millette, JR, Clark, PJ, Brackett, KA, Wheeles, RK. Methods for the Analysis of Carpet Samples for Asbestos, U.S. Environmental Protection Agency, EPA/ 600/J-93/167, Environmental Choices Technologies Supply, 1(2), 21–24, 1993, (21–24 March/April).

50. Millette, JR, Hays, SM. Settled Asbestos Dust: Sampling and Analysis, Lewis Publishers, Boca Raton, 1994.

51. Hatfield, RL, Krewer, JA, Longo, WE. A Study of the Reproducibility of the Micro-vac Technique as a Tool for the Assessment of Surface Contamination in Buildings with Asbestos-Containing Materials, in Advances in Environmental Measurement Methods for Asbestos, ASTM STP 1342, Beard, ME and Rook, HL, eds., American Society for Testing and Materials, West Conshohocken, PA, 2000, pp. 301–312.

52. Lee, RJ, VanOrden, DR, Stewart, IM. Dust and Airborne Concentrations — Is There a Correlation? in, Advances in Environmental Measurement Methods for Asbestos, ASTM STP 1342, Beard, ME and Rook, HL, eds., American Society for Testing and Materials, West Conshohocken, PA, 2000, pp. 313–322.

53. Ewing, WM. Further Observations of Settled Asbestos Dust in Buildings, in Advances in Environmental Measurement Methods for Asbestos, ASTM STP 1342, Beard, ME and Rook, HL, eds., American Society for Testing and Materials, West Conshohocken, PA, 2000, pp. 323–332.

54. Fowler, DP, Price, BP. Some Statistical Principles in Asbestos Measurement and Their Application to Dust Sampling and Analysis, in Advances in Environmental Measurement Methods for Asbestos, ASTM STP 1342, Beard, ME and Rook, HL, eds., American Society for Testing and Materials, West Conshohocken, PA, 2000, pp. 333–349.

55. Crankshaw, OS, Perkins, RL, Beard, ME. An Overview of Settled Dust Analytical Methods and Their Relative Effectiveness, in Advances in Environmental Measurement Methods for Asbestos, ASTM STP 1342, Beard, ME and Rook, HL, eds., American Society for Testing and Materials, West Conshohocken, PA, 2000, pp. 350–365.

56. Millette, JR, Mount, MD. Applications of the ASTM Asbestos in Dust Method D5755, in Advances in Environmental Measurement Methods for Asbestos, ASTM STP 1342, Beard, ME and Rook, HL, eds., American

Society for Testing and Materials, West Conshohocken, PA, 2000, pp. 366–377.

57. Chatfield, EJ. Correlated Measurements of Airborne Asbestos-Containing Particles and Surface Dust, in Advances in Environmental Measurement Methods for Asbestos, ASTM STP 1342, Beard, ME and Rook, HL, eds., American Society for Testing and Materials, West Conshohocken, PA, 2000, pp.378–402.

58. Hays, SM. Incorporating Dust Sampling into the Asbestos Management Program, in Advances in Environmental Measurement Methods for Asbestos, ASTM STP 1342, Beard, ME and Rook, HL, eds., American Society for Testing and Materials, West Conshohocken, PA, 2000, pp. 403–410.

59. Clifford, S. The Protocol for Screening Soil and Sediment Samples for Asbestos Content Used by the U.S. Environmental Protection Agency, U.S. Environmental Protection Agency Region 1, Lexington, MA, 1997.

60. ASTM D7521. Standard Test Method for Determination of Asbestos in Soil, ASTM-International, West Conshohocken, PA, 2016.

61. Berman, DW, Chatfield, EJ. Interim Superfund Method for the Determination of Asbestos in Ambient Air, EPA 540/2-90/005a, May. EPA, Washington, DC, 1990.

62. Berman, DW, Kolk, AJ. Superfund Method for the Determination of Releasable Asbestos in Soils and Bulk Materials, (Interim Version) prepared for U.S. EPA, Office of Solid Waste and Emergency Response, Washington, DC, Contract, 68-W9-0059, July 1995.

63. Januch, J, Brattin, W, Woodbury, L, Berry, D. Evaluation of a Fluidized Bed Asbestos Segregator Preparation Method for the Analysis of Low-Levels of Asbestos in Soil and Other Solid Media, Analytical Methods, 5(7), 1658–1668, 2013.

64. EPA/600/R-04/004. Research Method for Sampling and Analysis of Fibrous Amphibole in Vermiculite Attic Insulation,Cincinnati Method, U.S. Environmental Protection Agency, Washington, DC, 2004.

65. Millette, JR, Compton, S. Analysis of Vermiculite for Asbestos and Screening for Vermiculite from Libby, Montana, The Microscope, 63(2), 55–70, 2015.

66. ELAP Test Method 198.8. Polarized-Light Microscope Method for Identifying and Quantitating Asbestos in Sprayed-On Fireproofing Containing Vermiculite-Bulk Samples. Environmental Laboratory Approval Program Certification Program (NY ELAP), New York State Department of Health, Albany, NY, 2014.

67. Cralley, J. Fibrous and Mineral Content of Cosmetic Talcum Products, American Industrial Hygiene Association Journal (July–August) , 29(4), 350–354, 1968.

68. Lewin, S. Letter and Final Analytical Results from S. Lewin (New York University) to A. Weissler (U.S. Dept Health and Human Services), Dated 3 August 1972.

69. Snider, D, et al. Asbestosform Impurities in Commercial Talcum Powders, The Compass of Sigma Gamma Epsilon, 49(2), 65–67, 1972.

70. Dement, JM, et al. Preliminary Report: Fiber Exposure During Use of Baby Powders. Environmental Investigations Branch, Division of Field Studies and Clinical Investigations, National Institute for Occupational Safety and Health: Cincinnati, OH, July 1972.

71. Langer, A. Aspects of Mineralogy of Talc, Proceedings of the Symposium on Talc, Washington, DC, 5 August 1973, pp. 82–88.

72. Rohl, AN. Asbestos in Talc, Environmental Health Perspectives, 9, 129–132, 1974.

73. Rohl, AN, Langer, AM. Fibrous Mineral Content of Consumer Talc-Containing Products, Pathotox Publishers, Inc. of Park Forest South, Illinois, 393–403, 1979.

74. Rohl, AN, Langer, AM. Identification and Quantitation of Asbestos in Talc, Environmental Health Perspectives, 9, 95–109, 1974.

75. Rohl, AN, et al. Consumer Talcums and Powders: Mineral and Chemical Characterization, Journal of Toxicology

and Environmental Health, 2(2), 255–284, 1976.

76. Paoletti, L, et al. Evaluation by Electron Microscopy Techniques of Asbestos Contamination in Industrial, Cosmetic and Pharmaceutical Talcs, Regulatory Toxicology and Pharmacology, 4(3), 222–235, 1984.

77. Blount, AM. Amphibole Content of Cosmetic and Pharmaceutical Talcs, Environmental Health Perspectives, 94, 225–230, 1991.

78. Mattenklott, M. Asbestos in Talc Powders and Soapstone – The Present State, (Translation of) Asbest in Talkumpudern und Speckstein – heutige Situation, Gefahrstoffe – Reinhaltung der Luft, 67(7/8), 287–291, 2007. (translation courtesy of Springer–VDIVerlag, Düsseldorf).

79. Gordon, R, et al. Asbestos in Commercial Cosmetic Talcum Powder as a Cause of Mesothelioma in Women, International Journal of Occupational and Environmental Health, 4, 318–332, 2014.

80. Steffen, J, et al. Serous Ovarian Cancer Caused by Exposure to Asbestos and Fibrous Talc in Cosmetic Talc Powders—A Case Series, Journal of Occupational and Environmental Medicine, 62(2), e65–e77, 2020. doi: 10.1097/JOM.0000000000001800.

81. Moline, J, et al. Mesothelioma Associated with the Use of Cosmetic Talc, Journal of Occupational and Environmental Medicine, 62(1), 11–17, 2020.

82. Rosner, D, et al. Nondetected: The Politics of Measurement of Asbestos in Talc, 1971-1976, Public Health Then and Now, AJPH, 109(7), 969–974, July 2019.

83. CTFA Method J4-1. Asbestiform Amphibole Minerals in Cosmetic Talc, Cosmetic, Toiletry, and Fragrance Association, Washington, DC, October 1976.

84. Block, L, et al. Modernization of Asbestos Testing in USP Talc, U.S. Pharmacopeial Convention, Stimuli to the Revision Process, 40(4), 455–4722014.

85. USP 48(2) <901 >. General Chapter: <901 >. Detection of Asbestos in Pharmaceutical Talc, United States Pharmacopeia and National Formulary, Rockville, MD, 22 May 2022.

86. USP 48(2) <1901 >. General Chapter: <901 >. Theory and Practice of Asbestos Detection in Pharmaceutical Talc, United States Pharmacopeia and National Formulary, Rockville, MD, 22 May 2022.

87. Talc, <901 > Detection of Asbestos in Pharmaceutical Talc, <1901 > Theory and Practice of Asbestos Detection in Pharmaceutical Talc. USP, 26 May 2023, www .uspnf .com /notices /talc-official-dates-20230601.

88. Millette, JR. Procedure for the Analysis of Talc for Asbestos, The Microscope, 63(1), 11–20, 2015.

89. Response to the November 2005 National Stone,Sand & Gravel Association Report Prepared by the R J. Lee Group, Inc. Evaluation of EPA's Analytical Data from the El Dorado Hills Asbestos Evaluation Project,U.S. Environmental Protection Agency, Region, IX, San Francisco, CA, 20 April 2006.

90. Interagency Working Group on Asbestos in Consumer Products (IWGACP). Scientific Opinions on Testing Methods for Asbestos in Cosmetic Products Containing Talc. White Paper, December 2021.

91. Chatfield, E. Analytical Protocol for Determination of Asbestos Contamination of Clothing and Other Fabrics, Microscope, 38, 221–222, 1990.

92. Krewer, JA, Millette, JR. Comparison of Sodium Hypochlorite Digestion and Low-Temperature Ashing Preparation Techniques for Lung Tissue Analysis by TEM, Proceedings of the Microbeam Analysis 1986, 21st Conference on Microbeam Analysis Society, San Francisco Press, Inc., Albuquerque, NM, August 1986.

93. Vos, MA Asbestos in Ontario: Industrial Mineral Report 36, Ontario Department of Mines and Northern Affairs, 1971.

94. Dodson, RF, et al. Usefulness of Combined Light and Electron Microscopy: Evaluation of Sputum Samples for Asbestos to Determine past Occupational Exposure, Modern Pathology, 2(4), 320–322, 1989.

95. Wylie, AG. Discriminating Amphibole Cleave Fragments from Asbestos: Rationale and Methodology,

Proceedings of VII International Pneumoconiosis Conference, 1990.

96. Siegrist, HG Jr, Wylie, AG. Characterizing and Discriminating the Shape of Asbestos Particles, Environmental Research, 23(2), 348–361, 1980.

97. Van Orden, DR, Allison, KA, Lee, RJ. Differentiating Amphibole Asbestos from Non-asbestos in a Complex Mineral Environment, Indoor and Built Environment, 17(1), 58–68, 2008.

98. Chatfield, EJ. Measurement of Elongate Mineral Particles: What We Should Measure and How Do We Do It?, Toxicology and Applied Pharmacology, 361, 36–46, 2018.

99. Harper, M, Lee, EG, Slaven, JE, Bartley, DL. An Inter-laboratory Study to Determine the Effectiveness of Procedures for Discriminating Amphibole Asbestos Fibres from Amphibole Cleavage Fragments in Fibre Counting by Phase-Contrast Microscopy, Annals of Occupational Hygiene, 56(6), 645–659, 2012.

100. DHHS (NIOSH) Publication Number 2011-159. Current Intelligence Bulletin 62: Asbestos Fibers and Other Elongate Mineral Particles: State of the Science and Roadmap for Research, National Institute for Occupational Safety and Health (NIOSH), Washington, DC, April 2011.

101. Final Asbestos Standard, Intro to 29 CFR Parts 1910 and 1926, Occupational Exposure to Asbestos, Tremolite, Anthophyllite and Actinolite, Section 4-Mineralogical Considerations, 57(110), 219-246, Occupational Safety and Health Administration, Washington, DC. 1992.

102. Tran, TH, Egilman, DS, et al. The Definition of Asbestos – A Manufactured Defense to Avoid Regulation and Victim Compensation, Medical Research, Archives, 10(6), 2022. doi: 10.18103/mra. v10i6.2778.

103. Agence Nationale de Sécurité Sanitaire (ANSES). Opinion of the French Agency for Food, Environmental and Occupational Health & Safety, in: Health Effects and the Identification of Cleavage Fragments of Amphiboles from Quarried Minerals, Request No. 2014_SA_0196, Agence Nationale de Sécurité Sanitaire (ANSES): Paris, France, 2015.

104. Finnish Institute of Occupational Health. Asbestos Risk Management Guidelines for Mines, vol. 6, Finnish Institute of Occupational Health: Helsinki, Finland, 2019.

105. Leake, BE, et al. Nomenclature of the Amphiboles: Report of the Sub-committee on Amphiboles of the International Mineralogical Association, Commission on New Minerals and Mineral Names, Canadian Mineralogist, 35, 219–246, 1997.

106. Hawthorne, FC, et al. Nomenclature of the Amphibole Supergroup, American Mineralogist, 97(11–12), 2031–2048, 2012.

107. Wylie, AG, Verkouteren, JR. Amphibole Asbestos from Libby, Montana: Aspects of Nomenclature: Table, American Mineralogist, 85(10), 1540–1542, 2000.

108. Bandli, BR, Gunter, ME. Identification and Characterization of Mineral and Asbestos Particles Using the Spindle Stage and the Scanning Electron Microscope: The Libby, Montana, U.S.A. Amphibole-Asbestos as an Example, Microscope, 49, 191–199, 2000.

109. Meeker, GP, et al. The Composition and Morphology of Amphibole from the Rainy Creek Complex, near Libby, Montana, American Mineralogist, 88(11–12), 1955–1969, 2003.

110. Bandli, BR, et al. Optical, Compositional, Morphological, and X-ray Data on Eleven Particles of Amphibole from Libby, Montana, U.S.A., Canadian Mineralogist, 41(5), 1241–1253, 2003.

111. Gibbs, GW, LaChance, M. Dust Exposure in the Chrysotile Mines and Mills of Quebec, Archives of Environmental Health, 24(3), 189–197, 1972.

112. Nayebzadeh, A, Dufresne, A, Case, B, Vali, H, Williams-Jones, AE, Martin, R, Normand, C, Clark, J. Lung Mineral Fibers of Former Miners and Millers from Thetford-Mines and Asbestos Regions: A Comparative Study of Fiber Concentration and Dimension, Archives of Environmental Health, 56(1), 65–76, 2001.

113. Addison, J, Davies, LST. Analysis of Amphibole Asbestos in Chrysotile and Other Minerals, Annals of Occupational Hygiene, 34(2), 159–175, 1990.

114. IIgren, E, Chatfield, E. Coalinga Fibre-A Short, Amphibole-free Chrysotile, Indoor and Built Environment, 7, 18–31, 1998.

115. Williams-Jones, AE, Normand, C, Clark, JR, Vali, H, Martin, RF, Dufresne, NA. Controls of Amphibole formation in Chrysotile Deposits: Evidence from the Jeffery Mine, Asbestos, Quebec. The Health Effects of Chrysotile Asbestos: Contribution of Science to Risk-Management Decisions, Canadian Journal Specifications Publishing, 5, 89–104, 2001.

116. Millette, JR, Harmon, A, Few, P, Turner, WL Jr, Boltin, WR. Analysis of Amphibole Asbestos in Chrysotile-Containing Ores and a Manufactured Asbestos Product, Microscope, 57(1), 19–22, 2009.

117. Compton, SP, Millette, JR. Quantification of Amphibole in Chrysotile Asbestos-Containing Products, in Asbestos and Other Elongate Mineral Particles—New and Continuing Challenges in the 21st Century, STP, 1632, Millette, JR and Webber, JS, eds., ASTM International, West Conshohocken, PA, 341–361.

118. EPA OSWER Directive No. 9200.0-68. Framework for Investigating Asbestos-Contaminated Superfund Sites, U.S. Environmental Protection Agency, Washington, DC, 2008.

119. EPA SERAS SOP No. 2084-r1.1. Activity-Based Air Sampling for Asbestos, U.S Environmental Protection Agency, Washington,DC, 2017.

120. ASTM D7886-14. Standard Practice for Asbestos Exposure Assessments for Repetitive Maintenance and Installation Tasks,ASTM International, West Conshohocken, PA, 2019.

121. Compton, SP, Underwood, MR. Asbestos Fiber Release Studies Using a Constructed Simulation Chamber, in Asbestos and Other Elongate Mineral Particles—New and Continuing Challenges in the 21st Century, Millette, JR and Webber, JS, eds., ASTM International: West Conshohocken, PA, 2021, pp. 91–115.

122. Geraci, C, Baron, P, Carter, J, Smith, D. Testing of Hair Dryers for Asbestos Emissions, Interagency Agreement, NIOSH with U.S. CPSC, IA-79-29, Cincinnati, OH, September 1979.

123. Rock, A. Report on the Results of the Asbestos Product Fiber Release Testing, U.S., Consumer Product Safety Commission, 13 October 1985.

124. Falgout, D. Environmental Release of Asbestos from Commercial Product Shaping, U.S. EPA, 600/S2-85/044, August 1985.

125. Millette, JR. Microscopical Studies of the Asbestos Fiber Releasability of Dryer Felt Textiles, Microscope, 47(2), 93–100, 1999.

126. Fleming, RM. Asbestos – Burlap Bags, Environmental Investigations Branch, NIOSH, Cincinnati, OH, 14 January 1972.

127. Millette, JR, Mount, MD. A Study Determining Asbestos Fiber Release During the Removal of Valve Packing, Applied Occupational and Environmental Hygiene, 8(9), 790–793, 1993.

128. Millette, JR, Mount, MD, Hays, SM. Releasability of Asbestos Fibers from Asbestos-Containing Gaskets, EIA Technical Journal, 10–15(Fall), 1995.

129. Fowler, D. Exposures to Asbestos Arising from Bandsawing Gasket Material. Applied Occupational and Environmental Hygiene, 15(5), 404–408, 2000.

130. Boelter, F, Crawford, G, Podraza, DM. Airborne Fiber Exposure Assessment of Dry Asbestos-Containing Gaskets and Packings Found in Intact Industrial and Maritime Fittings, AIHA Journal: A Journal for the Science of Occupational and Environmental Health and Safety, 63(6), 732–740, 2002.

131. Longo, W, Egeland, WB, Hatfield, RL, Newton, LR. Fiber Release During the Removal of Asbestos-Containing Gaskets: A Work Practice Simulation, Applied Occupational and Environmental Hygiene, 17(1), 55–72, 2002.

132. Mowat, FF, Bono, M, Lee, RJ, Tamburello, S, Paustenbach, D. Occupational Exposure to Airborne Asbestos from Phenolic Molding Material (Bakelite) During Sanding, Drilling, and Related Activities, Journal of Occupational and Environmental Hygiene, 2(10), 497–507, 2005.

133. Mowat, F, Weidling, R, Sheehan, P. Simulation Tests to Assess Occupational Exposure to Airborne Asbestos from Asphalt-Based Roofing Products, Annals of Occupational Hygiene, 51(5), 451–462,2007.

134. Sheehan, PF, Mowat, F, Weidling, R, Floyd, M. Simulation Tests to Assess Occupational Exposure to Airborne Asbestos from Artificially Weathered Asphalt-Based Roofing Products, Annals of Occupational Hygiene, 54(8), 880–892, 2010.

135. Compton, SP, Millette, JR. Airborne Asbestos Exposure from Gooch Fiber Use, The Microscope, 60(4), 165–170, 2012.

136. Millette, JR, Compton, SP, DePasquale, C. Microscopical Analyses of Asbestos-Cement Pipe and Board, The Microscope, 66(1), 2–20, 2018.

137. Millette, JR, Compton, SP, DePasquale, C. Microscopical Analyses of Asbestos-Containing Dental Tape, The Microscope, 67(3), 99–109, 2019.

138. Millette, JR, Compton, SP, DePasquale, C. Microscopical Analyses of Asbestos-Containing Fibrous Adhesive, The Microscope, 68(2), 71–79, 2020.

139. Millette, JR, Compton, SP, DePasquale, C. Microscopy in the Investigation of Asbestos-Containing Friction Products, The Microscope, 68(3/4), 111–131, 2020.

第 3 章
组织中石棉负荷的分析和相关性

Ronald F.Dodson

3.1　呼吸系统，以及为什么容易吸入粉尘

　　要了解石棉在人体组织中的重要性，首先要了解石棉是如何进入人体的，以及灰尘进入人体的主要入口——呼吸系统的正常功能。呼吸系统的解剖结构经长期进化已演变成功能性很强的区域。上呼吸道的主要功能是温暖、湿润和过滤进入的空气，可以将其视为双向气流的传导管道。在理想情况下，外界空气首次接触人体时需要通过鼻腔。与其他传导性气道类似，鼻腔通过腔道角度变化形成气流方向改变，并在入口处分布纤毛以进一步引发湍流。在运动或说话时，人类会改用"口呼吸"，从而绕过鼻腔，吸入的空气及其灰尘成分直接通过口腔进入气管。正常成人肺部的传导气道在到达远端肺泡前约有 32 个分支[1]。

　　这些解剖学上的分支会影响气流方向，从而进一步增加灰尘被截留的可能性。这是因为气流方向的任何偏差，特别是当形成漩涡或流速发生变化时，都会增加悬浮尘粒沉积的机会。这些气流会引起与气道壁垂直的气流，从而导致灰尘与气道表面发生物理接触。这种解剖学设计的结果，再加上传导气道的大多数表面都衬有黏性物质这一事实，使得许多吸入的微粒被高效地截留在上呼吸道中[1]。Lippmann 等[2]综述了这一过程：随着气道向远端变细，加上总横截面上管道数量增加，导致气流速度降低。这些物理现象的影响是，较大的颗粒通过撞击沉积下来，而在气流速最低的最小气道中，颗粒是通过沉降和扩散的方式被截留的[2]。

　　将吸入的粉尘截留在传导气道中对于防止粉尘进入下呼吸道和潜在地损害肺部呼吸功能单元至关重要。肺部特别容易受到环境中有毒气体和粉尘的影响，因为它是人体暴露于外部环境的最大表面器官[3]。肺部负责向体内所有细胞提供氧气，并排出这些细胞产生的二氧化碳。Witschi 强调了肺部对身体各部分健康的重要性，因为它是人体中唯一一个在 1 分钟内接收 1～5 倍循环血量的器官[3]。为了实现这一目标，正常的肺每天过滤约 12 000L 空气，以"提取"生存所需的燃料[4]，并且每天灌注超过 6000L 血液，以进行正常的气体交换，这对组成人体的细胞的功能至关重要。

　　人体肺实质的主要功能单位是终末呼吸单位（图 3.1），肉眼观察时，这些结构使肺呈现出"海绵状"外观。Ochs 等[5]报道，6 名成人的平均肺泡数量为 4.8 亿个。Weibel 将这一巨大的内表面等同于一个网球场[6]。图 3.1 展示了气囊和相关肺实质的形态组成。三维形态包括

肺泡、小气道和相关循环成分，使得肺呈现出由小囊状结构组成的外观。肺组织周围的薄层是内脏胸膜，由扁平的间皮细胞组成，而肺泡的主要细胞类型是Ⅰ型和Ⅱ型肺细胞（图3.2）。Ⅱ型肺细胞是分泌细胞，提供维持气囊膨胀状态所需的表面活性物质。Ⅰ型肺细胞是在气囊表面形成薄层的细胞，其作用是让气体（氧气和二氧化碳）通过气血屏障与循环血液进行交换。肺泡表面为相对无菌的状态，只有当先前所述的上气道的截留物将吸入空气中的微粒清除后，

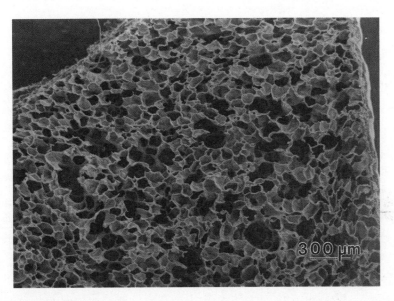

图 3.1　从这张低倍扫描电子显微照片中可以看到的肺实质，显示了肺泡、小气道和相关循环成分的三维形态，这使得肺部看起来由小囊状结构组成

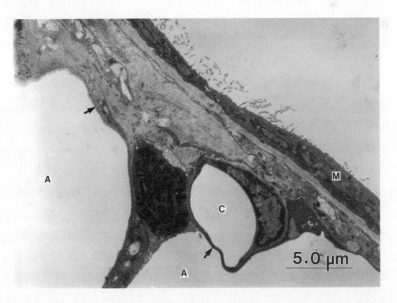

图 3.2　这张低倍透射电子显微镜照片显示，薄薄的脏层胸膜表面由一层间皮细胞（M）组成。肺泡（A）由Ⅰ型（箭头）和Ⅱ型肺细胞构成。间质毛细血管的横截面（C）显示血管空间和肺泡空间之间的紧密联系

才能防止吸入的颗粒物到达肺泡表面。当肺泡和小气道表面因吸入微粒而受到损害时，肺间质中的防御细胞就会被调动起来作为防御反应。Turino 将肺实质恰当地描述为一种"动态基质"[7]，主要由胶原蛋白、弹性蛋白、糖胺聚糖和纤维连接蛋白组成。这些成分的适当平衡与构成肺实质的细胞的适当功能能力相结合，对肺的健康至关重要。对吸入粉尘的反应可能通过急性或慢性机制改变这种平衡，导致肺功能下降，如果反应足够强烈和广泛，还会导致肺部反应区永久丧失正常的呼吸功能。

3.2　肺部除尘

粉尘在较大气道中被截留的可能性已讨论过。上呼吸道防御 / 过滤机制的有效性在于，大多数直径大于 3μm 的粉尘颗粒从未到达下呼吸道或肺泡表面 [8]。Gross 和 Detreville 预测肺功能防御机制捕获或清除吸入颗粒的效率为 98% ～ 99%[8]。在这种假设下，1% ～ 2% 的吸入粉尘的清除效率低下，这就是导致尘肺病（粉尘病）的原因。肺部的防御机制按解剖层次划分为不同级别。导管气道内有一层黏稠的黏液毯。构成较大的传导气道部分表面衬里的柱状衬里细胞表面延伸的毛发状结构，称为纤毛。每个细胞都有数百根这样的纤毛，它们的作用是加速黏液层及所截留颗粒物从沉积层向咽部方向逐级上移，最后作为痰液的一部分排出体外。这些纤毛以每分钟约 1000 次的频率进行协调摆动，以确保表层和任何夹带物的快速上移 [9]。黏液对颗粒物的捕获与纤毛辅助下黏液 – 颗粒物复合物的运输相结合，构成了肺部关键的清除机制，通常被称为黏液纤毛运输系统。

呼吸道的最底层由肺泡构成，占肺实质的大部分。这些看似脆弱的肺泡由气道一侧上皮细胞的细胞质延伸与基底膜区域紧密相邻，同时与人体最小的循环血管——毛细血管的薄壁紧密结合形成的薄壁结构组成。该区域的壁极薄，用光学显微镜观察切片时会呈现"蜘蛛网"状。它在解剖学上的特殊设计使其能够有效地实现在气 – 血 – 气室之间进行气体交换。在光学显微镜下，这一结构单元的壁在形态上看起来十分脆弱，因此有学者最初认为它是无细胞的。实际上，构成气血屏障的两种细胞类型（图 3.3 和图 3.4）形成的总厚度为 0.2 ～ 0.5μm，比一张航空信纸薄 20 ～ 50 倍 [4, 6]。为了进行正常的气体交换，这些肺泡必须保持开放，尽量减少充血，并保持正常的壁完整性，以确保肺下实质收缩和扩张的灵活性。正常肺泡表面通过先前所述的传导气道中的防御过滤机制免受外来物质侵袭，理想状态下应保持无菌状态。在正常组织中，Ⅱ型肺泡细胞分泌的糖脂蛋白（表面活性物质）有助于确保肺泡表面的低表面张力，并有助于防止肺泡在低肺容量时发生塌陷 [10]。与图 3.3 中的显微照片不同，实验动物模型切片中的气血屏障（图 3.4）显示，辣根过氧化物酶通过屏障渗漏到肺泡表面，这是暴露于石棉的急性反应 [11]。如果肺泡因防御细胞对吸入微粒的炎症反应而发生充血，或者气囊壁增厚导致气体交换困难，那么肺泡作为肺部负责正常肺功能的主要呼吸单位的功能状态就会受到损害。抵达呼吸系统最深部（图 3.5）的颗粒物，代表着吸入性粉尘中粒径最小的群体，它们成功突破了上呼吸道的防御机制，到达了清除效率更低的呼吸区域。

对到达肺泡的尘埃微粒的主要反应是"召唤"巨噬细胞。这些防御细胞从肺间质迁移到肺泡表面，转化为能够在有氧环境中工作的细胞形态，并显示出趋化特性（图 3.6），使其能够沿着肺泡表面移动到沉积的微粒处。巨噬细胞是下呼吸道的主要防御机制，其功能在于清

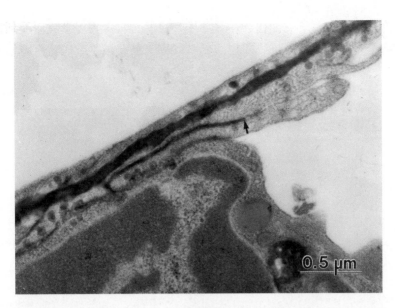

图 3.3　透射电子显微镜照片显示了肺泡 – 空气 / 血液屏障的边界。深色物质显示了示踪剂辣根过氧化物酶渗透到肺泡细胞之间的连接部位的情况（箭头），这种连接可以阻止示踪剂渗入气道

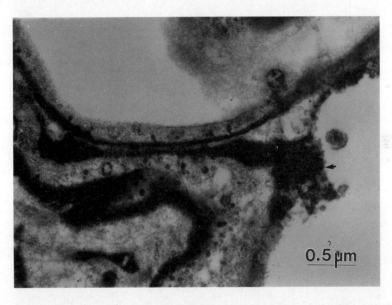

图 3.4　与图 3.3 所示的显微镜照片不同，该实验动物模型的切片显示辣根过氧化物酶（箭头）穿过气血屏障渗漏到肺泡囊表面。这种变化是暴露于石棉后诱发的早期反应

除那些已突破鼻腔、声门及黏液纤毛输送系统等机械防御屏障的感染性、毒性和过敏性颗粒物 [12]。肺巨噬细胞试图摄取和隔离外来微粒，利用胞内化学包囊对摄入微生物进行变性或 "消化"（图 3.7）。Werb 指出 [13]："巨噬细胞就像变色龙一样，能感知周围环境的变化——氧张力的变化、不同细胞（如淋巴细胞）的存在、外来物质、微生物或血浆蛋白和激素的变化。"巨噬细胞不仅能适应自身环境，而且其结构和功能特性的变化一般都是可逆的。考虑

到巨噬细胞的寿命很长，其半衰期估计在数周或数月左右，这种表型反应循环可能会重复多次。当我们抵御微生物和其他外来物质侵袭的"防御工事"被攻破时，巨噬细胞就会响应趋化信号的"号召"。

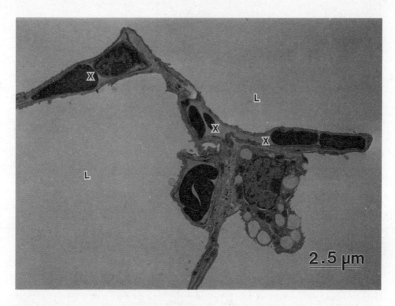

图 3.5   透射电子显微镜照片显示了肺泡的微妙结构，此为肺泡的血液腔室——毛细血管（X）和肺泡气腔（L）之间薄薄的细胞分隔

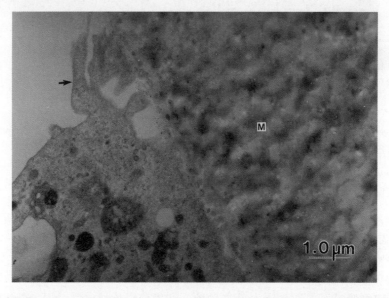

图 3.6   该显微镜照片显示了在培养基（M）上培养的活化巨噬细胞的横截面。被激活的巨噬细胞显示出从细胞表面伸出来的表面突起（箭头），这些突起为细胞在培养基上或在组织中向刺激源移动提供了移动机制

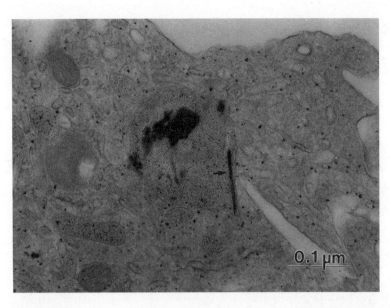

图 3.7　透射电子显微镜照片中，这根细小的铁石棉纤维（箭头）被隔离在巨噬细胞的含铁小体中

部分巨噬细胞群体通过尚未完全明了的机制可重新定位至更靠近上呼吸道的气道表面，在此处可通过黏液纤毛系统更高效地清除携带吞噬颗粒的巨噬细胞。Camner 等 [14] 研究了各种大小微粒的清除效率，发现微粒吸入得越深，从肺部清除它们所需的时间就越长。沉积在 13 ～ 16 级（纤毛细支气管）的微粒 24 小时后平均残留率约 100%，而沉积在第 0 ～ 12 级（大纤毛支气管和小纤毛支气管）的微粒平均滞留率约为 20%。需要注意的是，清除是一个持续进行的过程，因此采样时组织负荷可能无法完全反映长期粉尘积累情况，特别是若采样时间距最后暴露已达数月或数年时。

关于吸烟和石棉作为致病因素对人类的影响，将在临床问题部分进行详细讨论。然而，值得注意的是，暴露于烟草烟雾中会改变上呼吸道的细胞组成（导致鳞状上皮化生和杯状细胞增生），并损害黏液纤毛清除系统的正常功能 [15 ～ 17]。Lippmann 等 [2] 指出："吸烟和支气管炎会导致沉积模式发生近端转移"，"如果微粒穿透上皮细胞，无论是游离形式的还是在巨噬细胞包裹形式的，它们可能被细胞捕获或通过淋巴循环转运至胸膜、肺门及更远端的淋巴结。"Andrew Churg 博士领导的研究小组进行了动物实验，以评估吸烟和清除机制的影响。在一项使用豚鼠模型的研究中 [15]，研究人员确定"吸烟会阻碍石棉的清除，主要是通过增加短纤维的滞留"。他们进一步得出结论："肺部纤维负担的增加可能是吸烟的石棉工人患病率增加的重要原因。"另一项中平行研究 [16] 观察结果"暗示巨噬细胞清除失败及随后纤维重新释放到介质中，至少可以部分解释吸烟动物模型中纤维尺寸变化及组织纤维浓度升高的现象"。

因此，吸烟者对所有类型粉尘（包括石棉）的清除效率均低于非吸烟者 [2, 17-19]。Churg 和 Stevens[20] 发现：在暴露于石棉的个体中，从吸烟者气道黏膜或实质组织中回收的石棉比不吸烟者的短。他们的结论是，吸烟会导致更多的短纤维滞留。另一个观察结果显示：在清除功能未受损的个体中，随着时间推移，短纤维的清除量显著增加。

3.3 粉尘超载及其对呼吸道的影响

上述肺部清除过程描述的是粉尘吸入后实现快速清除的理想反应[21-24]。在很多情况下，接触粉尘会导致人体防御机制出现"粉尘过载"期。这一现象是由于巨噬细胞应对粉尘负荷的能力发生了改变，部分原因是吞噬成分不堪重负，以及为应对吸入粉尘增加的负荷而被激活的巨噬细胞数量增多。这会导致"巨噬细胞淤滞"，包括肺泡和小气道层面的淤滞。这使得一些巨噬细胞无法离开淤滞区域。这些吞噬细胞最终死亡并释放出所吞噬的颗粒，进而引发更多吞噬细胞因游离粉尘的刺激而涌入。Oberdorster[21]认为，肺泡巨噬细胞介导的肺部清除功能受损及高浓度肺粉尘的积累会导致不良的慢性影响，包括炎症、纤维化和肿瘤。例如，有研究表明，当沉积物使肺部清除机制不堪重负，形成超负荷状态时，溶解性差的非纤维颗粒（炭黑、煤尘、柴油烟尘、非石棉滑石粉和二氧化钛）会诱发大鼠肿瘤[25]。越来越多的人认识到，在下呼吸道中提供前线防御的巨噬细胞也会对肺组织造成伤害。Coin等[26]在一个动物模型中发现，在连续3次吸入温石棉后，在对组织进行6个月的评估时，仍可检测到石棉纤维残留。3次温石棉接触会导致末端支气管和更近端气道上皮细胞的DNA合成大量增加。与单次接触相比，三次接触导致炎症反应增强，近肺泡区域的DNA合成增加时间延长。同一区域随后出现增生性纤维化病变，并在接触后持续至少6个月。对铁石棉的复合暴露在动物模型中显示出新的反应区域，具有显著的中性粒细胞成分，而早期暴露的反应区域典型特征为主要以巨噬细胞为主[27]。

Pinkerton等[28]使用Fisher 344大鼠评估了长期暴露后的组织反应："在暴露于石棉纤维期间，巨噬细胞和肺泡上皮细胞中含有统计学上显著数量的石棉，并与显示明显上皮损伤的组织学变化相关。在持续接触石棉的情况下，肺间质中的纤维量也会增加，并与间质纤维化反应有关。停止接触后，巨噬细胞和上皮细胞中的纤维会被清除，并恢复正常比例。然而，在停止接触后，肺间质中的纤维并没有被大量清除，纤维生成过程仍在继续。"

此类研究数据强调了需要区分动物模型中单次暴露发现的假设与实际职业暴露人群中复合暴露反应之间的差异。许多关于石棉诱发致病性的概念都是通过动物模型进行描述的。温石棉和闪石在诱发疾病方面的风险差异在涉及分子生物学相互作用的章节中进行了描述。有几个独特的特征表明，闪石可能具有更高的诱发恶性肿瘤的风险，其中最重要的是，与温石棉相比，闪石可能具有更长的纤维（见有关石棉特征的章节）。事实上，一些动物模型表明温石棉的致病活性较低，而其他研究则表明温石棉是一种具有明显活性的石棉。例如，Reeves等[29]发现不同类型的纤维在接触后的致瘤性存在差异，他们指出："青石棉吸入暴露组大鼠出现2例肺癌；温石棉胸腔或腹腔注射可诱发5例大鼠间皮瘤，在对大鼠和兔子进行青石棉处理后可诱发6例间皮瘤；而在本实验使用的剂量下，豚鼠和仓鼠无肿瘤发生，铁石棉组所有物种均未出现肿瘤。"Kimizuka等发现[30]："温石棉会诱发更明显的细胞（白细胞或巨噬细胞）坏死和肺泡壁增厚。这些研究结果表明，温石棉在肺泡壁上可诱发更强烈的细胞反应，而且比铁石棉更具毒性。"

Hesterberg等[31]测试了X607（一种快速溶解的合成玻璃纤维）在大鼠慢性吸入中的效应，将其与之前报道的RCF1（一种难熔陶瓷合成玻璃纤维）和温石棉纤维进行比较。正如在纤维长度和致病性一节中将详细讨论的那样，纤维潜在致病性的一个参考点是其在组织中的耐久

性 / 生物持久性。研究报告指出，RCF1 和温石棉"可诱发肺纤维化和胸部肿瘤（温石棉诱发的肺部肿瘤比 RCF1 多 32%）。肺沉积和纤维长度并不能解释三种纤维之间的毒理学差异"。作者指出，从他们的数据来看，"温石棉的溶解度可以忽略不计"。Rodelsperger 指出 [32]，在试图将大鼠模型（以及潜在的所有啮齿类动物模型）的数据推断为人类在纤维致癌性方面的经验时，有一个合理的担忧，即"大鼠的寿命太短，无法充分测量生物持久性纤维的消除率"。此外，动物的清除率比人类更快，而且动物的呼吸道显然比人类更小，可以更有效地过滤粉尘。

Brody[33] 将巨噬细胞描述为"一方面可能是肺泡环境的潜在保护者，另一方面又是肺部疾病的主要介导者"。简单地说，理想状态下的肺泡表面没有细胞和碎屑，而当吸入石棉等粉尘后，巨噬细胞和中性粒细胞会被激活 [34, 35]，肺泡环境的平衡就会发生改变，从而可能导致长期或永久性的病理改变。通常由气体交换开放空间组成的解剖区域被防御细胞和黏液填满。当巨噬细胞与吸入的粉尘相互作用时，有可能释放氧化物 [35-37]、其他炎症细胞趋化因子 [38, 39]、蛋白酶 [40, 41] 及刺激成纤维细胞增殖 [42-44]，并分泌含胶原蛋白的生长因子 [45]。后两种情况在诱导肺部纤维增生性疾病中起着关键作用，如肺泡内 / 间质纤维化 [42] 或石棉诱导的纤维化（石棉肺）。Bowden[45, 46] 报道：这些与肺中巨噬细胞有关的有害事件的组合是肺气肿和肺间质纤维化发生的直接原因。

巨噬细胞在吞噬细菌和病毒的过程中会分泌分泌物或尘埃微粒。但是，如果尘埃微粒的毒性特别强，巨噬细胞可能会被杀死后，体内的化学物质会立即释放出来。如果粉尘超载，巨噬细胞可能会因为缺乏清除能力而无法逃出气道。当巨噬细胞的寿命达到终点时，它们会释放出粉尘，从而引发更多的巨噬细胞、酶和其他化学物质被召唤出来，这些物质与细胞壁和相邻细胞发生负面相互作用。这种情况预计会随着一代又一代新吸引来的巨噬细胞的出现而发生，从而导致前文所述的负面事件不断强化。在某种程度上，这一概念应被视为石棉肺纤维化持续发展的一个因素，这种纤维化可能在个人停止接触石棉后的很长时间内仍在发展。因此，正如 Brain 所总结的那样 [47]："虽然巨噬细胞是肺泡表面的第一道防线，但它们在发挥防御作用的同时也可能会伤害宿主"。

3.4　微粒通过淋巴管从肺部清除或转移

肺部粉尘清除的最有效机制是沿吸入时的相同路径逆向排出，通过前文所述机制进行清除。不过，还有另一种途径可以将微粒从肺部清除或转移，那就是通过淋巴管将微粒排入淋巴结 [2, 48-54]。从肺部引流淋巴管早已为人们所认识，证据包括矽肺结节在二氧化硅暴露个体的淋巴结中形成 [54, 55]，以及从许多动物模型中观察到的结果得到证明，作者实验室最近的一份出版物中对此有详细描述 [56]。在一项动物研究中，Oberdorster 等 [57] 在犬的模型中研究了铁石棉纤维从下呼吸道转移的情况。该项目既包括中子活化铁石棉纤维，也包括在接触后 24 小时内通过扫描电子显微镜检测铁石棉纤维。评估包括胸部淋巴结和结后肺淋巴。作者得出的结论是，"纤维从肺部空气空间快速转移到淋巴结，甚至进入结后淋巴液"。研究结果表明，"外周肺和淋巴结本身的结构就像大小选择性过滤器，只允许细纤维部分通过" [56]。这一结论与作者实验室关于暴露人群中肺和淋巴结实际纤维负荷的研究结果一致 [56]。Oberdorster 等 [57] 进一步得出结论："长度低于约 9μm、直径低于约 0.5μm 的纤维可被清除到结后淋巴液中，从而可到达身体的任何器官。"美国联合委员会（American Joint Commission）使用的 Naruke 淋巴结图对肺部原发性癌的扩散进行分期，充分体现了人们对肺部与淋巴管之间的沟通途径重要性已得到充分认识[58]。

此外，Netter[59] 在其解剖学著作中描述了胸腔中解剖学上位于不同位置的淋巴结引流到肺部具体区域。虽然以前对于石棉纤维从肺部转移到淋巴结，进而转移到肺外部位的潜在途径只有理论上的概念，但我们实验室的一项研究[56] 提供了有关纤维负荷的定量数据，以及淋巴结中发现的纤维与肺组织中发现的纤维相比的特征。这些观察结果将在有关肺外部位的石棉及短纤维在评估准确组织负荷方面的相关性的章节中进行描述。

当常规清除机制（如黏液纤毛运输系统）因粉尘过载而受损 / 超负荷时，部分粉尘会通过淋巴管和淋巴结转移至肺外部位，这一解释逻辑已被 Cullen 等[60] 讨论。粉尘从肺部转移到淋巴结和淋巴引流，导致这些部位成为"滞留物质的储存库"，或者说，就淋巴结而言，成为"粉尘的储存库"[8, 60]。随着粉尘的不断积累，淋巴结会变得"矿化密集、坚硬如石"[8]。如果积聚在淋巴结中的粉尘具有明显的细胞毒性，就会发生病理变化，包括形成结节。这种通过淋巴系统的途径也被认为是石棉纤维转移到肺外部位的机制[61-63]，我们现已对这一概念进行了定量验证[56]。

纤维粉尘从肺部转移到淋巴结和其他肺外部位的另一个问题涉及混合尘埃对这一过程的影响。Davis 等[64] 评估了非纤维粉尘对可吸入尺寸石棉纤维转移的影响。科学家们在大鼠模型中研究了暴露 1 年和跟踪 2 年后的转移和清除情况。研究者指出，大鼠胸膜的厚度和形态复杂程度与人类不同。因此，通过内脏胸膜转移的机制在大鼠和人类之间可能存在明显差异。然而，当温石棉或铁石棉与二氧化钛或石英同时暴露时，他们观察到了不同程度的反应和终点（肿瘤形成）。石英"大大增加了纤维化的程度，超过了单独接触石棉类型所产生的程度"。接受石棉和其他粉尘的动物中肺部肿瘤和间皮瘤的发生率增加。作者观察发现，"微粒粉尘的存在对铁石棉在肺组织中的保留量几乎没有影响，但对于温石棉，二氧化钛似乎会增加保留量，而石英则会减少保留量。"

Pintos 等[65] 对两项病例对照研究进行了评估，评估了间皮瘤与职业暴露于石棉和人造玻璃纤维的风险。研究结果显示，"在接触水平低于历史队列研究的工人中，以及在广泛的行业中，发现石棉（尤其是闪石）与间皮瘤之间存在密切联系"。"调查人员确定，同时接触石棉和人造玻璃纤维的受试者风险特别高，这是一个意想不到的结果。"

与非纤维性和 / 或混合纤维性粉尘混合接触时的反应问题不在本章讨论范围之内；不过，需要记住的是，人类接触的大多数粉尘都是混合粉尘。此外应当认识到，尽管各节讨论的分子机制可能强调纤维性粉尘的特性，但许多相同的机制可能适用于具有相同元素组成但不是纤维性的吸入性粉尘。不能排除各种纤维性粉尘和非纤维性粉尘之间的潜在协同效应是导致发病风险增加的一种机制。

3.5　决定吸入可能性的石棉 / 细长矿物颗粒的形态特征

石棉已被有意用于 3000 多种商业用途[66]。有时，在开采用于生产多种不同产品的矿物时，石棉会成为其中的成分，而这些产品被认为不含石棉，或者其石棉含量低于"规定的 1% 含量标准"，该标准是界定含石棉材料的监管定义。因此，数百万人在工作场所或通过职业环境中的二次暴露或旁观者接触到含石棉产品[66]。石棉的广泛使用是由于其独特的性能，包括高抗拉强度、柔韧性、绝缘性、耐火性和对强化学品（碱性和酸性）的耐受性。这些特性在过去使石棉成为工业化社会经济发展的重要商业贡献者[67]。问题在于，当石棉受到干扰时，纤维会分解成可吸入大小的粉尘颗粒。这种纤维性粉尘很容易被吸入，会对肺部（如石棉肺、肺癌、间皮瘤）和肺外部位造成病理损伤。

　　"石棉"一词指的是由六种不同纤维状矿物组成的一组矿物的统称，通常被用作通用术语。矿物名称与石棉和非石棉形式的直闪石、阳起石和透闪石的名称相同。在商业应用中使用最广泛的石棉形式（90%～95%）是温石棉，它是一种蛇纹石形式的矿物[69-72]。其他 5 种形式的石棉（铁石棉、青石棉、阳起石、透闪石和直闪石）是角闪石族矿物的纤维状变体。

　　这些矿物的非纤维状形态会沿着裂解面断裂，形成细长的裂解碎片[73]，有时会与纤维状混淆，因为它们在外观上形态相似，尤其是在光学显微镜下。虽然深入讨论裂解碎片和石棉状习性之间的区别不在本章讨论范围之内，但需要明确的是，根据受管制纤维的定义，前者不被视为"石棉"。但这并不意味着，如果吸入足够数量的这些矿物的裂解碎片，就不会对健康造成危害，本章稍后将强调这一点。

　　在美国，铁石棉和青石棉被用于商业用途，而直闪石的使用则非常有限。过去，阳起石、透闪石和直闪石被视为"非商业石棉类型"。然而，它们出现在含有蛭石和滑石等矿物质的产品中，为它们的广泛暴露提供了途径，尽管这种暴露的强度往往低于职业暴露于商业形式石棉的强度。使接触非商业闪石问题更加复杂的是，个人往往不知道产品中含有纤维状结构。透闪石石棉被认为是加拿大温石棉的一种矿物成分（通常称为污染物）。一些研究人员认为，加拿大开采的温石棉[66]中的透闪石石棉是与接触加拿大温石棉有关的疾病的一个重要因素[74]。所有类型石棉的晶体结构的骨架都是四氧化硅（SiO_4）四面体。被定义为"石棉"的各类纤维状矿物实体的 X 射线能量色散谱图见本书第 2 章。温石棉是一种硅酸镁，在自然界中，硅酸四面体层与氢氧化镁八面体层（青石棉）交替排列。这种结构中的双层结构会自行卷起，形成空心管或卷轴，这正是温石棉的形态特征。这种内部组织结构的影响体现在纤维的物理特征上，即纤维越长，就越容易卷曲（图 3.8 和图 3.9）。因此，从横截面看，纤维在任何一点上的真实直径都比气流中纤维的功能直径要细。由于纤维在气流中的形态弯曲导致功能直径变大，因此吸入较长、较弯曲纤维的可能性要小于吸入长度相当的直纤维的可能性。此外，闪石含有阳离子（钙、钠、铁和镁）的聚集体，以平行链的形式聚集在相连的二氧化硅四面体条之间。阳离子的百分比和类型的变化决定了闪石石棉的类型（见本书第 2 章插图）。由于结晶单元的重复性，所有闪石都倾向于呈直线，甚至随着纤维（晶体）长度的增加而增加。因此，功能直径往往与气流中的实际直径相似。因此，吸入较长的闪石纤维比吸入相同长度的温石棉纤维更容易。这种差异本身就有利于闪石作为短小片段保留在肺中，从而更有可能被快速清除[75]。这个问题的另一方面是，更多较小颗粒可能会在更短的时间内被吸入，从而导致如前所述的粉尘超载。较小的颗粒是更有可能到达肺外部位的粉尘颗粒（这一点将在后面的章节中详述）。Hesterberg 等进行的一项慢性吸入研究[31]比较了快速溶解的合成玻璃纤维与难熔陶瓷合成玻璃纤维和温石棉（加拿大杰弗里矿）对大鼠的生物影响。在选定的观察终点，快速溶解合成玻璃纤维组没有出现纤维化或肿瘤，而难熔陶瓷合成玻璃纤维组和温石棉暴露组则出现肺纤维化和肿瘤，其中温石棉诱发的肺肿瘤"比 RCF1（难熔陶瓷纤维）多 32%"。

在审查温石棉在动物模型中的生物持久性问题时，应考虑到 Pezerat[77] 提出的担忧，即"对纤维进行积极的预处理，诱发纤维结构中的许多缺陷和脆性，可能会导致长纤维在肺部迅速水化和断裂"。本章后续部分将讨论从肺和其他样本中分离含铁体 / 纤维时，某些制备过程可能引起的改变。

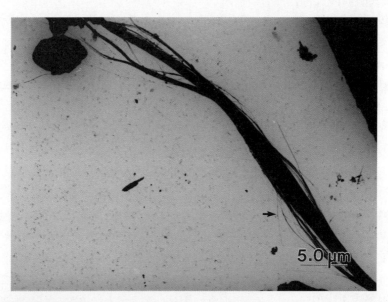

图 3.8　这一大束温石棉纤维是从一名温石棉矿工的肺组织中提取的。即使在这一大束温石棉中，其弯曲的形态也很明显。纤维束上有许多区域显示出折断特征，这可能会导致分离成更小、更细的单元，包括分离到原纤维级别（组织由 Andrew Churg 博士提供）

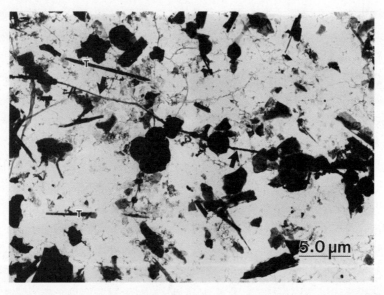

图 3.9　图中央所示的长形温石棉芯石棉体（箭头）显示了纤维在多个区域出现弯曲的趋势。这与视野中可见的未包裹的透闪石石棉（T）的直纤维形成鲜明对比。该组织样本来自一名曾在工作环境中接触过温石棉和透闪石的温石棉矿工（组织由 Andrew Churg 博士提供）

正如 Hamilton、Valerio 和 Xu 等 [78-80] 所讨论的那样，各类石棉的成分不同，其表面电荷也存在重大差异。同样，闪石的表面阳离子也存在差异，这导致发生化学反应的可能性。有些反应会产生有害的副产品，包括形成活性自由基。MacCorkle 等最近的一项研究 [81] 评估了培养的人类成纤维细胞在接触闪石和几种温石棉后的反应。他们观察到，单个纤维被吞噬到细胞质中，"诱发明显的有丝分裂畸变，导致染色体不稳定和非整倍体"。观察结果表明，"细胞内的石棉纤维通过结合调控细胞周期、细胞骨架和有丝分裂过程调节器在内的一组蛋白质结合，诱导非整倍体和染色体不稳定性"。在纤维上预先涂上蛋白质复合物，可以阻止石棉引起的与表面反应有关的可测量变化，而不影响细胞的吸收。在这项研究中，导致破坏性相互作用的机制涉及表面反应，反应似乎并不依赖于石棉的类型，这与芬顿－铁－驱动的反应形成鲜明对比，芬顿－铁－驱动的反应由于含铁而被强调为闪石产生破坏性自由基的重要因素，尤其是青石棉和铁石棉。

关于石棉与细胞和肺部环境相互作用的分子机制一章将更详细地讨论这些特征。石棉成为可吸入粉尘的固有意义在于，纤维和纤维束可以在气流或外加物理压力的创伤性干扰下解离成更小或更细的单元。人类可吸入粉尘的上限通常为圆形颗粒 10μm 直径 [82, 83] 或纤维状颗粒 3.5μm 直径 [82]。据我们的经验，通过分析透射电子显微镜（ATEM）对最常见的商业石棉类型的纤维直径进行测量，温石棉为 0.02 ～ 0.08μm，铁石棉为 0.06 ～ 0.35μm，青石棉为 0.04 ～ 0.15μm [56,57]。可见，由多纤丝组成的纤维或束状结构完全处于可吸入纤维粉尘范围内（图 3.10）。应该认识到，前面所述的过滤和捕获过程会导致许多纤维微粒被捕获到呼吸系统的较高位置，并迅速排出体外。不过，吸入潜力取决于暴露环境中气溶胶粉尘的尺寸分布，直径较小和纤维较短的颗粒更易深入呼吸道，且吸入量可能远超较大颗粒 [83, 84]。纤维尺寸问题及在人类和 / 或动物模型中诱发不可逆变化的可能性已在本节部分内容和本章后续章节中就呼吸性和更易被清除 / 转移的固有物理潜力进行了讨论。然而，表面积作为诱导分子 / 生化反应潜力的一个因素，其影响受到的关注却很有限。Timbrell 等 [85] 对纤维类型和表面积的影响进行了一项评估研究。该研究涉及的组织标本取自曾在 Paakkila（芬兰，直闪石）、Wittenoom（澳大利亚，青石棉）、Western Cape（南非 NW Cape，青石棉）和 Transvaal（南非，铁石棉和青石棉）等矿区暴露者的尸检肺组织标本。作者观察到，当"质量被用作纤维数量的参数时，显示出一定纤维化程度的标本中的纤维浓度会逐渐增加：Wittenoom ＜ NW Cape ＜ Transvaal ＜ Paakkila。值得注意的是，当使用表面积作为参数时，显示出一定纤维化程度的试样中的纤维浓度大致相同：Wittenoom ＝ NW Cape ＝ Transvaal ＝ Paakkila。但当使用数量作为参数时，纤维化程度达到一定程度的试样中的纤维浓度会逐渐降低：Wittenoom ＞ NW Cape ＞ Transvaa ＞ Paakkila。这些趋势表明，纤维尺寸差异是由于四个地点间纤维尺寸存在巨大差异，而非矿物类型差异导致的纤维化程度差异。长期滞留的温石棉纤维与单斜晶石棉纤维的纤维化潜力在单位表面积下相近，与石英颗粒类似。

正如涉及巨噬细胞 / 清除反应的章节所述，反复接触这些粉尘可能会引发持续的炎症反应，导致组织发生病理变化。

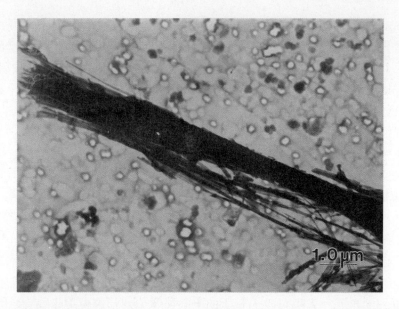

图 3.10 这束温石棉纤维是通过消化技术从一名职业暴露者身上分离出来的。从显微镜照片中可以明显看出，石棉纤维束解离成包括原纤维在内的较小单元

3.6 组织中的含铁小体

含铁小体一词的意思是"富含铁质的小体"。当在肺组织中发现这些结构时，表明肺的防御细胞，即肺泡巨噬细胞已经与微粒相互作用，并在其表面沉积了一层富含铁的涂层。有些人的肺组织能有效包覆吸入的纤维状和非纤维状微粒，而有些人则不能有效包覆吸入的粉尘。如果这些结构是在石棉纤维上形成的，那么它们就被称为"石棉小体"。Marchand[86] 于 1906 年首次报道了肺组织中的这些金褐色结构。Cooke[87] 于 1929 年首次发现了这些结构，并将其命名为"奇异体"。1931 年，Gloyne[88] 通过让豚鼠接触石棉粉尘，证明这些结构的核心是石棉纤维。6 个月后，Gloyne[89] 在豚鼠的肺组织中发现了不同成熟阶段的含铁小体。他还报告说，在石棉厂房内捕获的一只灰鼠的肺组织中也发现了含铁小体。Gloyne 指出，由于"细长结构（如石棉小体）极少完全呈现在同一平面上，在组织切片中识别含铁小体存在困难，因此需要谨慎将任何铁染色阳性的结构直接归类为含铁小体（即与光镜下观察到的石棉小体一致）。

人们普遍认为，石棉纤维上形成的包覆层是通过与巨噬细胞的相互作用而沉积的（图 3.11 和图 3.12），而且似乎优先沉积在那些不会被吞噬细胞内化的较长纤维上。可在巨噬细胞内被吞噬的较短纤维通常存在于"富含铁"的细胞器中，这一点可通过该区域的普鲁士蓝阳性得到证实。然而，从组织中分离出来的较短纤维在形态上并不表现出包膜。1970 年，Davis[90] 在动物模型中报告发现，"石棉小体的第一层包覆材料似乎是某种形式的酸性黏多糖，但这层包覆材料很快就会被铁蛋白或血红蛋白浸渍，形成典型的普鲁士蓝染色阳性结构"。1972 年，Governa 和 Rosanda[91] 提出，黏多糖可能是铁沉积在涂层上的基质。并非所有动物物种都容易形成石棉小体[92]，如果有的话，人类形成此类石棉小体的情况也因人而异[93-95]。

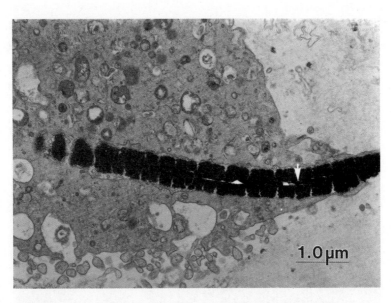

图 3.11　在该区域看到的石棉小体切面被巨噬细胞包围。石棉纤维位于石棉小体的中心（箭头），周围是通过与反应性巨噬细胞发生表面相互作用而沉积的铁蛋白外膜

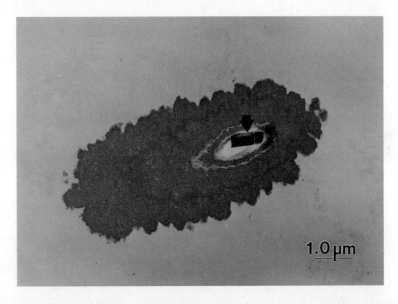

图 3.12　石棉小体的横截面，可以看到中央石棉芯（箭头）被一层层富铁涂层包围

　　刺激组织中石棉体形成的共同环节是存在长度超过 8μm 的石棉纤维（大多数纤维长度超过 20μm），而肺中的大多数石棉纤维要短得多，而且没有被包覆。纤维直径和表面不规则性可能影响选择性包裹，例如去除涂层后可见纤维核心的形态，且石棉小体仅占组织中长纤维总量的一部分 [92-95]。其他纤维和非纤维吸入物也可刺激动物体内含铁小体的形成。Gross 等 [96] 提出"假石棉小体"或"非典型含铁小体"来指代这类结构。纤维状硅酸铝、碳化硅晶须、化妆品级滑石粉及玻璃纤维均能在动物体内诱发含铁小体形成 [96, 97]。Holmes 等 [98] 使用特定

尺寸的玻璃纤维刺激仓鼠肺中诱导"伪石棉小体"的形成。在人体组织中，Churg 和 Warnock 报道[99]，在片状硅酸盐（滑石、云母或高岭石）和碳的核上发现了铁锈小体。Dodson 等证明[100-102]，人体材料中的含铁小体可在富铁纤维、碳丝、细长滑石颗粒（图 3.13 至图 3.16）和各种片状硅酸盐（图 3.17）上形成。初步看来，前面提到的几种含铁小体很难用光学显微镜区分。Churg[94] 正确地指出，如果用光学显微镜观察到的含铁小体呈现为在清晰、细长、透明且通常笔直的核心上形成的珠状结构时，这种结构极有可能是石棉小体。事实上，训练有素

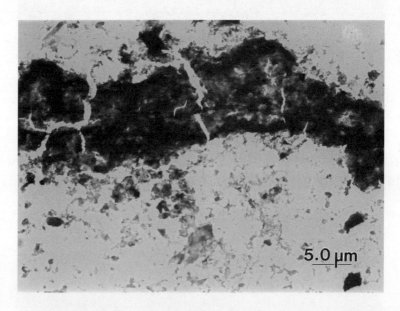

图 3.13　在该区域看到的含铁小体是在富铁纤维上形成的，如结构中心的黑色杆状物所示

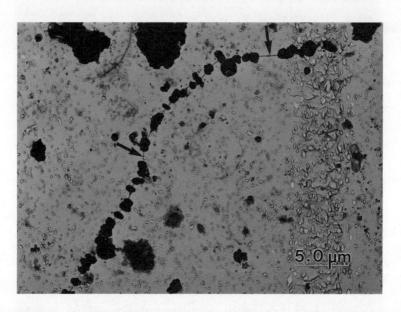

图 3.14　这个含铁小体的核心是在石墨（有机）细丝上形成的（箭头）

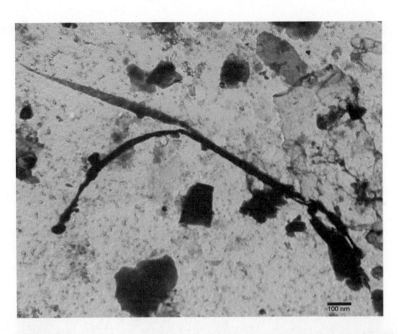

图 3.15 该含铁小体的核心是一条滑石带。在中央核心的几个区域有明显的少量包覆物质沉积

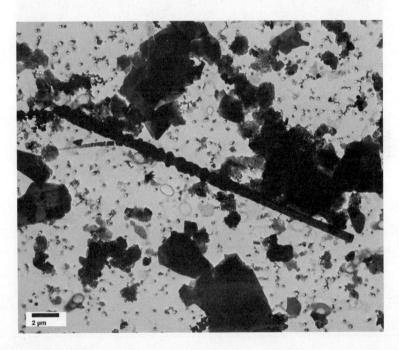

图 3.16 这种含铁小体是在滑石"过渡型"纤维上形成的。这一名称表示纤维上有一些区域显示出与直闪石石棉一致的特征，而另一些区域则显示出滑石的特征

的研究者使用光学显微镜就可以很容易地分辨出绝大多数非石棉含铁小体[101]。在肺外组织中也发现过石棉小体[102-105]。这种观察最常见的部位是淋巴结[105-107]。有人提出了这样一个问题：石棉小体是否可以在肺外部位形成于从肺部转移出来的未包覆石棉纤维上，或者它们是否有

必要作为成熟体转移出来？在我们实验室的一项研究中，使用了豚鼠模型来比较引入肺组织的纤维的包覆效率，以及其他组动物对注入脾和肝的相同制备的纤维反应[108]。研究发现，肝和脾具有形成含铁小体的固有能力，但其效率远低于肺组织内的效率。

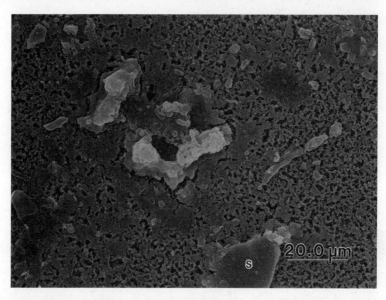

图 3.17　扫描电子显微镜照片中的含铁小体表明，非纤维粉尘上也会出现铁锈涂层。其中一个含铁小体形成于显微照片顶部中心的厚矩形粉尘颗粒的中心核上，而第二个含铁小体则形成于"板状"硅酸盐（S）颗粒上

　　肺组织切片中石棉小体的存在是表明过去曾接触石棉的一个重要指标。美国病理学家学会尘肺病委员会和美国国家职业安全与健康研究所指出，"允许在组织中诊断石棉肺的最低标准是在与石棉小体积聚有关的呼吸支气管壁上显示离散的纤维化灶"。Crouch[109] 和 Churg[110] 认识到组织切片对检测含铁小体的相对不敏感性，他们指出，"对几个肺部切片的随意检查显示一个石棉小体意味着石棉暴露量比背景值高出许多倍"。"使用组织切片来鉴定石棉小体的问题更为复杂，因为切片平面可能只触及石棉小体的一个层面，无法观察到核心材料，也无法确定该结构是否是在细长的核心上形成的"。

3.7　用于组织和液体取样以检测石棉小体和未包覆石棉纤维及其他细长颗粒的破坏性测试方法

　　虽然组织切片的光学显微镜评估对确定病理过程非常重要，但组织切片的组织学评估为确定石棉小体和纤维浓度提供了一种相对不敏感的方法。因此，一种可以扩大组织采样量的方法是破坏相对大量的组织，然后将组织中的微粒收集到平面上进行分析。用于组织采样的一些技术包括样本过滤[111]、低温灰化[112] 和高温灰化[113]。其他破坏组织的方法包括使用臭氧[114, 115]、强碱[116, 117]、次氯酸钠和 / 或过氧化氢进行消化[118–120]。重要的是，任何破坏组织的组织制备方法都要避免造成足够的创伤，以免含铁小体碎裂或石棉束解离成更小的单元，从而可能导致石棉组织负荷假性升高 [121-123]。

Ashcroft 和 Heppleston[116] 比较了浸渍前干燥组织对长纤维和无涂层纤维的影响。他们的结论是"这种（断裂）影响在比较同一肺的干燥部分和潮湿部分制备的悬浮液时非常明显，可能导致纤维计数虚高。在 5 个病例中比较了潮湿的和干燥的石棉肺组织中的纤维数量，每个病例的组织样本都被分成两个大小大致相同的部分，显示出相同的病理特征"。"所有 5 例样本在干燥处理后含铁小体计数均升高，其中 3 例未包覆纤维计数也增加"。欧洲呼吸学会（ERS）特别工作组进一步表达了对含铁小体和未包覆石棉纤维断裂的担忧 [124]。ERS 特别工作组报告 [124] 提醒在进行低温灰化前需要注意避免组织干燥，但"若不加控制地使用超声波分散残留物可能导致纤维断裂，从而造成纤维计数偏高且尺寸偏小的结果。此外，反复离心操作可能导致纤维流失"。

Dement 等 [125] 就纤维分析得出以下结论："在石棉的透射电子显微镜（TEM）中使用间接样本转移法，可将空气中的纤维分解成更小的单元。根据不同的处理方法，观察到的纤维浓度及其大小分布会发生巨大变化。这种粗暴的处理方式在生物学上是站不住脚的，而且所测量的实体也不是生物学上站得住脚的测量。因此，不提倡使用间接样本转移法进行石棉采样，而应采用更温和的直接转移法。"

为防止出现这种情况，建议从每个地点分别采集两个样本（如果有足够的组织）[122]。这种方法可以确定干湿比，用于确定每克湿或干组织中的含铁小体或未包覆石棉纤维。如果没有足够的组织用于两个比较样本（干 / 湿），那么建议将单个样本保持 / 处理在湿润状态，并以每克湿组织或去石蜡湿组织（如果组织是从石蜡块中提取的）中的纤维来提供数据，除非如前面讨论的那样，担心组织负荷的特征会发生诱导性变化。如果要与其他研究结果进行比较，明确取样方案和组织状态至关重要。如果有足够的组织，应在多个部位进行取样。湿样本称重后集中起来进行消化。最好使用多个组织样本，以补偿不同组织区域内含铁小体 / 纤维负担的变化。样本数量越多，随机取样的问题就越容易解决，但通常只能获得一个或几个小组织样本。在这种情况下，使用消化技术并通过光镜和电子显微镜筛查消化物中的含铁小体和未包覆的石棉纤维，可提供有关过去暴露的最佳证据 [125]。如果一个小样本中含有石棉小体或纤维，那么肺部中存在类似的"热点"区域是合理的。如果小样本呈阴性，那么就需要担心随机取样的误差导致组织不能代表肺 / 组织的总体负荷。我们实验室消化组织 [126] 的方法是对 Smith 和 Naylor[127] 的漂白消化技术进行改进。通过采用最"直接"的样本制备模式，该方法可以最大限度地破坏组织，但对从组织中获取的微粒造成的创伤最小。这与"间接法"制样形成鲜明对比，后者通常需要对样本进行额外处理。这些操作可能包括灰化过滤器以去除更多的有机碎屑，以及将灰化制备中收集的材料作为悬浮液重新分散到另一种液体中进行再分散。在直接法中，组织在消化时，收集在滤器上的物质在后续处理过程中保持原位，从而避免了额外的操作及石棉小体或纤维可能的损失或破坏。这一点至关重要，因为根据纯温石棉实验室悬浮液的数据显示，间接制备程序可能会极大地影响纤维的尺寸分布，最大的影响是长度小于 2.5μm 的短纤维数量增加 [67]。尽管这些纤维在组织中原长度可能达到或超过 5μm，但在制备过程的机械作用下，它们将无法被计入大于 5μm 的纤维统计中。因此，间接方法可能会导致温石棉纤维或纤维束及含铁小体发生分裂和破碎。

最初的漂白消化程序 [127] 对某些组织效果很好，但为了消化含有大量黏液的组织，从而减少滞留在滤膜表面的残留组织物质，我们认为有必要开发改进版漂白消化程序。该程序还可消化痰液和灌洗物，以定量含铁小体和未包覆的石棉纤维 [125, 128, 129]。使用消化后的等分试样可减少因操作差异导致的采样误差，提高组织采样的均一性。我们的设备采用的操作流程是在混合纤维素酯（MCE）滤膜上收集一定量的溶液，对等分试样中的一部分进行取样，以检测组织中的含铁小体含量。这种滤膜很容易被丙酮蒸气清除，从而在玻璃载玻片表面留下一层透明薄膜，便于在光学显微镜下观察含铁小体。关键是要清晰观察到含铁小体的核心物质，以区分石棉源性与非石棉源性含铁小体。这种制备方法获得的数据可用于确定每克消化组织中的含铁小体数量。可将这些信息与特定实验室提供的普通人群每克湿或干组织的组织负荷数据，以及明确暴露于石棉的个体的肺部样本的暴露史数据进行比较。

在我们实验室使用的技术中，等分样品的第二个样本要通过表面光滑的聚碳酸酯滤膜（0.2μm孔径）。准备好的材料将通过分析透射电子显微镜（ATEM）进行评估。如果希望在计数中包括短细纤维，那么为收集材料而选择的孔径大小至关重要，因为水溶液中相当数量的短细纤维可以通过直径小至 0.4μm 的孔径大小 [130]。相反，如果选择的消化程序没有充分溶解大部分组织成分，那么即使使用 0.4μm 孔径的滤膜，膜也会迅速被堵塞。检测目标是组织中未包覆的石棉纤维时，残留物易掩盖细短纤维，而含铁小体因体积较大则无此问题。应使用 TEM 从每批聚碳酸酯滤膜中筛选出固有污染。这些数据可作为确定石棉本底水平的部分依据。用于制备组织的每种溶液在使用前都应进行预过滤，以进一步防止非组织来源的石棉污染。最近，Webber 等 [131] 的研究结果进一步支持了使用聚碳酸酯滤膜来收集消化液材料，这种滤膜表面光滑，有明确的孔隙，优于表面不规则的 MCE 滤膜。他们得出结论："除非在用丙酮热块对 MCE 滤膜进行折叠操作时非常小心，否则可能导致载网制备缺陷和纤维回收率下降。"他们进一步观察到，在某些蚀刻阶段，作为 TEM 取样准备工作的一部分，MCE 的表面可能会导致短纤维的损失。在对用于 TEM 制备的 MCE 和聚碳酸酯滤膜进行比较后，他们得出结论，后者更受青睐，因为 PC 滤膜具有"操作简便性、改进溶剂和减少污染"等优点。

3.8　用于石棉 / 细长矿物颗粒组织分析的仪器

在讨论使用光学显微镜确定组织中的石棉负荷时，需要说明几种应用方法。首先，可以将从石蜡块上切下的切片放在玻璃载玻片上，并在 H & E 或铁染色制剂中筛选含铁小体。这种方法灵敏度不高，而用光学显微镜评估滤片上的消化物是否含有石棉小体的方法灵敏度更高，因其能评估更多组织含量。用光学显微镜测定从组织中收集的未包覆石棉纤维的价值有限，甚至没有价值。大多数吸入纤维都低于光学显微镜的分辨率，看到的纤维只能被归类为纤维，因为无法区分纤维类型（石棉和非石棉）。

正如健康影响研究所关于公共和商业建筑中的石棉的报告所指出的 [67]，"扫描电子显微镜初看似乎是一种合适的仪器，用于分析从过滤器上收集的纤维（这里指从空气样本中收集的纤维）。扫描电子显微镜的成本低于分析透射电子显微镜，标本制备相对简单，可配备 X 射线能量色散分析仪，用于确定颗粒的元素组成。它们具有可接受的分辨率水平，可以识别石棉颗粒"。关于扫描电子显微镜的极限，没有比健康影响研究所报告中的描述更好的了："使用任何类型的显微镜检测空气滤膜表面的细小石棉纤维，都要求有足够的分辨率和对比度。当扫描电子显微镜以高倍率操作时，必须在图像分辨率和图像形成系统的信号之间做出折中。这种折中导致在观察屏幕上对小直径纤维的常规检测能力通常只比 PCOM 的检测能力略强（即约 0.2μm）[132-136]：可以实现仪器的全分辨率；允许检测最小的石棉纤维，但前提是对每个视场进行约 1 分钟或更长时间的曝光拍摄。要在所需的放大倍率下生成实时图像，必须增加光束电流，而在所需的高光束电流下，此时分辨率会降低[137]。由于必须识别每根纤维，因此需要进行实时操作。使用重金属（如金）在滤光片表面镀层可以提高图像质量，但这种镀层会影响纤维识别所依据的 X 射线光谱的解读，甚至会遮挡滤光片上的物体。能量色散 X 射线分析（EDXA）是扫描电子显微镜中唯一可用于识别纤维的技术。仅靠这种技术识别纤维有一些严重的局限性[138]。此外，EDXA 分析时邻近颗粒可能导致复合谱线，造成鉴定模糊。石棉纤维的明确鉴定往往需要结合化学数据与电子衍射数据，此组合技术仅 ATEM 分析具备。

ATEM 是检测和分析样本中石棉纤维类型并适当提供其尺寸的最准确仪器。从空气样本或组织制备样本的滤膜上收集的纤维所得出的数据，均需要 ATEM 独有的分辨率与分析能力。根据《石棉危害应急响应法案》（《有毒物质控制法》第 15 卷第 II 篇，《美国法典》第 2641～2654 条）的定义，ATEM 被视为“最先进”的仪器，并要求在许多学校的石棉消减项目中使用 ATEM 进行最终清理验证。从 1990 年 8 月 1 日起，在美国学校中进行石棉消减清理分析的实验室必须获得国家自愿实验室认可计划的认证。该认证包括保证 ATEM 的分析工作始终如一，保证其他实验室同样使用相同的放大倍率进行分析，在任何计数方案中包括相同尺寸的纤维，以相同的方式分析纤维，并以相同的方式报告数据。国家自愿实验室认可计划的另一个重要部分是质量保证。前面介绍了我们的实验室如何进行质量保证，以确保组织分析不会因为实验室内部或其他来源的污染而发生改变。一旦要分析的微粒（包括石棉纤维）被收集到滤膜上，它们是来自空气、水还是组织就无关紧要了。唯一的主要区别是，相当数量的纤维可能会丢失（这与组织制备的间接方法有关），或在滤膜表面被碎屑遮盖，从而使分析仪无法检测到较小的微粒。

《石棉危害应急响应法案》规定的计数计划包括长度 ≥ 0.5μm、长宽比至少为 5∶1、大部分长度两侧平行（就纤维而言）的结构。分析内容包括形态学、元素组成（EDXA）与晶体特征（选区衍射）。这与光学显微镜计数方案形成了鲜明对比，在光学显微镜计数方案中，纤维的长度为 5μm 或更长，大部分长度具有平行边，而且不区分被计数的纤维类型。ATEM 能够提供组织中未包覆石棉纤维负荷的最准确信息，但其有用性取决于制备的质量及使用仪器时是否有足够的放大倍率来检测短、长、细的石棉纤维。如果要全面反映纤维负荷，计数分析方案应包括 5μm 以下的纤维，即在人体肺部和肺外部位占绝大多数的纤维[56, 84, 139]。如果在计数方案中忽略小于 5μm 的纤维，将导致数据偏差，即相当于人为排除了空气或组织样本中绝大多数温石棉纤维。

3.9 痰液与灌洗液检测在评估既往石棉/细长矿物颗粒暴露史中的应用价值

在呼吸系统正常清除过程中会产生的痰液。痰液来自肺深部的一个标志就是肺巨噬细胞的存在。如清除机制一节所述，巨噬细胞能够到达黏膜纤毛运输带，将相关的（石棉小体）

或摄入的粉尘微粒（较小的纤维）带到咽喉部，通过吞咽或咳出排出体外。痰液可通过自发或诱导咳痰收集。在诱导咳痰方法中，盐水喷雾会引发咳嗽反射，从而排出更多痰液。吸烟者的痰量较多，而非吸烟者的痰量较少。职业暴露者的痰液黏液或含巨噬细胞物质中可检出肺内形成的石棉小体。Greenberg 等[140]评估了一组前铁石棉工人约 1 年的石棉小体生成情况。对痰液进行了细胞学筛查。1/3 的石棉工人痰液样本中含有石棉小体，这些石棉小体在诱导痰样本中数量最多。Bignon 等[141]报道，当石棉小体在肺实质中的浓度低于 $1000/cm^3$ 时，痰液中就未检出石棉小体。McLarty 等[142]对接触石棉的人群进行了进一步研究，得出结论认为，痰液中石棉小体与肺间质纤维化（石棉肺）、胸膜纤维化的影像学检查结果及限制性肺病的肺活量测定结果有关。年龄和吸烟也与痰液样本中发现的石棉小体数量有关。Modin 等[143]回顾了在综合医院／诊所环境中作为筛查获得的痰液和支气管冲洗液中发现的石棉小体，并得出结论：在任一样本中发现含铁小体都是既往石棉暴露的高度特异性标志，反映了肺部存在大量石棉负荷。Paris 等[144]审查了从一家纺织和刹车材料工厂的 270 名退休工人中连续采集的 3 份痰液样本。在这项研究中，53% 的样本含铁小体呈阳性。作者得出结论，痰液中石棉小体的流行率与性别、吸烟状况或潜伏期无关。

Sebastien 等[145]对一批蛭石矿工和碾磨工的痰液样本进行了评估，他们曾接触过含有闪石透闪石和其他纤维状闪石的矿石。在 173 名工人中，除 3 人外，其他人均采集了两份痰液样本。同时，根据 1980 年国际劳工组织的分类标准对胸片进行了评分。结果显示，75% 的工人"痰液中含有 1 ～ 4000 个石棉小体，痰中石棉小体的浓度与累积接触（强度 × 持续时间）有显著关系"。作者指出，"胸片改变与痰液指数的相关性优于累积暴露量"。

Dodson 等[146]测定了 12 份从曾经接触过铁石棉的工人中随机选取的痰液样本，以及 12 份来自无石棉接触史的普通人群的痰液样本中的石棉小体和未包裹石棉纤维的含量。痰液按照 Williams 等[126]先前描述的方法进行消化处理，之后通过光学显微镜和透射电子显微镜（TEM）对样本进行石棉小体／纤维筛查。研究结果发现，即使是职业接触石棉的个体，在痰液中发现石棉小体的情况也不稳定。具体而言，来自曾经接触铁石棉的工人的 12 份痰液样本中均未检测到石棉小体，普通人群的样本中同样未发现石棉小体。然而，通过电子显微镜评估发现，在 12 个铁石棉组样本中，有 10 个样本含有未包覆的铁石棉纤维。我们在普通人群痰液样本中发现了 1 根温石棉短纤维。在暴露人群的痰液中发现未包覆纤维而没有发现石棉小体并不令人惊讶，因为石棉小体比未包覆纤维更大，更不容易被巨噬细胞带到上层，而未包覆纤维更容易被黏液带到上层，或在摄入纤维的巨噬细胞内被移动到上层。通过电子显微镜筛查未包覆纤维提高了痰液分析的灵敏度，以确定过去是否职业性接触过石棉。

评估支气管肺泡灌洗液（BAL）中各种成分（包括粉尘颗粒）的技术是在 20 世纪 60 年代末纤维支气管镜问世后发展起来的。根据定义，该技术是"一种从下呼吸道上皮表面回收细胞和非细胞成分的程序，不同于通常指从大气道抽吸分泌物或少量灌注生理盐水的支气管冲洗术"[147]。BAL 技术为临床医生提供了一种新的方法，使他们可以对肺环境和下呼吸道中的游离细胞进行取样。Begin[148]回顾了一系列可通过 BAL 技术了解更多信息的疾病，包括炎症性和间质性疾病。其中一个特殊的应用是对下呼吸道内容物进行粉尘颗粒采样。

De Vuyst 等[149-153]为我们提供了许多有关对接触石棉的人进行灌洗评估的有用数据[151]。他们的研究结果表明，没有石棉小体（ABs）或其含量较低（＜ 1 ABs/ml BAL 液）的病例约占 70%，对应的肺组织中的石棉小体含量低于 1000ABs/g，100% 的病例对应的组织中的石棉小体含量低于 10 000ABs/g。在 BAL 含量大于 1ABs/ml 的受试者中，发现 85% 的病例含有超过 1000ABs/g 的干肺组织。在 BAL 液含量大于 10ABs/ml 的受试者中，发现所有肺干组织的肺负荷均超过 10 000ABs/g。早前研究证实 BAL 检测既往暴露的灵敏度；在该研究中，28 名明显接触过石棉的人中全部被发现灌洗液材料中含有 ABs[150]。在 40 名对照组中，只有 5 人被发现在 BAL 液中含有 ABs，据报道其负荷为 1ABs/ml BAL 液。De Vuyst 等 [149] 在另一项研究中评估了白领工人、蓝领工人和明确接触过石棉的受试者的 BAL 液，发现 ABs 是接触石棉的标志，而不是石棉引起的疾病。在"出现石棉相关疾病但职业史未证实接触石棉的患者（78 例中的 65 例）"的 BAL 液中更有可能发现石棉小体。Sebastien [154] 研究了 69 名疑似石棉相关疾病患者的 BAL 液，这些患者随后接受了肺活检或尸检。他们得出结论认为，当 BAL 液"超过 1ABs/ml，就可以非常有把握地预测，实质组织的浓度超过 1000ABs/g（干重），且患者曾经历显著石棉暴露"。

Schwartz 等认为 [155]，在灌洗液中发现的石棉小体是一种可重复的暴露检测方法，但在大多数临床环境中对预测疾病的存在作用不大。同样，Oriowski 等 [156] 发现，在通过高分辨率计算机断层扫描确定无肺实质异常的受试者中，胸膜斑的范围既与接触频率或接触时间长短无关，也与 BAL 液中石棉小体的数量无关。在研究 BAL 液中石棉小体的相关性时，我们必须记住，这些石棉小体只代表肺部较长纤维（＞ 8μm）的群体，并不能说明较长、无包覆或较短石棉纤维的总体负荷。此外，与石棉相关的疾病通常在首次接触石棉后很长时间才会发生，也经常在最后一次接触石棉后很长时间才会发生。因此，BAL 液中的石棉小体可能证实了过去接触较长纤维的程度，但并不能说明过去总体纤维负担的数量。由于石棉小体是在接触石棉数月至数年后形成的，因此早在石棉诱发疾病所需的潜伏期（通常为 15 ～ 50 年）之前，就可以在 BAL 液中检测到石棉小体。BAL 液中石棉小体的存在（代表肺内较长纤维占比更高）提示职业性石棉暴露的可能性更大，因为普通人群接触的石棉纤维通常为短且未包覆的形态 [153, 154, 157, 158]。

至此所讨论的有关从 BAL 液中确定的过去石棉暴露水平的信息是基于通过光学显微镜确定的石棉小体含量。通过电子显微镜对 BAL 样品进行分析，可以获得更多有关过去接触石棉的信息，正如在分析中加入未包覆纤维成分可以提高痰液样本的灵敏度一样。Gellert 等 [159] 通过光学显微镜和电子显微镜对比分析了 15 名暴露于石棉的受试者的 BAL 液（其中 3 人有石棉肺的临床和影像学证据），与 13 名城市居民对照受试者的石棉 BAL 液浓度结果进行了比较。15 名暴露者中，有 11 人的肺泡液中被证实含有石棉纤维，每毫升肺泡液中含有 133 ～ 3700 根纤维，每毫升肺泡液中含有石棉小体 0 ～ 333 个。其中 5 名受试者虽经光学显微镜检测未发现石棉小体，但通过电子显微镜检测到未包覆石棉纤维（浓度范围：每毫升灌洗液 133 ～ 2711 根纤维）。在对照组中仅 1 份样本的 BAL 液检出"微量"石棉纤维。

BAL 检测对特定纤维类型（包括间接暴露）的评估价值已被证实 [153, 160]，典型案例包括：第一个案例是对一名患有双侧胸膜和膈肌斑块的妇女（家庭接触者）的灌洗液材料进行的分析，该妇女唯一的接触源是在为曾是石棉喷洒工的丈夫清洗衣物时。第二个案例是一名煤矿工人，成年后长期从事煤矿工作，灌洗液中出现青石棉纤维的原因是他在煤矿工作时每天都要使用个人防护口罩。据报道，这些口罩从 1920 年使用到 1970 年，其中含有青石棉。第三个案例是一名泥瓦匠，他在土耳其的一个地区生活了 44 年，据了解，在他的灌洗液中发现了透闪石是环境暴露的结果；最后一个案例是一个患有"除肺癌外所有可能与石棉有关的疾病"的人，这些疾病都是由于在确诊特定疾病 47 ～ 51 年前的一次短暂但强烈的接触所致。Dodson 等 [101] 在铸造工人吸入的各种微粒上发现了含铁小体，其中包括纤维状和非纤维状结构。拉长的含铁小体中最常见的非石棉核心由片状硅酸盐、石墨（碳）和富含铁的纤维组成。Dodson 等 [160] 报道，通过对 BAL 液样本进行 ATEM 评估，将石棉小体的光学显微镜定量与未涂层石棉纤维负荷相关联，可以获得最大的特异性，从而与过去暴露于石棉的情况相关联。

土耳其（Tuzkoy/Cappadocia）村庄恶性间皮瘤的高发病率被认为是环境暴露于毛沸石的结果，毛沸石以纤维状矿物的形式存在于当地土壤中 [161]。Dumortier 等 [162] 对来自 Tuzko 的 16 名受试者的 BAL 液进行了评估，在 12 名受试者体内发现了含铁小体。95.7% 的含铁小体的中心纤维是毛沸石，而所有受试者的支气管肺泡灌洗液中都发现了毛沸石纤维。他们的结论是，BAL 液中毛沸石纤维的平均浓度与土耳其环境性透闪石暴露者相当。此案例证明，非石棉类天然纤维矿物（毛沸石）可成为人类间皮瘤的致病因子。

De Vuyst 等 [163] 对 6 名患有尘肺病的滑石工人的 BAL 液进行了评估，其中 2 人被界定为主要接触美国和澳大利亚滑石粉，另外 4 人被界定为接触法国滑石粉（Luzenac）。作者指出："滑石粉颗粒和滑石粉体非常多，有时在接触滑石粉多年后才出现。关键差异在于，接触美国和澳大利亚滑石粉的 2 名患者体内存在透闪石纤维，而接触法国滑石粉的 4 名患者体内则没有。灌洗液中出现透闪石，是因为这种矿物在地质上与吸入的滑石有关"。作者总结：洗胃"可以确认是否接触了滑石粉，并提供有关吸入粉尘异质性的信息"。

在另一项研究中，被灌洗者曾在一家使用温石棉和青石棉的水泥生产厂工作，这反映在其肺泡液中未包覆石棉纤维含量和类型上。通过光学显微镜和电子显微镜对 15 名被认为只暴露于温石棉的刹车片工人和 44 名广泛暴露于闪石的石棉水泥工人的灌洗液材料进行分析，获得了独特的观察结果 [164]。

正如作者所指出的，大量文献都提到温石棉并不会刺激石棉小体的形成，除非在罕见情况下暴露于含较长温石棉纤维的群体（图 3.18）[164, 165]。然而，对 BAL 液的分析表明，在刹车片制造工厂工人的石棉接触多为较长的温石棉纤维，因为 95.6% 的石棉小体核心为温石棉。与此形成鲜明对比的是，从石棉水泥工人的 BAL 液中分析出的石棉小体中，93.1% 的石棉小体是由闪石形成的。在我们的实验室中也发现了类似的观察结果，即在 BAL 液和肺组织中发现了温石棉包覆的含铁小体。对一名在从事离合器改装工作期间接触过石棉的人的肺组织进行的评估表明，在肺组织样本中发现了较长的温石棉纤维，而大部分石棉小体（77.2%）都是在温石棉芯上形成的。

其他出版物强调 [166-169]：刹车粉尘主要含有短的温石棉纤维，大多数纤维小于 5μm。这表明，接触刹车粉尘可能不会导致石棉小体的形成，因为如前所述，石棉小体形成于通常大于 8μm 的长纤维上。不过，在某些活动中，摩擦产品受到扰动时可能会导致吸入较长的纤维，灌洗液 [164] 和组织中存在的石棉小体就证明了这一点 [165]。

Sartorelli 等指出 [170]，"BAL 液中的纤维浓度可被视为过去石棉暴露的可靠生物标志物，即使在暴露结束多年后也是如此"。

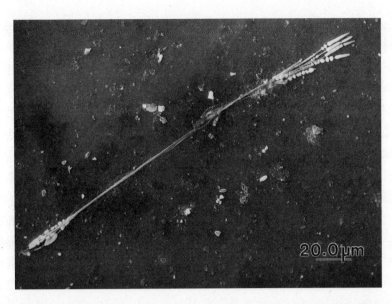

图 3.18　虽然温石棉为核心的含铁小体不如闪石为核心的含铁小体常见，但当吸入较长的温石棉纤维时，就会像这张显微照片所示的那样，在这类核心上形成含铁小体。代表含铁涂层的串珠状物质主要位于纤维的松散末端

3.10　暴露人群和普通人群体内的石棉（铁石棉）负荷

　　石棉小体作为过去接触过石棉的标志物，已在组织切片中对其存在情况进行了讨论。一种更灵敏的评估组织样本中石棉小体的方法是通过消化技术采集更多的组织样本。消化后的物质收集在一张薄膜（滤膜）上，如前文所述，将其处理成透明状态后，可通过光学显微镜进行筛查。所发现的石棉小体数量可推算为每克湿组织或干组织中的石棉小体数量。早期，ChurgWarnock 曾结合光学显微镜和电子显微镜来确定每克组织中石棉小体的数量并进行核心鉴定 [99, 118, 171-173]。他们对来自大城市、被视为代表普通人群的个体组织样本进行观察后，"将100 个石棉小体作为区分'环境性'和'职业性'接触的界限"。如果选择用 10 作为系数来估算每克干重组织中的石棉小体数量，那么非职业性接触者每克干重组织中的石棉小体数量约为 1000 个。这两个数值被当作区分职业性和非职业性石棉接触水平的"临界点"，该区分是基于组织负荷量来定义的。欧洲呼吸学会（ERS）工作组的报告恰当地指出："干重与湿重的比例在 5% ～ 20% 之间变化，每个样本都应进行测量。应避免使用湿重 / 干重比为 10 的平均换算系数。"我们自己的经验数据表明，在非职业暴露的普通人群中湿重组织石棉小体含量为每克 0 ～ 20 个 [157, 175]。这与 Breedin 和 Buss[176] 及 Roggli 等 [177] 报道的普通人群参考水平一致。

　　Churg 和 Warnock[171] 通过 ATEM 分析了 23 名尸检和手术患者的含铁小体核心物质，这些患者都没有职业石棉暴露。在检查的 328 个尸体中，有 264 个（80%）的衍射图样与闪石石棉一致，仅 6 个以温石棉为核心。在另一项研究中，对从 29 名每克湿肺组织中分离出的少于100 个石棉小体（低于职业暴露水平）的人体内分离出的 144 个石棉小体进行了电子衍射分析 [173]，发现 143 个形成于闪石核心，仅 1 个为温石棉核心。通过 XEDA 进行化学分析，进一步确定了闪石的类型。经确定，21 个形成于铁石棉或青石棉核心上，13 个形成于直闪石核心上，1 个形成于透闪石核心上。商业闪石是男性石棉小体的主要核心（86%），而在分析的女性石棉小体中，57% 是在直闪石或透闪石核心上形成的。在研究中，化妆品滑石被认为是女性体内这些"非商用"类型石棉纤维的来源。

Roggli 等 [177] 研究了石棉小体浓度与石棉所致疾病类型的关系。每克组织中石棉小体数量最多的是石棉肺患者（≥ 2000ABs/ 克湿组织）。在恶性间皮瘤患者中发现了中等水平的石棉小体，而在胸膜斑患者中发现的石棉小体数量最少。与其他研究一样，大多数石棉小体的核心是闪石。闪石石棉核心之所以最常见，是因为闪石是直纤维，与温石棉相比，长纤维更容易被吸入。然而，当温石棉的长纤维很容易获得并被吸入时，由温石棉核心构成的石棉小体并不少见。如前所述，有报道称在刹车片工人的 BAL 液 [164] 和一名离合器翻新工人的组织中发现了相当数量的以温石棉为核心的石棉小体 [165]。

Moulin 等 [178] 分析了比利时城市人口中 19 名石棉暴露者和 25 名未接触石棉的城市居民的含铁小体核心。在分析的 319 个含铁小体中，有 315 个形成石棉核心。非石棉核心是滑石粉和结晶硅石。82% 的石棉核心为商用闪石（铁石棉 / 青石棉），7% 为温石棉核心。其余 3.8% 是在非商用性闪石（直闪石 / 铁石棉）上形成的。在每项研究中，都有一些含铁小体被完全包覆，无法通过 XEDA 或选定区域衍射进行分析。

Holden 和 Churg [179] 研究了温石棉矿工肺部的含铁小体数量，发现 64% 含铁小体以温石棉为核心，29% 形成于闪石，尽管在这些案例中，闪石（透闪石和阳起石）占未包覆纤维的大多数。Levin 等 [180] 报道了一个离合器维修工病例，其中 72% 的含铁小体形成于温石棉核心上（图 3.18）。

理论上，可通过光学显微镜可见含铁小体数量乘以特定系数来确定组织石棉纤维总负荷，进而推断出未包覆石棉纤维的浓度。但此模型不可行，因为个体间含铁小体形成效率及该比例存在极大的差异 [93, 107, 181, 182]。

例如，Srebro 等 [183] 评估了 18 个间皮瘤病例与 19 个对照病例的含铁小体组织含量。数据显示，尽管石棉小体的数量与普通人群样本中的石棉小体数量相似，但结合未包覆石棉的负荷，有 6 例间皮瘤病例可能与石棉有关。谨慎的建议是："当石棉小体数量处于本底值范围时，需要通过肺内矿物纤维的电镜分析来鉴别石棉相关性与非石棉相关性间皮瘤"。

然而，根据我们实验室的数据，由于较长的石棉纤维会到达下呼吸道，从而会刺激机体形成包裹物，因此许多职业暴露者体内的石棉负荷会升高。在 55 例职业暴露相关间皮瘤患者中，46 例肺组织石棉小体浓度＞ 1000 个 / 克干重 [181]。在分析的 841 个含铁小体中，781 个（92.9%）由铁石棉形成，24 个（2.9%）由铁石棉形成。其中 8 个（1%）在透闪石上，3 个（0.4%）在直闪石上，3 个（0.4%）在阳起石上，1 个（0.1%）在温石棉芯上。11 个（1.3%）含铁小体形成于非石棉核心上，10 个（1.2%）含铁小体完全被包裹或无法对石棉核心物质成功分析。在另一项研究中，对 15 例患有间皮瘤的妇女进行了评估，其中 7 例每克组织中含有超过 1000 个石棉小体。

对 19 例有职业石棉接触史和肺癌病史的人进行了含铁小体定量检测 [184]，结果发现，11 例患者存在含铁小体，每克干燥组织中石棉小体超过 1000 个。有 3 人的肺组织不含石棉小体（在研究的可检测范围内）。有 2 人的肺组织中的石棉小体数量达到了普通人群的水平。有 1 人的肺组织中未检测到石棉纤维，但其余 4 人的肺组织中含有石棉纤维。

如前所述，虽然某些人的肺组织中含有大量适合铁蛋白包覆的较长的石棉纤维 [182, 184, 185]，但他们的石棉小体并不容易形成。在大多数样本中，含铁小体未检出并不意味着样本中温石棉不存在。这表明，在组织中发现的未包覆石棉纤维的数量作为石棉暴露 / 致病的独立判断指标具有重要价值[186]。

另据报道，一名患有石棉肺的绝缘工人的结肠组织中也发现了石棉小体[187]；但不确定的是，这些纤维是通过吞咽含肺源性石棉小体 / 纤维的痰液转移，还是通过其他途径转移到肿瘤部位的。

一项研究通过表观遗传特征分析，以区分胸膜间皮瘤与正常胸膜，并能预测肺部石棉负荷及临床预后[188]。研究者虽进行了详尽实验，但他们擅自将"每克石棉小体数量"与"总石棉负荷"混用，虽然含铁小体数量的增加可能确实是间皮瘤的一个预测指标，但它们的存在只代表了组织中总体石棉负荷的一小部分。石棉小体代表了长纤维的选择性群体（如果个体包覆了纤维），而对于较短纤维（包括肺中的大部分温石棉）及未包覆的细长纤维数量却一无所知。因此，必须结合未包覆石棉负荷数据才能得出完整的结论。

3.11　职业接触者和普通人群肺组织的未包覆石棉纤维 / 细长颗粒

为了评估组织中未包覆石棉纤维的浓度，必须清楚地了解是使用了哪些技术来获取石棉浓度数据的。光学显微镜的分辨率及其缺乏区分纤维类型的能力极大地限制了其在评估组织中纤维浓度方面的作用。即使在最理想的情况下，即组织已被破坏且纤维对视线的遮挡最小，光学显微镜检查也只能检测到一小部分纤维。Morgan 与 Holmes[189] 报道，光学显微镜可检测到约 1/2 的无包覆纤维。Ashcroft 和 Heppleston 报道[116]，在他们的研究中，组织样本中仅有12% ～ 30% 的未包覆石棉纤维可通过光学显微镜检测到。Rood 和 Streeter[190] 比较了光学显微镜与扫描 / 透射电子显微镜对收集在过滤器上的温石棉纤维的检测能力。透射电子显微镜可对所有纤维（100%）进行计数和分析，扫描电子显微镜可对 60% 的纤维进行计数和分析，而光学显微镜只能识别出 25% 长度大于 5μm 的纤维（图 3.19 和图 3.20）。我们的实验[104, 181, 182, 184]所提供的数据与 Ashcroft 和 Heppleston[116] 及 Rood 和 Streeter[190] 报道的光学可检测纤维的范围基本一致，但当组织样本中的石棉纤维主要是短纤维和 / 或细长纤维时除外[56, 107, 139, 191]。在这种情况下，当纤维负荷以温石棉和青石棉为主时，用光学显微镜检测到的纤维数量通常为 0。Pooley 和 Ranson[192] 明确指出，"使用电子显微镜可以预测通过光学显微镜获得的石棉纤维数量，但无法进行反向预测：使用光学显微镜无法确定各种石棉矿物类型的比例"。我们的实验室[193]进一步强调需要明确检测技术与放大倍数的局限性。扫描电子显微镜以相对较低的放大倍率评估了部分组织块，而转诊者希望通过 ATEM 的高放大倍率评估来确定结果。先前的评估是在 1000 倍的放大倍率下对纤维负荷进行评估的，并且只将长度小于 5μm 的纤维纳入计数方案。据报道，此人的工作经历中应该特别包括温石棉粉尘。通过扫描电子显微镜发现了一种被认为是温石棉的纤维。由于温石棉短纤维（＞ 0.5μm）的数量非常大，而且 ATEM 高倍率的检测方案的要求，因此有必要对计数方案进行修改，常规检测区域面积缩减。此外，还发现了 3个非常小的温石棉含铁小体。在长度小于 5μm 的温石棉纤维中，只有 3 根不是纤维状的。在所有长度的温石棉纤维中，只有 7% 不是纤维状的（直径 0.02 ～ 0.05μm）；因此，长度并不是检测纤维的唯一决定因素。这凸显了必须明确：①检测方法的适用范围；②计数方案的包含范围；③潜在存在但未被检出的纤维。

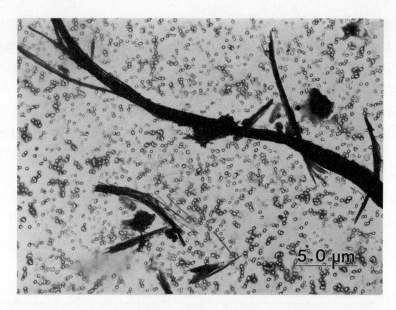

图 3.19 该区域显示了从新刹车片部件中获得的温石棉束。从图中可以明显看出，石棉束会分解成越来越小的单元，这表明在对空气样本进行光学显微镜分析时，这些单元中的许多单元都可能低于检测水平

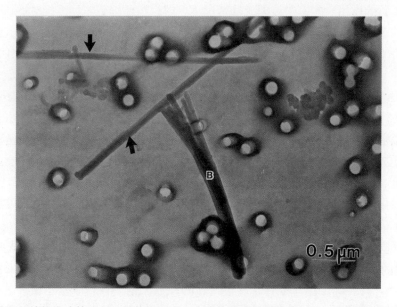

图 3.20 无论是温石棉纤维（箭头）还是从组织中分离出来的温石棉束（B），在典型的相位对比光学显微镜计数法中都无法计数。前者是因为纤维太细，无法在光学显微镜下检测到，后者是因为纤维束比 7400 计数方案中"纤维"的 5μm 长度要短。这提供了一个例子，说明在解释环境暴露或组织负荷时，由于计数方案或所选仪器的放大倍率/分辨率的限制，大量纤维被排除在外所产生的问题

　　基于上述原因，在讨论组织中的未包覆纤维负荷时，将透射电子显微镜获得的数据与通过类似技术获得的数据进行比较似乎是合理的。重要的是要比较在足够大的放大倍率下生成的数据，并采用包括短石棉纤维和长/薄石棉纤维的计数方案，因为在肺组织和肺外部位的石

棉纤维大多数属于这一类型 [56, 107, 192-194]。

最早使用 ATEM 分析对照人群组织消化情况的一些研究成果来自 Churg 等的研究。Churg 和 Warnock[118] 在对旧金山市的个体进行研究后报道，"80% 的未包覆纤维是温石棉（均值：130×10³ 个 / 克湿肺），范围为（12 ~ 680）×10³ 个 / 克湿肺，其中 90% 的温石棉纤维长度小于 5μm。"每克湿肺组织中的闪石纤维总量平均为 25×10³ 个，范围为（1.3 ~ 75）×10³ 个，其中 95% 为非商业性闪石纤维，2/3 长度小于 5μm。经鉴定，约 20% 的铁石棉、青石棉和直闪石纤维的长度超过 10μm。他们得出以下结论：①在城市环境中，普通人群的肺部存在大量石棉，主要是温石棉和非商业闪石；②这些纤维大多太小，无法形成石棉小体，也无法用光学显微镜观察到；③石棉小体可以作为暴露于长闪石的一些迹象，但无法提供关于纤维主体的信息；④这些纤维很可能反映了普遍的环境污染。

在随后对居住在加拿大温哥华市居民的肺组织研究中，Churg 和 Wiggs[17] 报道温石棉的平均负荷仅为 0.2×10⁶ 个 / 克干肺，而旧金山的平均负荷约为 1.0×10⁶ 个 / 克干肺。差异可能源于旧金山湾区已知的温石棉矿脉导致环境暴露增强。不过，得出的结论是，大多数纤维类型在两座城市都大致相同。

Langer 等 [195] 在一项涉及居住在纽约市的 28 人的研究中发现，有 24 人体内存在温石棉，而另外 4 人则由于受到背景纤维污染而被认为可能呈"阳性"。Langer 的结论是，在从普通人群肺部样本中取出的石棉小体核心中，没有变性的温石棉并不常见。作者指出，普通人群肺部的绝大多数温石棉结构都是"纤维状单元"，需要 ATEM 来检测。这与我们实验室职业暴露者肺 / 肺外组织的温石棉特征一致。在另一项研究中，Langer 和 Nolan[196] 通过 ATEM 分析对 1966—1968 年在纽约市死亡的 126 例尸检病例进行了肺负荷评估。他们认为这 126 例中有 107 例可能有非职业接触。他们的重要观察结果是："几乎所有非职业接触者体内的温石棉都是由短纤维组成的，大部分长度 ≤ 1μm，最常见的长度区间在 0.2 ~ 0.5μm"。他们还得出结论，"对选定纤维的分析表明，其化学成分和结构都得到了保留。由此看来，在职业性接触温石棉的过程中，不仅剂量较高，而且较长纤维的比例也高于普通人群接触的温石棉"。

我们实验室的数据在很多方面都与 Churg 和 Warnock 的早期研究相吻合 [118]。我们实验室对普通人群的定义是：没有参与过已知的与石棉有关的工作活动，没有可能由石棉引起的疾病，每克湿肺组织中的石棉小体数量为 20 个或更少。在 Dodson 等的一项研究中 [157]，33 名被认为来自普通人群的未包覆石棉纤维中有 35% 是温石棉，其中 86% 的纤维长度小于 5μm。此外，该研究中 83% 的闪石属于非商业性闪石，其中 73% 的纤维长度小于 5μm。最常见的石棉纤维是温石棉，在 14 个病例中发现了温石棉，在 12 个病例中发现了直闪石。在 33 个病例中，有 26 个病例在光学显微镜下未发现含铁小体，有 10 个病例的肺组织中未发现石棉纤维（在检测程序的检测范围内）。每种石棉的纤维长度的几何平均数均小于 3μm。对 15 名被认为代表普通人群的肺部样本进行的另一项研究 [158] 证实了前一项研究的结果，只有 4 人的肺组织中含有石棉小体，只有 2 人的肺组织中含有石棉纤维（在研究中使用的检测范围内）。总之，我们的研究结果表明，普通人群的肺组织中石棉纤维含量极低。如果被检测到，这些纤维很可能是短温石棉或非商业性闪石纤维。当发现商用闪石纤维时，这些纤维较短（＜5μm）且数量较少。如果肺组织样本中含有数量可观的石棉纤维、长纤维和 / 或商用闪石（铁石棉或青石棉），则表明该人曾因职业或准职业 / 旁观者原因接触过石棉。

　　关于职业暴露个体组织中的石棉负荷，还有其他数据。如前所述，温石棉占美国商业应用中所用石棉的 90% ~ 95%。然而，据报道，温石棉矿脉常被报道混杂有闪石类纤维，特别是阳起石、直闪石、透闪石及最近的青石棉 [197]。Quebec 温石棉是美国使用的大部分温石棉，其中闪石石棉的含量在 1% ~ 6.9%[196-199]。McDonald 等 [200] 认为透闪石是接触温石棉的"有效标志物"。Churg 等 [201] 对 9 名患有"石棉气道疾病"（所谓的早期石棉肺）进行病理检查，没有证据表明发现典型的石棉肺（间质纤维化）的迹象。研究结果表明，温石棉和闪石的含量之间存在很强的相关性，这表明闪石（透闪石）成分可以很好地衡量温石棉的原始（但已不再）负荷，因为温石棉的清除速度更快。1988 年，Churg[74] 回顾了有关温石棉、透闪石和人类间皮瘤的文献，认为"温石棉诱发间皮瘤所需的肺部纤维负荷与温石棉诱发石棉肺所需的负荷一样大，而闪石（铁石棉或青石棉）诱发间皮瘤所需的肺部纤维负荷要小几百倍"。在另一项研究中，Churg 等发现 [202, 203]，对 QuebecThetford 矿区温石棉矿工的研究证实：高透闪石纤维浓度与间皮瘤、气道纤维化及石棉肺显著相关，但与胸膜斑和肺癌无显著关联。

　　Churg 等 [203] 通过 ATEM 测量了 20 名造船厂和绝缘厂工人的肺组织负荷。这项研究的结果表明，"铁石棉的浓度与温石棉和透闪石的浓度一样，与局部肺部纤维化密切直接相关"。作者提出了一个经常被那些使用只计算较长纤维（大于 5μm）的计数方法的人所忽视的重要问题，即"在人类纤维化的形成过程中，短纤维可能比人们通常认为的更为重要"。"他们还表示相信，铁石棉纤维比温石棉或透闪石纤维更易导致纤维化，而透闪石比温石棉更易导致纤维化。

　　McDonald 等 [204] 得出结论，"闪石纤维可以解释加拿大的大多数间皮瘤病例，而包括温石棉在内的其他无机纤维只能解释极少数病例。纤维状透闪石是包括温石棉在内的许多工业矿物的污染物，它可能是 Quebec（间皮瘤）矿业中大多数病例的原因，其他地方可能占20%"。

　　McDonald 等 [205] 报道了一项对"患有间皮瘤的年轻成年人"进行组织评估的研究。该项目包括评估英国间皮瘤病例的肺组织，由于研究对象年龄特征，"认为大多数（但不是全部）与工作有关的接触是在 1970 年以后，当年英国几乎完全禁止了青石棉（但未禁止铁石棉）的进口"。研究发现"青石棉和铁石棉纤维在肺部的浓度在不同职业类别中并无差别；铁石棉纤维的浓度明显高于青石棉纤维，而青石棉和铁石棉纤维加在一起可能占病例的80% ~ 90%；透闪石纤维很少发现"。"然而，与预期相反，约 90% 病例的男性患者早在1970 年前就已开始职业暴露"。

　　Dufresne 等 [206] 用光学显微镜和 ATEM 评估了 50 名因胸膜或腹膜间皮瘤向 Quebec 工人赔偿委员会寻求赔偿的工人的肺实质样本。其中 12 人来自石棉镇，11 人来自 Thetford 矿区（采矿和磨矿活动）[27]，其余来自其他行业（包括石棉厂、造船厂等）。数据与参考人群的数据进行了比较。这三类人群的纤维类型各不相同："来自 Thetford 矿区的工人肺部只含有温石棉和透闪石；来自石棉镇的工人肺部含有温石棉、透闪石、铁石棉和青石棉；来自其他行业的工人肺部主要含有铁石棉和青石棉"。他们得出结论，"在这三个不同的组别中，导致肿瘤的纤维类型可能存在差异"，"纤维分析证实了所有案例中的职业石棉接触"。

　　Churg 实验室的另一项研究涉及 144 名来自西北太平洋地区的船厂工人和绝缘工人。这些人肺部的主要残留纤维类型是铁石棉，大多数病例的肺组织中含有透闪石和温石棉纤维[207]。此外，作者指出，"青石棉纤维仅在极少数病例中被发现，通常数量很少，并且已被排除在所有分析之外"。这表明，从船厂工人和绝缘工人的肺组织负荷来看，接触第二种最常用的"商用闪石"青石棉的机会极少。研究得出的结论是，间皮瘤在肺组织中铁石棉浓度远低于石棉肺，这与他们对温石棉诱发间皮瘤的结论形成对比。

Nayebzadeh 等对来自 Thetford 矿区和石棉地区的前石棉矿工和碾磨工的肺组织进行了研究[208]。与石棉地区的工人相比，Thetford 矿区工人肺组织中的透闪石石棉浓度更高。纤维负荷分为 3 种大小[1]：长度小于 5μm 的纤维[2]，长度大于 5μm 且小于 10μm 的纤维[3]，以及长度大于 10μm 的纤维。对数据进行审查后得出的结论是："没有发现纤维尺寸存在一致且具有重要生物学意义的差异，因此，纤维尺寸似乎并不是导致两组之间呼吸道疾病发病率差异的因素"。"Thetford 矿区工人呼吸道疾病发病率较高的原因是，他们比石棉地区的工人接触更多的纤维。在所研究的矿物纤维中，透闪石纤维的滞留最为明显"。

Langer 和 Nolan[209] 分析了 53 名接触石棉的工人和 1 名二次接触者的肺组织。他们得出的结论是："铁石棉是最常见的纤维，在 74% 的标本中都有发现，其中绝缘工人的肺中总是发现有铁石棉，而温石棉在这组工人中仅占 50%。青石棉在这组工人中的检出率为 24%，而在接触过造船厂废气的工人中，这一比例上升到 40%"。Langer 和 McCaughey 报道[210]，在一名患有胸膜间皮瘤且曾从事过刹车维修工的肺组织中发现了温石棉结构。其中有小于 1μm 的纤维，也有长于 5μm 的纤维。他们指出，研究结果与 Pooley 等的研究结果一致[211]，即在职业暴露工人[210] 的肺组织中经常发现长纤维，但在仅有环境暴露的人中却没有发现。10% 的纤维长于 10μm。

我们实验室的一项早期研究强调，在某些情况下，在确定过去的石棉接触水平时，不仅要评估石棉小体负荷，评估未包覆石棉纤维负荷同样关键[185]。对 12 名前铁石棉工人的肺组织进行的分析表明，其中 10 人的每克干组织中含有超过 1000 个含铁小体，而在另外两个样本的消化液中没有检测到含铁小体。这是一个出乎意料的发现，因为铁石棉很容易以较长的形式被吸入，在职业暴露的人身上常发现含铁小体的核心部分。最初的解释是这些人接触石棉的时间相对较短（分别为 0.5 个月和 3.3 个月），不过据了解，他们接触石棉的职业是粉尘含量很高的职业。用电子显微镜分析这些人的两个肺组织样本时发现，每克组织中分别有 120 万和 210 万根纤维。因此，表明即使存在足量 > 8μm 纤维，个体肺组织对纤维的包裹效率仍存在差异。在对一组船厂工人[107] 进行的评估中，进一步证实了将石棉小体含量和未包覆石棉纤维的数据结合起来的重要性。当用 ATEM 对他们的淋巴结和胸膜斑组织进行分析时，在胸膜斑中每克干组织中有 21 000 000 根温石棉纤维，在淋巴结中每克干组织中有 5 500 000 根温石棉纤维。这一发现表明了温石棉从肺组织中的高清除率。

在 55 名间皮瘤患者的肺组织中发现了铁石棉，其中 53 名患者的肺组织接受了 ATEM 评估[181]，39 名患者每克组织干重中的铁石棉纤维超过 20 万根。铁石棉纤维的几何平均长度为 13μm，这与普通人群肺组织样本中的铁石棉纤维长度不同，后者通常小于 5μm。43% 的患者肺组织中含有温石棉，40% 含有青石棉。在"非商业"闪石中，透闪石最常见（33 例），而阳起石和直闪石各占 21 例。没有证据表明温石棉是透闪石的来源，因为有 11 名患者的肺部同时含有透闪石和温石棉，但肺部含有透闪石的 13 人却检测不到温石棉。这些发现与 Srebro

和 Roggli[212] 的观点形成鲜明对比，后者认为透闪石"几乎无处不在，是城市人肺部最常见的闪石纤维"。据统计，显示温石棉与铁石棉的关联性强于其与透闪石的关系。即使是较长的石棉纤维（以直径为基础），每种类型的石棉中也只有一小部分能通过光学显微镜检测出来。在我们的间皮瘤研究中[181]，55 例患者中有 26 例没有病理石棉肺，但多数含显著含铁小体及未包覆纤维负荷。

有研究对来自美国不同地区的另一组间皮瘤病例的肺组织进行了评估，以确定含铁小体和未包覆石棉纤维的存在和数量[213]。所产生的信息与早期 55 例研究[181] 中的信息进行了比较，后者主要由在船厂、相关行业工作或居住在船厂中心邻近地区的人组成。在这项研究中，有 26 个病例的每克干组织中含有超过 1000 个含铁小体。与 55 例组研究一样，这组病例中最常见的石棉是铁石棉（74%），低于先前研究中 94% 的阳性率。第二种和第三种最常见的石棉是直闪石 61%）和透闪石（52%），而其他商业形式的石棉即青石棉和温石棉的发现率分别为 43% 和 50%。

有报道，矿工和碾磨工肺部中的透闪石很可能反映了这些人群的高负荷暴露[214]，而且透闪石成分被认为是 Quebec 矿区石棉相关疾病的重要致病因子[200, 215]。因此，透闪石在诱发加拿大矿工和碾磨工疾病方面的作用已被广泛关注。

Finkelstein[216] 在评估 Butnor 等[166] 报道的有关刹车维修工的肺组织中温石棉 / 闪石负荷数据时，考虑了透闪石作为温石棉"污染物"所产生的影响。Butnor[166] 的研究结果主要报道了在这些人的肺部中发现了明显的闪石成分（在某些情况下是商用闪石），这些人的工作经历是刹车维修工（刹车产品的制造通常含有温石棉成分）。Finkelstein[216] 通过评估得出结论，刹车维修工肺组织中的透闪石含量可以解释为接触了"由加拿大温石棉制造的刹车产品产生的粉尘"，如前所述，温石棉中含有可观的透闪石（如对温石棉矿工和碾磨工肺部的研究所示）。

不同的机构会根据石棉法规中受管制纤维的定义，对"裂隙碎片"和同一种矿物的纤维形式进行定义。本版第 2 章介绍了"纤维"定义的变化。显然，一个结构可能在某个定义中被视为纤维，而在另一个定义中却不被视为纤维。加拿大研究人员 Bruce Case 博士撰写的一篇回顾温石棉 / 铁石棉关系的文章中清晰地描述了推动这一讨论的明显的政治、法律和经济问题[217, 218]。归根结底，从健康影响的角度来看，问题不是什么受到管制，而是吸入后是否会导致人类疾病。加拿大的经验有力地证明，就透闪石而言，答案是"肯定的"。事实上，Case 博士[217] 指出，加拿大温石棉产品中的温石棉和透闪石之间的关系使他一度倾向于使用"温石棉 / 透闪石"这一复合短语来描述开采的材料和含有加拿大温石棉的产品。Case 博士明确指出，透闪石纤维与透闪石"裂隙碎片"之间的区别通常是由矿物学家或监管机构来界定的。对于所有那些没有固定地将结构的长度、长宽比和直径作为诱发疾病风险的预测因素的人来说，这就忽略了 Case 博士提出的一个显而易见的问题，即细胞或生物系统中的反应是否会将矿物形态区分为"裂解碎片"与具有相同一般尺寸的纤维的反应。他的观点很有道理，即质疑"可能受影响的细胞是否能区分具有同等尺寸的石棉状纤维和非石棉状纤维"[218]。事实上，在过去几年中，美国的讨论导致了许多由企业赞助的"研究"或出版物，其重点是放大的"非石棉状"实体的定义，并强调根据石棉标准，它不属于"受管制纤维"。此外，还有学者经常提出这样的论点，即暴露于这些"非管制"结构的人群无法用于评估疾病发生率的升高。实际上，在美国和世界其他地区，工作 / 环境中可能同时暴露于矿物的"裂解碎片"、纤维形态及其他混合粉尘。不过，加拿大的一些研究人员似乎一致认为，透闪石是温石棉矿工和碾磨工致病的主要原因，如前所述。Williams-Jones 等 [219] 的研究重点描述了矿区温石棉矿脉与其他纤维矿物（包括透闪石）的关系。他们对 Quebec 石棉的 Jeffrey 矿进行了评估，发现其中存在闪石类矿物：直闪石、积云石、角闪石和透闪石 – 阳起石。不过，大部分闪石都是透闪石和阳起石形式的，主要存在于邻近长英岩堤或包含在长英岩堤中的蛇纹石中。在矿带远端与蛇绿岩接触的辉石（透闪石）和板岩（阳起石）中也有相当数量的闪石。重要的是，温石棉矿石基本上不含闪石。

　　根据美国职业安全与健康管理局制定的标准，大部分闪石是纤维状的，但也有一小部分是石棉状的。Langer 和 Nolan 对加拿大另一个矿山（Quebec 省 Thetford Bell 矿区）的温石棉矿石中的长形矿物颗粒进行了研究，得出结论 [220]：“透射电子显微镜检测到的透闪石含量很低。发现的颗粒形态和选定区域电子衍射特征表明，它们是裂隙碎片，而不是石棉纤维。如果矿石中含有透闪石石棉，其浓度一定低于检测水平。”以解离碎片（偶尔在形态上与特定定义的纤维相同）形式存在的细长矿物颗粒可能是可吸入大小的粉尘，这一点没有争议。因此，如果加拿大矿工和碾磨工因接触透闪石而导致部分 / 大部分 / 全部疾病，按照此定义，许多学者会从矿物学角度将这种可吸入透闪石粉尘归类为非石棉形态结构或解离碎片。此外，在许多矿物中都会出现细长颗粒，根据计数 / 识别方案中使用的定义，它们可能被定义为纤维或裂隙碎片。有鉴于此，法国食品、环境和职业健康安全局（ANSES）[221] 负责审核“开采矿石中闪石裂隙碎片的健康影响和鉴定”。其评估结论如下：

　　根据流行病学研究，无法排除与非石棉形态的 5 种受监管角闪石裂解碎片暴露相关的健康风险；

　　在最近的评估中，已经确定了癌症的发生与人群暴露于某些以不同岩相混合物形式存在的钙钛矿或钠钙闪石（如氟硒矿、绞铁矿或富硒矿）之间的关系；

　　目前还没有经过验证的科学毒理学数据来证实，符合世界卫生组织规定的“纤维”尺寸标准（长度 > 5μm；直径 < 3μm，AR > 3∶1）的裂解碎片的毒性低于其石棉状对应物。

　　在我们的研究中，基于之前提到的概念，即开采出的产品中温石棉“被”透闪石“污染”，且在采矿 / 选矿活动中加工这些矿物时仍含有透闪石，我们意识到加拿大温石棉中存在透闪石。然而，在我们实验室对 54 例间皮瘤病例的研究中，透闪石与直闪石同时出现的可能性（20 例）比与温石棉同时出现的可能性更大。有 13 例同时存在透闪石和温石棉，14 例有温石棉但未检测到透闪石。在我们所有的研究中，这是一个常见的发现，即组织中发现温石棉与预期发现透闪石之间并没有关联。在我们已报道的间皮瘤研究中，常见的观察结果是，大多数病例中存在不同数量的石棉，且其成分通常是多种类型石棉的混合（包括商用和非商用的）。此外，在这些病例组中，有一些病例的组织负荷水平较低。

　　间皮瘤是一种非常罕见的肿瘤，男性发病率高于女性。从历史（和逻辑）上看，这是因为男性更有可能在可能发生石棉职业接触的地区工作。然而，我们对一系列女性间皮瘤病例的组织样本进行了评估 [182]。有些人是通过将家庭成员衣物上的灰尘带回家而二次接触石棉的。

在这 15 例女性间皮瘤病例的组织中，最常发现的石棉是铁石棉，其次常发现的纤维类型是透闪石[182]。值得注意的是，较低组别中的一些组织负荷无论如何都不能被视为反映了过去对职业接触者水平的定义。这些案例与主要由男性组成的大型研究组[181, 213]的共同之处在于，纤维负荷往往是混合类型的石棉。在我们所有的间皮瘤研究文献中主体纤维（＞50%）长度小于 5μm，但肺部样本中未包覆纤维的长度超过 5μm。这些间皮瘤病例的肺部纤维特征（纤维类型、浓度和/或较长的纤维群）与对普通人群组织样本进行的组织分析所报道的相同特征形成了对比。

如果能将特定浓度的石棉组织负荷与特定疾病联系起来，将会有所帮助。学界试图建立石棉组织负荷对诱发特定疾病（如间皮瘤）的浓度阈值。这通常始于从选定的队列中提取数据，这些数据可能与另一个队列中的预期结果相等，也可能不相等。正如 Warnock 和 Isenberg[222] 所指出的，"由于大量石棉并不总是导致肺纤维化，石棉肺可能是纤维相关肺癌的不良标志"。事实上，在我们的一项研究中，55 例间皮瘤病例中只有 29 例出现病理石棉肺[181]。使问题更加复杂的是，大多数人都认为间皮瘤通常是一种潜伏期较长、由于低剂量暴露导致的疾病。从历史情况看，许多高剂量接触石棉的人在首次接触后还没来得及发展出间皮瘤，就因另一种由石棉引发的疾病而死亡了。另一个问题是，没有人能够确定个人对特定石棉暴露的易感性。此外，间皮瘤可能发生在肺部以外的部位，关于长期滞留在肺部的纤维群与到达肺外部位的纤维群之间的相关性，目前知之甚少，只能作为过去接触石棉的证据。正如有关肺外部位石棉的章节所述，显然有特定类型的石棉纤维能够到达这些部位。

在推断肺部纤维负荷与诱发间皮瘤事件之间的关系时，更复杂的问题是，在获得肺部样本时，它反映的是当时组织中的粉尘浓度，并不能说明纤维的数量，特别是短纤维的数量，这些纤维可能已经在肺部，并通过黏膜纤毛器被清除和/或转移到身体的其他部位[107]。问题是，这些被清除的纤维在离开肺部之前，为什么不能在组织反应中发挥作用，并在离开肺部前造成永久性病理改变？与温石棉或闪石相比，这一点尤为重要，因为即使温石棉（更倾向于吸入较短的结构）被认为比闪石更快地从肺部清除，但反复暴露仍会刺激持续的炎症反应和可能导致病理反应（包括肿瘤）的潜在变化[75]。虽然从逻辑上讲，较小的石棉纤维更容易从肺中清除，但有时人们并没有充分认识到肺部对大颗粒（如痰液中石棉小体）的清除效能。然而，问题仍然是大多数温石棉（或同样到达下呼吸道的数量可观的较短的闪石纤维）是否会在首次接触到收集肺部样本的这段时间内从肺部组织中清除，但肺外部位（如转移位点）因清除速率更慢，仍可能滞留显著数量的纤维。

3.12　作为其他矿物成分的石棉／细长矿物颗粒造成的暴露

由含有石棉的矿物制成的产品有可能导致石棉暴露。这通常被称为"污染"，尽管用"污染"可能不是描述作为这些矿物成分的天然石棉类型的合适词语。尽管许多产品被认为／假定不含石棉，矿工／碾磨工和消费者在使用这些产品时仍有可能暴露于石棉。在蒙大拿州 Libby 开采的蛭石就是一个例子。这种矿石被运往美国的许多加工厂，用于生产各种产品，从园艺产品（如盆栽土壤成分、包装材料）到绝缘产品。早在 1986 年，McDonald 等[224]就指出，蛭石中的透闪石可能导致与石棉有关的疾病。据报道，通过能量色散光谱法对单个纤维进行元素化学分析，得出了"意想不到的复杂结果"。他们进一步澄清说，"许多纤维的化学成分与透闪石 – 阳起石系列矿物相符，但有些纤维的钠含量过高，不符合国际矿物学协会的透闪石分类标准"。Wright 等 [225] 报道，一个人在 50 年前的夏季，曾在蛭石扩建厂工作，短暂接触过透闪石石棉，其每克干肺中透闪石石棉纤维数量超过 800 万根，其中 68% 的纤维是透闪石石棉。使问题更加复杂的是，在蛭石矿脉中还存在着不受管制的纤维状闪石，对于这些不受管制的结构在诱发疾病方面所起的作用，仍在争论中。

后来对开采出的蛭石纤维成分进行的矿物学分析表明，其中只有少量透闪石成分（受管制的石棉），大部分纤维矿物属于温石棉闪石 / 钠闪石系列，虽以石棉状 / 纤维状的习性出现，但目前未定义为"石棉"这一通用术语中包含的 6 种纤维状矿物之一 [226]。McDonald 的研究 [224] 将透闪石归为致病因子，但实际上混合纤维类型导致元素检测结果更混乱。

实际上，正如以下病例报告中所讨论的那样 [227]，从一名矿工的组织样本中发现的主要纤维类型并非透闪石。一份来自 Libby 蛭石矿矿工的肺部样本被送到了 Dodson 博士的实验室，该矿工被诊断出患有肺癌 [227]。该矿工的组织消化物中含有大量的含铁小体（每克脱蜡湿重组织中有 150 830 个含铁小体）（图 3.21），由于"Libby 角闪石"大量存在，很容易就达到了 100 根纤维的"停止计数上限"。这 100 根"Libby 角闪石"相当于每克脱蜡湿重组织中有 5 377 090 根纤维。接触 Libby 蛭石中的纤维物质（通常被定义为"Libby 角闪石"）会引发所有与接触石棉相关的、被认定存在风险的疾病类型。

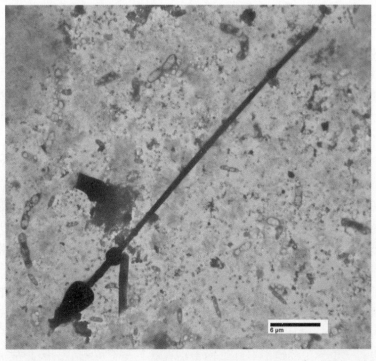

图 3.21　这个含铁小体的核心是 Libby 闪石。这种蛭石的纤维成分由透闪石 / 钠透闪石组成。据报道，透闪石 / 钠透闪石是钠钙闪石，占蛭石中细长矿物的 80%。其结构与以石棉为核心的含铁小体一致，但尽管这种纤维具有石棉状特性，一旦吸入会诱发与石棉有关的疾病，但美国目前并未将其列为 6 种受管制的纤维状矿物之一

　　另一种广泛使用的可能含有石棉的矿物是滑石粉。Kanack[229] 对滑石的定义进行了有益的概述。他指出，常用的滑石有两大类。化妆品用滑石是从滑石矿床中开采出来的，选择这些矿源是为了提供基于"纯度、光滑度、粒度"的"最高"品质的滑石，并且从附属矿物含量较低的来源开采。工业滑石的开采条件没有化妆品滑石那么严格。当然，这并不意味着化妆品用滑石矿不会出售滑石用于工业用途。我们的实验室曾接到过几例转介病例，要求对两个人在工作场所因职业原因接触到工业滑石粉的组织进行分析[230]。分析表明，这两个人曾在一家瓷砖生产厂工作过不同时间，生产过程中使用了滑石粉。对消化后的组织进行检查后发现，其中存在细长滑石纤维 / 条带、数量较多的非商业闪石（直闪石和透闪石）及偶尔出现的过渡纤维（滑石和直闪石的条带）。

　　Kleinfeld 等 [231] 和 Rohl 等 [232] 报道，某些滑石地层中含有透闪石和直闪石石棉。因此，这些石棉纤维可能出现在滑石粉产品中。在纽约州滑石矿场工作的石棉相关疾病患者的肺组织中，已发现石棉小体和纤维[233]。肺内纤维成分包括纤维状滑石、透闪石及相关矿物系列。Scancarello 等 [234] 在吸入滑石粉后患有呼吸系统疾病和双侧胸膜斑的人体内，以及在 BAL 液和组织样本中发现了大量石棉纤维和石棉小体。这些都是在组织样本中确定石棉负荷的几个例子，在暴露于不被认为含有石棉的产品的情况下，这些例子可以提供潜在的重要信息。

　　Roggli 等 [235] 对 312 例间皮瘤患者的肺组织进行了纤维负荷检查。据报道，大多数病例都接触过含石棉产品的粉尘。他们得出结论，"间皮瘤患者肺组织样本中的透闪石既来源于滑石，也来源于温石棉，且透闪石占石棉产品终端使用者肺内过量纤维负荷的相当大比例"。

　　Ghio 和 Roggli[236] 对胸膜穿刺术中使用滑石粉（以及相关的附属 / 细长矿物颗粒）的风险表示担忧。他们指出，"即使产品不含石棉，石棉诱发癌症的机制（即金属催化自由基的生成）也同样与滑石粉和硅酸盐片本身的纤维形式有关"。他们进一步指出，"在有安全替代品的情况下，仅仅声明滑石粉不含石棉并不能免除我们对患者的责任。"

　　有关滑石粉的另一个令人担忧的问题是，有些滑石粉沉积物含有纤维状滑石粉。在将含有纤维状滑石粉的滑石粉归类为致癌物质的问题上出现了混乱。国际癌症研究署（IARC）已就此问题做出澄清[237, 238]：《补编 7》中对滑石的审查导致对两种制剂的评估，即含石棉状纤维的滑石和不含石棉状纤维的滑石。"石棉状纤维（asbestiform fibre）"一词被误认为是"石棉纤维（asbestos fibre）"的同义词，实则应理解为包括滑石在内的任何矿物以石棉形态生长的纤维。为避免对"石棉状纤维"一词的混淆，本工作组决定，将该制剂称为"不含石棉或石棉状纤维的滑石粉"在科学上更为准确，这一评价取代了先前对不含石棉状纤维的滑石粉的审查。本工作组还决定将"Group I"制剂的名称从"含石棉状纤维的滑石粉"扩展为"含石棉或其他石棉状纤维的滑石粉"。本工作组审查了早先关于含石棉状纤维的滑石粉的专著，确定扩大后的名称与《补编 7》中的评估相一致。没有对这"Group I"制剂进行更新。

　　事实上，滑石粉中可能含有石棉状结构（石棉和 / 或滑石粉纤维）。Kelse 等 [239] 在评估工业滑石开采人群的尘肺病时，对石棉状结构问题进行了审查。在滑石中含有细长矿物的情况下，他们指出，"更常见的纯滑石纤维通常在视觉上与石棉相似，因此被正确地描述为石棉状外观"。他们进一步提到，"滑石纤维的纤维束和尺寸更接近闪石石棉"。间皮瘤 / 癌症患者（尤其是女性间皮瘤或卵巢癌患者）的临床病史通常很少能提供是否曾使用过化妆品用滑石粉或在某些情况下曾接触过工业用滑石粉的信息。作者在去年询问了多位顶尖的石棉研

究人员和 / 或流行病学家，是否在他们的研究中询问了假定暴露于石棉的同组人是否使用过滑石粉和 / 或知道自己是否暴露于滑石粉。这些专家和本章作者都没有问及过去是否接触过滑石粉。据我们所知，在过去的组织负荷分析中，并没有使用 ATEM 来确定"石棉相关疾病"患者组织中是否含有滑石粉。我们之前对得克萨斯州东部普通人群的肺部样本进行了研究，根据未包覆纤维的类型和数量对纤维负荷进行了评估[157]。在该研究中，6.9% 的非石棉纤维成分为镁硅化合物（MgSi）（滑石的元素组成），因此具有成为滑石纤维的元素潜力。这项研究未检测非纤维状微粒成分（滑石粉主要以片状形式存在）。虽然这项研究没有提供任何定量数据，但几年前，我们曾尝试对论文中的一些原始数据进行审查，结果发现，滑石纤维的有限数量出现在直闪石和 / 或透闪石含量最高的个体中。

　　导致土耳其间皮瘤[161]的纤维状沸石（毛沸石）也出现在美国的某些地区，但这些地区大多人口密度较低。最近，Kliment 等[240]报道了 1 例间皮瘤病例，其肺部组织中含有明显的毛沸石成分。该病例的工作史表明，在从事"清洁和维护服务"工作时，约有 2 年可能接触过地板砖上的灰尘。此人曾在墨西哥生活 20 ～ 25 年，虽然没有界定具体的毛沸石暴露史，但这意味着个人的暴露可能来自以前居住地的环境来源，包括已有环境毛沸石报道的墨西哥地区。最初并未确认其存在明确的毛沸石接触。该病例的研究结果包括肺组织内的胸膜斑和大量含铁小体。消化物中含有高浓度的含铁小体和未包覆的毛沸石结构。据报道，组织中没有发现"商业或非商业"石棉纤维。有一个病例被转到我们的实验室进行组织负荷分析，该病例的工作经历包括从事电焊工和刹车片产品的工作。与 Kliment 等的报道一致[240]：随后的背景评估显示他在墨西哥的一个家庭农场长大，直到约 18 岁时离开。墨西哥的这一地区被认为环境中存在毛沸石。我们的评估表明，组织样本中存在的主要纤维是毛沸石（图 3.22）。不过，我们也在组织消化液中发现了一种商用闪石和所有 3 种非商用闪石（透闪石、阳起石和直闪石）。

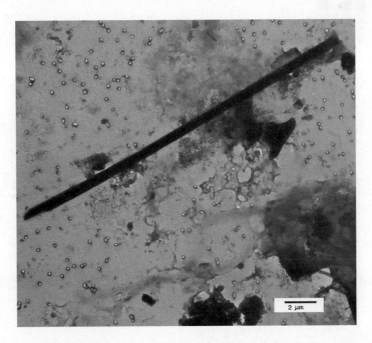

图 3.22　显微镜照片中发现的毛沸石纤维是从一个人的肺组织消化液中收集的，这个人的成长环境中含有毛沸石

3.13　肺外部位的石棉 / 细长矿物颗粒

世界上大部分有关肺外部位石棉的文献都是基于光镜观察到的少量石棉小体。这些部位包括胃[241]、肝[242]、肾[103, 242]、脾[103, 106, 242]、淋巴结[54, 103, 104]和胸膜斑[243]。Churg 于 1988 年指出，在胸膜样本中观察到的这种情况很有限[244]，并得出结论："通常情况下，在胸膜斑中看不到石棉小体，尽管 Rosen 等[243]声称在某些病例中提取到了一些石棉小体；如前所述，胸膜斑和胸膜中的石棉含量似乎与肺中的石棉含量大相径庭，因此这些部位对矿物分析没有用处[244]。"关于石棉小体，Churg 博士和我们的实验室意见基本一致，即我们尚未在胸膜斑或顶胸膜（纤维化）组织的消化物中发现石棉小体。不过，在包括胸膜在内的肺外部位出现未包覆的石棉纤维，是石棉从其他部位转移的一个重要指标。接触石棉最令人担忧的一种癌症是间皮瘤。这是一种罕见的人体浆膜癌症，被认为是石棉疾病的标志。Knudson[245]指出，"在没有石棉的情况下，间皮瘤是如此罕见，以至于可能永远不会对其进行研究"。

吸入石棉可导致远离肺部（原沉积部位）的部位出现病理反应[109]。微粒可通过淋巴系统转移到肺门淋巴结和更远处的淋巴结[2]。Schlesinger[61]将淋巴结描述为"滞留物质的储藏室"。Gross 和 Detreville[8]指出，淋巴结是"粉尘的储存库"，在重度粉尘中，长期高浓度暴露会导致淋巴结"高度矿化，坚硬如石"[55]。对于熟悉解剖学的人来说，浏览 Netter[59]的呼吸系统图解，不仅可以重温胸腔淋巴引流系统的解剖，还可以了解哪个淋巴结引流到肺的哪个层面。正如 Becklake[62]和 Hillerdal[63]提出的，淋巴途径为石棉从肺部转移到全身的关键机制。Knudson 指出[245]，"纤维转移到这些表面（胸膜和腹膜）可导致间皮细胞增生，多年后可导致恶性间皮瘤"。要确认是否转移到肺外部位，需要应用 ATEM 来确定到达肺外组织的石棉纤维的类型和大小。

我们实验室进行了一项研究，以确定 21 个同样符合普通人群定义的人的肺部和气管周围淋巴结组织的含量：2 例淋巴结中至少有 1 个含铁小体呈阳性，8 例淋巴结未检测到石棉纤维，5 例肺组织中含有石棉纤维的病例未被确定淋巴结中检出石棉，9 例肺部和淋巴结中均可检测到石棉。淋巴结中最常见的石棉类型是直闪石（9 例），其次是透闪石（6 例）。淋巴结中石棉负荷（如果存在）的构成与普通人群肺实质样本的结果相比，主要反映了过去暴露于非商业性闪石或温石棉短纤维（< 5μm）的情况（如果检测到石棉纤维）。

我们实验室发表的另一篇文章进一步确定了肺组织中石棉负荷与肺部淋巴结引流水平的分析特征[56]，这些人都有接触石棉的记录，并死于各种石棉相关疾病。文章回顾了有关肺部淋巴引流的数据，以及在动物模型中评估微粒迁移的实验研究。为简明扼要起见，仅从研究结果中提出几个重要观点。淋巴结中有一些含铁小体，但没有肺组织中那么多。淋巴结中发现的石棉类型与肺中发现的类型一致，然而，与研究结果一样[107]，淋巴结中发现的纤维尺寸明显短于肺中发现的纤维尺寸。淋巴结中发现的大多数纤维都是商用和非商用闪石的混合物，这与肺组织中的情况相同。试图用光学显微镜来量化纤维的数量是没有价值的，因为绝大多数纤维在相衬显微镜下无法有效量化纤维数量。所有部位的绝大多数纤维长度都小于 5μm，因此，这项研究需要 ATEM 来检测和正确分析纤维负荷。

Sebastien 等[223]最早使用 ATEM 对肺外部位纤维负荷进行了定量评估研究。该研究团队分析了 29 个送去确诊的病例肺部样本和壁层胸膜组织中的纤维含量。大多数患者都有石棉接触史。在这项研究中，29 份壁层胸膜组织样本中有 16 份含有石棉（在研究的检测范围内），27 份肺组织样本呈阳性。经鉴定，含有石棉的胸膜样本中"几乎全部为温石棉"。根据 Sebastien 等的报道[223]，肺部纤维的平均长度为 8.2μm，而胸膜中纤维的平均长度为 2.3μm。这些石棉纤维的长度不足以引发石棉小体的形成。同样，用光学显微镜进行评估也无法从这些组织中检测到较短或较长/较细的石棉纤维。

在 Dodson 等[107] 对来自意大利的 8 名前船厂工人的肺组织、淋巴结和胸膜斑样本进行的研究中，在胸膜斑中没有发现石棉小体，而在淋巴结样本中仅 1 例未检出石棉小体。这表明成熟的石棉小体从肺部转移到了淋巴结，或者是根据到达这两个部位的纤维大小（石棉小体形成的预测因子）进行了选择性分离，或者是这些肺外部位之间的包覆效率存在差异。然而，与肺组织总负荷中长纤维的占比相比，淋巴结中适合刺激包覆作用的长纤维群体仅构成总纤维群体的一小部分。

在不同部位发现的闪石纤维和温石棉纤维的浓度各不相同，每克干组织中的总浓度往往高达数百万根纤维。在肺部发现的温石棉和闪石石棉纤维的平均长度长于在淋巴结和胸膜斑中发现的同类纤维的长度。在这 3 个部位发现的纤维大多长度小于 5μm，肺部仅有 4% 的温石棉纤维长度小于 10μm。胸膜斑和淋巴结中未检测到长度大于 10μm 的温石棉纤维。在肺部，80% 的闪石纤维长度小于 10μm，胸膜斑中只有 8% 的纤维长度大于 10μm，淋巴结中只有 2.5% 的纤维长度大于 10μm。有一个例子的情况说明了将短纤维纳入计数方案的重要性。此案例中，在可检测范围内，此人的肺组织未检出温石棉纤维。因此，如果仅凭这一参数推断可以误判为没有或很少接触温石棉。然而，胸膜斑组织中每克干组织含有 21 000 000 根温石棉纤维，淋巴结中每克干组织含有 5 500 000 根温石棉纤维。如果只对长度超过 5μm 的纤维进行计数，那么该患者斑块中的温石棉只占温石棉总量的 3.1%，而淋巴结中的温石棉则完全没法检出（如果使用足够的放大镜才能"看到"细纤维）。这些研究结果表明，患者过去曾接触过温石棉，并强调了肺部在停止接触后清除短纤维的能力，而肺外部位（胸膜/淋巴结）缺乏有效的石棉清除机制。

Suzuki 和 Yuen[247, 248] 及 Suzuki 等[249] 分析了间皮瘤患者肺部和间皮瘤组织中的石棉含量。Suzuki 和 Yuen[247-249] 利用 ATEM 发现，肺部和间皮瘤组织中的大部分纤维长度小于 5μm。他们还发现，大多数短纤维都是温石棉。只有 4% 的纤维符合 Stanton 模型中更具有"致病活性"的纤维群（长度大于 8μm，直径小于 0.25μm）[247]。他们的结论是，肺部和间皮组织中的大多数纤维长度都小于 5μm。在 Sebastien 等[223] 和 Dodson 等[107] 的研究中，在胸膜组织中发现的纤维平均长度与 Suzuki 和 Yuen[247-249] 报道的纤维平均长度进行了比较，发现两者惊人的相似，即纤维都非常短。Suzuki 等[249] 评估了 168 例人类恶性间皮瘤的肺组织和间皮细胞组织。他们的结论是："①在这些组织中，符合 Stanton 假说的细长石棉纤维仅占纤维总数的 2.3%（247/10 575）；②所检查组织中的大多数纤维（89.4%）长度≤ 5μm（10 575 中 9454 条），直径一般（92.7%）≤ 0.25μm（10 575 中的 9808 条）；③在肺部和间皮组织中检测到的石棉类型中，温石棉是最常见的石棉类型，被归类为短而细的石棉纤维"。他们认为："与 Stanton 假说相反，短而细的石棉纤维似乎是导致人类恶性间皮瘤的原因之一"。

在引流肺部的淋巴结和胸膜组织中发现短纤维是主要成分，这一发现不利于支持"闪石假说"[250] 的论点，因为"闪石假说"可以解释大多数石棉引起的肺外疾病。"闪石假说"的部分依据是，较长的纤维具有更强的致病活性（见纤维长度与疾病一节的讨论），这当然会使致癌风险偏向于闪石纤维，部分原因是闪石纤维作为较长的纤维被吸入肺部（因为它们往往是直的），因此与肺组织中发现的较短的温石棉成分相比，更不容易被清除。一些合理的解释似乎表明，与温石棉纤维相比，闪石纤维在组织内产生分子相互作用的潜力更大。然而，也有其他模型显示温石棉的反应活性更强[251]。这一主题将在关于石棉纤维诱导的分子生物学反应章节中详细探讨。

显而易见，肺外部位检出的石棉纤维以短纤维为主这一发现，使"石棉支持者"[250]不得不争先恐后地解释，为何肺外部位占主导地位的短石棉纤维不会致癌，或无法引发这些部位的其他石棉相关病理变化。

最初，Boutin 等的一项研究[252]将闪石的存在与壁层胸膜内明显暴露于可能含有化石燃料烟尘（煤尘）的气溶胶中的此类纤维的浓度独特地联系在一起。显然，在壁层胸膜中发现胸膜黑斑的概念在美国非常罕见（参与过数千例尸体解剖的医学博士 Samuel Hammar 的个人交流）。在这种情况下，壁层胸膜内含有顶胸膜炭疽的区域被描述为"壁层胸膜淋巴管"，在本研究中被称为"黑斑"。作者设计了一项研究，对 14 人的肺和胸膜组织中的纤维负荷含量进行了调查。其中 8 人有明确的石棉暴露，6 人没有明确的石棉暴露。在大多数暴露于石棉的受试者中，"肺和炭末沉着胸膜样本中的纤维浓度大于每克 1×10^6 根纤维，而在非炭末沉着胸膜样本中几乎没有纤维。11 名患者中有 5 人，包括有 3 名间皮瘤患者在内，黑斑中的纤维浓度甚至高于肺部样本"。

研究结论如下：①纤维在壁层胸膜中的分布是不均匀的；②纤维集中在高浓度富集在黑斑中；③这可以解释为什么壁层胸膜是间皮瘤和胸膜斑的靶器官。以下内容有助于更好地理解得出各项结论的研究结果，以及在研究结果方面需要考虑的问题：

> 1. 如果石棉是通过淋巴引流从肺组织转移的——我们已经分析证实了这一点[56, 107]，那么包括石棉颗粒在内的粉尘颗粒有理由集中在胸膜淋巴丰富的区域。
>
> 2. 此前研究[107, 223, 252-254]已证明石棉纤维在胸膜斑区域的富集现象，但这些研究中的大多数纤维发现温石棉通常是最常见的石棉类型，这与 Boutin 等研究中仅发现闪石形成了鲜明对比[252]。

关于 Boutin 等的研究[252]有几个观点有时会被过度解读为意义重大。首先，该研究证实长角闪石纤维可抵达间皮瘤好发部位，即壁层胸膜。这一观察结果并非独一无二，需要结合报道中两项关键数据审慎看待。首先，肺部 99% 的石棉纤维是角闪石，角闪石在胸膜黑斑中占 95%，非炭末沉着胸膜中占 61%。由此可见，当肺组织几乎仅存在角闪石时，自然只有此类纤维可能迁移至肺外部位。其次，关于纤维长度的问题，偶尔会强调"较长的闪石纤维会到达胸膜"，这可能是正确的。但是，他们详细指出，在"黑斑"中，22.5% 的纤维长度为 5μm 或更长，10% 的纤维长度为 8μm 或更长。这些观察结果与 LeBouffant[253] 的报道进行了比较，后者在壁层胸膜中发现 7% 的铁石棉和 5% 的温石棉纤维为 5μm 或更长。Sebastien 等[223] 报道，壁层胸膜中 24% 的闪石纤维和 14% 的温石棉纤维长度超过 4μm。在我们自己的研究中[107]，10% 的闪石纤维和 3.1% 的温石棉纤维长度超过 5μm。因此，Boutin 等[252] 的研究结果似乎与前述研究结果相同，即胸膜及胸膜"黑斑"内绝大多数石棉纤维（其研究中为77.5%）长度都小于5μm。作者还对未检测出温石棉的潜在原因做出了合理的科学解释，指出"从技术角度来看，在炭末沉着样本的微粒'背景'中，短而细的温石棉纤维不太容易被检测到"。读者可参阅本章前面讨论的组织制备和仪器选择部分来了解这一问题。

> 3. 关于石棉在"黑斑"（定义为可能诱发间皮瘤与胸膜斑的解剖学区域）的富集问题，欧洲多项研究进行了进一步探讨。Müller 等 [255] 对位于壁层胸膜的 12 个"黑斑"（4 个手术标本和 8 个尸检标本）进行了形态学评估。他们得出结论是："在一些有黑斑的区域，间皮细胞的增生有可能增加"，但"我们的研究结果并不支持将黑斑归类为恶性间皮瘤发展过程中的必然早期病变"。他们进一步指出，"我们的研究结果并不支持间皮瘤'优先'在已有黑斑的区域发展的假设。在我们对 Ruhr 区前矿工的集体研究中，我们没有发现石棉纤维，特别是闪石纤维直接位于黑斑中。但我们发现了硅酸盐、石英和硅酮，以及富铝矿物，如白云母。没有任何迹象表明在间皮瘤的发病中可能起作用"。

Mitchev 等 [256] 评估了 150 例城市居民连续尸检中"黑斑"的宏观外观及与胸膜斑的可能关系。在 92.7% 的病例中观察到了黑斑，主要出现在肋骨下缘和膈肌区。他们报道，"黑斑的主要位置与透明胸膜斑之间没有关系"。

总之，据报道，在职业暴露的人群中，壁层胸膜样本（特别是斑块）中含有石棉纤维。这些纤维的长度大多小于 5μm，在大多数情况下只能通过 ATEM 放大镜才能检测到。对这些组织进行任何其他技术评估所得出的数据都应谨慎看待。

Miserocchi 等 [257] 对纤维如何从肺部（最初沉积的部位）到达肺外部位进行了理论回顾，他们的讨论涉及允许吸入纤维通过肺泡屏障的机制。提出的概念包括"由于渗透（主动吸收 Na^+）和水压（间质压力低于大气压）压力梯度的共同作用，沿着大量水流的副肺泡路径"。纤维可被肺淋巴流从肺间质拖出（一次转运），然后到达血流并随后分布到全身（二次转运）。该研究关于纤维尺寸与肺外迁移可能性的结论动摇了"较长纤维导致间皮瘤"的传统理论。不过，这些发现恰恰印证了前文所述的纤维尺寸与肺外迁移的实际观测结果。研究者特别指出："超细纤维（长度小于 5μm，直径小于 0.25μm）由于空间位阻碍较小（在间皮瘤中，约90% 的纤维为超细纤维），可以移动更远的距离"。

10% ~ 15% 的间皮瘤发生在腹腔。Hasanoglu 等 [258] 最近研究了口服石棉对大鼠肺部和胸膜的影响。"6 个月后，对大鼠肺部和胸膜的组织病理学评估显示，间皮细胞明显增生，并出现石棉小体"。他们进一步指出，"摄入的石棉可能通过淋巴血液途径从胃肠道转移到肺部，导致间皮增生，进而可能引发恶性肿瘤"。虽然这是一项动物研究，但这一观察结果具有重要意义，因为导致腹膜间皮瘤的浆膜组织可能从肺到淋巴系统的淋巴引流中接收的纤维，和 /或受到从胃肠道内部迁移过来的纤维影响。人们对到达壁层胸膜的石棉纤维数量了解有限，对到达腹膜腔各组成部分的纤维负荷的成分也知之甚少。

Dodson 等 [104] 对 20 例间皮瘤患者的肺组织、网膜和肠系膜（腹腔内的脂肪内膜组织）进行了分析，结果显示：在 18 例患者的肺组织、5 例肠系膜和 2 例网膜样本中发现了石棉小体。在 19 人的肺组织中发现了未包覆的石棉纤维，其中 17 人至少在一个肺外部位发现了石棉纤维。10 例患者的每克干肺中含有超过 140 万根石棉纤维。14 例患者的肠系膜和网膜样本中含有未包覆的石棉纤维。在网膜和肠系膜中最常见的石棉纤维是铁石棉，这也是在肺组织中最常见的石棉纤维类型。在这两个样本部位发现第二种最常见的石棉是温石棉。肺组织中的石棉纤维类型和浓度与 1997 年报道的 55 例间皮瘤病例[181]中发现的石棉混合类型相似。在几个人的网膜 / 脾中发现了不同类型的石棉纤维。最常见的是铁石棉（与肺组织一致），第二常见的是温石棉。根据肺部数据统计，肺组织数据预测网膜和肠系膜中出现纤维的因素包括石棉小体浓度、闪石浓度、纤维长度和长宽比。显然，这项研究表明石棉纤维进入了人类的腹腔，而腹膜间皮瘤正是在腹腔中发生的。

一项关于肺、肠系膜和网膜组织的比较研究[158]对来自 15 个符合普通人群定义（我们实验室使用的定义）[157]的人的组织进行了研究。4 个肺部样本中含有石棉小体，2 个肺部样本中至少含有 1 种石棉纤维。在肺外部位发现的唯一石棉纤维由两个网膜样本中的一根短温石棉纤维（＜ 3μm）和一根短透闪石纤维（＜ 4μm）组成。

Monchaux 等[259]发现，在对大鼠进行胸腔内注射后，包括 UICC 温石棉 A、UICC 青石棉和 JM 104 玻璃纤维在内的纤维会转移到不同部位。接触后 90 天，在纵隔淋巴结、肺实质、脾、肝、肾和大脑中发现了纤维。据报道，每克组织中的纤维浓度在所有部位都处于相同的范围内，只有胸腔淋巴结中的浓度比其他部位高出 10 ～ 100 倍。研究结果还发现，"在肺实质中观察到的纤维平均长度随着时间的推移而增加"。"210 天后，所有 3 种纤维的平均长度都高于初始长度；380 天后，纤维的平均长度，特别是温石棉纤维，大大高于注射时的原始纤维长度"。这些数据引发了对 Lauweryns 与 Baert[260]假说的质疑，即"其提出的'颗粒通过毛细血管和肺淋巴系统从肺间质清除'的理论是否正确？若成立，则仅短纤维可通过此途径清除，而长纤维会滞留于肺泡壁内"。显然，我们的研究结果支持这样的概念，即较短的纤维是最有可能到达肺外部位的形式（见关于淋巴结中纤维负荷及关于纤维长度与致病性章节）。

Uibu 等[261]对 22 例接受法医解剖的疑似石棉相关死亡病例进行了石棉纤维负荷评估，比较了主动脉旁淋巴结和肠系膜淋巴结中的石棉纤维负荷及肺组织中的石棉纤维含量。研究结果表明，在淋巴结中发现了一些大于 20μm 的纤维，他们认为这意味着"巨噬细胞迁移并不是长石棉纤维的主要运输机制"。他们补充说，"石棉纤维随着从胸膜腔吸收的液体到达壁层胸膜，并沿着淋巴管进入膈下区域。根据解剖结构的不同，有些纤维会积聚在主动脉旁淋巴结和其他膈下淋巴结中，有些则排入胸导管和静脉系统循环中"。这意味着巨噬细胞的"运输"要求纤维在巨噬细胞内被吞噬。然而，任何对痰液样本进行过评估的人都会明白，通过黏液纤毛途径清除的大多数含铁小体都与多个巨噬细胞有关。因此，这些结构并非存在于巨噬细胞内部，而是与附着的巨噬细胞一同被清除。这种关联是否至少能通过黏液纤毛清除机制提高清除率仍是一个悬而未决的问题，但含铁小体未被"吞噬"进巨噬细胞内却可以定向移动这一事实是确凿无误的。作者进一步指出，"即使是低水平的职业暴露也会导致青石棉、铁石棉、直闪石、透闪石或温石棉出现在这些腹部淋巴结中。我们的研究结果证实了淋巴引流是石棉在人体内重要转移机制的假设"。

3.14　纤维长度及其与致病性的关系

关于纤维长度及其与致病性关系的讨论已经演变成了科学讨论，一方面是意见分歧，另一方面是代表既得利益的两极分化阵营。这一问题的演变在很大程度上是基于纤维长度与致病性的关系。更具体地说，讨论的焦点往往是涉及温石棉的经济 / 法律问题。这不是一个小问题，因为温石棉在美国 90% 以上的商用石棉产品中都有使用。已有事实表明：温石棉很可能是以一种无法用光学显微镜检测到的短纤维和 / 或细纤维的形式被气溶胶化（正如联邦法规所承认的那样），此外，这些纤维的尺寸与人体组织中发现的温石棉纤维的尺寸完全一致。在这一问题上，法律 / 政治上的竞争往往十分激烈，各方的立场也不尽相同。一种做法是直接否认温石棉的危害性。由于大多数国家和国际卫生机构都持不同的立场，因此这种方法通常不会成功。另一种做法是简单地使用相衬光学显微镜（PCOM）来评估空气样本，但要充分认识到其无法检测到温石棉原纤维 [67]，因此，如果无法看到纤维，则气溶胶中的这一部分肯定无法用于评估暴露水平 [84]。也可使用电子显微镜，其计数方案（低倍）可排除短纤维（< 5μm）或在低倍下无法看到的细长纤维。这些方法都得出"看不见就等于不存在"的结论。还有一个极端的说法，就是提出单根纤维即可能致癌的概念。这对双方来说都是完全没有赢家的。Tweedle 和 McCullock 已经详细讨论了法律领域中被告和原告双方所使用的问题 [250]。下一节的目的只是向读者提供有关纤维长度的已知事实，即纤维长度对计数方法的影响及纤维与组织的相互作用。有了这些信息，我们鼓励读者在阅读今后的文章时形成自己的观点。因此，本节的目的是为读者提供提出正确问题的工具，从而判断所报道观察结果的真实性与完整性。

在工作场所评估的气溶胶石棉纤维，通常是通过相衬光学显微镜的可重复计数方案进行计数的。该系统基于"规范纤维"的定义，这类纤维在物理尺寸上需要达到足以在特定放大倍数下被光学显微镜可观测的厚度。计数方案包括长度 5μm 或更长的纤维，仪器无法区分纤维类型。制定这一选择标准是为了保证分析员之间的检测可重复性，并提供一种经济高效的模式来确定在一段时间内采样的一定体积中的纤维数量。这构成了"行动水平""容许暴露限值（PEL）""短时暴露水平"等术语的基础，这些术语被用于确定职业安全与健康管理局（OSHA）和 / 或美国环境保护局（EPA）工作实践中规定的含石棉环境中工人的暴露等级。建议读者查阅 OSHA 法规中有关随着时间推移不断降低 PEL 的讨论。降低 PEL 的目的是试图（在工作场所符合规定的情况下）减少石棉肺（一种大剂量暴露疾病）的潜在发生率。正如 Langer 等 [73] 所指出的，光学显微镜计数准则定义了计数中应包括的纤维的物理定义、应包括的纤维的长宽比，以及适用于计数计划的石棉束和其他结构的定义。这些选择标准是基于"实用性和理论考虑"，而不是以毒性更强的纤维群为目标。从我们的研究中可以看出，组织中的石棉纤维主要由短纤维或较细长纤维组成，这些纤维无法用光学显微镜轻易检测到，就像在空气样本中一样 [65]。这些较短的纤维可以在细胞内被吞噬（如图 3.23 所示），和 / 或可以转移到肺外部位。

那么，长纤维比短纤维更容易致病的科学依据是什么呢？简单的逻辑表明，与吸入同等数量的短纤维相比，吸入较长的纤维通过肺清除机制迅速排出体外的可能性较小。然而，呼吸区不可能只有长纤维，因此会有各种尺寸的纤维混合存在。在一些特殊的职业环境中，使

用的是短纤维等级 / 类型的温石棉，在这些环境中，大于 5μm 的纤维很少。

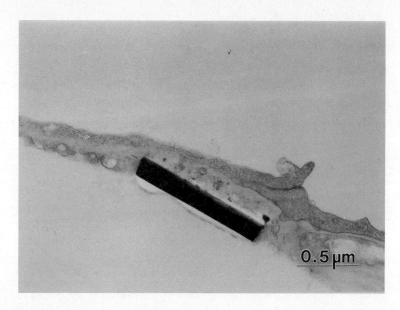

图 3.23　本图所示的短铁石棉纤维位于衬里细胞的细胞质中。这种短纤维对细胞的正常分裂造成了物理挑战

　　美国的 Stanton 等 [262，263] 和德国的 Pott 等 [264～267] 根据纤维颗粒的形态对其固有的致病性进行了许多重要的实验研究。Stanton 研究小组使用的是胸膜植入法，将目标纤维混入明胶后植入胸膜腔，而 Pott 研究小组主要采用腹腔注射法进行暴露实验。两组研究者都选择了可将相关粉尘直接放入目标区以确定生物反应水平的模型。这两种技术都允许在模型中给予可观的纤维粉尘。这些动物暴露绕过了纤维进入体内这些部位的生理途径，由于避开了肺部及呼吸系统的初级防御机制（如前所述），这些防御因素在本研究中不发挥作用。从我们的研究和其他研究中可以明显看出，与肺部的负荷相比，到达肺外部位的纤维数量较少。因此，对于具有良好清除机制的肺部诱发疾病的关注，可能会产生诱发石棉相关变化的变数，这些变数根据纤维特征与诱发肺外部位变化的变数有所不同。

　　然而在美国，纤维长度和致病可能性的概念经常被引用，其依据是 Stanton 等的研究 [262，263]。他们使用大鼠胸膜植入物进行研究，得出的结论是："纤维的致癌性取决于纤维的尺寸和耐久性，而不是物理化学特性 [263]"。从关于石棉诱发疾病的分子机制的章节中可以看出，纤维致病性的物理解释仅是诱发病理反应的诸多因素之一。Stanton[263] 的观察结果经常被引用的一句话是："胸膜肉瘤的概率与直径≤ 0.25μm、长度＞ 8μm 的纤维数量最相关"。主张"仅长纤维致癌"的观点将此类尺寸定义为"Stanton 纤维"。然而，这句话实际上接着说："但注意到与直径达 1.5μm、长度超过 4μm 的其他尺寸类别的纤维有相对较高的相关性"。

　　在特定组织分析中，偶尔会将纤维群体与"Stanton 纤维"标准进行比较（作为参考，通常也会注明"Stanton 纤维"的定义尺寸）。在我们自己的文章中，进行比较时充分认识到 Stanton 等 [262，263] 的测量结果远非绝对标准，Stanton 文章中的以下引文就是典型的例子："特别值得关注的是关于闪石（铁石棉、透闪石和青石棉）的数据，尽管对石棉尺寸的估计特别容易出错。"

在讨论温石棉纤维诱发疾病的相对可能性降低时，"Stanton 纤维"的尺寸似乎具有特别重要的意义，因为在组织中发现的大多数温石棉纤维长度都短于 8μm。因此，"Stanton 纤维"标准常被随意用于论证温石棉与闪石相比作为"较弱"致癌物的观点。然而，如果根据 Stanton 等的研究[260, 261]的具体内容来论证温石棉不具有致癌性，则缺乏支持这一立场的具体数据，因为他们并没有将温石棉作为测试纤维之一。确切的说法是[263]："温石棉虽然在相同尺寸上与闪石一样具有致癌性，但由于难以对其进行精确测量，因此无法将其包括在内。"显然，如果要论证温石棉的致癌性低于闪石，那么这一说法并不是一个很好的参考。

Pott 等对纤维长度与致病性的关系进行了第二系列研究[264-267]，向大鼠腹腔注射各种规格的纤维粉尘，以评估其肿瘤致病性。Pott 报道，长度小于 10μm 的石棉纤维可产生肿瘤[267]。在一项实验中，磨碎的"温石棉 A"（99.8% 的纤维长度小于 5μm，少数长度大于 10μm）在 30% 的动物身上产生了肿瘤。他们进一步指出，在制备过程中，"长度小于 10μm 的纤维很少"，而且他们"不认为致癌作用可以仅限于直径小于 0.5μm 的纤维"[267]。

Aust 等[268]概述了细长颗粒可诱发组织病理变化的各个方面。其中一位作者最近发表的一篇文章[76]回顾了使用细长微粒的模型的毒性效力，并将数据与所谓的"Stanton 纤维"[262, 263]标准进行了比较，确定致病性的一个更重要的因素是总表面积，而不完全是基于受测纤维群体长度的因素。

Fraire 等[269]进行了一项研究，以评估向大鼠胸腔内注射短玻璃纤维（平均长度为 2.2μm，宽度为 0.15μm）所引起的细胞病理学变化（如果有的话）。几位肺部病理学家对组织学变化进行了分级，包括慢性炎症、纤维化、异物反应和更严重的增殖性 / 肿瘤性病变（间皮增生和异型增生）。令人惊讶的是，短纤维制剂导致 25 只大鼠中有 3 只出现成熟的间皮瘤。

Goodglick 和 Kane[270]评估了长 / 短青石棉纤维在体外和体内实验模型中的生物活性。他们发现"长 / 短青石棉纤维对体外诱导的巨噬细胞都有毒性。与原生青石棉相似，长纤维和短纤维都会刺激体外培养的活化巨噬细胞释放活性氧代谢物"。"在体内，一次静脉注射长青石棉纤维会刺激强烈的炎症反应，在纤维沉积部位附近释放活性氧代谢物，并导致细胞死亡。与此相反，注射 1 次短纤维后，因纤维从腹腔中快速清除，上述反应极其微弱。然而，每天注射 5 次短纤维后，间皮细胞表面会出现纤维，并引发炎症反应。在间皮层表面观察到细胞死亡。在短纤维积聚附近还产生了活性氧代谢物"。他们的结论表明，"在体外，长 / 短青石棉纤维都会通过氧化剂和铁依赖机制对巨噬细胞产生毒性。在体内，如果短纤维的清除受到阻碍，这些纤维就会产生细胞毒性"。这项研究说明了累积暴露效应的重要性，而累积接触是大多数人都会发生接触情况。同样，这些反应强度的确定也不是简单地由纤维的物理特征来定义的。

有学者试图从组织负荷和动物实验研究中推断人类罹患特定石棉相关疾病的风险。Lippmann[271]得出结论，石棉肺与长度大于 2μm、直径大于 0.15μm 的纤维数量相关性最高，间皮瘤与长度大于约 5μm、直径小于约 0.1μm 的纤维数量最相关，肺癌与长度大于约 10μm、直径大于约 0.15μm 的纤维数量最相关。Churg 和 Vedal[207]通过对重度暴露铁石棉和温石棉的人进行组织分析得出结论，"除胸膜斑外，纤维大小与疾病的关系仍不确定"。他们进一步得出结论，"间皮瘤与长纤维无关，实际上其关联纤维的长宽比可能低于无石棉相关疾病的受试者"。

McDonald 等 [205] 对一系列确诊时年龄在 50 岁或以下的间皮瘤患者进行了纤维负荷分析。他们得出结论，"短纤维比长纤维更多，所有长度的高浓度纤维往往同时出现"。"（闪石的）短纤维、中纤维和长纤维都与间皮瘤风险有关：长度大于 10μm 的纤维每根纤维的风险增幅最大，其次是中纤维（6～10μm），然后是短纤维（<6μm）"。Nayebzadeh 等 [208] 观察发现，一组前 Quebec 温石棉矿工和碾磨工的呼吸系统疾病与纤维尺寸无关，而是与组织中的纤维负荷有关，我们认为这一结论更为正确，具有普遍适用性。

人类因石棉引起的某些变化可能与其他原因引起的变化相似。然而，被认为是独特的"石棉标志疾病"的疾病是间皮瘤。与其他石棉诱发的疾病相比，这种肿瘤通常在首次接触石棉后经过更长的潜伏期才会发生，而且可能发生在接触石棉程度较低的人群中（如二次接触）。Robinson 等 [272] 的论述较好地概括了间皮瘤的发展与石棉暴露的关系："间皮瘤作为一种疾病实体的存在完全归功于它与石棉的关联。" Chen 等 [273] 指出，"间皮瘤是起源于浆膜腔衬里细胞的罕见致命性肿瘤"。他们指出，90%～95% 的间皮瘤发生在胸膜腔，5%～10% 发生在腹膜腔。Hammar[274] 指出，这种肿瘤很少见于心包和阴道鳞状上皮。Mark 和 Yokoi[275] 通过回顾性分析"Massachusetts 总医院的尸检档案及有关胸部肿瘤的早期文献"，回顾了"弥漫性恶性间皮瘤的背景水平"。他们得出的结论是："1930 年以前，欧洲和美国弥漫性恶性间皮瘤的背景水平极低。Massachusetts 总医院直到 1946 年才发现 1 例"。

Nishikawa 等 [276] 从全球评估的角度评估了胸膜间皮瘤死亡率与石棉使用模式和国际禁令的相关性。他们认为，"观察到的全球间皮瘤趋势差异很可能与各国在石棉使用趋势上的差异有关"。

职业暴露于石棉后患间皮瘤的风险是显而易见的。在与石棉相关的疾病中，间皮瘤从首次接触到发病的潜伏期最长，并且发生在低剂量环境中。因此，间皮瘤已成为多项关于非职业性暴露风险研究的焦点。

Magnani 等 [277] 在意大利、西班牙和瑞士的 6 个地区开展了一项基于人群的病例对照研究。研究关注的风险领域包括清洗受石棉污染的衣物、接触石棉材料和接触易受损的石棉材料。高环境暴露概率（居住地距离石棉矿、石棉水泥厂、石棉纺织厂、造船厂或制动器工厂 2000m 以内）的估计 OR 为 11.5（95% CI 3.538.2）。居住在距石棉工业 2000～5000m 或距使用石棉的工业 500m 之内也可能与间皮瘤风险增加有关。这两种暴露源的强度呈现剂量反应模式。这表明，在家中或在一般环境中低剂量暴露于石棉会带来恶性胸膜间皮瘤的可测量风险。

Kurumatani 和 Kumagal[278] 评估了居住在日本尼崎市一家前大型石棉水泥管厂周边居民的社区暴露影响。可能接触石棉的时间为 1957—1975 年，当时该工厂使用青石棉和温石棉。他们在没有职业性接触石棉的人群中发现了 73 例间皮瘤死亡病例（男性 35 例，女性 38 例）。"标化死亡率明显升高的地区距离工厂 2200m，与风主要吹向的方向相同"。作者得出结论，"石棉的社区暴露可能会给广泛的居民构成严重的健康风险"。

Goldberg 和 Luce[279] 评估了流行病学数据，以评估与非职业性接触石棉有关的间皮瘤、肺癌和其他呼吸道疾病的发病风险。他们总结了有关接触天然石棉的研究，"从出生开始接触石棉似乎不会影响潜伏期持续时间，但这些研究并未显示早期接触石棉是否会增加易感性，也未表明易感性存在性别差异。确凿证据表明，从准职业或家庭暴露人群患间皮瘤的风险显著增加。与居住在工业石棉源（矿山、磨坊、石棉加工厂）附近的接触有关的间皮瘤风险已得到明确证实"。作者进一步得出结论，"在工业化国家，非职业性石棉暴露约占间皮瘤的20%"。

　　如果只有光学显微镜和扫描电子显微镜可见的较长 / 较粗纤维才是所有石棉相关疾病的致病因素，那么对职业和旁观者（间接暴露）环境中石棉监管就会简单得多。对纤维负荷进行精确计数将不需要使用更昂贵、更广泛的制备过程和耗时的 ATEM。对于那些生产粉尘中含有只能通过 ATEM 检测到纤维的产品的企业来说，这将大大减轻其法律责任。但实际上，在肺部和肺外部位发现的石棉粉尘中，构成主要组织负荷的大部分是长度小于 5μm 的短纤维和 / 或用光学显微镜无法看到的长细纤维。事实上，扫描电子显微镜研究中使用的许多制备方法和放大倍率也是如此。短纤维最容易从肺部清除，但也更容易从肺部转移到肺外部位。在一些组织样本分析中，这些短纤维经常被误解，认为它们不存在或未被检测到意味着它们从未出现过，从而排除了它们参与肺部和其他组织病理机制的可能性。以下研究结果表明了认识到组织中存在短纤维和 / 或将其作为潜在暴露成分的重要性。Carbone 等 [280] 通过 SEM 和 ATEM 对土耳其（来自"癌症村"地区）和北达科他州的毛沸石的物理尺寸进行了全面研究，结果显示前者的平均长度为 3.57μm，后者的平均长度为 2.20μm。在对这两种样品的潜在暴露进行评估时，如果只测量长度超过 5μm 的纤维，将遗漏这两种样本中的大部分纤维。由于短石棉纤维，尤其是温石棉纤维能够随着时间的推移从肺部清除，因此有学者认为，在某些情况下，职业史可能比纤维负荷更能反映肺癌风险 [281]。

　　《柳叶刀》[282] 上的一篇社论明确指出，"石棉已被证实与石棉肺、间皮瘤和肺癌等疾病有关"，"所有形式的石棉都是致癌物质"。作者指出，"与烟草等致癌物质不同，间皮瘤的发病风险会随着时间的推移而增加，即使在停止接触石棉之后也是如此"。此外，他们还指出，"加拿大是唯一一个仍在开采石棉（温石棉形式）的高收入国家（文章发表时），是世界上第二大石棉出口国（仅次于俄罗斯）。尽管加拿大声称温石棉的健康风险低于其他类型的石棉，但仍然承认温石棉是一种致癌物质，因此通过限制其在加拿大境内的使用来保护本国公民；加拿大 98% 的石棉出口到了包括印度和泰国在内的发展中国家"。他们得出结论，"消除与石棉有关疾病的唯一途径是在全世界范围内停止使用所有类型的石棉"。这是一个崇高的声明，但即使所有国家都停止使用石棉，人们仍将长期暴露在正在退化的石棉中，以及在拆除和清除材料的过程中，尤其是在操作不当的情况下，这将导致纤维释放在工作场所和环境中。

3.15　结论

　　本章提供的数据得出的主要结论是：吸入石棉纤维会导致与石棉有关的疾病。最近的两篇文章对美国暴露于石棉和诱发疾病的风险在不久的将来会消失的假设进行了分析。Attfield 等 [283] 将 1968—2005 年美国尘肺病死亡率和发病率的趋势认定为与暴露程度指标相关。他们认为，"1968—2005 年间石棉肺的死亡人数与石棉消耗量的历史趋势密切相关，而且在大多数年龄组中似乎都在下降"。但他们同时指出，"如果对接触进行适当控制，到 2050 年就可以消除石棉肺"。显然，要想使这种与"大剂量"相关的疾病从根本上消失，预防职业暴露至关重要。美国疾病预防控制中心（CDC）《发病与死亡率周报》（MMWR）2009 年 4 月的一份报告[284]回顾了美国间皮瘤病例的现状和预测。令人担忧的根本原因是，这种疾病从首次接触到发病有一个相当长的潜伏期（通常为 30 ~ 40 年）。在最好的情况下，预计这种疾病会在 2010 年达到高峰。然而，"每年间皮瘤的死亡人数仍在增加，未来的病例将继续反映过去石棉的广泛使用。如果控制措施不足以保护工人和周围社区，含石棉建筑物修复 / 拆除中若防护不足，可能通过职业 / 环境暴露导致新发病例"。CDC/MMWR 的一份最新报告[285]对美国间皮瘤病例的现状进行了更新。一个特别值得关注的领域是间皮瘤的报告发病率。他们指出，"每年死于间皮瘤的女性人数显著增加，从 1999 年的 489 人增加到 2020 年的 614 人；然而，每 100 万女性中经年龄调整后的死亡率却显著下降，从 1999 年的 4.83 人下降到 2020 年的 3.15 人。死亡人数最多的是医疗保健和社会援助行业（89 人；15.7%）和家庭主妇职业（129 人；22.8%）"。"间皮瘤死亡病例被分为胸膜（7.9%）、腹膜（9.2%）、心包（0.3%）和其他部位（11.3%）的间皮瘤"。

上一任卫生总监办公室[286]发布的一则新闻对石棉暴露问题进行了有益的概述："近几十年来，由于担心石棉对健康的影响，石棉的生产和使用已大幅减少。大多数接触石棉的人无论是在家中、工作场所还是室外，都不会患病。但目前还没有已知的安全石棉接触水平，尽可能减少接触将最大限度地降低罹患石棉相关疾病的风险。"

石棉所致疾病患者的组织负荷通常由各种类型和尺寸的石棉混合体组成，反映了许多职业接触的特征。对任何石棉组织分析数据进行判断时，必须考虑到观察结果中包含了哪些内容，以及由于评估方法的局限性而实际或可能排除了哪些内容。这就需要了解制备技术的影响、用于获取信息的所选仪器的能力 / 放大倍数，以及特定样本研究中使用的计数方案中定义的参数 / 结构定义。这些信息往往对补充临床病史至关重要。例如，很少有人在临床病史中提及过去曾接触过滑石粉，而由于工业用滑石粉及部分化妆品级滑石粉可能含有纤维成分，该暴露途径正日益受到关注。有几个病例被转到我们的实验室进行组织负荷分析，但病史中并没有说明过去接触过组织中发现的"含石棉状闪石的蛭石"的来源。关于过去接触过细长矿物颗粒的进一步回忆往往存在缺陷，或者个人甚至不知道特定环境 / 产品中存在石棉 / 细长矿物颗粒。从 1945 年到 2000 年，澳大利亚对恶性间皮瘤进行了一项研究，这是组织负荷评估附加价值的一个绝佳例子[287]。针对这种罕见肿瘤积累的数据显示，从 1945 年到 2000 年，有记录的病例为 6329 例。作者根据年龄、性别和职业 / 准职业和 / 或环境暴露的可能性对数据进行了界定。最初的数据还将"无暴露史"作为一个类别。当对实际病史进行更深入的审查时，他们发现，在 203 名被归类为"无暴露史"的人中，实际上有 57 人有过某些暴露史。因此，他们指出只有 19% 的人"没有已知暴露史"。在对组织进行实际纤维负荷检查时，作者得出结论，在"无已知暴露史"组中，"81% 的人检测到的纤维数量大于 200 000 根纤维 / 毫克干肺"，"30% 的人检测到的纤维数量大于 1 000 000 根纤维 / 毫克干肺、长度 > 2μm，包括长纤维（> 10μm）"，这表明"几乎所有病例都接触过石棉"。

参考文献

1.　Robertson, B., Basic morphology of the pulmonary defense system, Eur. J. Respir. Dis. Suppl., 61, 21–40, 1980.

2. Lippmann, M., Yeates, D.B., and Albert, R.E., Deposition, retention, and clearance of inhaled particles, Br. J. Ind. Med., 37(4), 337–362, 1980.

3. Witschi, H., Proliferation of type II alveolar cells: A review of common responses in toxic lung injury, Toxicology, 5(3), 267–277, 1976.

4. Burri, P.H., Morphology and respiratory function of the alveolar unit, Int. Arch. Aller. Appl. Immunol., 76, 2–12, 1985.

5. Ochs, M., Nyengaard, J.R., Jung, A., et al., The number of alveoli in the human lung, Am. J. Respir. Crit. Care Med., 169(1), 120–124, 2004.

6. Weibel, E.R., How does lung structure affect gas exchange?, Chest, 83(4), 657–665, 1983.

7. Turino, G.M., The lung parenchyma — A dynamic matrix, Am. Rev. Respir. Dis., 132(6), 1324–1334, 1985.

8. Gross, P., and Detreville, R.T., The lung as an embattled domain against inanimate pollutants, Am. Rev. Respir. Dis., 106(5), 684–691, 1972.

9. Breeze, R., and Turk, M., Cellular structure, function and organization in the lower respiratory tract, Environ. Health Perspect., 55, 3–24, 1984.

10. Mason, R.J., Dobbs, L.G., Greenleaf, R.D., and Williams, M.C., Alveolar type II cells, Fed. Proc., 36(13), 2697–2702, 1977.

11. Ford, J.O., Dodson, R.F., and Williams, M.G., An ultrastructual study of the blood/air barrier in the guinea pig, Tissue Cell, 16(1), 53–63, 1984.

12. Rubins, J.B., Alveolar macrophages: Wielding the double-edged sword of inflammation, Am. J. Respir. Crit. Care Med., 167(2), 103–104, 2003.

13. Werb, Z., How the macrophage regulates its extracellular environment, Am. J. Anat., 166(3), 237–256, 1983.

14. Camner, P., Anderson, M., Philipson, K., et al., Human bronchiolar deposition and retention of 6-, 8-, and 10-mm particles, Exp. Lung Res., 23(6), 517–535, 1997.

15. McFadden, D., Wright, J.L., Wiggs, B., and Churg, A., Smoking inhibits asbestos clearance, Am. Rev. Respir. Dis., 133(3), 372–374, 1986.

16. Churg, A., Thon, V., and Wright, J.L., Effects of cigarette smoke exposure on retention of asbestos fibers in various morphological compartments of the guinea pig lung, Am. J. Pathol., 129(2), 385–393, 1987.

17. Churg, A., and Wiggs, B., Mineral particles, mineral fibers, and lung cancer, Environ. Res., 37(2), 364–372, 1985.

18. Churg, A., Wright, J.L., Hobson, J., and Stevens, B., Effects of cigarette smoke on the clearance of short asbestos fibers from the lung and a comparison with the clearance of long asbestos fibres, Int. J. Exp. Pathol., 73(3), 287–297, 1992.

19. Albin, M., Pooley, F.D., Stromberg, U., et al., Retention patterns of asbestos fibres in lung tissue among asbestos cement workers, Occup. Environ. Med., 51(3), 205–211, 1994.

20. Churg, A., and Stevens, B., Enhanced retention of asbestos fibers in the Airways of human smokers, Am. J. Respir. Crit. Care Med., 151(5), 1409–1413, 1995.

21. Oberdorster, G., Lung particle overload: Implications for occupational exposures to particles, Regulat, Toxicol. Pharmacol., 27, 123–135, 1995.

22. Morrow, P.E., Possible mechanisms to explain dust overloading of the lungs, Fundam. Appl. Toxicol., 10(3), 369–384, 1988.

23. Pritchard, J.N., Dust overloading causes impairment of pulmonary clearance: Evidence from rats and humans, Exp. Pathol., 37(1–4), 39–42, 1989.

24. Stober, W., Morrow, P.E., and Hoover, M.D., Compartment modeling of the Long-term retention of insoluble

particles deposited in the alveolar region of the lung, Fundam. Appl. Toxicol., 13(4), 823–842, 1989.

25. Castranova, V., Driscoll, K., Harkema, J., et al., The relevance of the rat lung response to particle overload for human risk assessment: A workshop consensus report, Inhal. Toxicol., 12(1–2), 1–17, 2000.

26. Coin, P.G., Osornio-Vargas, A.R., Roggli, V.L., and Brody, A.R., Pulmonary Fiberogenesis after three consecutive inhalation exposures to chrysotile asbestos, Am. J. Respir. Crit. Care Med., 154(5), 1511–1519, 1996.

27. Dodson, R.F., and Ford, J.O., Tissue reaction following a second exposure to amosite asbestos, Cytobios, 68(272), 53–62, 1991.

28. Pinkerton, K.E., Pratt, P.C., Brody, A.R., and Crapo, J.D., Fiber localication and its relationship to lung reaction in rats after chronic inhalation of chrysotile asbestos, Am. J. Pathol., 117(3), 484–498, 1984.

29. Reeves, A.L., Puro, H.E., Smith, R.G., and Vorwald, A.J., Experimental asbestos carcinogenesis, Environ. Res., 4(6), 496–511, 1971.

30. Kimizuka, G., and Shinozaki, H.Y., Comparison of the pulmonary responses to chrysotile and amosite asbestos administrated intratracheally, Acta Pathol. Jpn., 42(10), 707–711, 1992.

31. Hesterberg, T.W., Hart, G.A., Chevalier, J., Miiller, W.C., Hamilton, R.D., Bauer, J., and Thevenaz, P., The importance of fiber biopersistence and lung dose in determining the chronic inhalation effects of X607, RCF1, and chrysotile asbestos in rats, Toxicol. Appl. Pharmacol., 153(1), 68–82.1998.

32. Rodelsperger, K., Extrapolation of the carcinogenic potential of fibers from rats to humans, Inhal. Toxicol., 16(11–12), 801–807, 2004.

33. Brody, A.R., Whither goes the alveolar macrophage? Another small chapter is written on the localized response of this crucial cell, J. Lab. Clin. Med., 131(5), 391–392, 1998.

34. Dodson, R.F., Williams, M.G., and Hurst, G.A., Acute lung response to amosite asbestos: A morphological study, Environ. Res., 32(1), 80–90, 1983.

35. Hasselbacher, P., Binding of immunoglobulin and activation of complement by asbestos fibers, J. Aller Clin. Immunol., 64(4), 294–298, 1979.

36. Johnson, R.B. Jr., Godzik, C.A., and Cohn, Z.A., Increased superoxide anion production by immunologically activated and chemically elicited macrophages, J. Exp. Med., 148, 127, 1978.

37. Hoidal, J.R., Beall, G.D., and Repine, J.E., Production of hydroxyl radical by human alveolar macrophages, Infect. Immun., 26(3), 1088–1094, 1979.

38. Hunninghake, G.W., Gadek, J.E., Fales, H.M., and Crystal, R.G., Human alveolar macrophage-derived chemotactic factor for neutrophils, J. Clin. Invest., 66(3), 473–483, 1980.

39. Rennard, S.I., Hunninghake, G.W., Bitterman, P.B., and Crystal, R.G., Production of fibronectin by the human alveolar macrophage: Mechanism for recruitment of fibroblasts to sites of tissue injury in interstitial lung diseases, Proc. Natl Acad. Sci. USA, 78(11), 7147–7151, 1981.

40. Werb, Z., and Gordon, S., Secretion of a specific collagenase by stimulated macrophages, J. Exp. Med., 142(2), 346–360, 1975.

41. Werb, Z., and Gordon, S., Elastase secretion by stimulated macrophages, J. Exp. Med., 142(2), 361–377, 1975.

42. Henke, C., Marineili, W., Jessurun, J., et al., Macrophage production of basic fibroblast growth factor in the fibroproliferative disorder of alveoli fibrosis after lung injury, Am. J. Pathol., 143(4), 1189–1199,1993.

43. Bitterman, P.B., Rennard, S.I., Hunninghake, G.W., and Crystal, R.G., Human alveolar macrophage growth factor for fibroblasts: Regulation and partial characterization, J. Clin. Invest., 70(4), 806–822, 1982.

44. Bitterman, P.B., Rennard, S.I., Adelberg, S., and Crystal, R.G., Role of fibronectin as a growth factor for fibroblasts, J. Cell Biol., 97(6), 1925–1932, 1983.

45. Bowden, D.H., Macrophages, dust, and pulmonary diseases, Exp. Lung Res., 12(2), 89–107, 1987.

46. Bowden, D.H., The alveolar macrophage, Environ. Health Perspect., 55, 327–341, 1984.

47. Brain, J.D., Macrophage damage in relation to the pathogenesis of lung diseases, Environ. Health Perspect., 35, 21–28, 1980.

48. Corry, D., Kulkarni, P., and Lipscomb, M.F., The migration of bronchoalveolar macrophages into hilar lymph nodes, Am. J. Pathol., 225(3), 321–328, 1984.

49. Snipes, M.B., Long-term retention and clearance of particles inhaled by mammalian species, Crit. Rev. Toxicol., 20(3), 175–211, 1989.

50. Ferin, J., and Feldstein, M.L., Pulmonary clearance and hilar lymph node content in rats after particle exposure, Environ. Res., 16(1–3), 342–352, 1978.

51. Lauweryns, J.M., The juxta-alveolar lymphatics in the human adult lung histologic studies in 15 cases of drowning, Am. Rev. Respir. Dis., 102(6), 877–885, 1970.

52. Lauweryns, J.M., and Baert, J.H., The role of the pulmonary lymphatics in the defenses of the distal lung: Morphological and experimental studies of the transport mechanisms of intratracheally instilled particles, Ann. N. Y. Acad. Sci., 221, 244–275, 1974.

53. Camner, P., Alveolar clearance, Eur. J. Respir. Dis., 61, 59–72, 1980.

54. Tosi, P., Franzinelli, A., Miracco, C., et al, Silicotic lymph node lesions in non-occupationally exposed lung carcinoma patients, Eur. J. Respir. Dis., 68(5), 362–369, 1988.

55. Craighead, J.E., Kleinerman, J., Abraham, J.L., et al, Diseases associated with exposure to silica and nonfibrous silicate minerals, Arch. Pathol. Lab. Med.,112. 673–720, 1988.

56. Dodson, R.F., Shepherd, S., Levin, J., and Hammar, S.P., Characteristics of the asbestos concentration in various levels of lymph nodes that collect drainage from the lung, Ultrastruct. Pathol., 31(2), 95–153, 2007.

57. Oberdorster, G., Morrow, P.E., and Spurny, K., Size dependent lymphatic short-term clearance of amosite fibres in the lung, Ann. Occup. Hyg., 32 (Supplement 1), 149–156, 1988.

58. Hammar, S.P., Common neoplasms, in Dail, D.H., and Hammar, S.P., eds. Pulmonary Pathology, Springer-Verlag, New York, pp. 1123–1278, 1994..

59. Netter, F.H., Respiratory system, in Divertie, M.B., and Brass, A., eds. The Ciba Collection of Medical Illustrations, Ciba Pharmaceutical, CIBA-Summit, NJ, pp. 32–33, 1979.

60. Cullen, R.T., Tran, C.L., Buchanan, D., Davis, J.M.G., Searl, A., and Jones, A.D., Inhalation of poorly soluble particles. I. Differences in inflammatory response and clearance during exposure, Inhal. Toxicol., 12(12), 1089–1111, 2000.

61. Schlesinger, R.B., Clearance from the respiratory tract, Fundam. Appl. Toxicol., 5(3), 435–450, 1985.

62. Becklake, M.R., Asbestos-related diseases of the lung and other organs: Their epidemiology and implications for clinical practice, Am. Rev. Respir. Dis., 114(1), 187–227, 1976.

63. Hillerdal, G., The pathogenesis of pleural plaques and pulmonary asbestosis: Possibilities and impossibilities, Eur. J. Respir. Dis., 61(3), 129–138, 1980.

64. Davis, J.M.G., Jones, A.D., and Miller, B.G., Experimental studies in rats on the effects of asbestos inhalation coupled with the inhalation of titanium dioxide or quartz, Int. J. Exp. Pathol., 72(5), 501–525, 1991.

65. Pintos, J., Parent, M.-E., Case, B.W., Rousseau, M.-C., and Siemiatycki, J., Risk of mesothelioma and exposure to asbestos and man-made vitreous fibers: Evidence from two case-control studies in Montreal, Canada, JOEM, 51, 1177–1184, 2009.

66. Craighead, J.E., and Mossman, B.T., The pathogenesis of asbestos-associated diseases, N. Engl. J. Med., 306(24), 1446–1455, 1982.

67. Upton, A.C., Barrett, J.C., Becklake, M.R., et al., Health Effects Institute-Asbestos Research: Asbestos in Public

and Commercial Buildings. A Literature Review and Synthesis of Current Knowledge, Health Effects Institute, Cambridge, 1991.

68. Bowles, O., Asbestos: The Silk of the Mineral Kingdom, The Ruberoid Co., New York, 1946.

69. Kaplan, J. P., Syracuse Research Corporation Under Contract No.205-1999-00024, Toxicological Profile for Asbestos (Update), Agency for Toxic Substances and Disease Registry, Atlanta, GA, p. 1, 2001.

70. Hendry, N.W., The geology occurrences and major user of asbestos, in Boland, B., ed. Annals of the New York Academy of Sciences, The New York Academy of Sciences, New York, p. 12, 1965.

71. Clifton, R.A., Asbestos, in Bureau of Mines Minerals Yearbook, Bureau of Mines United States Department of the Interior, Washington, DC, pp. 1–5, 1973.

72. Bignon, J., Peto, J., and Saracci, R., (eds.), Non-occupational Exposure to Mineral Fibres. IARC Scientific Publication No. 90, World Health Organization International Agency for Research on Cancer, Oxford University Press , New York, p. 330, 1989.

73. Langer, A.M., Nolan, R.P., and Addison, J., Distinguishing between amphibole asbestos fibers and elongate cleavage fragments of their non-asbestos analogues, in Brown, R.C., et al., eds. Mechanisms in Fibre Carcinogenisis, Plenum Press, New York, pp. 253–267, 1991.

74. Churg, A., Chrysotile, tremolite, and malignant mesothelioma in man, Chest, 93(3), 621–628, 1988.

75. Bernstein, D.M., Chevlier, J., and Smith, P., Comparison of calidria chrysotile asbestos to pure tremolite: Inhalation biopersistence and histopathology following short-term exposure, Inhal. Toxicol., 15(14), 1387–1419, 2003.

76. Cook, P.M., Swinek, J., Dawson, T.D., Chapman, D., Etterson, M.A., and Hoff, D., Quantitative structure-mesothelioma potency model optimization for complex mixtures of elongated particles in rat pleura: A retrospective study, J. Tox. Env. Health Part B. Spec. Ed., 19, 5–6, 266–288, 2016.

77. Pezerat, H., Chrysotile biopersistence, Int. J. Occup. Environ. Health, 15(1), 102–106, 2009.

78. Hamilton, J.A., Asbestos fibers, plasma and inflammation, Environ. Health Perspect., 51, 281–285,1983.

79. Valerio, F., Balducci, D., and Lazzarotto, A., Adsorption of proteins by chrysotile and crocidolite: Role of molecular weight and charge density, Environ. Res., 44(2), 312–320, 1987.

80. Xu, A., Zhou, H., Yu, D., and Hei, T., Mechanisms of the genotoxicity of crocidolite asbestos in mammalian cells: Implication from mutation patterns induced by reactive oxygen species, Environ. Health Perspect., 110(10), 1003–1008, 2002.

81. MacCorkle, R.A., Slattery, S.D., Nash, D.R., and Brinkley, B.R., Intracellular protein binding to asbestos induces aneuploidy in human lung fibroblasts, Cell Motil. Cytoskeleton, 63(10), 646–657, 2006.

82. Lee, K.P., Lung response to particulates with emphasis on asbestos and other fibrous dusts, CRC Crit. Rev. Toxicol., 14(1), 33–86, 1985.

83. Anonymous, Task group on lung dynamics: Deposition and retention models for internal dosimetry of the human respiratory tract, Health Phys., 12, 173–207, 1966.

84. Dodson, R.F., Atkinson, M.A.L., and Levin, J.L., Asbestos fiber length as related to potential pathogenicity: A critical review, Am. J. Ind. Med., 44(3), 291–297, 2003.

85. Timbrell, V., Ashcroft, T., Goldstein, B., Heyworth, F., Meurman, L.O., Rendall, R.E.G., Reynolds, J.A., Shilkin, K.B., and Whitaker, D., Relationships between retained amphiboles fibres and fibrosis in human lung tissue specimens, Ann. Occup. Hyg., Supplement, 1(32), 323–340, 1988.

86. Marchand, F., Uber eigentumliche pigmentkristalle in den Lungen, Verh. Deut Ges. Pathol., 17, 223–228, 1906.

87. Cooke, W.E., Asbestos dust and the curious bodies found in pulmonary asbestosis, Br. Med. J., 2(3586), 578–580, 1929.

88. Gloyne, S.R., The formation of the asbestos body in the lung, Tubercle, 12(9), 399–401, 1931.

89. Gloyne, S.R., The morbid anatomy and histology of asbestosis, Tubercle, 14(12), 550–558, 1933.

90. Davis, J.M.G., Further observations on the ultrastructure and chemistry of the formation of asbestos bodies, Exp. Mol. Pathol., 13(3), 346–358, 1970.

91. Governa, M., and Rosanda, C., A histochemical study of the asbestos body coating, Br. J. Ind. Med., 29(2), 154–159, 1972.

92. Dodson, R.F., O'Sullivan, M.F., Williams, M.G., and Hurst, G.A., Analysis of cores of ferruginous bodies from former asbestos workers, Environ. Res., 28(1), 171–178, 1982.

93. Dodson, R.F., O'Sullivan, M., and Corn, C.J., Relationships between ferruginous bodies and uncoated asbestos fibers in lung tissue, Arch. Environ. Health, 16, 637–647, 1996.

94. Churg, A., The diagnosis of asbestosis, Hum. Pathol., 20(2), 97–99, 1989.

95. Dodson, R.F., Williams, M.G., and Hurst, G.A., Method for removing the ferruginous coating from asbestos bodies, J. Toxicol. Environ. Health, 11(4–6), 959–966, 1983.

96. Gross, P., Tuma, J., and deTreville, R.T.P., Unusual ferruginous bodies, Arch. Environ. Health, 22(5), 534–537, 1971.

97. Gross, P., deTreville, R.T.P., Cralley, L.J., and Davis, J.M.G., Pulmonary ferruginous bodies, Arch. Pathol., 85(5), 539–546, 1968.

98. Holmes, A., Morgan, A., and Davison, W., Formation of pseudo-asbestos bodies on sized glass fibres in the hamster lung, Ann. Occup. Hyg., 27(3), 301–313, 1983.

99. Churg, A., and Warnock, M.L., Asbestos and other ferruginous bodies, Am. J. Pathol., 102(3), 447–456, 1981.

100. Dodson, R.F., O'Sullivan, M.F., Corn, C., Williams, M.G., and Hurst, G.A., Ferruginous body formation on a nonasbestos mineral, Arch. Pathol. Lab. Med., 109(9), 849–852, 1985.

101. Dodson, R.F., O'Sullivan, M., Corn, C.J., Garcia, J.G.N., Stocks, J.M., and Griffith, D.E., Analysis of ferruginous bodies in bronchoalveolar lavage from foundry workers, Br. J. Ind. Med., 50(11), 1032–1038, 1993.

102. Dodson, R.F., O'Sullivan, M.F., Corn, C.J., and Hammar, S.P., Quantitative comparison of asbestos and talc bodies in an individual with mixed exposure, Am. J. Ind. Med., 27(2), 207–215, 1995.

103. Auerbach, O., Conston, A.S., Garfinkel, L., Parks, V.R., Kaslow, H.D., and Hammond, E.C., Presence of asbestos bodies in organs other than the lung, Chest, 77(2), 133–137, 1980.

104. Dodson, R.F., O'Sullivan, M., Huang, J., Holiday, D.B., and Hammar, S.P., Asbestos in extrapulmonary sites omentum and mesentery, Chest, 117(2), 486–493, 2000.

105. Roggli, V.L., and Benning, T.L., Asbestos bodies in pulmonary hilar lymph nodes, Mod. Pathol., 3(4), 513–517, 1990.

106. Godwin, M.C., and Jagatic, J.J., Asbestos and mesotheliomas, Environ. Res., 3, 391–416, 1970.

107. Dodson, R.F., Williams, M.G., Corn, C.J., Brollo, A., and Bianchi, C., Asbestos content of lung tissue, lymph nodes and pleural plaques from former shipyard workers, Am. Rev. Respir. Dis., 142(4), 843–847, 1990.

108. Williams, M.G., Dodson, R.F., Dickson, E.W., and Fraire, A.E., An assessment of asbestos body formation in extrapulmonary sites, liver and spleen, Toxicol. Ind. Health, 17(1), 1–6, 2001.

109. Craighead, J.E., Abraham, J.L., Churg, A., et al., The pathology of asbestos-associated diseases of the lungs and pleural cavities: Diagnostic criteria and proposed grading schema, Arch. Pathol. Lab. Med., 106(11), 544–596, 1982.

110. Crouch, E., and Churg, A., Ferruginous bodies and the histological evaluation of dust exposure, Am. J. Surg. Pathol., 8(2), 109–116, 1984.

111. Millette, J.R., Twyman, J.D., Hansen, E.C., Clark, P.J., and Pansing, M.F., Chrysotile, palygorskite, and

halloysite in drinking water, Scan. Electron Microsc., 1, 579–586, 1979.

112. Berkley, C., Churg, J., Selikoff, I.J., and Smith, W.E., The detection and localization of mineral fibers in tissue, in Boland, B., Hitchcock, J., and Kates, S., eds. Biological Effects of Asbestos, The New York Academy of Sciences, New York, pp. 48–63, 1965.

113. Carter, R.E., and Taylor, W.F., Identification of particular amphibole asbestos fiber in tissue of persons exposed to a high oral intake of the mineral, Environ. Res., 21(1), 85–93, 1980.

114. Chatfield, E.J., Preparation and analysis of particulate samples by electron microscopy, with special reference to asbestos, Scan. Electron Microsc., 1, 563–578, 1979.

115. Chatfield, E.J., and Dillon, M.J., Some aspects of specimen preparation and limitations of precision in particulate analysis by SEM and TEM, Scan. Electron Microsc., 1, 487–496, 1978.

116. Ashcroft, T., and Heppleston, A.G., The optical and electron microscopic determination of pulmonary asbestos fiber concentration and its relation to the human pathological reaction, J. Clin. Pathol., 26(3),224–234, 1973.

117. Langer, A.M., Rubin, I.B., and Selikoff, I.J., Chemical characterization of asbestos body cores by electron microprobe analysis, J. Histochem. Cytochem., 20(9), 723–734, 1972.

118. Churg, A., and Warnock, M.L., Asbestos fibers in the general population, Am. Rev. Respir. Dis., 122(5), 669–678, 1980.

119. Stasny, J.T., Husach, C., Albright, F.R., Schumacher, D.V., Sweigart, D.W., and Boyer, K., Development of methods to isolate asbestos from spiked beverages and foods for SEM characterization, Scan. Electron Microsc., 1, 587–595, 1979.

120. Sundius, N., and Bygden, A., Isolation of the mineral dust in lungs and sputum, J. Ind. Hyg. Toxicol., 20, 351–359, 1938.

121. Vallyathan, V., and Green, F.H.Y., The role of analytical techniques in the Diagnosis of asbestos-associated disease, CRC Crit. Rev. Clin. Lab. Sci., 22(1), 1–42, 1985.

122. Gylseth, B., Baunan, R.H., and Bruun, R., Analysis of inorganic fibre Concentrations in biological samples by scanning electron microscopy, Scand. J. Work Environ. Health, 7(2), 101–108, 1981.

123. Gylseth, B., and Baunan, R.H., Topographic and size distribution of asbestos Bodies in exposed human lungs, Scand. J. Work Environ. Health, 7(3), 190–195, 1981.

124. DeVuyst, P., Karjalainen, A., Dumortier, P., Pairon, J-C., Monso, E., Brochardi, P., Teschler, H., Tossavainen, A., and Gibbs, A., Guidelines for mineral fibre analysis in biological samples: Report of the ERS working group, Eur. Respir. J., 11(6), 1416–1426, 1998.

125. Dement, J.M., Overview on fiber toxicology research needs, Environmetal, Health Perspect., 88(117), 261–268, 1990.

126. Williams, M.G., Dodson, R.F., Corn, C., and Hurst, G.A., A procedure for the isolation of amosite asbestos and ferruginous bodies from lung tissue and sputum, J. Toxicol. Environ. Health, 10(4–5), 627–638, 1982.

127. Smith, M.J., and Naylor, B., A method of extracting ferruginous bodies from sputum and pulmonary tissue, Am. J. Clin. Pathol., 58(3), 250–254, 1972.

128. Dodson, R.F., Williams, M.G., McLarty, J.W., and Hurst, G.A., Asbestos bodies and particulate matter in sputum from former asbestos workers, Acta Cytol., 27(6), 635–640, 1983.

129. Dodson, R.F., Garcia, J.G.N., O'Sullivan, M., et al., The usefulness of bronchoalveolar lavage in identifying past occupational exposure to asbestos, A light and electron microscopy study, Am. J. Ind. Med., 19(5), 619–628, 1991.

130. O'Sullivan, M.F., Corn, C.J., and Dodson, R.F., Comparative efficiency of Nuclepore filters of various pore sizes as used in digestion studies of tissue, Environ. Res., 43(1), 97–103, 1987.

131. Webber, J.S., Czuhanich, A.G., and Carhart, L.J., Performance of membrane filters used for TEM analysis of asbestos, J. Occup. Environ. Hyg., 4(10), 780–789, 2007.

132. Middleton, A.P., and Jackson, E.A., A procedure for the estimation of asbestos collected on membrane filters using transmission electron microscopy (TEM), Ann. Occup. Hyg., 25(4), 381–391, 1982.

133. Middleton, A.P., Visibility of fine fibres of asbestos during routine electron microscopical analysis, Ann. Occup. Hyg., 25(1), 53–62, 1982.

134. Small, J.A., Proceeding of the Asbestos Fibers Measurements in Building Atmospheres, Ontario Research Foundation, Mississauga, ON, p. 69, 1982.

135. Teichert, U., Proceedings of the Fourth International Colloquium on Dust Measuring Techniques and Strategies, Asbestos International Association, Edinburgh, Scotland and London, p. 130, September 20–23, 1982.

136. Small, J.A., Newbury, D.E., and Myklebust, R.L., Proceedings of the 18th Annual Conference of the Microbeam Analysis Society, San Francisco Press, San Francisco, CA, 1983.

137. Lee, R.J., Basic Concepts of Electron Diffraction and Asbestos Identification Using Selected Area Diffraction, SEM, O'Hare, IL, 1978.

138. Ruud, C.D., Russell, P.A., and Clark, R.L., Selected area electron diffraction and energy dispersive X-ray analysis for the identification of asbestos fibers, a comparison, Micron, 7, 115–132, 1976.

139. Dodson, R.F., O'Sullivan, M.F., and Corn, C.J., Technique dependent variations in asbestos burden as illustrated in a case of nonoccupational exposed mesothelioma, Am. J. Ind. Med., 24(2), 235–240, 1993.

140. Greenberg, S.D., Hurst, G.A., Matlage, W.T., Christianson, C., Hurst, I.J., and Mabry, L.C., Sputum cytopathological findings in former asbestos workers, Tex. Med., 72(1), 39–43, 1976.

141. Bignon, J., Sebastien, P., Jaurand, M.C., and Hem, H., Microfiltration method for quantitative study of fibrous particles in biological specimens, Environ. Health Perspect., 9, 155–160, 1974.

142. McLarty, J.W., Greenberg, S.D., Hurst, G.A., et al., The clinical significance of ferruginous bodies in sputa, J. Occup. Med., 22(2), 92–96, 1980.

143. Modin, B.E., Greenberg, S.D., Buffler, P.A., Lockhart, J.A., Seitzman, L.H., and Awe, R.J., Asbestos bodies in a general Hospital/Clinic population, Acta Cytol., 26(5), 667–670, 1982.

144. Paris, C., Galateau-Salle, F., Creveuil, C., et al., Asbestos bodies in sputum of asbestos workers: Correlation with occupational exposure, Eur. Respir. J., 20(5), 1167–1173, 2002.

145. Sebastien, P., Armstrong, B., Case, B.W., Barwick, H., Keskula, H., and McDonald, J.C., Estimation of amphibole exposure from asbestos body and macrophage counts in sputum: A survey in vermiculite miners, Ann. Occup. Hyg., 32 (Supplement 1), 195–201, 1988.

146. Dodson, R.F., Williams, M.G., Corn, C.J., Idell, S., and McLarty, J.W., Usefulness of combined light and electron microscopy evaluation of sputum samples for asbestos to determine past occupational exposure, Mod. Pathol., 2(4), 320–322, 1989.

147. Goldstein, R.A., Rohatgi, P.K., Bergofsky, E.H., Block, E.R., Daniele, R.P., Dantzker, D.R., Davis, G.S., Hunninghake, G.W., King, T.E., Metzger, W.J., Rankin, J.A., Reynolds, H.Y., and Turino, G.M., Clinical role of bronchoalveolar lavage in adults with pulmonary disease, Am. Rev. Respir. Dis., 142(2), 481–486,1990.

148. Begin, R.O., Bronchoalveolar lavage in the pneumoconioses, Chest, 94(3), 454, 1988.

149. de Vuyst, P., Dumortier, P., Moulin, E., Yourassowsky, N., and Yernault, J.C., Diagnostic value of asbestos bodies in bronchoalveolar lavage fluid, Am. Rev. Respir. Dis., 136(5), 1219–1224, 1987.

150. de Vuyst, P., Jedwab, J., Dumortier, P., Vandermoten, G., Vande Weyer, R., and Yernault, J.C., Asbestos bodies in bronchoalveolar lavage, Am. Rev. Respir. Dis., 126(6), 972–976, 1982.

151. de Vuyst, P., Dumortier, P., Moulin, E., et al., Asbestos bodies in bronchoalveolar lavage reflect lung asbestos

body concentration, Eur. Respir. J., 1(4), 362–367, 1988.

152. Dumortier, P., Coplu, L., de Maertelaer, V., Emri, S., Baris, Y.I., and deVuyst, P., Assessment of environmental asbestos exposure in Turkey by bronchoalveolar lavage, Am. J. Respir. Crit. Care Med., 158(6),1815–1824, 1998.

153. de Vuyst, P., Dumortier, P., and Gevenois, P.A., Analysis of asbestos bodies in BAL from subjects with particular exposures, Am. J. Ind. Med., 31(6), 699–704, 1997.

154. Sebastien, P., Armstrong, B., Monchaux, G., and Bignon, J., Asbestos bodies in bronchoalveolar lavage fluid and in lung parenchyma, Am. Rev. Respir. Dis., 137(1), 75–78, 1988.

155. Schwartz, D.A., Galvin, J.R., Burmeister, L.F., Merchant, R.K., Dayton, C.S., Merchant, J.A., and Hunninghake, G.W., The clinical utility and reliability of asbestos bodies in bronchoalveolar fluid, Am. Rev. Respir. Dis., 144, 684–688, 1991.

156. Oriowski, E., Pairon, J.C., Ameille, J., et al., Pleural plaques, asbestos exposure, and asbestos bodies in bronchoalveolar lavage fluid, Am. J. Ind. Med., 26(3), 349–358, 1994.

157. Dodson, R.F., Williams, G., Huang, J., and Bruce, J.R., Tissue burden of asbestos in nonoccupationally exposed individuals from East Texas, Am. J. Ind. Med., 35(3), 281–286, 1999.

158. Dodson, R.F., O'Sullivan, M., Brooks, D.R., and Bruce, J.R., Asbestos content of omentum and mesentery in nonoccupationally exposed individuals, Toxicol. Ind. Health, 17(4), 138–143, 2001.

159. Gellert, A.R., Kitajewska, J.Y., Uthayakumar, S., Kirkham, J.B., and Rudd, R.M., Asbestos fibres in bronchoalveolar lavage fluid from asbestos workers: Examination by electron microscopy, Br. J. Ind. Med., 43(3), 170–176, 1986.

160. Dodson, R.F., O'Sullivan, M., Brooks, D.R., and Levin, J.L., The sensitivity of lavage analysis by light and analytical electron microscopy in correlating the types of asbestos from a known exposure setting, Inhal. Toxicol., 15(5), 461–471, 2003.

161. Artivinli, M., and Baris, Y.I., Environmental fiber-induced pleuro-pulmonary diseases in an Antolian Village: An epidemiology study, Arch. Environ. Health, 37(3), 177–181, 1982.

162. Dumortier, P., Coplu, L., Broucke, I., Emir, S, Selcuk, T, Maertelaer, V, De Vuyst, P, and Baris, I., Erionite bodies and fibres in bronchoalveolar lavage fluid (BALF) of residents from Tuzkoy, Cappadocia, Turkey, Occup. Environ. Med., 58(4), 261–266, 2001.

163. de Vuyst, P., Dumortier, P., Leophonte, P., Vande Weyer, R., and Yernault, J.C., Mineralogical analysis of bronchoalveolar lavage in talc pneumoconiosis, Eur. J. Respir. Dis., 70(3), 150–156, 1987.

164. Dumortier, P., de Vuyst, P., Strauss, P., and Yernault, J.C., Asbestos bodies in bronchoalveolar lavage fluids of brake lining and asbestos cement workers, Br. J. Ind. Med., 47(2), 91–98, 1990.

165. Levin, J.L., O'Sullivan, M.F., Corn, C.J., and Dodson, R.F., An individual with a majority of ferruginous bodies formed on chrysotile cores, Arch. Environ. Health, 50(6), 462–465, 1995.

166. Butnor, K., Sporn, T., and Roggli, V.L., Exposure to brake dust and malignant mesothelioma: A study of 10 cases with mineral fiber analysis, Ann. Occup. Hyg., 47(4), 325–330, 2003.

167. Paustenbach, D., Richter, R., Finley, B., and Sheehan, P., An evaluation of the historical exposures of mechanics to asbestos in brake dust, Appl. Occup. Environ. Hyg., 18(10), 786–804, 2003.

168. Weir, F., and Meraz, L., Morphological characteristics of asbestos fibers released during grinding and drilling of friction products, Appl. Occup. Environ. Hyg., 16(12), 1147–1149, 2001.

169. Weir, F., Tolar, G., and Meraz, L., Characterization of vehicular brake service personnel exposure to airborne asbestos and particulate, Appl. Occup. Environ. Hyg., 16(12), 1139–1146, 2001.

170. Sartorelli, P., Scancarello, G., Romeo, R., et al., Asbestos exposure assessment by mineralogical analysis of

bronchoalveolar lavage fluid, J. Occup. Environ. Med., 43(10), 872–881, 2001.

171. Churg, A., and Warnock, M.L., Analysis of the cores of ferruginous (asbestos) bodies from the general population. I. Patients with and without lung cancer, Lab. Investig., 37(3), 280–286, 1977.

172. Churg, A., and Warnock, M.L., Analysis of the cores of ferruginous (asbestos) bodies from the general population. III. Patients with environmental exposure, Lab. Investig., 40(5), 622–626, 1979.

173. Churg, A., and Warnock, M.L., Correlation of quantitative asbestos body counts and Occupation in urban patients, Arch. Pathol. Lab. Med., 101(12), 629–634, 1977.

174. Mollo, F., Magnani, C., Bo, P., Burlo, P., and Cravello, M., The attribution of lung cancers to asbestos exposure: A pathological study of 924 unselected cases, Anatom, Pathologe, 117, 90–95, 2002.

175. Dodson, R.F., Greenberg, S.D., Williams, M.G., Corn, C.J., O'Sullivan, M.F., and Hurst, G.A., Asbestos content in lungs of occupationally and nonoccupationally exposed individuals, J. Am. Med. Assoc., 252(1), 68–71, 1984.

176. Breedin, P.H., and Buss, D.H., Ferruginous (asbestos) bodies in the lungs of rural dwellers, urban dwellers and patients with pulmonary neoplasms, South. Med. J., 69(4), 401–404, 1976.

177. Roggli, V.L., Pratt, P.C., and Brody, A.R., Asbestos content of lung tissue in asbestos associated diseases: A study of 110 cases, Br. J. Ind. Med., 43(1), 18–28, 1986.

178. Moulin, E., Yourassowsky, N., Dumortier, P., de Vuyst, P., and Yernault, J.C., Electron microscopic analysis of asbestos body cores from the Belgian urban population, Eur. Respir. J., 1(9), 818–822, 1988.

179. Holden, J., and Churg, A., Asbestos bodies and the diagnosis of asbestosis in chrysotile workers, Environ. Res., 39(1), 232–236, 1986.

180. Levin, J., O'Sullivan, M., Corn, C., Williams, M.G., and Dodson, R.F., Asbestosis and small cell lung cancer in a clutch refabricator, Occup. Environ. Med., 56(9), 602–605, 1999.

181. Dodson, R.F., O'Sullivan, M., Corn, C., McLarty, J.W., and Hammar, S.P., Analysis of asbestos fiber burden in lung tissue from mesothelioma patients, Ultrastruct. Pathol., 21(4), 321–336, 1997.

182. Dodson, R.F., O'Sullivan, M., Brooks, D.R., and Hammar, S.P., Quantitative analysis of asbestos burden in women with mesothelioma, Am. J. Ind. Med., 43(2), 188–195, 2002.

183. Srebro, S.H., Roggli, V.L., and Samsa, G.P., Malignant mesothelioma associated with low pulmonary tissue asbestos burdens: A light and scanning electron microscopic analysis of 18 cases, Mordern Pathol., 8(6), 614–621, 1995.

184. Dodson, R.F., Brooks, D.R., and O'Sullivan, M., Quantitative analysis of asbestos burden in a series of individuals with lung cancer and a history of exposure to asbestos, Inhal. Toxicol., 16(9), 637–647, 2004.

185. Dodson, R.F., Williams, M.G., O'Sullivan, M.F., Corn, C.J., Greenberg, S.D., and Hurst, G.A., A comparison of the ferruginous body and uncoated fiber content in the lungs of former asbestos workers, Am. Rev. Respir. Dis., 132(1), 143–147, 1985.

186. Warnock, M.L., and Wolery, G., Asbestos bodies or fibers and the diagnosis of asbestosis, Environ. Res., 44(1), 29–44, 1987.

187. Ehrlich, A., Rohl, A.N., and Holstein, E.C., Asbestos bodies in carcinoma of colon in an insulation worker with asbestosis. JAMA, 254(20), 2932–2933, November 22/29, 1985.

188. Christensen, B.C., Houseman, E.A., Godleski, J.J., Marsit, C.J., Longacker, J.L., Roelofs, C.R., Karagas, M.R., Wrensch, M.R.Y.R.F., Nelson, H.H., Wiemels, J.L., Zheng, S., Wiencke, J.K., Bueno, R., Sugabarker, D.J., and Kelsey, K.T., Epigentic profiles distinguish pleural mesothelioma form normal pleura and predict lung asbestos burden and clinical outcome, Cancer Res., 69: 227–233. 2009.

189. Morgan, A., and Holmes, A., The distribution and characteristics of asbestos fibers in the lungs of Finnish anthophyllite mine-workers, Environ. Res., 33(1), 62–75, 1984.

190. Rood, A.P., and Streeter, R.R., Size distributions of occupational airborne asbestos textile fibres as determined by transmission electron microscopy, Ann. Occup. Hyg., 28(3), 333–395, 1984.

191. Dodson, R.F., Williams, M.G., and Satterley, J.D., Asbestos burden in two cases of mesothelioma where the work history included manufacturing of cigarette filters, J. Toxicol. Environ. Health A, 65(16), 1109–1120, 2002.

192. Pooley, F.D., and Ranson, D.L., Comparison of the results of asbestos fibre dust counts in lung tissue obtained by analytical electron microscopy and light microscopy, J. Clin. Pathol., 39(3), 313–317, 1986.

193. Dodson, R.F., Hammar, S.P., and Poye, L.W., A technical comparison of evaluating asbestos concentration by phase-contrast microscopy (PCM), Scanning Electron Microscopy (SEM), and Analytical Transmission Electron Microscopy (ATEM) as illustrated from data generated from a case report, Inhal. Toxicol., 20(7), 723–732, 2008.

194. Dodson, R.F., and Atkinson, M.A.L., Measurements of asbestos burden in tissues, Ann. N. Y. Acad. Sci., 1076, 281–291, 2006.

195. Langer, A.M., Chrysotile asbestos in the lungs of persons in New York City, Arch. Environ. Health, 22(3), 348–361, 1971.

196. Langer, A.M., and Nolan, R.P., Chrysotile biopersistence in the lungs of persons in the general population and exposed workers, Environ. Health Perspect., 102 (Supplement 5), 235–239, 1994.

197. Egilman, D., Fehnel, C., and Bohme, S., Exposing the "myth" of ABC, "anything but chrysotile: A critique of the Canadian asbestos mining industry and McGill University chrysotile studies", Am. J. Ind. Med., 44(5), 540–557, 2003.

198. Lindell, F.D.K., Magic, menace, myth and malice, Ann. Occup. Hyg., 41(1), 3–12, 1997.

199. Addison, J., and Davies, L.S.T., Analysis of amphibole asbestos in chrysotile and other minerals, Ann. Occup. Hyg., 34(2), 159–175, 1990.

200. McDonald, J.C., Armstrong, B.G., Edwards, C.W., et al., Case referent survey of young adults with mesothelioma: I. Lung fibre analysis, Ann. Occup. Hyg., 45(7), 513–518, 2001.

201. Churg, A., Asbestos fiber content of the lungs in patients with and without asbestos airways disease, Am. Rev. Respir. Dis., 127(4), 470–473, 1983.

202. Churg, A., Wright, J.L., and Vedal, S., Fiber burden and patterns of asbestos-related disease in chrysotile miners and millers, Am. Rev. Respir. Dis., 148(1), 25–31, 1993.

203. Churg, A., Wright, J., Wiggs, B., and Depaoli, L., Mineralogic parameters related to amosite asbestosinduced fibrosis in humans, Am. Rev. Respir. Dis., 142(6 Pt 1), 1331–1336, 1990.

204. McDonald, J.C., Armstrong, B., Case, B., Doell, D., McCaughey, W.T.E., McDonald, A.D., and Sebastien, P., Mesothelioma and asbestos fiber type-Evidence from lung tissue analysis, Cancer, 63(8), 1544–1547, 1989.

205. McDonald, J.C., Edwards, C.W., Gibbs, A.R., Lloyd, H.M., Pooley, F.D., Ross, D.J., and Rudd, R.M., Case-referent survey of young adults with mesothelioma: II occupational analysis, Ann. Occup. Hyg., 45(7), 519–523, 2001.

206. Dufresne, A., Begin, R., Chrug, A., and Masse, S., Mineral fiber content of lungs in patients with mesothelioma seeking compensation in Quebec, Am. J. Respir. Crit. Care Med., 153(2), 711–718, 1996.

207. Churg, A., and Vedal, S., Fiber burden and patterns of asbestos-related disease in workers with heavy mixed amosite and chrysotile exposure, Am. J. Respir. Crit. Care Med., 150(3), 663–669, 1994.

208. Nayebzadeh, A., Dufresne, A., Case, C., et al., Lung mineral fibers of former miners and millers from Thetford-mines and asbestos regions: A comparative study of fiber concentration and dimension, Arch. Environ. Health, 56, 65–76, 2001.

209. Langer, A.M., and Nolan, R.P., Non-occupational exposure to mineral fibres, fibre type and burden in parenchymal tissues of workers occupationally exposed to asbestos in the United States, IARC Sci. Pub., 90,

330–335, 1989.

210. Langer, A.M., and McCaughey, W.T.E., Mesothelioma in a brake repair worker, The Lancet, November 13, 1101–1103, 1982.

211. Pooley, F.D., Oldham, F.D., Chang-Hyum, U.M., and Wagner, J.C., The detection of asbestos in tissues, in Shirpio, H.A., ed. Pnuemonoconiosis: Proceeding of 2nd International Conference (Johannesburg), Oxford University Press, London, pp. 108–116, 1970.

212. Srebro, S.H., and Roggli, V.L., Asbestos-related disease associated with exposure to asbestiform tremolite, Am. J. Ind. Med., 26(6), 809–819, 1994.

213. Dodson, R.F., Graef, R., Shepherd, S., O'Sullivan, M., and Levin, J.L., Asbestos burden in cases of mesothelioma from individuals from various regions of the United States, Ultrast Path, 29, 415–433, 2005.

214. Churg, A., Wright, J.L., and Vedal, S., Fiber burden and patterns of asbestos-related disease in chrysotile miners and millers, Am. Rev. Respir. Dis., 148(1), 25–31, 1993.

215. McDonald, J.C., and McDonald, A.D., Chrysotile, tremolite and mesothelioma: Letter published, Science, 267, 775–776, 1995.

216. Finkelstein, M.M., Asbestos fibre concentrations in the lungs of brake workers: Another look, Ann. Occup. Hyg., 52(6), 455–461, 2008.

217. Case, B.W., Health effects of tremolite. The third wave of asbestos disease: Exposure to asbestos in place-public health control, Ann. N. Y. Acad. Sci., 643, 491–504, 1991.

218. Case, B.W., On talc, tremolite, and tergiversation, Br. J. Ind. Med., 48(5), 357–360, 1991.

219. Williams-Jones, A.E., Normand, C., Clark, J.R., Vali, H., Martin, R.F., Dufresne, A., and Nayebzadeh, A., Controls of amphibole formation in chrysotile deposits; evidence from the Jeffrey mine, asbestos, Quebec; The health effects of chrysotile asbestos: Contribution of science to risk-management decisions, Can. Mineral. Spec Pub., 5, 89–194, 2001.

220. Langer, A.M., and Nolan, R.P., Chrysotile: Its occurrence and properties as variables controlling biological effects, Ann. Occup. Hyg., 18(4), 427–431.

221. French Agency for Food, Opinion of the French agency for food, environmental and occupational health and safety on health effects and the identification of cleavage fragments of amphiboles from quarried minerals, in Environmental and Occupational Health & Safety. ANSES opinion, request No. 2014_SA_0196; Maison-alfort, pp. 1–14, December 4, 2015.

222. Warnock, M.L., and Isenberg, W., Asbestos burden and the pathology of lung cancer, Chest, 89(1), 20–26, 1986.

223. Sebastien, P., Jason, X., Gaudichet, A., Hirsch, A., and Bingnon, J., Asbestos retention in human respiratory tissues: Comparative measurements in lung parenchyma and in parietal pleura, in Wagner, J.C., ed. Biological Effects of Mineral Fibers, IARC, Lyon, pp. 237–246, 1980.

224. McDonald, J.C., McDonald, A.D., Armstrong, B., and Sebastien, P., Cohort study of mortality of vermiculite miners exposed to tremolite, Br. J. Ind. Med., 43(7), 436–444, 1986.

225. Wright, R.S., Abraham, J.L., Harber, P., Burnett, B.R., Morris, P., and West, P., Fatal asbestosis 50 years after brief high intensity exposure in a vermiculite expansion plant, Am. J. Respir. Crit. Care Med., 165(8), 1145–1149, 2002.

226. Meeker, G.P., Bern, A.M., Brownfield, I.K., Lowers, H.A., Sutley, S.J., Hoefen, T.M., and Vance, J.S., The composition and morphology of amphiboles from the rainy creek complex, near Libby, Montana, Am. Mineral., 88(11–12), 1955–1969, 2003.

227. Black, B., Dodson, R.F., Bruce, J.R., Poye, L.W., and Henschke, C., Loewen; A clinical assessment and lung tissue burden from an individual who worked as a Libby vermiculite miner, Inhal. Toxicol., 29(9), 404–413,

2017.

228. Antao, V.C., Larson, T.C., and Horton, D.K., Libby vermiculite exposure and risk Developing asbestosrelated lung and pleural diseases, Curr. Opin. Pulm. Med., 18(2), 161–167, 2012.

229. Kanark, M.S., and Liegel, J.C.O., Asbestos in talc and mesothelioma: Review of causality using epidemiology, Med, Res.Arch., 8, 1–13, 2020.

230. Dodson, R.F., and Poye, L.W., Tissue burden evaluation of elongated mineral particles in two individuals with mesothelioma and whose work history included manufacturing tile, Ultrastruct. Pathol., 44(1), 17–31, 2020.

231. Kleinfeld, M., Messite, J., and Langer, M., A study of workers exposed to asbestiform minerals in commercial talc manufacture, Environ. Res., 6(2), 132–143, 1973.

232. Rohl, A.N., Langer, A.M., Selikoff, I., et al., Consumer talcums and powders: Mineral and chemical characterization, J. Toxicol. Environ. Health, 2(2), 255–284, 1976.

233. Hull, M.J., Abraham, J.L., and Case, B.W., Mesothelioma among workers in asbestos fiber-bearing mines in New York State, Ann. Occup. Hyg., 1, 132–135, 2002.

234. Scancarello, G., Romeo, R., and Sartorelli, E., Respiratory disease as a result of talc inhalation, J. Occup. Environ. Med., 38(6), 610–614, 1996.

235. Roggli, V.L., Vollmer, R.T., Butnor, K.J., and Sporn, T.A., Tremolite and mesothelioma, Ann. Occup. Hyg., 46, 447–453, 2002.

236. Ghio, A.J., and Roggli, V., Talc should not be used for pleurodesis in patients with nonmalignant pleural effusions, Am. J. Respir. Crit. Care Med., 164(9), 174–173, 2001.

237. IARC (International Agency for Research on Cancer), IARC monograph on the evaluation of the carcinogenic risk of chemicals to humans, Carbon Black Titanium Talc, 93, 278, 2006.

238. IARC, Report of the Advisory Group to Review the Amended Preamble to the IARC Monographs, International Agency for Research on Cancer, Lyon, 2006 Internal Report No.06 /001. monog raphs test. iarc. fr /EN G /Pre amble /Prea mble-Int Re port. pdf.

239. Kelse, J.W., Gamble, J.F., and Boehlecke, B.A., The occurrence of pneumoconiosis in a talc mining population exposed to non-asbestos elongated mineral particle, J Epid, Prev. Med., 3(2), 128, 2017.

240. Kliment, C.R., Clemens, K., and Ory, T.D., North American erionite-associated mesothelioma with pleural plaques and pleural fibrosis: A case report, Int. J. Clin. Exp. Pathol., 2(4), 407–410, 2009.

241. Telischi, M., and Rubenstone, A.I., Pulmonary asbestosis, Arch. Pathol., 72, 116–125, 1961.

242. Langer, A.M., Inorganic particles in human tissues and their association with neoplastic disease, Environ. Health Perspect., 9, 229–233, 1974.

243. Rosen, P., Gordon, P., Savino, A., and Melamed, M., Ferruginous bodies in benign fibrous pleural plaques, Am. J. Clin. Pathol., 60(5), 608–617, 1980.

244. Churg, A., and Green, F.H.Y., Quantitative assessment of asbestos bodies from lung tissue, in Churg, A., and Green, F.H.Y., eds. Pathology of Occupational Lung Disease, Igaku-Shoin, New York, pp. 385–386, 1988.

245. Knudson, A., Asbestos and mesothelioma: Genetic lessons from a tragedy, Proc. Natl Acad. Sci. USA., 92(24), 10819–10820, 1995.

246. Dodson, R.F., Huang, J., and Bruce, J.R., Asbestos content in the lymph nodes of nonoccupationally exposed individuals, Am. J. Ind. Med., 37(2), 169–174, 2000.

247. Suzuki, Y., and Yuen, S.R., Asbestos tissue burden study on human malignant mesothelioma, Ind. Health, 39(2), 150–160, 2001.

248. Suzuki, Y., and Yuen, S.R., Asbestos fibers contributing to the induction of human malignant mesothelioma, Ann. N. Y. Acad. Sci., 1, 1–14, 2002.

249. Suzuki, Y., Yuen, S.R., and Short, A.R., Thin asbestos fibers contribute to the development of human malignant mesothelioma: pathological evidence, Int. J. Hyg. Environ. Health, 208(3), 201–210, 2005.

250. Tweedale, G., and McCulloch, J., Chrysotile versus Chrysophobes-the white asbestos controversy, 1950-2004 Isis overview of Chrysophiles versus Chrysophobes, The Hist. Sci. Soc., 95, 239–259, 2004.

251. Kamp, D.W., and Weitzman, S.A., The molecular basis of asbestos induced lung injury, Thorax, 54(7), 638–652, 1999.

252. Boutin, C., Dumortier, R.F., Viallat, J.R., and De Vuyst, P., Black spots concentrate oncogenic asbestos fibers in the parietal pleural-Thoracospic and mineral study, Am. J. Respir. Crit. Care Med., 153,444–449, 1996.

253. LeBouffant, L., Physics and chemistry of asbestos dust, in Wagner, J.C., ed. Biological Effects of Mineral Fibres, IARC Scientific Publications, Lyon, France, pp. 15–33, 1980.

254. Kohyama, N., and Suzuki, Y., Analysis of asbestos fibes in lung parenchyma, pleural plaques, and mesothelioma tissues of North American insulation workers, Ann. N. Y. Acad. Sci., 643(1), 27–52, 1991.

255. Müller, K-M., Schmitz, I., and Konstantinidis, K., Black spots of the parietal pleura: Morphology and formal pathogenesis, Respiration, 69, 261–267, 2002.

256. Mitchev, K., Dumortier, P., and DeVuyst, P., "Black Spots" and hyaline pleural plaques on the parietal pleura of 150 urban necropsy cases, Am. J. Surg. Pathol., 25(9), 1198–1206, 2002.

257. Miserocchi, G., Sancini, G., Mantegazza, F., and Chiappino, G., Translocation pathways for inhaled asbestos fibers-A. Review, Environ. Health, 7(1), 2008.

258. Hasanoglu, H.C., Bayram, E., Hasanoglu, A., and Demirag, F., Orally ingested chrysotile asbestos affects rat lungs and pleura, Arch. Env. Occ Health, 63(2), 71–75, 2008.

259. Monchaux, G., Bignon, J., Hirsch, A., and Sebastien, P., Translocation of mineral fibres through the respiratory system after injection into the pleural cavity of rats, Ann. Occup. Hyg., 26(1–4), 309–318, 1982.

260. Lauweryns, J.M., and Baert, J.H., State of the art. Alveolar clearance and the role of the pulmonary lymphatics, Am. Rev. Respir. Dis., 115(4), 625–683, 1977.

261. Uibu, T., Vanhala, E., Sajantila, A., Lunetta, P., Makela-Bengs, P., Goebeler, S., Jantti, M., and Tossavainen, A., Asbestos fibers in para-aortic and mesenteric lymph nodes, Am. J. Ind. Med., 52(6), 464–470, 2009.

262. Stanton, M.F., and Wrench, C., Mechanisms of mesothelioma induction with asbestos and fibrous glass, J. Natl Cancer Inst., 48(3), 797–821, 1972.

263. Stanton, M.F., Layard, M., Tegeris, E., et al., Relation of particle dimension to carcinogenicity in amphibole asbestoses and other fibrous minerals, J. Natl Cancer Inst., 67(5), 965, 1981.

264. Pott, F., Problems in defining carcinogenic fibres, Ann. Occup. Hyg., 31(4B), 799–802, 1987.

265. Pott, F., Ziem, U., Reiffer, F.J., Huth, F., Ernst, H., and Mohr, U., Carcinogenicity studies on fibres, metal compounds, and some other dusts in rats, Exp. Pathol., 32(3), 129–152, 1987.

266. Pott, F., Roller, M., Ziem, U., et al., Carcinogenicity studies on natural and man-made fibres with the intraperitoneal test in rats, Symposium on Mineral. Fibres in the Non-occupational Environment, Lyon, September 8–10, 1987, Lyon, 1–4(90), 1988.

267. Pott, F., Huth, F., and Friedrichs, K.H., Tumorigenic effect of fibrous dusts in experimental animals, Environ. Health Perspect., 9, 313–315, 1974.

268. Aust, A.E., Cook, P.M., and Dodson, R.F., Morphological and chemical mechanisms of elongated mineral particle toxicities, J. Toxicol. Environ. Health Part B Crit. Rev., 14(1–4), 40–75, 2011.

269. Fraire, A.E., Greenberg, S.D., Spjut, H.J., et al., Effect of fibrous glass on rat pleural mesothelium, Am. J. Respir. Crit. Care Med., 1509, 521–527, 1994.

270. Goodglick, L.A., and Kane, A.B., Cytotoxicity of long and short crocidolite sbestos fibers in vitro and in vivo,

Cancer Res., 50(16), 5153–5163, 1990.

271. Lippmann, M., Review: Asbestos exposure indices, Environ. Res., 46(1), 86–106, 1988.

272. Robinson, B.W.S., Musk, A.W., and Lake, R.A., Seminar-Malignant Mesothelioma, The Lancet 366(9483), 397–408, July 30, 2005.

273. Chen, H.C., Tsai, K.B., Wang, C.S., Hsieh, T.J., and Hsu, J.S., Duodenal Metastasis of malignant Pleural mesothelioma, J. Formos. Med. Assoc., 107(12), 961–964, 2008.

274. Hammar,S.P., Macroscopic, histological, histochemical, immunohistochemical, and ultrastructual features of mesothelioma, Ultrastruct. Pathol., 30(1), 3–17, 2006.

275. Mark, E.J., and Yokoi, T., Absence of Evidence for a Significant Background Incidence of Diffuse Malignant Mesothelioma Apart from Asbestos Exposure. Part 8. The Neoplasms of Asbestos Exposure; the Third Wave of Asbestos Diseases: Exposure to Asbestos in Place-Public Health Control, The New York Academy of Sciences, New York, NY, vol. 643, pp. 196–204, 1991. 114 Asbestos

276. Nishikawa, K., Takahashi, K., Karjalainen, A., Wen, C-P., Furuya, S., Hoshuyama, T., Todoroki, M., Kiyomoto, Y., Wilson, D., Higashi, T., Ohtaki, M., Pan, G., and Wagner, G., Recent mortality from pleural mesothelioma, historical patterns of asbestos use, and adoption of bans: A global assessment, Environ. Health Prespect., 116, 1675–1680, 2008.

277. Magnani, C., Agudo, A., Gonzalez, C.A., Andrion, A., Calleja, A., Chellini, E., Dalmasso, P., Escolar, A., Hernandez, S., Ivaldi, C., Mirabelli, D. Ramirez, J., Turuguet, D., Usei, M., and Terracini, B., Multicentric study on malignant pleural mesothelioma and non-occupational exposure to asbestos, 83(1), 104–111, 2000.

278. Kurumatani, N., and Kumagal, S., Mapping the risk of mesothelioma due to neighborhood asbestos exposure, Am. J. Respir. Crit. Care Med., 178(6), 624–629, 2008.

279. Goldberg, M., and Luce, D., The health impact of nonoccupational exposure to asbestos: What do we know?, Eur. J. Cancer Prev., 18(6), 489–503, 2009.

280. Carbone, M., Baris, Y.I., Bertino, P., Brass, B., Comertpay, S., Dogan, A.U., Gaudino, G., Jube, S., Kanodia, S., Partridge, C.R., Pass, H.I., Rivera, Z.S., Steele, I., Tuncer, M., Way, S., Yang, H., and Miller, A., Erionite exposure in North Dakota and Turkish villages with mesothelioma, PNAS, 108(33), 13618–13623, 2011.

281. Henderson, D., Rantanen, J., Barhart, S, Dement, J.M., DeVuyst, P., Hillerdal, G., Huuskonen, M.S., Kivisaari, L., Kusaka, Y., Lahdensuo, A., Langard, S., Mowe, G., Okubo, T., Parker, J.E., Roggli, V.L., Rodelsperger, K., Rosler, J., Tossavainen, A., and Woitowitz, J., Asbestos, asbestosis, and cancer: The Helsinki criteria for diagnosis and attribution, Scand. J. Work Environ. Health, 23(4), 311–316, 1997.

282. Editorial, Lancet, Asbestos-Relat. Dis. Preventable Burden, 371, 2009, 1927.

283. Attfield, M.D., Bang, K.M., Petsonk, E.L., Schleiff, P.L., and Mazurek, J.M., Trends in pneumoconiosis mortality and morbidity for the United States, 1968–2005, and relationship with indicators of extent of exposure, Inhaled Particulates X, J. Phys. Conf. S., 151, 2009.

284. Anonymous, Morbidity and Mortality Weekly Report, Centers for Disease Control, No. 15, Malignant Mesothelioma Mortality, pp. 1990–2005, April 24, 2009.

285. Mazurek, J.M., Blackley, D.J., and Weissman, D.N., Morbidity and mortality Weekley report, 71(19), 645–649, May 13, 2022.

286. Galson, S.K., Statement from Acting Surgeon General Steven K. Galson about National Asbestos Week, Office of the Surgeon General, April 1, 2009.

287. Leigh, J., Davidson, P., Hendrie, L., and Berry, D., Malignant mesothelioma in Australia, 1945–2000, Am. J. Ind. Med., 41(3), 188–201, 2002.

第 4 章

石棉暴露评估

Silvia Damiana Visonà，*Barbara Bertoglio*，*Cristina Favaron*，*Silvana Capella*，*Elena Belluso*，*Chandra Bortolotto*，*Alessandra Marrocco*，*Claudio Colosio*

众所周知，恶性间皮瘤（MM）与石棉有关，但并非所有的间皮瘤病例都可归因于既往石棉暴露。近期研究综述了其他原因，如暴露于其他矿物纤维、辐射和慢性炎症等（Attanoos 等，2018；Jasani 和 Gibbs，2012）。此外，在一些具有遗传易感性的个体中，即使接触的石棉水平低于环境本底值，也可能诱发 MM（Carbone 等，2019）。由于目前大多数发达国家禁止或限制石棉的使用，加之职业暴露人群的减少，据报道与石棉无关的 MM 比例正在增加（Roggli 等，2023）。基于此，MM 的因果关联正变得越来越难以确定。

其他石棉相关疾病（如肺癌和肺纤维化）的因果关联则更为复杂，因为在大多数情况下，这些疾病并非由石棉引起，且许多其他已知因素也会导致这些疾病发生，如接触其他粉尘和吸烟。

在评估单个病例而非人群或队列时，暴露史的价值有限，因为患者可能不知道或已经忘记了过去的暴露，如短期职业暴露或与休闲活动有关的非职业暴露。此外，有些人可能会提到接触过"粉尘"，但并不知道这种特定粉尘中的石棉含量（Carbone 等，2023）。

一般认为，胸膜斑（PP）、肺纤维化、含铁小体（FBs），尤其是肺组织中的石棉负荷，是上述疾病石棉病因的主要预测指标（Roggli 等，2023）。约 90% 罹患 MM 且肺部石棉负荷高于本底值的个体中，其医学证据中可见此类石棉暴露标志物（Carbone 等，2023）。在本章中，我们将探讨胸膜斑、肺纤维化和 FBs 的意义，以及它们在将石棉相关疾病的因果关联归因于既往石棉暴露中的作用，这一点在以赔偿为目的的诉讼中尤为重要。我们将特别关注上述标志物的存在与通过分析电子显微镜测定的石棉肺纤维负荷之间的关系。此外，我们还将深入探讨对于正确诊断胸膜斑和石棉肺至关重要的影像学和病理诊断问题。

4.1 胸膜斑

"胸膜斑"这一术语是指胸膜层的良性病变，自 1933 年首次在石棉肺病患者的尸检中发现透明样病变以来，该病理现象即被证实与石棉暴露存在关联（Gloyne 1933）。胸膜斑是既往暴露于石棉或毛沸石纤维（Clarke 等，2006），并在体内滞留产生生物反应的标志物（Broaddus 等，2011）。胸膜斑被认为是最常见的非恶性石棉相关疾病（Maxim、Niebo 和 Utell，2015；

Van Cleemput 等，2001）。它们通常在石棉暴露开始后的 20 多年才出现（Norbet 等，2015；Broaddus 等，2011；Myers 2012）。关于胸膜斑的确切潜伏期，文献中尚未达成共识，有报道称胸膜斑的潜伏期为 15 ～ 40 年（Maxim、Niebo 和 Utell，2015），尽管一些作者报道称 Libby 角闪石吸入导致胸膜斑的潜伏期短至 8.6 年（Larson 等，2010）。然而，与其他类型的石棉相比，Libby 角闪石被认为对胸膜组织的毒性很强（Broaddus 等，2011）。

从临床角度看，传统观念认为胸膜斑不会导致功能损伤（Clarke 等，2006）；但最近的证据表明，如果胸膜斑的尺寸显著增大，仍会导致限制性肺功能改变，如总肺活量、1 秒用力呼气量和用力肺活量下降（Clin 等，2011）。

胸膜斑须与其他与石棉相关的胸膜良性病变，尤其是胸腔积液和弥漫性胸膜增厚相鉴别。

胸腔积液是一种炎症表现，其特点是混合细胞性（通常为渗出性，常伴有出血和嗜酸性粒细胞增多）（Norbet 等，2015）。胸腔积液可在接触石棉后的早期阶段（最初 10 ～ 20 年内）出现，并可能成为恶性间皮瘤的首发临床症状（Norbet 等，2015）。胸腔积液并非石棉暴露的特异性表现，也可能是由肺炎、结核病、结缔组织疾病及其他疾病引起。石棉性胸膜炎和良性石棉性胸腔积液（BAPE）可通过影像学诊断，即存在与石棉暴露相关的胸腔积液，并排除其他病因（如心肺疾病）。该病多为慢性病程，可通过 X 线和 CT/ 高分辨率 CT（HRCT）识别。CT/HRCT 还可明确积液的密度，积液可为液体或浆液性渗出物。一些学者指出，石棉性胸膜炎引起的良性胸腔积液可能是积液重吸收后弥漫性胸膜增厚的部分致病途径（Jarad 等，1991）。

弥漫性胸膜增厚又称为弥漫性胸膜纤维化，是一种相对常见的病变，可由石棉暴露引发，但其发生率低于胸膜斑。从显微镜下观察，其病理改变与胸膜斑相似，但累及范围更广泛（通常超过 4 个肋间隙），且病变多始发于脏层胸膜（图 4.1）。

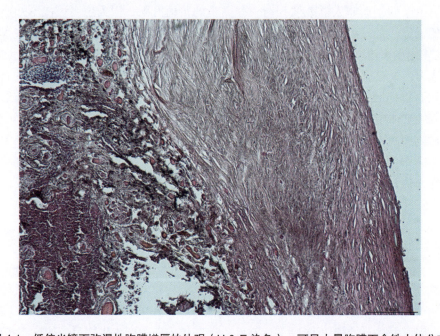

图 4.1　低倍光镜下弥漫性胸膜增厚的外观（H & E 染色）：可见大量胸膜下含铁小体分布

随着纤维化进程发展，可累及脏层与壁层胸膜（Schwartz，1991），在此情况下，胸膜两层间的粘连可导致功能性限制性通气功能障碍（Norbet 等，2015；Schwartz，1991；Myers，2012）。与胸膜斑不同，该病变罕见钙化现象。一般认为，弥漫性胸膜增厚与石棉暴露量有关，但其特异性低于胸膜斑，因该征象亦可见于纤维性胸膜增厚、脓胸、间皮瘤和转移性疾病等（Norbet 等，2015）。区别于胸膜斑，弥漫性胸膜增厚常向肋膈角延伸，且多呈单侧分布。目前其发病机制尚未完全阐明，有假说认为该病变实质是肺纤维化向胸膜腔的延伸（Schwartz，1991）。影像学诊断标准通常要求胸膜增厚达到至少 3 毫米厚度，并导致肋膈角形态趋于圆钝。根据国际劳工组织（ILO）分类体系，胸部 X 线侧位显示的病变范围采用数字标识（Mazzei 等，2017；Aberle 等，1988；Gamsu，Aberle 和 Lynch，1989；Elshazley 等，2011），而弥漫性胸膜增厚的厚度分级则使用字母标识（A、B、C）（International Labour Organization，2022）。

4.1.1　病理学

胸膜斑位于胸膜壁层，通常为双侧（Clarke 等，2006；Norbet 等，2015）。它们在宏观上呈现为灰白色至象牙白色的离散、隆起、形状不规则、表面平滑或呈细颗粒状的结节状区域，最常位于胸腔后部或下半部分。此类斑块易从胸壁剥离，但与膈肌粘连。常伴有钙化（图 4.2）。

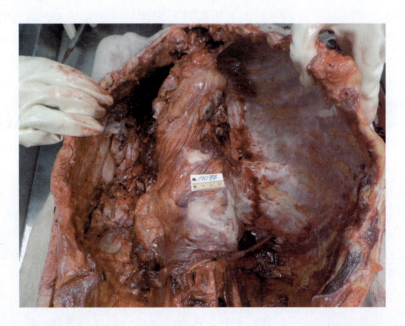

图 4.2　尸检时胸膜斑的大体外观。切除胸腔器官后，可以观察到心包外表面和膈肌上的典型斑块

组织学特征表现为致密的无血管胶原带和假弹性组织（后者与 Verhoeff-van Gieson 染色法中的弹性组织同呈黑色）。斑块基本无细胞结构，仅偶见成纤维细胞（Roberts，1971；Norbet 等，2015）。在胸膜斑中含有大量石棉纤维，但未发现 FBs（Roberts，1971；Norbet 等，2015）。

4.1.2 发病机制

有学者提出，胸膜斑的发病机制可能与石棉纤维尖端在脏层胸膜组织固定后刺入胸膜腔产生的机械摩擦作用有关，这种持续性摩擦导致炎症反应和纤维蛋白性渗出，最终因胸膜斑部位血供不足而形成纤维化和钙化（Roberts，1971）。这一理论没有病理数据支持，因此从未获得广泛共识（Schwartz，1991；Hillerdal，1980）。

现有文献表明，石棉纤维从气道向胸膜腔的迁移机制似乎是解释石棉诱发的良性胸膜病变和间皮瘤致癌机制，以及从接触石棉到发病间的超长潜伏期的关键。吸入细长石棉纤维后，肺泡中的巨噬细胞会试图吞噬它们，以消化纤维或将纤维转运至淋巴结进行清除。由于大多数石棉纤维（尤其是角闪石纤维[注1]）过长且呈针状，巨噬细胞的细胞膜结构被破坏导致细胞死亡。此外，"吞噬功能受阻"过程会刺激活性氧和炎性细胞因子的释放。该过程在淋巴循环中反复进行，直到石棉纤维在胸膜腔的负压作用下通过淋巴流动到达胸膜腔（Toyokuni，2019）。由于胸膜腔内的负压，淋巴自肺部流向胸膜腔，而腹膜腔内的淋巴流向则相反，从外周流向胸导管（Toyokuni，2019）。这解释了为何 MM 多原发于壁层胸膜和脏层腹膜，而胸膜斑好发于壁层胸膜。最终到达胸膜腔的石棉纤维会被具有吞噬功能的间皮细胞吞噬，从而发挥纤维增生作用（导致胸膜斑的形成）和致癌作用（在易感人群中引发 MM）。另有学者提出了另一种并存的途径，即通过肋间血管系统来解释石棉向胸膜腔转移的原因（Schwartz，1991）。该过程所需时间因纤维物理特性而异，温石棉与角闪石的穿透力存在差异（后者穿透力更强）。然而，目前关于胸膜石棉含量的研究甚少，且胸膜组织中石棉纤维测定与肺部含量分析不同，尚未成为常规诊断手段。在 1975 年的一项针对暴露人群肺与胸膜石棉分布的研究中发现，石棉（特别是温石棉）主要蓄积于肺外周区域（尤其下叶）（Sebastien 等，1975；Hillerdal，1980）。后续研究证实胸膜斑内也存在温石棉（Churg，1982）。Arias 等近期回顾了对石棉胸膜含量进行评估的 12 项研究（Arias 等，2022）：在 142 份受检的胸膜样本中，大多数（78%）含有石棉，且多数同时存在温石棉和角闪石类纤维。Broaddus 等指出，大多数关于胸膜斑患者肺部和胸膜中无机纤维负荷的研究报道称，胸膜以短温石棉纤维为主，肺内则以长角闪石类纤维为主（Broaddus 等，2011）。这与温石棉因其结晶结构更易被酸性肺微环境分解（Bernstein，2014），经巨噬细胞清除并蓄积于胸膜腔的假说相符。

Warnock 等（Warnock、Prescott 和 Kuwahara，1982）研究发现，在胸膜斑患者的肺组织中铁石棉和青石棉的中位数浓度显著更高，但他们并未进一步调查胸膜斑患者肺组织和胸膜组织中的石棉含量差异。

总而言之，目前尚不明确哪种石棉更易诱发胸膜斑。在近期的研究中（Visonà 等，2024），通过对比患有胸膜斑的石棉接触者与未患胸膜斑的石棉接触者，并未发现两组人群肺组织中某种特定石棉纤维存在显著差异。

[注1] 由于并非所有的角闪石都属于石棉，因此有必要强调，本章为行文简洁使用"角闪石"统称时，特指被归类为石棉的角闪石。

4.1.3　成像

与传统的 CT 和胸部 X 线检查相比，高分辨率 CT（HRCT）是目前对胸膜斑进行影像鉴定和评估的特异性与灵敏度最高的技术。从诊断角度来看，胸部 X 线检查是大多数尘肺病筛查中使用的标准方法，但它在检测早期、细微胸膜斑方面存在明显局限，而 CT 可以诊断薄层或微小的非钙化斑块（Mazzei 等，2017；Aberle 等，1988；Gamsu、Aberle 和 Lynch，1989；Elshazley 等，2011；Kim 等，2015）。胸部 X 线检查对胸膜斑的准确评估受斑块大小、位置、形态、钙化程度及影像技术质量影响。尸检研究表明，在对胸膜斑进行胸部 X 线检查时，存在较高的假阴性率。此外，胸膜外肌群和脂肪等解剖变异也会导致高达 20% 的假阳性诊断（Jones、McLoud 和 Rockoff，1988；Peacock、Copley 和 Hansell，2000；Mizell、Morris 和 Carter，2009）。不同的研究表明，CT 在检测胸膜病变方面具有更高的灵敏度，尤其对位于椎旁区和肋胸膜后部的斑块显示效果显著优于常规胸部 X 线检查（Aberle 等，1988；Aberle、Gamsu 和 Ray，1988；Lozewicz 等，1989 年；Oksa 等，1994）。Jarad 等的对比研究发现，CT 可在 95% 的患者中识别出明显的胸膜斑，而胸部 X 线检查只能在 59% 的患者中识别出胸膜斑（Jarad 等，1991）。此外，Friedman 等还比较了 HRCT 和四体位胸片系列（后前位、侧位及双斜位）并发现，使用 HRCT 检测胸膜疾病的阳性预测值更高，并能有效排除由胸膜下脂肪造成的假阳性结果，这类假阳性见于 10% ~ 29% 疑似非钙化胸膜斑患者（Friedman，1988）。Neri 等通过研究证实，HRCT 可在接触铁石棉的无症状且胸片表现正常的工人中识别胸膜斑及早期肺部病变（Neri 等，1994）。

由于 HRCT 具有更高的空间分辨率，因此在检测胸膜斑方面被认为优于常规 CT。根据 Aberle 等的研究，HRCT 对胸膜斑的检出率达 100%，而常规 CT 为 93%（Aberle 等，1988）。Friedman 等报道，在评估胸膜病变方面，HRCT 的灵敏度为 97%，特异性为 100%。作者建议，当胸部 X 线检查发现除钙化性胸膜斑以外的异常时，应优先选择 HRCT 而非常规 CT，这主要是为了排除假阳性结果（Friedman 等，1988）。

4.1.3.1　胸部 X 线检查

后前位（PA）胸片可优化胸膜斑在侧胸壁的显示，因为此时胸膜斑处于切面观。在此投照体位下，胸膜斑表现为沿侧胸壁（第 6 ~ 9 肋间）及膈肌分布的局灶性胸膜增厚区域，通常不累及肺尖及肋膈角（Kusaka、Hering 和 Parker，2005）。在膈肌区域，胸膜斑可表现为曲线状钙化或扇形（Ilsen 等，2016）。胸膜斑通常为双侧不对称分布，但 25% 的病例也可表现为单侧（Benamore、Warakaulle 和 Traill，2008）。胸膜斑通常边界清晰，轮廓光滑平整，长度可从数毫米至数厘米不等，但罕有超过 4 个肋间隙（Gevenois 和 de Vuyst，2006）。据报道，10% ~ 15% 的病例会出现钙化现象（Peacock、Copley 和 Hansell，2000）。可根据《国际劳工组织（ILO）尘肺病 X 线胸片分类指南》（简称 "ILO 分类"）（ILO，2022）通过 PA 胸片评估胸膜斑的位置、长度与厚度范围及钙化情况。在 ILO 分类中，侧胸壁斑块被描述为 "侧面观"。较少见的前 / 后胸壁斑块因与 X 线束垂直，被描述为 "正面观" 或 "切面观"（ILO，2022）。切面观胸膜斑可表现为云雾状致密影，除非斑块体积较大且钙化，呈现多发双侧结节状、斑片状、不规则、叶状或 "地图样" 阴影，否则识别难度较高（Ilsen 等，2016）。除胸壁和横膈膜外，ILO 分类还将椎旁或心旁区域的纵隔胸膜列为斑块可能发生的其他部位（ILO，

2022）。胸膜斑几乎均发生于壁层胸膜，偶可源自叶间裂下部脏层胸膜，此时在胸片上易被误认为肺结节（Rockoff 等，1987）（图 4.3 和图 4.4）。

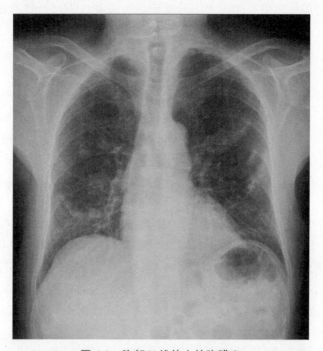

图 4.3　胸部 X 线片上的胸膜斑

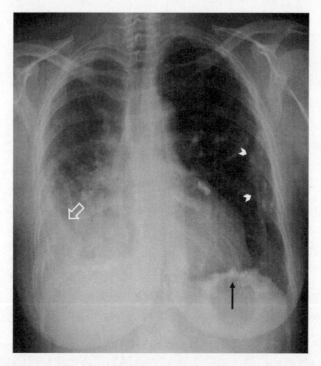

图 4.4　胸部 X 线片。侧胸壁上的胸膜斑（箭头）和膈肌上的胸膜斑（黑色直线箭头）；胸腔积液（白色空心箭头）

　　在胸部 X 线片上，非钙化胸膜斑很难与胸壁正常的肌肉和脂肪"伴影"区分开来。在这方面，HRCT 可有效排除假阳性诊断，区分胸膜斑与假性斑块，假性斑块是在 X 线片上模拟斑块的结构。假性斑块最常见的原因之一是胸膜外脂肪增生。研究表明，10% ～ 20% 胸部 X 线片诊断的胸膜斑病例实际为 HRCT 明确显示的胸膜外脂肪增生（Gefter 和 Conant，1988）。前锯肌和外斜肌起始部阴影可表现为肋间隙间致密影，易在 X 线片上被误认为斑块。所谓的伴影与前 3 ～ 4 根肋骨的内侧缘平行，其成因可能为肋间肌群与脂肪组织的复合投影，需要注意与胸膜斑相鉴别（Clarke 等，2006）。肋骨骨折骨痂和早期胸膜转移灶在 X 线片上亦可类似胸膜斑（Gevenois 和 de Vuyst，2006）。此外，HRCT 可准确鉴别正面观胸膜斑与肺结节，以及融合型胸膜斑与弥漫性胸膜增厚（McLoud，1998）（图 4.5 和图 4.6）。

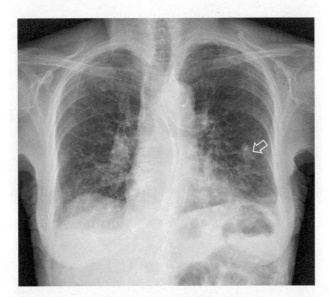

图 4.5　胸部 X 线片上的胸膜斑 "正面观"

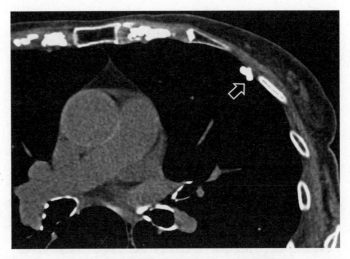

图 4.6　同一胸膜斑在 HRCT 上的前胸壁显示

4.1.3.2 高分辨率计算机断层扫描

《职业与环境性呼吸系统疾病 HRCT 国际分类标准》（ICOERD）将 PP 定义为局灶性、边界清晰的胸膜增厚区域，呈软组织密度，可伴钙化。胸膜斑可呈典型的平台状形态，或表现为胸膜平坦性增厚。其壁层性质的界定特征是边缘光滑且分界清晰，与相邻胸膜外组织和肺实质分界明确（Kusaka、Hering 和 Parker，2005）。一层薄薄的脂肪将其与下层肋骨和相邻的胸膜外软组织隔开（Peacock、Copley 和 Hansell，2000）。胸膜斑的边缘通常比中央部分厚，其大小、范围和钙化程度会随着时间的推移而增加（Hallifax 等，2017；Qureshi 和 Gleeson，2006）（图 4.7）。

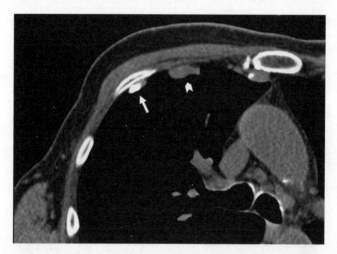

图 4.7　HRCT：非钙化胸膜斑（箭头）和钙化胸膜斑（无尾箭）

CT 可以确定其在胸壁后外侧第 7 和第 10 根肋间、胸壁外侧第 6～9 肋间、膈顶及纵隔胸膜（尤其心包区域）上的特征性分布，同时可检出胸部 X 线片难以显示的前胸壁与椎旁区斑块（Roach 等，2002）（图 4.8）。

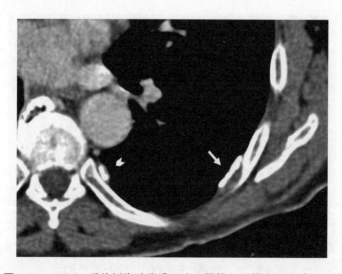

图 4.8　HRCT：后外侧胸壁胸膜斑（无尾箭）及椎旁区胸膜斑（箭头）

在椎旁区域，肋间血管有时可模拟胸膜增厚，但多层面增厚、胸膜与肋间血管间可见胸膜外脂肪或存在钙化等特征，可能有助于确定不透明的胸膜来源（Kusaka、Hering 和 Parker，2005）。胸膜斑也可呈结节状表面，并可能轻度压迫邻近肺实质，导致局部通气不足，从而在与斑块相邻的肺实质内出现胸膜下弧形线状影（Ilsen 等，2016）。此外，增厚的壁层胸膜斑附近有时会看到局灶性磨玻璃样密度影，这可能是局灶性肺泡通气不良的结果（Kusaka、Hering 和 Parker，2005）。胸膜斑通常是双侧和不对称分布，但偶尔也会表现出单侧或孤立性病灶等非典型特征，由于此类病变可能与其他因素（如创伤、手术或肺部感染）引发的胸膜增厚或钙化性改变存在影像学重叠，需要通过系统鉴别诊断以明确病因（Kim 等，2015；Cugell 和 Kamp，2004）。脏层胸膜斑较为罕见，可能与紧邻的肺实质异常有关，斑块周围放射状分布的短小间质线（＜1cm），因此被称为"毛刺状斑块"，提示局部纤维化（Roach 等，2002）（图 4.9）。

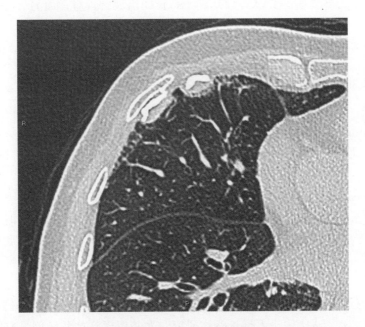

图 4.9　伴有邻近实质纤维化的胸膜斑（CT）

目前已有若干研究探讨 CT 对胸膜斑的检测与定量分析。Benlala 等最近的一项研究报道了采用人工智能（AI）驱动技术与 CT 相结合的自动化系统对曾暴露于石棉的工人群体进行胸膜斑量化评估（Benlala 等，2022）。AI 可自动量化胸膜斑的体积，并对其在 5 年内的体积变化进行动态追踪。通过这种方式，胸膜斑的体积评估具备了可重复性，这将有助于进一步研究胸膜斑与呼吸功能、胸部恶性肿瘤发生之间的关联（Benlala 等，2022）。

4.1.4　与石棉暴露和剂量的联系

胸膜斑的重要性主要与其作为既往石棉暴露标志的角色相关。事实上，尽管胸膜斑的形成还有其他原因，但学界已普遍认为胸膜斑可作为石棉暴露的标志。多位学者指出，双侧弥漫性钙化胸膜斑的证据可被视为暴露于石棉的病理标志（Norbet 等，2015），尽管不是所有的胸膜斑，但其中的 80% ～ 90% 都是由于石棉暴露所致（Wolff 等，2015）。在其他原因中，最具代表性的是暴露于其他材料，如毛沸石、硅酸盐和人造纤维暴露（Clarke 等，2006），以及肺结核、陈旧性肋骨骨折和钙化血胸（Hourihane 和 McCaughey，1966）。最近，Paris 等研究证实了接触耐火陶瓷纤维或矿棉纤维对胸膜斑的形成有影响（Paris 等，2023）。

Kraynie 等根据大量肺组织含量分析指出，胸膜斑对提示石棉病因的预测价值高达 99%（Kraynie 等，2016）。

将胸膜斑作为石棉暴露标志的主要局限性在于其统计学灵敏度不足，因为一些曾经暴露于石棉的人并未出现胸膜斑。据估计，职业接触者中胸膜斑的发生率为 14% ～ 62%，环境接触者中胸膜斑的发生率为 2% ～ 17%（Boraschi 等，1999）。

事实上，胸膜斑的形成倾向与个体的易感性有关，因为并非所有暴露于石棉的病例都会导致胸膜斑；至于为什么有些受试者因暴露于石棉而出现胸膜斑，而另一些则没有，目前尚不清楚（Broaddus 等，2011）。

在都灵郡针对 898 例尸检进行的一项大型研究得出结论，胸膜斑可作为群体层面既往石棉暴露的有效指标，但其在单个病例中的可靠性是有限的，因胸膜斑形成受个体因素显著影响（Mollo 等，1983），而且并非所有暴露于石棉的人都会发生胸膜斑。

Kato 等发现，在 2132 名曾接触过石棉的受试者中，有 89.4% 存在胸膜斑（Kato 等，2018），这与 Barbieri 等的研究结果一致，后者发现在 124 名死于石棉相关疾病的人中，有 89.51% 存在胸膜斑（Barbieri、Consonni 和 Somigliana，2019）。一项针对 73 名石棉水泥工人（累积暴露量 16.4 ～ 98.7 纤维 - 年 /ml，均值 26.3 纤维 - 年 /ml）的研究显示，70% 的工人存在胸膜斑（Van Cleemput 等，2001）。意大利一项涉及 414 例肺癌病例的病因研究发现，尸检中男性胸膜斑检出率为 82%，女性为 54%。作者观察到，胸膜斑的存在是既往石棉暴露的有效指标——基于胸膜斑的判定方法显示，肺癌病例中约 60% 的致病因素可归因于石棉暴露，该比例与应用赫尔辛基标准（职业性石棉相关疾病诊断标准）评估体系所得结果具有高度一致性（Bianchi 等，1999）。

我们小组最近对 95 名死于 MM 的接触者进行了一系列研究，胸膜斑检出率为 53.68%（Visonà 等，2024）。该比例显著低于既往研究，尤其考虑到这些病例具有明确的职业、社区或家庭暴露史（均与意大利北部 Broni 市大型石棉水泥厂相关）。Roggli 最近的一项研究报道，其实验室检测的间皮瘤患者胸膜斑检出率约 50%（Roggli 等，2023），这一比例在过去 40 年中保持稳定，在 2010 年达到最高峰 61.4%。

在普通人群（无石棉暴露史及任何已知的石棉相关疾病）中也可观察到胸膜斑。1991 年，Schwartz 回顾了有关普通人群中胸膜斑检出率的 16 项研究，报道称尸检胸膜斑检出率为 12.2%（0.5% ～ 39.3%）（Schwartz，1991）。Karjalainen 等于 1991—1992 年在芬兰的 288 例随机连续尸检中发现，58% 的病例存在胸膜斑，是随机尸检中胸膜斑检出率最高的人群之一。

Andrion 等对都灵郡的 1019 例成年人连续尸检（主动筛查胸膜斑）中发现，男性检出率 24.5%，女性不足 1%（Andrion 等，1982）。事实上，在没有石棉暴露的解剖学证据的情况下（尤其尸检目的与石棉诉讼无关时），胸膜斑可能被漏检，因病理学医师可能未系统检查壁层胸膜（Gefter 和 Conant，1988）。关于胸膜斑是否存在剂量 – 反应关系的文献存在争议。

1971 年，Roberts 在 334 例连续尸体解剖中发现了 41 例胸膜斑（Roberts，1971）。死者属于重工业城市人口，该区域聚集了大量造船企业。在 41 名胸膜斑患者中，13 人曾在造船厂工作，另有 20 人职业涉及潜在石棉暴露。在 41 例病例中，有 35 例在基底涂片中发现了石棉小体（ABs），统计显示 ABs 阳性者与阴性者的胸膜斑发生率存在显著差异。此外，他们还发现 ABs 的数量与胸膜斑的发病率之间存在相关性。

Warnock 等通过对比 20 例尸检发现胸膜斑的死者和 11 例肺组织 ABs ＜ 100 个 / 克湿重的对照组，发现胸膜斑患者肺组织的铁石棉、青石棉，以及"透闪石、阳起石、直闪石"[注2] 的浓度高于对照组（Warnock、Prescott 和 Kuwahara，1982）。

然而研究者发现，胸膜斑组与对照组之间的石棉浓度存在部分重叠现象。

Karjalainen 等通过研究非间皮瘤和肺癌死亡病例的连续尸检样本，评估肺部石棉负荷与胸膜斑的关系，发现存在剂量 – 反应关系，但也观察到部分胸膜斑患者肺部纤维含量低于100 000 纤维 / 克干重（ff/gdw）且无明确暴露史（Karjalainen 等，1994）。作者特别指出，由于温石棉在肺部的快速清除特性，可能低估了其致病作用。

Van Cleemput 等对 73 名石棉水泥工人的研究表明，胸膜斑的程度（CT 评估）与累积石棉暴露量（工业卫生测量评估）无显著相关性（Van Cleemput 等，2001）。Paris 等指出了胸膜斑与累积暴露量和首次暴露后的时间均存在关联（Paris 等，2009），但数学模型显示，首次暴露后的时间比累积暴露量对胸膜斑发生的影响更大。1998 年 Boffetta 在一篇综述中指出，首次暴露间隔时间对胸膜斑发生的影响超过累积暴露量和暴露持续时间（Boffetta，1998）。Soulat 等通过问卷调查发现，胸膜斑的出现与石棉接触的强度和持续时间有关（Soulat 等，1999）。另一项大型研究对 4446 名石棉暴露工人进行了调查，发现首次暴露间隔时间、暴露持续时间和累积暴露量均与罹患胸膜斑的风险之间存在显著相关性（Eisenhawer 等，2014）。与之形成对比的是，Mastrangelo 等发现，在既往暴露工人中，胸膜斑与首次暴露间隔时间和峰值暴露之间存在相关性，但与累积接触量无显著关联（Mastrangelo 等，2009）。不过，这些研究均通过职业卫生测量、职业暴露矩阵和 / 或问卷评估暴露量，未进行肺组织检测（很明显，因为这些研究对象均为在世人群）。有关胸膜斑与接触 Libby 角闪石之间关系的研究表明，患胸膜斑的概率随着累积暴露量和暴露持续时间增加而上升（Rohs 等，2008；Lockey 等，2015）。此外，这两项研究都表明，较低的累积暴露量（通过工业卫生测量评估）也会引发胸膜斑，显示在终生累积暴露量为 0.81 ～ 1.99 纤维 / 立方厘米·年和2.00 ～ 19.03 纤维 / 立方厘米·年，OR 值均具有统计学显著性。

Barbieri 等研究发现，胸膜斑的存在与肺组织石棉负荷［通过配备能谱仪的扫描电镜（SEM-EDS）测定］呈显著正相关，且胸膜斑的范围与肺部石棉含量之间存在显著相关性（Barbieri、Consonni 和 Somigliana，2019）。此外，他们发现胸膜斑的存在及范围与暴露起始 / 终止时间、年龄和暴露持续时间之间几乎没有相关性。

少数研究调查了肺组织消化液中 ABs 与胸膜斑的关系（Kishimoto 等，1989；Churg，

[注 2]　由于最新的石棉命名法（2006 年）建议在透闪石、阳起石和直闪石等术语后应标注"石棉"后缀。因此在本章中，当引用以前发表的论文时，我们将这些术语放在括号中。

1982；Yusa 等，2015）。

基于最新研究数据，学者观察到胸膜斑的范围与肺中 ABs 的浓度之间存在显著关系。也就是说，75% 被确定为有广泛性胸膜斑患者的 ABs 含量超过 5000 个 / 克干重（日本用于判定石棉相关肺癌的临界值）（Yusa 等，2015）。然而，正如作者所述，ABs 的数量与石棉纤维的浓度并不一定相关，且存在部分广泛性胸膜斑肺癌患者 ABs 水平较低的情况。许多没有广泛斑块的肺癌患者的 ABs 含量却很高。因此，须谨慎解释本研究的结论。

本课题组近期研究（Visonà 等，2024）中，比较了石棉暴露人群中有无胸膜斑者的肺组织石棉负荷（使用 SEM–EDS 评估），没有发现任何统计学上的显著差异。

必须强调的是，尽管学界普遍认同胸膜斑的存在与石棉暴露后肺癌及 MM 风险升高相关，但其本质并非癌前病变，也不构成独立危险因素。目前无证据表明在相同石棉暴露条件下，有 / 无胸膜斑个体的 MM 或肺癌风险存在差异（Maxim、Niebo 和 Utell，2015）。这种相关性源于胸膜斑与间皮瘤（及肺癌）具有共同的致病基础——既往石棉暴露史（Myers，2012）。

此外，发生胸膜斑所需的石棉暴露量尚不清楚。一些学者指出需要较高剂量暴露（Broaddus 等，2011），而另一些作者则认为低剂量暴露也会导致胸膜斑的发生（Wolff 等，2015），但相关研究均未明确定义"高剂量"与"低剂量"的具体阈值。Hourihane 和 McCaughey 认为，胸膜斑的形成剂量介于诱发 MM 和石棉肺所需的剂量之间（Hourihane 和 McCaughey，1966）。这与 Churg 及此前先驱 Selikoff 的研究中所说的一致：与肺实质相比，胸膜组织似乎对石棉的致纤维化效应更为敏感（Churg，1982；Selikoff 和 Lee，1978）。1992 年对 386 名工厂工人进行的一项研究显示，他们曾接触过高浓度的铁石棉，即便仅经历 1 个月的重度暴露，20 年后仍可观察到胸膜斑的形成（Ehrlich 等，1992）。

Sichletidis 等对患有胸膜斑的牙医进行了一项研究，发现这些病例虽曾暴露于极低浓度的石棉（通过相差显微镜法进行空气监测），但暴露呈每日重复性特征（Sichletidis 等，2009）。Whitwell 发现胸膜斑患者体内石棉纤维含量均超过 20 000 ff/gdw，由此首次确立了与胸膜斑形成相关的石棉"临界剂量"（Whitwell、Scott 和 Grimshaw，1977）。

在最近的一项研究中（Visonà 等，2024），我们通过构建受试者工作特征（ROC）曲线进行截断值分析，尝试确定诱发胸膜斑的"最佳"石棉暴露水平，继而采用约登指数确定石棉浓度的最佳截断值，使预测模型的特异度和灵敏度达到最大化。

预测胸膜斑存在的石棉"临界"剂量为 19 700 ff/gdw（灵敏度为 0.647 1，特异度为 0.666 7）。该浓度显著低于既往研究中判定石棉暴露的阈值 100 000 ff/gdw（Wolff 等，2015），亦低于本实验室确立的"背景暴露"水平（即 < 100 000 ff/gdw）。这就意味着，从理论上讲，在没有明显增加罹患 MM 风险的人群中观察到胸膜斑是可能的。此外，正如我们在上述研究中观察到的那样，并非所有死于 MM 的暴露个体均出现胸膜斑。

总之，在临床实践中胸膜斑可作为预警信号——影像学发现胸膜斑的患者需要密切随访 MM 风险（无论有无暴露史），但在法医评估 MM 与既往石棉暴露的因果关系时，胸膜斑不能单独用于判定肺癌与石棉暴露的因果关联，因为它们可能是低水平暴露的结果（Wolff 等，2015）。因此，在法律背景下，必须谨慎使用该指标，并在可能的情况下与其他暴露标志物结合使用（尤其是肺组织含量分析）。

4.2 石棉肺

石棉肺是指因吸入石棉而导致的双肺弥漫性间质纤维化（Lazarus 和 Philip，2011；Norbet 等，2015；美国胸科学会，2004）。

早在 1927 年，人们就开始怀疑吸入石棉与肺纤维化之间的关系（Cooke，1927）。向当局报告的第一个病例是 1899 年 Murrey 医生检查的一名工人，但直到 1906 年才被正式报告（Murray，1990）。随后，1924 年 Cooke 描述了一名在石棉工厂工作 18 年后死亡的 33 岁女性病例，其临床和 X 线表现为严重的石棉肺特征（Cooke，1927）。在这篇文章中，首次报道了石棉肺的临床表现，即咳嗽、呼吸困难和肺纤维化症状。

随后，"石棉肺"这一术语于 1927 年首次出现在 Cooke 的报道中（Cooke，1927），首次描述了石棉肺的组织病理学特征及"异物"（后来才被称为"石棉小体"）。自 1930 年以来，石棉肺在英国被列为可获补偿的职业病（Hourihane 和 McCaughey，1966）。

尽管大多数西方国家在 20 世纪 90 年代开始限制石棉的开采和使用，但石棉肺仍是一个公共卫生问题，尤其在仍大量开采和使用石棉的国家。据世界卫生组织估计，美国约有 130 万人、全球约 1.25 亿人因石棉的各种使用形式而接触过石棉（Stayner、Welch 和 Lemen，2013）。根据世界卫生组织对 55 个国家死亡数据的分析，1994—2010 年共有 13 885 人死于石棉肺，导致潜在寿命损失达 18 万年（Diandini 等，2013）。死亡年龄的中位数为 79 岁（Bang 等，2014）。此外，必须强调的是，石棉肺的存在会增加罹患肺癌的风险，一项针对北美绝缘材料工人大型队列研究证明了这一点（Markowitz 等，2013）。

在一些南美、东欧和亚洲国家，石棉产品的生产和消耗量仍然很高（Stayner、Welch 和 Lemen，2013）。在一项关于中国石棉工厂工人的研究中发现，在 586 名男性工人中，259 人死亡中有 39 例直接死因为石棉肺（Wang、Courtice 和 Lin，2013）。

意大利的一项研究调查了 2001—2015 年因石棉肺和矽肺而住院治疗的比例，其中报道了 17 220 例因石棉肺住院治疗的病例，年均 1148 例；患者的平均年龄为 71.6 岁（Ferrante，2019）。

我们可以将石棉肺的发病机制概括如下：吸入的石棉纤维到达呼吸性细支气管和肺泡后引发异物反应。肺泡巨噬细胞试图吞噬这些纤维，在此过程中受损或激活，释放细胞毒性氧化物质及肿瘤坏死因子 α（TNF-α）、白细胞介素 1（IL-1）和花生四烯酸代谢物等炎症因子，这些介质进一步募集更多炎症细胞至肺泡上皮表面及间质，同时激活成纤维细胞在肺泡周围沉积结缔组织（Norbet 等，2015）。此外，中性粒细胞和 II 型肺泡上皮细胞在纤维化的发展过程中也扮演着重要角色（Robledo 和 Mossman，1999）。

释放的 TNF-α 会激活丝裂原活化蛋白激酶，进而介导活化的巨噬细胞进一步释放 TNF-α 并引发细胞凋亡。虽然细胞凋亡能阻止巨噬细胞释放更多炎症激酶从而限制炎症进程，但同时会引发更多炎症细胞募集及细胞损伤（Robledo 和 Mossman，1999）。

上述炎症过程之后会进入修复阶段。在此阶段，肺泡巨噬细胞会释放成纤维细胞生长因子、血小板衍生生长因子和胰岛素样生长因子等生长因子。这些因子会刺激成纤维细胞和 II 型肺泡上皮细胞的募集与增殖，并促进纤连蛋白和胶原蛋白的产生，最终导致纤维化的形成（Fujimura，2000）。

个体易感性（可能是遗传因素）是纤维化发生和进展的一个重要因素。在一项关于尘肺病的研究中，TNF-α基因的多态性（特别是A-308基因型）会增加纤维化发生的风险（Zhai等，1998）。其他研究指出，参与氧自由基解毒的基因多态性在石棉肺发病机制中具有重要作用（Franko等，2021；Franko等，2013）。

详细探讨石棉肺的临床特征超出了本章的范围。然而，为保持内容完整性，我们简要总结其主要临床表现。

石棉肺的临床表现取决于疾病分级和病变范围，因为1级或2级石棉肺患者可能无临床症状，影像学检查也无异常发现（Dodson和Hammar，2011）。石棉肺的临床表现与其他类型的肺纤维化并无明显区别，但通常进展较慢，临床症状较轻（Oury、Sporn和Roggli，2014）。石棉肺的症状包括渐进性呼吸困难（初期仅于体力活动时出现）、干咳、胸痛或胸闷，以及呼气末细湿啰音（尤以肺底为著，随病情进展可累及全肺）。在疾病晚期，可见杵状指；当肺纤维化广泛且严重时，可导致右心衰竭，表现为发绀、颈静脉怒张、肝颈静脉回流征阳性及水肿（Lazarus和Philip，2011）。肺功能检测显示限制性功能障碍（弥散功能下降），而吸烟者常合并阻塞性改变（Caceres和Venkata，2023）。与其他纤维化性肺病类似，石棉肺可进展为限制性或混合型（限制-阻塞）呼吸衰竭，严重病例可发展为慢性右心衰竭，最终因心肺功能衰竭死亡（Lazarus和Philip，2011）。石棉肺常合并胸膜斑：近期Keskitalo等在116例石棉肺患者中发现96%存在胸膜斑（Keskitalo等，2023）。

美国胸科学会认为，石棉肺诊断需满足以下主要条件：影像学或组织病理学证据、暴露标志物（如石棉小体、石棉纤维或胸膜斑）的存在，以及排除其他病因（美国胸科学会，2004）。

值得注意的是，石棉肺的确诊需要在肺组织中检测到石棉纤维，或发现含铁小体伴间质性肺纤维化（Musk等，2020）。

目前关于纤维含量与肺纤维化因果关联的确证阈值尚未达成共识。根据2015年修订的赫尔辛基标准，若纤维含量与其他确诊石棉肺病例相当（参照各实验室自定参数），即可支持诊断（Wolff等，2015）。该标准规定高概率石棉接触史需要满足以下任一条件：肺组织中超过10万条角闪石类纤维（长度＞5μm），或超过100万条角闪石类纤维（长度＞1μm），或每克干重含1000个以上ABs。

在存活患者中，支气管肺泡灌洗液、痰液或经支气管活检的分析有助于诊断石棉肺，因为石棉小体或纤维的存在对石棉肺的鉴别诊断具有高度特异性（Dodson和Hammar，2011）。根据赫尔辛基标准，经合格实验室检测的支气管肺泡灌洗液中石棉小体需要＞1个/ml（Wolff等，2015）。在影像学上（详见下节），石棉肺中发现的肺纤维化与特发性肺纤维化难以区分（美国胸科学会，2004）。胸膜斑的存在和明确的接触史有助于石棉肺的鉴别诊断和诊断。但需要注意，若未检测到肺组织中石棉小体或石棉纤维含量升高，则任何临床、影像或组织学特征均无法将石棉肺与其他肺纤维化类型相区分。

因此，应评估详细的职业史，包括工种信息、接触材料类型、个人防护设备使用情况等（Gulati和Redlich，2015）。同样重要的是，应询问与患者近距离居住的亲属的职业或可能接触石棉纤维的情况。

4.2.1　成像

影像学在区分其他导致纤维化的原因与石棉肺病方面发挥着关键作用，包括过敏性肺炎、非特异性间质性肺炎（NSIP）以及在较小程度上特发性肺纤维化（IPF）（Roggli 等，2010；Akira 等，2003；Copley 等，2003）。

使用的成像技术包括胸部 X 线检查和 HRCT。低剂量 CT 或 MRI 等特殊成像方法目前正在石棉诊断中占据主导地位。

赫尔辛基标准的最新修订版针对暴露人群的胸膜斑和肺实质病变（石棉肺），为临床个体评估或研究目的提供了新指南。特别指出，由于传统 CT 和 HRCT 对石棉相关肺实质及胸膜病变（尤其是轻度或早期石棉肺）的诊断灵敏度高于胸部 X 线检查，因此推荐使用 HRCT（Staples 等，1989；Gevenois 等，1994）。

CT 尤其是 HRCT 能够直接地观察肺组织，而胸部 X 线检查存在以下局限性：①对比度分辨率较低；②受叠加软组织干扰；③更易受患者体位和吸气程度影响（Wolff 等，2015；Paris 等，2008）。此外，对于接触石棉的个体，若仅通过胸片评估石棉肺，其诊断特异度和灵敏度均较低（Friedman 等，1988；Spyratos 等，2012）。既往研究表明，10% ~ 18% 经活检确诊的石棉肺患者在胸片上未显示异常（Epler 等，1978；Kipen 等，1987）。Kipen 等发现，在 80% 经活检证实的患者中，胸片表现与组织病理学分级无相关性（Kipen 等，1987）。

Staples 团队研究发现，在 169 名 CT 高度怀疑石棉肺的石棉暴露者中，57 人（34%）胸片结果正常（Staples 等，1989）。这表明，即使胸片结果正常，仍不能排除石棉暴露者罹患石棉肺的可能性。据估计，单独胸片异常发现的阳性预测值约为 40%，若研究人群中石棉肺患病率低于 5%，该值可能更低（Ross，2003）。

此外，Friedman 团队指出，在 60 份最初提示为石棉肺的胸片中，18 份被判定为假阳性（Friedman 等，1988）。后续 CT 显示，这些胸片异常实际由肺气肿、广泛胸膜斑导致的肺部遮蔽，或手术 / 陈旧感染（如结核）引起的局灶性肺实质瘢痕所致（Friedman 等，1988）。

4.2.1.1　胸部 X 线检查

尽管胸部 X 线检查存在公认的局限性，但它仍然是诊断影像学评估流程的常规初始检查手段，并继续被用作流行病学工具（美国胸科学会，2004）。胸片可在全球范围内使用，并与公认的尘肺病影像学评估体系——国际劳工组织（ILO）与美国国家职业安全卫生研究所（NIOSH）联合制定的《国际劳工组织尘肺病 X 线胸片分类指南》，最近于 2022 年进行了修订（ILO，2022）。该分类指南提供了一个工具，以简单、可重复性强的方式系统描述和记录各类尘肺病患者吸入粉尘导致的胸部影像异常。ILO 分类指南指出，"该分类既没有定义病理学实体，也不涉及劳动能力评估"，并强调了对任何胸片异常表现进行鉴别诊断的重要性，指出"没有任何影像学特征能够作为粉尘暴露的特异性诊断依据"。ILO 判读标准仅采用后前位（PA）胸片。它包括一套数字化胸片标准图集与配套指南文件，用于将病例对象的胸片与标准胸片进行比较。这套标准数字化胸片图集可提供不同类型的实质异常，如包括按形态（不规则 / 圆形）、尺寸、肺叶分布及密集度（"密集度"评分）分类的小阴影和大阴影；它还考虑到胸膜的改变（如胸膜斑、钙化、肋膈角闭塞及弥漫性胸膜增厚），以及与职业性肺病有关或偶尔被误认为职业性肺病的其他特征。然后，将检查结果记录在所提供的结构化表格中。

石棉肺的早期影像学特征包括双肺下叶为主的细小不规则或网状阴影，提示支气管周围和邻近肺泡间质纤维化（Chong 等，2006）。随着病情进展，阴影的分布范围及密度/浓度（即"密集度"）可扩展至中上肺区。虽然不规则阴影最常见于石棉暴露，但混合型（不规则与圆形）阴影也经常出现。在晚期病例中，胸片上会出现明显的蜂窝状改变（Kim 和 Lynch，2002）。此外，胸膜增厚或胸膜斑也可能变得明显。

根据 2004 年美国胸科学会的声明，不规则阴影密集度评分 1/0 是判定石棉肺胸片阳性和阴性的分界线，该阈值被描述为"具有推定诊断价值但非确诊依据，可能对应石棉肺早期阶段"（美国胸科学会，2004）。而美国胸科医师学会（ACCP）2009 年共识指出，胸部显示 1/0 级不规则小阴影是良好的筛查指标，但缺乏明确诊断石棉肺的特异性（Banks 等，2009）。此外，ACCP 一致认为，胸片显示不规则阴影且密集度评分 1/1 以上，并结合明确的石棉接触史，就足以诊断为石棉肺（Banks 等，2009）（图 4.10）。

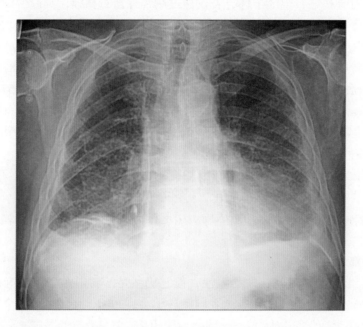

图 4.10　石棉肺——中下肺野间质纤维化病变（胸部 X 线片）

4.2.1.2　CT 和 HRCT

在 2014 年对赫尔辛基标准的最新修订中（Wolff 等，2015），提出将 CT 成像纳入石棉相关疾病的诊断中具有重要价值，并应在下述特定情况下作为胸部 X 线检查的补充工具。

①肺纤维化处于临界状态（ILO 分级 0/1 ～ 1/0）。

②显示限制性肺功能的检查结果与 X 线影像学判读正常结果不一致。

③广泛胸膜病变严重影响肺实质的影像学评估。

CT 成像应使用最先进的多层扫描仪技术和高分辨率重建算法，并尽可能减少电离辐射暴露。低剂量 CT（LDCT），甚至超低剂量 CT 在肺癌早期诊断中的应用日益广泛，一些经验表明，它适用于职业暴露人群的胸膜疾病评估，甚至适用于早期肺间质异常（ILA）的实质疾病评估（Harris 等，2021；Brims 等，2022）。

赫尔辛基标准（Wolff 等，2015）还建议使用《职业与环境呼吸系统疾病高分辨率 CT 国际分类标准》（ICOERD）来评估与石棉肺相关的 HRCT 发现，此前已有其他学者提出类似建议（Suganuma 等，2009）。ICOERD 半定量模型类似于 ILO 胸片分类原则，旨在使职业性肺间质疾病的 HRCT 报告标准化并具有可比性。它包括以下肺实质的主要分类要素：小结节或不规则 / 线状阴影、大阴影、磨玻璃影与蜂窝影、肺气肿及圆形肺不张。其中，小阴影密集度分为四级（0 ～ 3 级），需要对肺部 3 个区域分别评分（总分范围 0 ～ 18 分）。胸膜异常亦需要记录，并区分壁层胸膜与脏层胸膜病变（Kusaka、Hering 和 Parker，2005）。

　　根据 2014 年《赫尔辛基共识》，普通人群中出现的局限性肺纤维化使确定石棉肺的阈值标准尤为重要，他们推荐采用 ICOERD 系统判定石棉肺的纤维化标准为：总评分 ≥ 2 ～ 3 级的不规则阴影或双侧蜂窝影（总评分 ≥ 2 级）（Wolff 等，2015；Apostoli 等，2019）。然而，ICOERD 文件的前言指出，"该编码系统仅作为严格的描述性系统使用，而非诊断性系统。HRCT 分类的目的是对弥漫性非恶性职业和环境呼吸系统疾病的肺实质与胸膜表现进行描述和编码。该分类提供了一个半定量工具，可用于早期检测因职业和环境粉尘接触而诱发的纤维化。HRCT 分类的阳性评分并不总是意味着存在尘肺病"（Tamura 等，2015）。

　　未来，石棉相关肺实质病变的标准化编码评估或可受益于放射学领域快速发展的新型工具，例如能对石棉肺患者进行快速自动化、标准化且经济高效评估的人工智能应用（Groot Lipman 等，2023）。

　　早期石棉肺常见的 HRCT 检查结果包括胸膜下点状 / 分支状阴影、胸膜下弧形线影、肺实质带影及磨玻璃影；晚期特征则表现为小叶内间隔增厚、小叶间隔不规则增厚、实质变形（如牵张性支气管扩张或支气管闭塞）以及蜂窝影（Aberle 等，1988；Akira 等，1990）。

　　石棉肺相关的 CT 异常多始发于双肺下叶，尤其是胸膜下后基底段，以累及小叶中心区为著。随着病情的发展，病变可向中上肺野延伸，但肺尖部常不受累。这些 CT 结果通常出现在胸部两侧，并经常表现出明显的对称性（Akira 等，2003；Akira 等，1990，1991）。鉴于石棉肺早期易累及肺后部区域，因此对石棉暴露者进行俯卧位扫描至关重要，以便区分正常坠积性肺不张与早期石棉肺后部病变（Aberle 等，1988；Staples，1992；Aberle、Gamsu 和 Ray，1988）。

　　①石棉肺最早的 CT 改变表现为下肺区域胸膜下数毫米处的点状或分支状阴影。其中一些阴影表现为细小的分支结构，有些则与肺动脉的最外围分支相连。某些结节可能表现为淡薄磨玻璃影（GGO）。②从组织病理学角度来看，胸膜下结节与细支气管周围纤维化的发展相关（Akira 等，1990，1991）。

　　随着胸膜下点状或分枝状阴影数量的增加，点状影的融合形成胸膜下弧形线状影。该征象被定义为距离胸膜 1cm 内（多数 < 0.5cm）且与胸壁内缘平行的线状高密度影（Cha 等，2016）。胸膜下弧形线状影的出现与细支气管周围纤维性增厚及肺泡因纤维化导致的扁平塌陷相关（Akira 等，1990，1991）。此类线影还可能表明存在肺不张，通常发生在斑块附近（Cha 等，2016）。

　　如果在距离胸壁内缘 1.5 ～ 2cm 处观察到弧形线状影，则更可能由增厚的次级小叶间隔或肺皮质 – 髓质交界区的板状肺不张引起（Kusaka、Hering 和 Parker，2005）。

　　肺实质带为线状致密影，长度为 2 ～ 5cm，通常与胸膜表面相连（Aberle、Gamsu 和 Ray，1988）。此征象提示纤维化沿支气管血管束或小叶间隔进展，因胸膜增厚的牵拉作用导致肺实质变形（Akira 等，1990）。在石棉肺病例中，这些条带经常出现在胸膜斑区附近，并且通常出现在肺下叶（Aberle 等，1988）。根据 Akira 等的研究，弥漫性胸膜增厚患者的肺实质带发生率显著高于其他患者，但该征象也可出现于非石棉肺病例（Akira 等，2003）。Gevenois 等注意到在同一组患者中同时出现肺实质带和弥漫性胸膜增厚，这可能意味着脏层胸膜纤维化而非间质纤维化。由于并发胸膜异常，可能出现圆形肺不张（Gevenois 等，1998）。

磨玻璃影通常与其他纤维化结果相关（Akira 等，2003；Al Jarad 等，1992）。胸膜下磨玻璃影呈不连续性，当患者处于俯卧位时一般不会消失。有研究表明，磨玻璃影是由于纤维化或水肿造成的轻度肺泡壁和小叶内隔膜增厚的结果（Akira 等，1990）。

随着肺实质纤维化从细支气管周围扩散到残余肺小叶，可发展为其他特征性肺纤维化 CT 表现（Aberle 等，1988；Akira 等，2003；Akira 等，1990）。小叶间隔增厚与小叶间隔纤维化或水肿性增厚有关，而小叶内间质增厚则提示细支气管周围纤维化累及肺泡管（Cha 等，2016）。晚期可见厚壁小囊腔与其他高密度影混杂存在。蜂窝样改变指成簇分布的囊状气腔，直径通常 3 ～ 10mm（偶可达 2.5cm），囊壁清晰明确，典型分布于胸膜下区。若进行呼气末相扫描，受累肺野可见代表空气潴留的低密度小叶区。此晚期阶段，石棉肺与普通型间质性肺炎的 HRCT 表现有重叠之处（Akira 等，1990；Cha 等，2016）（图 4.11 和图 4.12）。

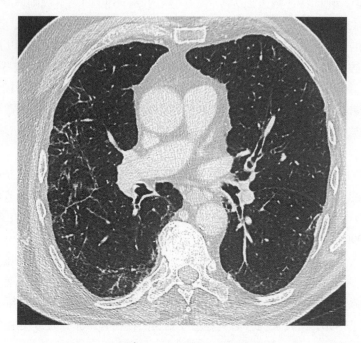

图 4.11 石棉肺——胸膜下分支状阴影（CT）

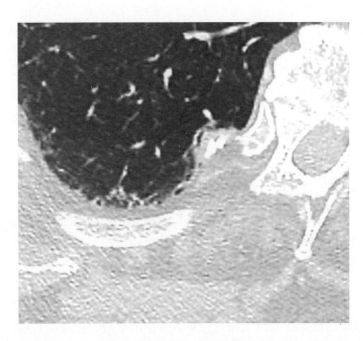

图 4.12 石棉肺——胸膜纤维化和胸膜斑（放大）（CT）

4.2.1.3 鉴别诊断

在影像学上区分石棉肺和其他类型的肺纤维化可能具有挑战性，因为它们可能具有相似的影像学特征。

众所周知，石棉肺的胸膜受累比其他类型的肺纤维化更为常见，但 Akira 等仅根据与胸膜异常无关的肺实质表现研究了石棉肺和特发性肺纤维化在 CT 表现上的显著差异（Akira 等，2003）。他们指出，作为石棉肺相对特异性指标的 CT 特征，包括胸膜下点状阴影和胸膜下弧形线影，分别在 81% 和 69% 的病例中观察到，而在特发性肺纤维化中则分别为 25% 和 28%。CT 的其他特异性表现包括肺实质带（48%）和马赛克灌注征（49%），而在特发性肺纤维化中分别为 4% 和 11%。蜂窝状囊肿、细支气管扩张和牵引性支气管扩张在特发性肺纤维化患者中更为常见，而磨玻璃影、小叶间隔增厚和肺气肿在两组患者中发生率相当（Akira 等，2003）。最终，他们认为 HRCT 最能有效鉴别石棉肺与特发性肺纤维化的征象包括胸膜斑、距胸壁内缘 5mm 内的胸膜下线影、胸膜下点状影和肺实质带。在石棉相关疾病的晚期阶段，这些阴影通常出现在受累较轻的肺区（Akira 和 Morinaga，2016）。

Copley 等通过组织病理学确诊的普通型间质性肺炎和非特异性间质性肺炎亚组病例，比较了石棉肺与特发性肺纤维化的 CT 特征。研究发现石棉肺患者的纤维化较特发性肺纤维化更粗糙。此外，石棉肺病例的纤维化程度较非特异性间质性肺炎更严重，但与普通型间质性肺炎病例相当。所有亚组病变均呈基底部胸膜下分布，但这一表现石棉肺较普通型间质性肺炎或非特异性间质性肺炎更为显著（Copley 等，2003）。

Arakawa 等对 33 名确诊肺纤维化的石棉暴露患者进行了研究，其中 15 人患有石棉肺，18 人患有不同类型的肺纤维化；区分石棉肺和其他慢性间质性肺炎的唯一鉴别特征是 CT 发现的胸膜下弧形线影（Arakawa 等，2016）。

Ma 等在研究中强调了石棉肺和纤维化性过敏性肺炎患者 HRCT 表现上的异同。他们指出，胸膜不规则、肺实质带和圆形肺不张对识别石棉肺方面具有重要的诊断意义（Ma 等，2022）。在某种程度上，胸膜下点状影和膈肌胸膜异常可区分石棉肺与纤维化性过敏性肺炎。

这些发现突出表明，与间质性疾病晚期相比，石棉诱发的肺部疾病在早期阶段更容易与其他病理实体区分开来，因为在晚期阶段，肺实质扭曲和影像学征象往往缺乏特异性。胸膜下点状影和胸膜下弧形线影是最具鉴别价值的特征。

4.3 病理学

若符合石棉肺诊断标准，肺纤维化的存在可提示 MM 或肺癌与石棉暴露存在因果关联。此外，石棉肺本身属于法定职业病；因此，从医疗法律的角度来看，将这种疾病与其他形式的肺纤维化区分开来至关重要。

当临床特征和影像学检查不足以作出诊断时，石棉肺的组织学诊断尤其重要。然而，在这种情况下，由于经支气管活检所获组织通常过少，无法充分反映肺内石棉负荷（美国胸科学会，2004），且缺乏治疗指征时无法进行更大范围的活检，其成本效益比并不支持选择肺组织活检。石棉肺组织学诊断可在尸检时进行，或在 MM 或肺癌患者的肺切除术标本中获取未受癌组织侵犯的肺实质样本进行诊断（Roggli 等，2010）。

从组织学角度看，石棉肺的特点是细支气管周围纤维化，病变可闭塞周围肺泡并向外延伸（Hourihane 和 McCaughey，1966）。虽然与普通型间质性肺炎高度相似，但在肺部切片中可以观察到一些重要区别。首先，石棉肺的纤维化始于呼吸性细支气管旁的肺泡壁，并沿离心方向进展，而普通型间质性肺炎则始于次级小叶外周，并向中心方向发展（Caceres 和 Venkata，2023）。

此外，成纤维细胞灶在普通型间质性肺炎中的存在更为明显，且多见蜂窝样改变（后者仅见于极晚期石棉肺）（Dodson 和 Hammar，2011；Roggli 等，2010）。根据美国病理学家学会和肺部病理学学会 2010 年更新的石棉肺病理标准，除石棉小体外，普通型间质性肺炎与石棉肺还有两项形态学差异具有鉴别价值：炎症反应（石棉肺通常缺乏，而普通型间质性肺炎显著）和脏层胸膜纤维化（几乎仅见于石棉肺）（Roggli 等，2010）。

美国病理学家学会根据病理变化的严重程度将石棉肺的组织学诊断标准分为 4 级（Craighead 等，1982），分级基于最严重病变区域而非整体平均表现（Hammar 和 Abraham，2015）。从最轻程度病变开始，1 级病变累及至少一个细支气管壁（可伴邻近肺泡间隔延伸）；2 级累及肺泡管或 1～2 层邻近肺泡，但细支气管间仍保留非纤维化肺泡间隔；3 级累及整个肺泡，肺泡间隔增厚伴部分肺泡完全闭塞；4 级定义为出现蜂窝样改变（直径达 1cm 的新生病理腔隙）及弥漫不规则间质纤维化。依据 1986 年 CAP-NIOSH 指南，"1 级纤维化"与既往石棉暴露的关联尚存疑。Bellis 等通过 199 例尸检研究发现，符合 1 级石棉肺的微小病理改变（小气道病变）可能是重要发现，尤其对死于 MM 或肺癌者，若同时存在 ABs，则应归为 1 级石棉肺（Bellis 等，1989）。

美国病理学家学会和肺病理学会石棉肺委员会指出，缺乏肺泡间隔纤维化时，细支气管壁纤维化伴石棉小体应称为"石棉相关气道病"而非石棉肺（Roggli 等，2010）。但 Hammar

和 Abraham 强烈反对将细支气管壁纤维化排除在 1 级石棉肺定义外，认为这是石棉肺最早的纤维化病变——因石棉纤维最初沉积于呼吸性细支气管（Hammar 和 Abraham，2015）。

另有分级体系根据受累细支气管范围将石棉肺分为 3 级：A 级（偶发）、B 级（受累细支气管＜ 50%）和 C 级（受累细支气管＞ 50%）。

需要特别指出，影像学未达诊断标准时仍可能通过组织学检测到肺纤维化（Wolff 等，2015）。

根据美国病理学家学会和肺病理学会 2010 年修订的石棉肺病理标准，显微镜下诊断石棉肺"需要具备符合特征的间质纤维化模式及 ABs 发现，两者缺一不可"（Roggli 等，2010）。该委员会建议，诊断石棉肺必须满足每平方厘米肺组织至少检出 2 个 ABs，并伴有相应的肺泡间隔纤维化。由于组织切片中 ABs 数量极少的情况在石棉肺中罕见，因此，对于有石棉暴露史但组织学未达 ABs 数量标准的弥漫性肺纤维化患者，可考虑采用分析电子显微镜进行石棉纤维检测以辅助排除诊断（Roggli 等，2010）。

每平方厘米肺切片中至少有 2 个 ABs 才可诊断石棉肺的要求存在若干争议，原因有很多（这些质疑将在石棉小体章节中进一步展开）。简而言之，组织切片中的 ABs 与消化组织中的 ABs 尤其是与吸入石棉纤维的实际量之间的关联性尚未明确（Roggli 和 Pratt，1983；Warnock 和 Isenberg，1986；Warnock 和 Wolery，1987）。因此，在 $1cm^2$ 肺组织切片中观察到 ABs 数量并不能反映个体吸入的石棉量。此外，有文献证据表明，吸入石棉后发生肺纤维化的概率取决于许多因素，如肺部石棉沉积量、摄入纤维的类型及尺寸（如下段所述）及个体易感性。部分人群在相对较低的石棉浓度下即可诱发石棉肺，而另一些人则不然（Dodson 等，1997；Morgan 和 Holmes，1985）。

4.4　石棉肺和石棉暴露

石棉肺通常始于石棉暴露约 20 年之后，并且需要高强度、持续性接触（Norbet 等，2015）。长期接触石棉（通常超过 10 ～ 20 年）通常与石棉肺有关，尽管一些患有石棉肺的人（通常是造船厂工人）报告仅经历数月到 1 年的短期高强度石棉暴露（美国胸科学会，2004）。

与石棉肺高度相似的肺部纤维化病变也可能由接触其他矿物粉尘引发，如煤、滑石、云母、二氧化硅、氧化铝和氧化铁等（Churg 和 Wright，1983；Wright 等，1992）。有研究表明，重度吸烟可导致类石棉肺的肺纤维化（Bledsoe、Christiani 和 Kradin，2015）。然而，相较于其他矿物及吸烟，石棉诱发肺纤维化的能力显著更强。动物模型研究显示，吸烟可能通过降低肺部清除能力和抑制先天免疫系统来增强石棉在肺部的滞留，从而加剧石棉诱发的病理改变（Churg、Tron 和 Wright，1987；Morris 等，2015）。

所有类型的石棉都可能导致石棉肺。然而，现有研究仅报道了石棉肺与角闪石类石棉之间的剂量 – 反应关系，而温石棉因其致纤维化能力相比角闪石类较弱，未被证实存在这种关系（Roggli 等，2010）。与温石棉相比，角闪石类更强的致纤维化效应可能源于其纤维长度、长宽比及生物持久性特征（Roggli 等，2010）。事实上，研究表明较长的纤维会产生更大的纤维化效应（Ye 等，1999）。在肺部微环境中，已知温石棉纤维易碎裂成短纤维，可被巨噬细胞去除，从而迅速从肺部清除：动物模型显示 90 天内即可清除大部分吸入的温石棉，而角闪石类可在人体肺内存留数十年（Churg 和 Wright，1994；Churg 和 Vedal，1994；Bernstein 等，2020）。Wagner 等发现，石棉肺和肺癌患者体内的石棉纤维负荷远高于 MM 患者。此外，他们还发现，在 MM、肺癌和石棉肺患者中，肺内石棉以角闪石类为主，而对照组（无石棉暴露史的肺癌手术患者）则以温石棉为主（Wagner 等，1989）。在我们最近的研究中（Visonà 等，2024），与暴露于石棉但没有肺纤维化的 MM 患者相比，肺纤维化的已故患者体内铁石棉、青石棉和透闪石 / 阳起石的浓度更高（使用 SEM-EDS 评估）。这种相关性与之前的研究结果一致，这些研究均发现肺纤维化与角闪石肺负荷之间存在相关性（Schneider、Sporn 和 Roggli，2010；Roggli，1991；Churg、Wright 和 Vedal，1993）。我们推测，除了角闪石本身更强的致纤维化特性外，其相较于温石棉在肺部更长期的滞留性亦是关键因素，使其在暴露终止多年后仍可检出。

石棉暴露与石棉肺发病间的剂量－反应及剂量－效应关系已获明确证据。核心争议在于确定诱发临床显著性石棉肺的最低累积暴露阈值。1997 年赫尔辛基诊断标准提出石棉肺的阈值为 25 纤维 / 毫升 / 年（石棉、石棉肺与癌症：赫尔辛基诊断和归因标准，1997）。

关于石棉肺临床表现所需的可能石棉累积暴露阈值的各类研究，Roggli 等在其 2010 年指南中进行了系统综述（Roggli 等，2010）。综合来看，1984—2002 年进行的大多数研究发现，石棉肺发病的累积暴露阈值为 20 ～ 25 纤维 / 毫升 / 年。然而，2002 年一项针对德国间皮瘤登记库中石棉暴露工人的研究显示，累积剂量与肺石棉负荷的相关性较弱（Fischer、Günther 和 Müller，2002）。此外，在同一项研究中，24% 的累积剂量 ≥ 25 纤维－年的患者，其肺组织中并未检测到石棉浓度升高；另一方面，42% 的石棉相关性肺纤维化患者的累积剂量却低于 25 纤维－年。其他研究指出，即使低至 2 ～ 5 纤维 / 毫升 / 年的暴露也可能导致石棉肺的发生（Burdorf 和 Swuste，1999；Dement 等，1983；Sluis-Cremer，1991）。然而，在此类低暴露情况下需要考虑两种可能性：一是患者可能曾接触过未被记录或遗忘的高剂量石棉暴露（可能时间较短）；二是需要与特发性肺纤维化进行鉴别诊断（Roggli 等，2010）。值得注意的是，Sluis-Cramer 等研究发现，暴露于 20 ～ 50 纤维 / 毫升 / 年的工人中近半数发展为石棉肺，而当累积暴露量超过 300 纤维 / 毫升 / 年且接触时间 ≥ 45 年时，82%（64/78）的工人出现石棉肺。对于较低累积暴露量（如 2 ～ 5 纤维 / 毫升 / 年）的 56 名工人中，仅有 4 例（多数接触时间极长）发生石棉肺。

尽管终生累积暴露量被部分学者认为无法准确反映石棉吸入量（Sluis-Cremer，1991），但一项针对 54 名温石棉工人的研究显示其与肺石棉负荷呈正相关（Green 等，1997）。与之形成对比的是，Fischer 等通过对德国间皮瘤登记处 366 例患者的分析发现，终生累积暴露量与肺石棉负荷仅存在微弱相关性（Fischer、Günther 和 Müller，2002）。

在最近的一项研究中，基于回顾性评估的终生石棉累积暴露量与尸检肺组织总石棉纤维计数呈中度相关（Visonà 等，2022）。该暴露评估由职业医学专家团队完成，综合了职业暴露、环境暴露及家庭暴露的详细信息。值得注意的是，SEM-EDS 未在肺组织样本中发现温石棉，因此该结论仅适用于角闪石类石棉。

总体而言，上述研究结果表明，在不同的研究中，对终生石棉累积暴露量的回顾性评估的可靠性并不一致。只有在获得非常详细、全面的暴露史资料时，才能谨慎地将其用于石棉相关疾病的病因判定。事实上，这种评估是基于既往病史资料，正如 Carbone 等所指出的那样，如果是存在遗忘或未知的暴露史，以及在工作场所接触不明性质的"粉尘"情况下，这种评估可能是不可靠的（Carbone 等，2023）。

尽管石棉肺存在明确的剂量－反应关系，但个体对石棉暴露引发肺纤维化的易感性存在差异。发生石棉肺并不必然需要"高强度"暴露或吸入"过量"石棉。相反，我们及其他研究者的经验表明（Dodson 等，1997；Warnock 和 Isenberg，1986），部分肺石棉浓度极高的 MM 患者并未出现肺纤维化。

Paris 等对 5545 名有石棉暴露史的工人进行的大规模高分辨率 CT 研究发现，6.8% 存在石棉肺。分析显示石棉肺与累积暴露量及暴露强度显著相关，但与首次暴露后的时间间隔无关（后者与胸膜斑相关）（Paris 等，2009）。

我们最新研究（Visonà 等，2024）发现，在 95 例石棉相关间皮瘤死亡病例中，28.42% 存在肺纤维化，这一比例与既往石棉暴露人群研究（Kato 等，2018）一致。Dodson 在 55 例职业暴露为主的间皮瘤病例中发现 52.7% 存在肺纤维化（Dodson 等，1997）。

4.5 石棉肺和石棉肺负荷

在我们研究团队开展的一项工作中，发现死于石棉肺的人体内的石棉浓度高于间皮瘤（MM）病例（Visonà 等，2021）。这与既往研究结果一致（Wagner，1989；Roggli、Pratt 和 Brody，1986；Churg 和 Vedal，1994）。我们在 MM 和石棉肺患者体内均未检出温石棉，这可能由于从末次暴露到死亡的时间间隔较长（至少 8 年），使得温石棉能够在肺组织中完全清除。这一结果印证了其他学者的观点：石棉肺发病所需的石棉暴露量远高于 MM。

我们的研究结果与 Roggli 等（1986）的研究结果一致，他们调查了 110 例石棉相关疾病患者的肺组织含量。该团队发现石棉肺患者的 ABs 和未包裹纤维浓度均最高，所有病例湿肺组织 ABs 数量均超过 2000 个 / 克，中位浓度达 10 万个 ABs/ 克。值得注意的是，所有浓度超过 10 万个 ABs/ 克的病例均确诊石棉肺，且其石棉浓度与对照组（包括健康人群和特发性肺纤维化患者）完全无重叠（Roggli、Pratt 和 Brody，1986）。研究还发现石棉肺病理分级与肺组织含量（包括 ABs 和未包裹纤维）呈显著相关性，但与扫描电子显微镜（SEM）检测的总纤维量和未包裹纤维量的相关性最强。类似地，Gibbs 等（1994）和 Green 等（1997）也发现纤维化程度与铁石棉及 ABs 浓度呈正相关。

在我们最新研究中（Visonà 等，2024），与无纤维化 MM 患者相比，合并肺纤维化患者的肺石棉浓度显著升高，但 ABs 浓度（SEM 计数）未见差异，这一发现验证了 Roggli 和 Shelburne（1982）的早期结论。Dodson 等（1997）发现合并石棉肺的 MM 患者肺石棉纤维和 ABs 浓度均更高，但同时指出由于石棉肺患者中石棉和 ABs 浓度存在极大个体差异，石棉肺的剂量－反应关系并非恒定。值得注意的是，Bellis 等（1989）曾报道部分石棉肺患者的肺石棉纤维含量处于低水平。

本研究数据与既往研究具有一致性：与肺纤维化最具相关性的石棉临界浓度值（26 400 ff/gdw）显著低于典型石棉肺患者通常观察到的数值（数百万 ff/gdw）（Roggli，1991）。此外，15 例肺泡间隔纤维化病例的肺石棉浓度低于 10 万 ff/gdw，其中 2 例甚至未检出石棉纤维；相反，另 2 例浓度超过 10 万 ff/gdw 的病例却未见肺纤维化。

　　既往研究表明，非 MM 石棉肺患者的肺石棉浓度范围为 30 321 ~ 5 689 685 ff/gdw，中位浓度为 297 895ff/gdw（IQR 30 321.4 ~ 881 567.5）（Visonà 等，2021a；Visonà 等，2021b）。这些数据既证实了石棉肺的剂量 – 反应关系，也印证了 Dodson 等（1997）的结论：仅凭肺部石棉含量无法预测疾病发生。

4.6　石棉小体

　　石棉小体是指被铁蛋白外壳包裹的石棉纤维（图 4.13 至图 4.16）。

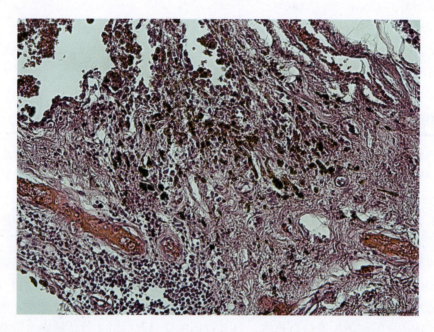

图 4.13　一名暴露于石棉的 MM 患者肺组织切片中的多发性石棉小体（中倍镜观，H & E 染色）

　　1906 年 Marchand 首次描述了 ABs，将其称为"特殊色素晶体"，并证实包裹纤维的色素成分为铁元素。1929 年 Cooke 将其命名为"奇异小体"，但未明确其与石棉纤维的关联（Cooke，1929）。直到 Stewart 和 Haddow 发现这些小体是吸入石棉纤维所致，才将其命名为"石棉肺小体"（Stewart 和 Haddow，1929）。后因研究发现其仅反映石棉暴露而非必然致病，最终更名为"石棉小体"（Churg 和 Warnock，1981）。20 世纪 60 年代进行的动物模型研究表明，吸入非石棉无机纤维（如硅酸铝和玻璃纤维）后也会形成类似的石棉小体（Gross 等，1968）。为此，Gross 建议将所有被铁蛋白包裹的纤维统称为"含铁小体"，而仅当中央纤维被证实为石棉时，才使用"石棉小体"这一术语（Gross、Cralley 和 DeTreville，1967）。鉴定含铁小体（FBs）的核心纤维成分，需要使用分析电子显微镜观察未被铁包裹的区域，或采用 X 射线荧光光谱和 X 射线吸收光谱等更先进的技术（Pascolo 等，2011；Bardelli 等，2017）。Churg 和 Warnock 指出，绝大多数具有半透明细核心的 FBs，其核心确实为石棉纤维（Churg 和 Warnock，1977）。

　　本章中，我们将在组织学观察时使用"含铁小体"这一术语，而在 SEM-EDS 检测时优先使用"石棉小体"。若引用其他作者的研究成果，我们将沿用其原有术语。

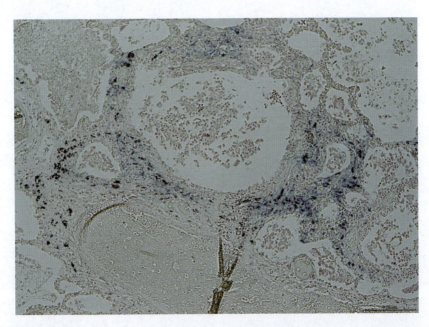

图 4.14　石棉暴露所致肺纤维化的 MM 患者肺组织切片中多发性间质石棉小体（低倍镜观，普鲁士蓝染色）

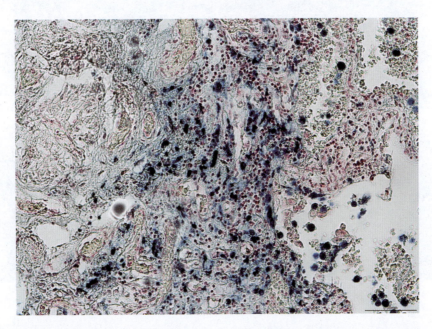

图 4.15　石棉暴露所致肺纤维化的 MM 患者肺组织切片中多发性间质石棉小体（高倍镜观，普鲁士蓝染色）

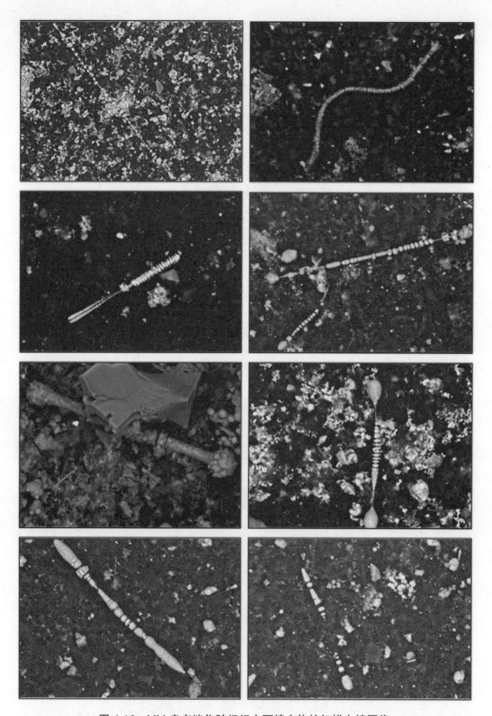

图 4.16　MM 患者消化肺组织中石棉小体的扫描电镜图像

　　石棉纤维表面覆盖的铁和有机物质，主要包括铁蛋白和血红素（Bardelli 等，2017），被认为是肺部对抗纤维的一种防御机制，因为包裹的石棉纤维（ABs）与未包裹的石棉纤维相比，细胞毒性较低（Ghio、Churg 和 Roggli，2004）。这些纤维的铁包裹并非均匀分布，常呈现为形态大小各异的"珍珠样"圆形结构（Pascolo 等，2011）。动物实验显示，铁包裹初期呈鞘状，随时间推移逐渐碎裂，在实验模型中完成整个包裹周期约需要 40 周（Botham 和 Holt，1971）。

当无机纤维被吸入并沉积在肺部时，邻近的巨噬细胞会尝试将其吞噬。这一过程会激活巨噬细胞并启动炎症级联反应。纤维长度超过 20μm 时，单个巨噬细胞无法完全吞噬整根纤维。此时，这些巨噬细胞会通过一系列炎症机制促进胞质内铁的积聚。这些胞质铁围绕纤维形成含铁胶粒，与基质物质、铁蛋白及含铁血黄素共同构成纤维表面的包裹层（Oury、Sporn 和 Roggli，2016）。铁的积聚又会引发更强烈的炎症反应，招募更多吞噬细胞，形成恶性循环。沉积在纤维表面的铁会被肺内还原剂转化为 Fe^{2+}。这种还原态的铁会诱发氧化应激。虽然 FBs 是机体试图隔离无机纤维的防御机制，但其形成过程通过活性氧的产生也带来了固有的细胞毒性效应（Ghio 等，2008；Ghio、Churg 和 Roggli，2004）。需要注意并非所有 ABs 都含铁，被草酸钙晶体或磷酸钙球体包裹的纤维亦有报道（Ghio 等，2003；de Vuyst 等，1982）。尽管组织学发现 ABs 是石棉相关疾病诊断的重要依据（Roggli 等，2010；Kraynie 等，2016），但其与既往石棉暴露的关联仍存在争议。ABs 不仅见于石棉暴露人群，也存在于普通人群。Roggli 提出湿肺组织中 0 ～ 20 个 ABs/g（相当于干重 0 ～ 200 个 ABs/g）的浓度范围不能作为石棉暴露的证据（Roggli、Pratt 和 Brody，1986）。Roggli 等指出，生活在工业化国家的几乎所有成年人的肺组织中都能发现 ABs（Oury、Sporn 和 Roggli，2014）。然而，这一说法是基于 20 世纪 70 年代和 80 年代进行的一系列研究，当时石棉在欧洲和美国的使用普及程度远高于当今水平。一项针对 2009—2011 年米兰普通居民中 55 名逝者的研究显示，其中 16.4% 的人体内存在典型的 ABs，其浓度始终处于极低水平，介于 10 ～ 110 个 ABs/gdw 之间（Casali 等，2015）。

最近，我们对 2000—2023 年因创伤死亡的 50 名普通人群（均无石棉接触史和 / 或肺部疾病史）的肺部成分进行了调查（Visonà 等，2023）。通过 SEM-EDS 检测发现，其中 11 例（22%）的消化肺组织中存在 ABs，最大值为 30 600ABs/gdw，平均值为 2013 ABs/gdw。需要注意的是，与光学显微镜相比，SEM-EDS 检测可能导致 ABs 实际数量被低估，因为可检测的肺组织量更少。即便如此，普通人群的 ABs 浓度仍高于既往研究预期（Roggli、Pratt 和 Brody，1986；Casali 等，2015；Churg 和 Warnock，1981）。这意味着在无暴露史个体的组织切片中也可能发现 FBs，若仅凭此参数可能误将肺部疾病归因于石棉接触。Gaensler 和 Addington 早在 1969 年就基于 ABs 与未包裹纤维之间，以及 ABs 与肺纤维化程度之间缺乏相关性得出了类似结论（Gaensler 和 Addington，1969）。

对于石棉暴露人群，组织切片中的 FBs 数量、消化组织中的 ABs 数量与石棉暴露程度之间的关联仍存在重大不确定性。

Roggli 和 Pratt 发现组织切片与消化肺组织中的 ABs 存在高度相关性，提出 $4cm^2$ 肺切片中平均 2 个 ABs 相当于每克湿固定肺组织约 200 个 ABs（Roggli 和 Pratt，1983）。但其他研究未能发现此相关性。Warnock 和 Isenberg（1986）的研究显示，在 7 例同时具备明显纤维化、既往石棉暴露史且肺石棉浓度达 $10^5 \sim 10^6$ABs/gdw 的病例中，其组织切片内的 ABs 竟无一达到 Roggli 等（2010）提出的石棉肺诊断标准（每平方厘米肺切片至少 2 个 ABs）。此外，ABs 在肺组织中的分布并不均匀，可能相邻切片间存在显著差异。在我们最新研究（Visonà 等，2024）中，通过 SEM-EDS 检测了 95 例职业 / 环境石棉暴露史明确的 MM 患者的无机纤维和

FBs 数量。每个病例至少检测 5 个 H & E 和 Perls 染色切片，结果显示肺石棉浓度与组织切片 FBs 无相关性。值得注意的是，95 例确诊 MM 患者（必然存在石棉暴露）中 38 例未在组织切片中检出 FBs；27 例不同分期的石棉肺患者中 5 例未检出 FBs。这证明若以 FBs 作为 MM 或肺纤维化的病因学判断标准，将导致大量假阴性。

更关键的是，95 例中 11 例组织学未检出 FBs 但 SEM-EDS 阳性；88 例中 29 例（33%）组织学检查阴性但 SEM-EDS 检出石棉。其中仅 2 例肺石棉浓度超过实验室设定的背景暴露阈值（100 000ff/gdw）。这些数据支持 Hammar 和 Abraham（2015）对现行石棉肺诊断标准（要求组织切片至少 2 个 ABs）的质疑。

正如 Hammar 和 Abraham 正确指出的，当患者 ABs 含量较低时，需要观察更多高倍视野才能发现 ABs（Hammar 和 Abraham，2015）。例如 Roggli 计算显示：要在 100ABs/g 湿肺的个体中发现 1 个 ABs，需要在放大 400 倍的情况下，观察 1810 个视野；500 个 ABs 时需要 362 个视野（Oury、Sporn 和 Roggli，2014）。显然，这种大视野量检测既不可行，也使组织学 ABs 计数因观察视野数的不同而缺乏可靠性和可重复性。

在不同的研究中，ABs 与未包裹石棉纤维之间的相关性并不一致。纤维包裹效率取决于多种因素，既与纤维的种类有关，也与研究对象的个体特征有关。在一些患有 4 级石棉肺患者身上，ABs 可能很少甚至不存在，而另一些具有相似石棉暴露史和组织学改变的患者却可能大量存在（Dodson 和 Hammar，2011）。相反，Roggli 等发现，用光学显微镜计数的 ABs 与用 SEM 检测的包裹 / 未包裹纤维之间有很好的相关性（Roggli、Pratt 和 Brody，1986）。此外，Green 研究团队也发现组织切片中的 ABs 与分析透射电子显微镜（TEM-EDS）计数的总角闪石纤维和温石棉纤维存在显著相关性（Green 等，1997）。

Warnock 和 Wolery 在 5 名受试者中检测到的组织学 ABs/cm^2 小于 0.5，而其总角闪石浓度与其他富含 ABs 的受试者相似。他们由此得出结论，当总角闪石纤维含量超过 50 万 ff/gdw（作者确定的背景阈值）时，部分受试者的组织切片中仍可能缺乏 ABs（Warnock 和 Wolery，1987）。Monsò 等采用标准诊断标准（组织切片未见 ABs）研究特发性肺纤维化患者的无机纤维负荷时发现，部分患者经分析电子显微镜检测显示高浓度的石棉纤维，而某些确诊石棉肺的患者却呈现低 ABs 和低纤维计数的矛盾现象（Monsò 等，1991）。

本团队研究发现，在 89% 的研究案例中，无包裹纤维浓度显著高于 ABs（均通过 SEM-EDS 计数）（Visonà 等，2021a）。我们发现石棉和 ABs（通过扫描电镜 - 电子显微镜计数）的数量之间存在明显的相关性，但两者比值呈现 0.0085 ～ 157 的极端波动。这种宽泛比值范围在既往研究中已有报道（Visonà 等，2021a；Warnock 和 Isenberg，1986；Dodson 等，1985）。此外，我们发现受试者的肺部没有石棉纤维，但有 ABs，反之亦然。正如其他作者（如 Dodson 等，1985）所指出的那样，在 2 名职业暴露者（分别含 78 万和 120 万 ff/gdw）中未发现 ABs 的研究所示，石棉纤维包裹倾向存在显著个体差异，部分人群属于"低包裹者"（Dodson 等，1997）。即使在同一个人肺部的不同区域的包裹效率也存在差异（Morgan 和 Holmes，1985）。在我们最近的研究中（Visonà 等，2024），在组织学上出现 ABs 所需的肺部石棉"临界浓度"估计为 27 371ff/gdw，该值远低于现行石棉相关疾病因果关系认定的暴露阈值（10 万 ff/gdw）（Wolff 等，2015）。这表明在暴露量低于背景值的个体中，也有可能在组织切片中观察到 FBs。事实上，正如 Schneider 等所指出的，在某些特殊病例（"高包裹者"）中，仅使用光镜下的 FBs 计数可能会导致石棉肺的假阳性诊断（Schneider、Sporn 和 Roggli，2010）。

将 FBs 作为暴露标志的另一局限性在于不同石棉类型的 ABs 形成能力差异。具体而言，温石棉纤维被认为极难形成 ABs（Dodson 和 Hammar，2011），因此主要暴露于温石棉的个体即使存在暴露史也可能没有 ABs。研究数据显示，Roggli 实验室分析的 ABs 中仅 0.5% 含温石棉核心，而其他研究者的检出率为 2%（Oury、Sporn 和 Roggli，2014）；Dodson 等在 841 个 FBs 中仅发现 1 个含温石棉核心（Dodson 等，1997）；Churg 和 Warnock 通过电子衍射检测 144 个样本时，仅 1 个检出温石棉核心（Churg 和 Warnock，1979）。与之相反，Holden 和 Churg 对温石棉矿工及加工者的研究发现，在常规 H & E 染色切片中 25 例样本均检出 ABs（Holden 和 Churg，1986），电镜观察的 4 例样本中均发现 ABs。72 个小体中 64%（46 个）含温石棉核心，29%（21 个）含透闪石或阳起石核心。这可能因为温石棉加工者通常接触大量长纤维，而长纤维比短纤维更易被包裹。

相反，对无包裹纤维的 EDS 分析表明，其中大部分是角闪石类（如透闪石、阳起石，已知这些矿物是该特定温石棉矿石的组成部分）。作者对这些发现的解释是，虽然这些肺中未包裹的温石棉纤维已被清除，但温石棉纤维上形成的 ABs 仍然存在。这意味着，对于温石棉作业人员而言，相较于未包裹纤维，ABs 的检测结果更能可靠地反映既往暴露史。但需要强调的是，该研究仅基于 4 例样本得出。

在我们的病例系列中，有记录的 95 例 MM 患者中有 5 例在死亡前至少 8 年停止接触石棉，他们在 SEM–EDS 检查中没有发现石棉纤维，但在 SEM 和组织学切片中发现了 ABs（Visonà 等，2023）。已知其暴露环境（石棉水泥厂）中除青石棉和少量铁石棉外，还使用过温石棉（Oddone 等，2017）。我们推测这 5 例患者主要暴露于温石棉，正如 Holden 和 Churg 提出的假说：温石棉纤维虽已从肺实质清除，但以其为核心形成的 ABs 则持续存在，这是由于它们被滞留在间质中，无法被免疫系统清除。

影响石棉包裹的另一个因素是纤维长度。Morgan 和 Holmes 的研究表明，长度小于 20μm 的纤维很少成为 ABs，而长度超过 80μm 的纤维大多会被包裹（Morgan 和 Holmes，1980）。这是因为较短的纤维可能会被巨噬细胞完全吞噬。事实上，如果纤维长度超过约 20μm，单个细胞就无法完全吞噬它，因此"受阻吞噬作用"会引发一系列炎症机制，促进铁在细胞中的积累（Oury、Sporn 和 Roggli，2014）。此外，与较细的纤维相比，较粗的纤维更容易被包裹，这在一定程度上解释了温石棉核心上 ABs 形成率低的原因（Morgan 和 Holmes，1985）。

需要特别注意的是，某些暴露于其他类型粉尘的人群可能出现假石棉小体（Dodson 和 Hammar，2011），这些结构在光学显微镜下难以与真正的石棉小体区分，需要依赖专业的鉴别能力。事实上，尽管 Churg 和 Warnock 提出可通过透明核心进行形态学区分，但在光学显微镜放大倍数下，这种区分极具挑战性，无石棉核心的 FBs 易与 ABs 混淆。这进一步降低了组织学检测 FBs 的可靠性。

根据上述报道，若消化组织中检测的 ABs 尚不能准确反映肺部石棉滞留量，那么组织切片中的 FBs 检测结果显然更具不确定性。因此，即使 FBs 的存在可提示曾暴露于石棉，但目前的证据表明，无论是组织切片中的 FBs 还是消化组织中的 ABs，都不应被视为疾病归因于石棉暴露的强制标准，且无法提供肺部实际石棉负荷的可靠定量信息。此外，我们估计的石棉浓度低值是组织学检查中出现 FBs 的"临界值"（Casali 等，2015），这进一步证实了即使处于背景暴露水平的人群也可检测到 FBs（Casali 等，2015）。

4.7　肺组织中的石棉负荷

运用分析电子显微镜技术评估肺组织无机物含量被认为是评估既往石棉暴露最有效可靠的工具，特别是在尸检样本及法医学场景中（Capella、Bellis 和 Belluso，2016；Visonà 等，2022）。

Dodson 在第 3 章中已系统阐述了组织内石棉检测技术、方法及其意义。在此，我们将结合本团队及前人研究成果，系统分析肺组织含量检测在评估石棉暴露史中的优势和局限。

分析电子显微镜技术［如配备能谱分析（EDS）的 SEM 或 TEM］可同步获取无机纤维的形态、尺寸和成分信息，通过 EDS 谱图实现纤维定量与分类。这使其虽具耗时（某些高纤维载量样本可能需要数日）和高成本特性，但仍是不可替代的石棉暴露评估工具。

该技术推广的首要限制在于合乎标准的样本获取困难：需要足量的正常肺实质组织（无肿瘤浸润），样本宜保持福尔马林固定状态（避免石蜡包埋）；虽可对脱蜡处理后的石蜡包埋样本进行分析，但会阻碍国际指南（De Vuyst 等，1998）要求的干重标准化评估（以每克干组织纤维计数为基准）。此外，为了便于比较，不同病例的采样部位应保持一致。根据解剖结构与重力沉积原理（Cooke，1929），右肺下叶被证实为最理想的采样位点（Belluso 等，2006）。对活体患者进行肺部成分分析存在显著困难，这主要源于活检获取的肺组织量过少，通常不足以具有代表性（Oury、Sporn 和 Roggli，2014）。因此，尸检样本才是开展此类分析的理想选择，因其能获取足量的肺组织进行组织学检查和肺部成分分析。

关键科学争议在于：是否存在一个肺部石棉浓度阈值，以区分可增加 MM 发病风险的既往暴露水平与背景暴露水平？

背景暴露可定义为人群普遍经历但不足以显著升高 MM 发病风险的石棉接触水平。文献中，少有学者尝试界定"背景暴露水平"对应的肺部石棉浓度。Carbone 等指出，虽然不存在一个"神奇数值"来区分背景暴露水平与可增加罹患 MM 发病风险的暴露水平，但肺部石棉浓度低于 50 万 ff/gdw 可视为背景暴露水平（Carbone 等，2012），该阈值较 Berry 等在 IARC 非职业暴露研究中提出的 100 万 ff/gdw 更为严格（Bignon、Peto 和 Saracci，1989）。

探究普通人群肺内无机纤维含量的研究对背景暴露水平界定至关重要，但这些研究常受限于职业史、居住环境与确切暴露史信息的匮乏。Case 等对 65 例主要因意外死亡的健康个体进行的研究发现，60% 样本含温石棉，20% 含"透闪石"，仅 11% 含商用角闪石（Case、Sebastien 和 McDonald，1988）。

Casali 等对 2009—2011 年米兰 55 例非石棉相关疾病死亡者的尸检研究表明：中位浓度为 11 万 ff/gdw（Casali 等，2015）。64% 检出石棉纤维，仅 16% 含 ABs，且未发现石棉纤维与 ABs 的相关性，非商用与商用角闪石比例相当。Capella 等对终生居住于都灵市、无石棉接触史且死于非石棉相关疾病的人群进行的 SEM-EDS 分析显示（Capella 等，2020），多数肺部样本可检测出微量石棉（属于透闪石 / 阳起石类及温石棉 / 叶蛇纹石类）。

结合同类城市环境研究（Chiappino、Sebastien 和 Todaro，1991），证实普通人群普遍存在低水平石棉暴露。然而，在大多数情况下，这种"背景"暴露本身显然不足以导致 MM。

对普通人群和 MM 患者的石棉肺负荷进行比较的研究并不多见，而且由于测量技术和单位不同，结果也很难进行比较。

Wagner 及其团队是率先开展此类研究的学者之一。1982 年，他们采用透射电子显微镜分析了某石棉纺织厂离职员工的尸检样本（Wagner、Berry 和 Pooley，1982），并与对照组（其他死因患者）比较。值得注意的是，他们发现 MM 患者与对照组的石棉（尤其是青石棉与温石棉）浓度相似，提示 MM 发病与特定石棉类型无必然关联。

Churg 和 Wiggs（Churg 和 Wiggs，1986）发现，矿工和矿石加工工人体内温石棉和"透闪石"含量显著更高，对照组的温石棉平均浓度为 30 万 ff/gdw，而矿石加工工人与矿工分别达 1100 万与 9400 万；对照组的"透闪石"平均浓度为 40 万 ff/gdw，而矿石加工工人与矿工分别达 330 万与 22 100 万。在这种情况下，未加工的温石棉与"透闪石"相关联，因此即使在清除温石棉后也能检测到温石棉暴露。值得注意的是，并非所有温石棉矿石都含有"透闪石"污染。

Howel 等研究了 147 例 MM 和 122 例对照组的肺部成分，发现对照组中 46% 的角闪石纤维浓度低于 10 万 ff/gdw，18% 介于 10 万～ 90 万 ff/gdw，13% 为 100 万～ 490 万 ff/gdw，仅 6 例超过 500 万 ff/gdw（Howel，1999）。尽管 MM 患者高浓度角闪石暴露风险显著高于对照，但相当比例对照组的石棉负荷提示存在超出背景值的既往暴露水平。

需要特别指出的是，大多数此类比较研究的纳入对象为 20 世纪 50～90 年代人群，这一时期石棉制品应用极为广泛，受试者即使未被明确记录或已遗忘，也很可能实际存在石棉暴露史。

Barbieri 等通过分析 8 例 MM 与 13 例对照组发现，仅职业暴露型 MM 组与对照组间存在石棉浓度显著性差异。值得注意的是，对照组中有 6 例检出石棉（Barbieri 等，2012）。环境暴露型 MM 组与对照组间的石棉浓度差异则无统计学意义。

本团队最新研究（Visonà 等，2023）中，比较了 95 名死于 MM 的暴露者和从年龄相仿的普通人群中随机挑选的 50 名受试者（2000—2023 年死于外伤，没有任何已知的石棉暴露或肺部疾病）的石棉肺负荷。我们观察到 28% 的对照组肺内检出石棉，浓度均低于 10 万 ff/gdw（与赫尔辛基病因判断标准提出的背景暴露阈值相符）。对照组中，主要类型为透闪石 / 阳起石（24%），温石棉占 6%，铁石棉仅 1 例（2%），青石棉未检出。

2016 年，Kranye 等通过分析电子显微镜（ATEM）检测了 546 例 MM 患者的肺部石棉含量（Kranye 等，2016）。研究者设定了 5 项病因判定标准：光学显微镜下 ABs 计数、电子显微镜下 ABs 计数、商用角闪石（铁 + 青石棉）总量、非商用角闪石（透闪石 + 阳起石 + 直闪石）总量及温石棉总量。基于此标准，83 例（15.2%）MM 患者无法归因石棉暴露（所有参数均低于背景值），其中 3 例存在胸膜斑且 2 例经肺负荷分析确认与石棉无关（未提及接触史）。这引发我们思考：肺部石棉负荷低于背景值的 MM 病例是否与已被清除（因而电子显微镜未能检出）的温石棉暴露相关？特别是考虑到该研究仅计数 > 5μm 的纤维。

从矿物学角度来看，温石棉与角闪石类在化学组成及结构上存在本质差异（Bernstein 等，2013；Bernstein，2014）。已知温石棉在人体肺部的滞留量显著低于角闪石，主要归因于其更快的清除速率，而非沉积率差异（Churg，1994）。这种清除机制虽未完全阐明，但已知与纤维碎裂过程密切相关（Oberdörster，1994）。

事实上，与角闪石类相比，温石棉在肺部酸性微环境中具有化学不稳定性的特点，这会导致镁元素从晶体结构中离解。因此，温石棉纤维结构变得脆弱，并断裂为可被肺泡巨噬细胞吞噬清除的短纤维（Bernstein 等，2013）。对大鼠和狒狒进行的实验研究证实，温石棉可以非常迅速地从肺部清除（暴露终止 90 天后残留极少，而同期角闪石仍维持高浓度）（Bernstein 等，2020；Rendall 和 DuToit，1994）。

然而，其他研究表明温石棉的持久性更长。Feder 等最近发表的一篇论文显示，温石棉在人体肺部的稳定性可长达 37 年（Feder 等，2017），他们使用高分辨率场发射扫描电子显微镜（FEG-SEM）在人体肺部样本中观察到了大部分温石棉。同样，之前对动物和人类进行的研究也指出，温石棉在接触后 60 年仍然存在（Neumann、Löseke 和 Tannapfel，2011）。

Churg 和 DePaoli 于 1988 年（Churg 和 DePaoli，1988）测量了不同停止暴露时间间隔受试者肺部的石棉纤维负荷，得出结论认为，吸入的温石棉可能存在两种结局状态：一种被快速从气道空间清除，另一种成功进入肺间质的纤维则能长期滞留。这些观察表明，温石棉在人体肺部的降解清除必定发生于吸入后的极早期阶段，而未在短期内被降解的剩余纤维在后继年份中基本不再被显著清除。此外，研究中还观察到石棉纤维束会出现纵向分裂现象（Germine 和 Puffer，2015）。

我们利用 SEM-EDS 对 120 名曾暴露于石棉的受试者肺内石棉负荷进行了一系列研究。这些受试者均在意大利北部小镇 Broni 一家大型石棉水泥厂的生产活动中接触过石棉（Visonà 等，2021a；Visonà 等，2023；Visonà 等，2024）。所有人均具有明确的职业、家庭和 / 或居住环境石棉暴露史（相关法律诉讼记录已充分佐证），且均死于石棉相关疾病并接受了法医尸检。我们将其与一组从普通人群中选取的年龄与性别分布相近的健康对照组进行了比较。

总之，我们发现在暴露于石棉的个体中，石棉浓度有可能低于 SEM-EDS 检测限值，这很可能是由于温石棉的完全降解和清除所致。事实上，26.3% 的暴露者体内未检出石棉。在本案例系列中，暴露终止（职业性或人为环境暴露）后的时间间隔差异极大（范围：8～44 年），但我们未观察到暴露终止时间与温石棉浓度之间存在关联性。这表明该矿物的清除过程相对迅速，这与既往研究结论一致（Churg，1994；Churg 和 Wright，1994）。此外，我们还注意到女性体内的温石棉浓度明显高于男性。这一发现，结合男性体内存在更粗纤维的观察结果，提示机体对石棉的免疫应答可能存在性别差异，即女性体内的温石棉可能更易发生断裂和纵向分裂（这既可解释其更高的浓度水平，又可说明其纤维更细的特点）。此外，女性体内的温石棉可能更有效地被隔离储存（这也是生物持久性较长的原因）。

这意味着对肺部成分（尤其是男性）进行电子显微镜分析可能无法完全可靠地检测出温石棉。

①肺部清除机制并非仅针对温石棉。Rendall 和 DuToit 通过实验证实，角闪石类石棉同样存在清除过程，其中青石棉的半衰期约为 50 个月，铁石棉为 18 个月（Rendall 和 DuToit，1994）。这些结果与同一作者对人类的观察结果（Rendall，1988）完全吻合。尽管存在一定程度的清除作用，但角闪石类仍可在人类肺部存留，这一点已通过对停止暴露数十年的个体肺组织含量研究得到证实（Visonà 等，2021b）。②通过电镜技术估算的角闪石浓度通常与基于职业暴露矩阵、数据库和文献等回顾性评估方法得出的结果具有良好相关性（Visonà 等，2022）。因此我们建议在评估既往石棉暴露史时，应优先参考角闪石类浓度而非温石棉。

综上，暴露终止后，肺内石棉含量（特别是温石棉）会随时间推移发生显著变化。因此 SEM–EDS 检测结果需要审慎解读，尤其在涉及石棉相关疾病因果关联鉴定的法律场景中。尽管尸检时肺石棉含量被视为评估既往暴露的最可靠指标，但其可能无法精确反映个体生前实际吸入的石棉量。特别值得注意的是，我们认为当 MM 病例出现石棉纤维检测阴性时，不应直接判定为特发性，而应通过详细评估暴露史及其他暴露标志（如胸膜斑、肺纤维化或 FBs）进行综合分析。任何单一参数均不足以确定因果关联，需要对所有可用临床信息和病理数据进行综合研判。

最后需要强调，目前常规石棉负荷评估多针对肺组织而非其致病靶器官——胸膜组织。Caraballo–Arias 等（2022）的文献综述显示，现有文献中关于胸膜组织石棉含量的研究极为有限。多数研究在胸膜样本中检出石棉纤维，且以温石棉和角闪石共存居多。这表明仅接触温石棉的工人，肺组织检测可能呈阴性，但温石棉可能已从肺实质转移至胸膜腔，被间皮细胞吞噬后引发癌变。未来需要深入探究肺组织与胸膜组织石棉含量的关联性，以及石棉向胸膜腔迁移的具体机制。

参考文献

Aberle, D. R., G. Gamsu, and C. S. Ray. 1988. "High-Resolution CT of Benign Asbestos-Related Diseases: Clinical and Radiographic Correlation." AJR. American Journal of Roentgenology 151 (5): 883–91.

Aberle, D. R., G. Gamsu, C. S. Ray, and I. M. Feuerstein. 1988. "Asbestos-Related Pleural and Parenchymal Fibrosis: Detection with High-Resolution CT." Radiology 166 (3): 729–34.

Akira, Masanori, and Kenji Morinaga. 2016. "The Comparison of High-Resolution Computed Tomography Findings in Asbestosis and Idiopathic Pulmonary Fibrosis." American Journal of Industrial Medicine 59 (4): 301–6.

Akira, Masanori, Satoru Yamamoto, Yoshikazu Inoue, and Mitsunori Sakatani. 2003. "High-Resolution CT of Asbestosis and Idiopathic Pulmonary Fibrosis." AJR. American Journal of Roentgenology 181 (1): 163–69.

Akira, M., K. Yokoyama, S. Yamamoto, T. Higashihara, K. Morinaga, N. Kita, S. Morimoto, J. Ikezoe, and T. Kozuka. 1991. "Early Asbestosis: Evaluation with High-Resolution CT." Radiology 178 (2): 409–16.

Akira, M., S. Yamamoto, K. Yokoyama, N. Kita, K. Morinaga, T. Higashihara, and T. Kozuka. 1990.

"Asbestosis: High-Resolution CT-Pathologic Correlation." Radiology 176 (2): 389–94.

Al Jarad, N., N. Poulakis, M. C. Pearson, M. B. Rubens, and R. M. Rudd. 1991. "Assessment of Asbestos-Induced Pleural Disease by Computed Tomography–Correlation with Chest Radiograph and Lung Function." Respiratory Medicine 85 (3): 203–8.

Al Jarad, N., B. Strickland, M. C. Pearson, M. B. Rubens, and R.M. Rudd. 1992. "High Resolution Computed Tomographic Assessment of Asbestosis and Cryptogenic Fibrosing Alveolitis: A Comparative Study." Thorax 47 (8): 645–50.

American Thoracic Society. 2004. "Diagnosis and Initial Management of Nonmalignant Diseases Related to Asbestos." American Journal of Respiratory and Critical Care Medicine 170 (6): 691–715.

Andrion, A., A. Colombo, M. Dacorsi, and F. Mollo. 1982. "Pleural Plaques at Autopsy in Turin: A Study on 1,019 Adult Subjects." European Journal of Respiratory Diseases 63 (2): 107–12.

Apostoli, Pietro, Paolo Boffetta, Massimo Bovenzi, Pier Luigi Cocco, Dario Consonni, Alfonso Cristaudo, Gianluigi Discalzi, et al. 2019. "Position Paper on Asbestos of the Italian Society of Occupational Medicine." La Medicina Del Lavoro 110 (6): 459–85.

Arakawa, Hiroaki, Takumi Kishimoto, Kazuto Ashizawa, Katsuya Kato, Kenzo Okamoto, Koichi Honma, Seiji Hayashi, and Masanori Akira. 2016. "Asbestosis and Other Pulmonary Fibrosis in Asbestos-Exposed Workers: High-Resolution CT Features with Pathological Correlations." European Radiology 26 (5):1485–92.

"Asbestos, Asbestosis, and Cancer: The Helsinki Criteria for Diagnosis and Attribution." 1997. Scandinavian Journal of Work, Environment & Health 23 (4): 311–16.

Attanoos, Richard L., Andrew Churg, Francoise Galateau-Salle, Allen R. Gibbs, and Victor L. Roggli. 2018.

"Malignant Mesothelioma and Its Non-asbestos Causes." Archives of Pathology & Laboratory Medicine 142 (6): 753–60.

Bang, Ki Moon, Jacek M. Mazurek, John M. Wood, and Scott A. Hendricks. 2014. "Diseases Attributable to Asbestos Exposure: Years of Potential Life Lost, United States, 1999–2010." American Journal of Industrial Medicine 57 (1): 38–48.

Banks, Daniel E., Runhua Shi, Jerry McLarty, Clayton T. Cowl, Dorsett Smith, Susan M. Tarlo, Feroza Daroowalla, John Balmes, and Michael Baumann. 2009. "American College of Chest Physicians Consensus Statement on the Respiratory Health Effects of Asbestos. Results of a Delphi Study." Chest 135 (6): 1619–27.

Barbieri, Pietro Gino, Dario Consonni, and Anna Somigliana. 2019. "Relationship between Pleural Plaques and Biomarkers of Cumulative Asbestos Dose. A Necropsy Study." La Medicina Del Lavoro 110 (5): 353–62.

Barbieri, Pietro Gino, Dario Mirabelli, Anna Somigliana, Domenica Cavone, and Enzo Merler. 2012.

"Asbestos Fibre Burden in the Lungs of Patients with Mesothelioma Who Lived near Asbestos-Cement Factories." The Annals of Occupational Hygiene 56 (6): 660–70.

Bardelli, Fabrizio, Giulia Veronesi, Silvana Capella, Donata Bellis, Laurent Charlet, Alessia Cedola, and Elena Belluso. 2017. "New Insights on the Biomineralisation Process Developing in Human Lungs around Inhaled Asbestos Fibres." Scientific Reports 7 (March): 44862.

Bellis, D., A. Andrion, L. Delsedime, and F. Mollo. 1989. "Minimal Pathologic Changes of the Lung and Asbestos Exposure." Human Pathology 20 (2): 102–6.

Belluso, Elena, Donata Bellis, Elisa Fornero, Silvana Capella, Giovanni Ferraris, and Sergio Coverlizza. 2006. "Assessment of Inorganic Fibre Burden in Biological Samples by Scanning Electron Microscopy – Energy Dispersive Spectroscopy." Microchimica Acta 155 (1): 95–100.

Benamore, R. E., D. R. Warakaulle, and Z. C. Traill. 2008. "Imaging of Pleural Disease." Bildgebung =Imaging 20 (4): 236–51.

Benlala, Ilyes, Baudouin Denis De Senneville, Gael Dournes, Morgane Menant, Celine Gramond, Isabelle Thaon, Bénédicte Clin, et al. 2022. "Deep Learning for the Automatic Quantification of Pleural Plaques in Asbestos-Exposed Subjects." International Journal of Environmental Research and Public Health 19 (3). https://doi .org /10 .3390 /ijerph19031417.

Bernstein, David M. 2014. "The Health Risk of Chrysotile Asbestos." Current Opinion in Pulmonary Medicine 20 (4): 366–70.

Bernstein, David M., Jacques Dunnigan, Thomas Hesterberg, Robert Brown, Juan Antonio Legaspi Velasco, Raúl Barrera, John Hoskins, and Allen Gibbs. 2013. "Health Risk of Chrysotile Revisited." Critical Reviews in Toxicology 43 (2): 154–83.

Bernstein, D. M., B. Toth, R. A. Rogers, D. E. Kling, P. Kunzendorf, J. I. Phillips, and H. Ernst. 2020.

"Evaluation of the Exposure, Dose-Response and Fate in the Lung and Pleura of Chrysotile-Containing Brake Dust Compared to TiO2, Chrysotile, Crocidolite or Amosite Asbestos in a 90-Day Quantitative

Inhalation Toxicology Study-Interim Results Part 1: Experimental Design, Aerosol Exposure, Lung Burdens and BAL." Toxicology and Applied Pharmacology 387 (January): 114856.

Bianchi, C., A. Brollo, L. Ramani, and C. Zuch. 1999. "Asbestos Exposure in Lung Carcinoma: A Necropsy-Based Study of 414 Cases." American Journal of Industrial Medicine 36 (3): 360–64.

Bignon, Jean, J. Peto, and Rodolfo Saracci. 1989. Non-occupational Exposure to Mineral Fibres. International Agency for Research on Cancer. Bledsoe, Jacob R., David C. Christiani, and Richard L. Kradin. 2015. "Smoking-Associated Fibrosis and Pulmonary Asbestosis." International Journal of Chronic Obstructive Pulmonary Disease 10: 31–7.

Boffetta, P. 1998. "Health Effects of Asbestos Exposure in Humans: A Quantitative Assessment." La Medicina Del Lavoro 89 (6): 471–80.

Boraschi, P., S. Neri, G. Braccini, R. Gigoni, B. Leoncini, and G. Perri. 1999. "Magnetic Resonance Appearance of Asbestos-Related Benign and Malignant Pleural Diseases." Scandinavian Journal of Work, Environment & Health 25 (1): 18–23.

Botham, S. K., and P. F. Holt. 1971. "Development of Asbestos Bodies on Amosite, Chrysotile and Crocidolite Fibres in Guinea-Pig Lungs." The Journal of Pathology 105 (3): 159–67.

Brims, Fraser, Edward Ja Harris, Chellan Kumarasamy, Amie Ringuet, Brendan Adler, Peter Franklin, Nick de Klerk, Bill Musk, and Conor Murray. 2022. "Correlation of Lung Function with Ultra-Low-Dose CT-Detected Lung Parenchymal Abnormalities: A Cohort Study of 1344 Asbestos Exposed Individuals." BMJ Open Respiratory Research.Broaddus, V. Courtney, Jeffrey I. Everitt, Brad Black, and Agnes B. Kane. 2011. "Non-neoplastic and Neoplastic Pleural Endpoints Following Fiber Exposure." Journal of Toxicology and Environmental Health. Part B, Critical Reviews 14 (1–4): 153–78.

Burdorf, A., and P. Swuste. 1999. "An Expert System for the Evaluation of Historical Asbestos Exposure as Diagnostic Criterion in Asbestos-Related Diseases." The Annals of Occupational Hygiene 43 (1): 57–66.

Caceres, Jose Diego, and Anand N. Venkata. 2023. "Asbestos-Associated Pulmonary Disease." Current Opinion in Pulmonary Medicine 29 (2): 76–82.

Capella, Silvana, Donata Bellis, and Elena Belluso. 2016. "Diagnosis of Asbestos-Related Diseases: The Mineralogist and Pathologist's Role in Medicolegal Field." The American Journal of Forensic Medicine and Pathology 37 (1): 24–8.

Capella, Silvana, Donata Bellis, Elena Fioretti, Roberto Marinelli, and Elena Belluso. 2020. "Respirable Inorganic Fibers Dispersed in Air and Settled in Human Lung Samples: Assessment of Their Nature, Source, and Concentration in a NW Italy Large City." Environmental Pollution 263 (Pt B): 114384.

Caraballo-Arias, Yohama, Paola Caffaro, Paolo Boffetta, and Francesco Saverio Violante. 2022. "Quantitative Assessment of Asbestos Fibers in Normal and Pathological Pleural Tissue-A Scoping Review." Life 12(2): 296.

Carbone, Michele, Prasad S. Adusumilli, H. Richard Alexander Jr, Paul Baas, Fabrizio Bardelli, Angela Bononi, Raphael Bueno, et al. 2019. "Mesothelioma: Scientific Clues for Prevention, Diagnosis, and Therapy." CA: A Cancer Journal for Clinicians 69 (5): 402–29.

Carbone, Michele, Bevan H. Ly, Ronald F. Dodson, Ian Pagano, Paul T. Morris, Umran A. Dogan, Adi F. Gazdar, Harvey I. Pass, and Haining Yang. 2012. "Malignant Mesothelioma: Facts, Myths, and Hypotheses." Journal of Cellular Physiology 227 (1): 44–58.

Carbone, Michele, Haining Yang, Harvey I. Pass, and Emanuela Taioli. 2023. "Did the Ban on Asbestos Reduce the Incidence of Mesothelioma?" Journal of Thoracic Oncology: Official Publication of the International Association for the Study of Lung Cancer 18 (6): 694–97.

Casali, Michelangelo, Michele Carugno, Andrea Cattaneo, Dario Consonni, Carolina Mensi, Umberto Genovese, Domenico Maria Cavallo, Anna Somigliana, and Angela Cecilia Pesatori. 2015. "Asbestos Lung Burden in Necroscopic Samples from the General Population of Milan, Italy." The Annals of Occupational Hygiene 59 (7):

909–21.

Case, B. W., P. Sebastien, and J. C. McDonald. 1988. "Lung Fiber Analysis in Accident Victims: A Biological Assessment of General Environmental Exposures." Archives of Environmental Health 43 (2): 178–79.

Cha, Yoon Ki, Jeung Sook Kim, Yookyung Kim, and Yoon Kyung Kim. 2016. "Radiologic Diagnosis of Asbestosis in Korea." Korean Journal of Radiology: Official Journal of the Korean Radiological Society 17 (5): 674–83.

Chiappino, G., P. Sebastien, and A. Todaro. 1991. "Atmospheric asbestos pollution in the urban environment: Milan, Casale Monferrato, Brescia, Ancona, Bologna and Florence." La Medicina del lavoro 82 (5): 424–38.

Chong, Semin, Kyung Soo Lee, Myung Jin Chung, Joungho Han, O. Jung Kwon, and Tae Sung Kim. 2006. "Pneumoconiosis: Comparison of Imaging and Pathologic Findings." Radiographics: A Review Publication of the Radiological Society of North America, Inc 26 (1): 59–77.

Churg, A. M. 1982. "Asbestos Fibers and Pleural Plaques in a General Autopsy Population." The American Journal of Pathology 109 (1): 88–96.

Churg A. M. 1994. Deposition and Clearance of Chrysotile Asbestos. Annals of Occupational Hygiene 38(4) (August): 625–33, 424–5.

Churg, A. M., and L. DePaoli. 1988. "Clearance of Chrysotile Asbestos from Human Lung." Experimental Lung Research 14 (5): 567–74.

Churg, A. M., and M. L. Warnock. 1979. "Analysis of the Cores of Ferruginous (Asbestos) Bodies from the General Population. III. Patients with Environmental Exposure." Laboratory Investigation; a Journal of Technical Methods and Pathology 40 (5): 622–26.

Churg, A. M., and M. L. Warnock. 1981. "Asbestos and Other Ferruginous Bodies: Their Formation and Clinical Significance." American Journal of Pathology 102(3) (March): 447–56.

Churg, A., V. Tron, and J. L. Wright. 1987. "Effects of Cigarette Smoke Exposure on Retention of Asbestos Fibers in Various Morphologic Compartments of the Guinea Pig Lung." The American Journal of Pathology 129 (2): 385–93.

Churg, A., and S. Vedal. 1994. "Fiber Burden and Patterns of Asbestos-Related Disease in Workers with Heavy Mixed Amosite and Chrysotile Exposure." American Journal of Respiratory and Critical Care Medicine 150 (3): 663–69.

Churg, A., and M. L. Warnock. 1977. "Analysis of the Cores of Ferruginous (Asbestos) Bodies from the General Population. I. Patients with and without Lung Cancer." Laboratory Investigation; a Journal of Technical Methods and Pathology 37 (3): 280–86.

Churg, A., and B. Wiggs. 1986. "Fiber Size and Number in Workers Exposed to Processed Chrysotile Asbestos, Chrysotile Miners, and the General Population." American Journal of Industrial Medicine 9 (2): 143–52.

Churg, A., and J. L. Wright. 1983. "Small-Airway Lesions in Patients Exposed to Nonasbestos Mineral Dusts." Human Pathology 14 (8): 688–93.

Churg, A., and J. L. Wright. 1994. Persistence of Natural Mineral Fibers in Human Lungs: An Overview. Environmental Health Perspectives 102(Suppl 5) (October): 229–33.

Churg, A., J. L. Wright, and S. Vedal. 1993. "Fiber Burden and Patterns of Asbestos-Related Disease in Chrysotile Miners and Millers." The American Review of Respiratory Disease 148 (1): 25–31.

Clarke, Chester C., Fionna S. Mowat, Michael A. Kelsh, and Mark A. Roberts. 2006. "Pleural Plaques: A Review of Diagnostic Issues and Possible Nonasbestos Factors." Archives of Environmental & Occupational Health 61 (4): 183–92.

Clin, Bénédicte, Christophe Paris, Jacques Ameille, Patrick Brochard, Françoise Conso, Antoine Gislard, François Laurent, et al. 2011. "Do Asbestos-Related Pleural Plaques on HRCT Scans Cause Restrictive Impairment in the

Absence of Pulmonary Fibrosis?." Thorax 66 (11): 985–91.

Cooke, W. E. 1924. "Fibrosis of the Lungs Due To the Inhalation of Asbestos Dust." British Medical Journal 2 (3317): 147–140.2.

Cooke, W. E. 1927. "Pulmonary Asbestosis." British Medical Journal 2(3491) (December 3): 1024–5.

Cooke, W. E. 1929. "Asbestos Dust and the Curious Bodies Found in Pulmonary Asbestosis." British Medical Journal 2(3586) (September 28): 578–80.

Copley, Susan J., Athol U. Wells, Pathanamathan Sivakumaran, Michael B. Rubens, Y. C. Gary Lee, Sujal R. Desai, Sharyn L. S. MacDonald, et al. 2003. "Asbestosis and Idiopathic Pulmonary Fibrosis: Comparison of Thin-Section CT Features." Radiology 229 (3): 731–36.

Craighead, J. E., J. L. Abraham, A. Churg, F. H. Green, J. Kleinerman, P. C. Pratt, T. A. Seemayer, V. Vallyathan, and H. Weill. 1982. "The Pathology of Asbestos-Associated Diseases of the Lungs and Pleural Cavities: Diagnostic Criteria and Proposed Grading Schema. Report of the Pneumoconiosis Committee of the College of American Pathologists and the National Institute for Occupational Safety and Health." Archives of Pathology & Laboratory Medicine 106 (11): 544–96.

Cugell, David W., and David W. Kamp. 2004. "Asbestos and the Pleura: A Review." Chest 125 (3): 1103–17.

Dement, J. M., R. L. Harris Jr, M. J. Symons, and C. M. Shy. 1983. "Exposures and Mortality among Chrysotile Asbestos Workers. Part II: Mortality." American Journal of Industrial Medicine 4 (3): 421–33.

De Vuyst, P., A. Karjalainen, P. Dumortier, J. C. Pairon, E. Monsó, P. Brochard, H. Teschler, A. Tossavainen, and A. Gibbs. 1998. "Guidelines for Mineral Fibre Analyses in Biological Samples: Report of the ERS Working Group. European Respiratory Society." The European Respiratory Journal: Official Journal of the European Society for Clinical Respiratory Physiology 11 (6): 1416–26.

Diandini, Rachmania, Ken Takahashi, Eun-Kee Park, Ying Jiang, Mehrnoosh Movahed, Giang Vinh Le, Lukas Jyuhn-Hsiarn Lee, Vanya Delgermaa, and Rokho Kim. 2013. "Potential Years of Life Lost (PYLL) Caused by Asbestos-Related Diseases in the World." American Journal of Industrial Medicine 56 (9): 993–1000.

Dodson, R. F., and Samuel P. Hammar. 2011. Asbestos: Risk Assessment, Epidemiology and Health Effects. 6000 Broken Sound Parkway NW, SUite 300. Boca Raton, FL: CRC Press, Taylor and Francis Group.

Dodson, R. F., M. O'Sullivan, C. J. Corn, J. W. McLarty, and S. P. Hammar. 1997. "Analysis of Asbestos Fiber Burden in Lung Tissue from Mesothelioma Patients." Ultrastructural Pathology 21 (4): 321–36.

Dodson, R. F., M. G. Williams Jr, M. F. O'Sullivan, C. J. Corn, S. D. Greenberg, and G. A. Hurst. 1985. "A Comparison of the Ferruginous Body and Uncoated Fiber Content in the Lungs of Former Asbestos Workers." The American Review of Respiratory Disease 132 (1): 143–47.

Ehrlich, R., R. Lilis, E. Chan, W. J. Nicholson, and I. J. Selikoff. 1992. "Long Term Radiological Effects of Short Term Exposure to Amosite Asbestos among Factory Workers." British Journal of Industrial Medicine 49 (4): 268–75.

Eisenhawer, Christian, Michael K. Felten, Miriam Tamm, Marco Das, and Thomas Kraus. 2014. "Radiological Surveillance of Formerly Asbestos-Exposed Power Industry Workers: Rates and Risk Factors of Benign Changes on Chest X-Ray and MDCT." Journal of Occupational Medicine and Toxicology 9 (April): 18. Elshazley, Momen, Eiji Shibata, Naomi Hisanaga, Gaku Ichihara, Ashraf A. Ewis, Michihiro Kamijima, Sahoko Ichihara, et al. 2011. "Pleural Plaque Profiles on the Chest Radiographs and CT Scans of Asbestos-Exposed Japanese Construction Workers." Industrial Health 49 (5): 626–33.

Epler, G. R., T. C. McLoud, E. A. Gaensler, J. P. Mikus, and C. B. Carrington. 1978. "Normal Chest Roentgenograms in Chronic Diffuse Infiltrative Lung Disease." The New England Journal of Medicine 298 (17): 934–39.

Feder, Inke Sabine, Iris Tischoff, Anja Theile, Inge Schmitz, Rolf Merget, and Andrea Tannapfel. 2017. "The Asbestos Fibre Burden in Human Lungs: New Insights into the Chrysotile Debate." The European Respiratory Journal:

Official Journal of the European Society for Clinical Respiratory Physiology 49 (6).

Ferrante, Pierpaolo. 2019. "Asbestosis and Silicosis Hospitalizations in Italy (2001–2015): Results from the National Hospital Discharge Registry." European Journal of Public Health 29 (5): 876–82.

Fischer, M., S. Günther, and K. M. Müller. 2002. "Fibre-Years, Pulmonary Asbestos Burden and Asbestosis." International Journal of Hygiene and Environmental Health 205 (3): 245–48.

Franko, A., V. Dolžan, N. Arnerić, and M. Dodič-Fikfak. 2013. "The Influence of Gene-Gene and Gene-Environment Interactions on the Risk of Asbestosis." BioMed Research International (July): 405743.

Franko, Alenka, Katja Goricar, Metoda Dodic Fikfak, Viljem Kovac, and Vita Dolzan. 2021. "The Role of Polymorphisms in Glutathione-Related Genes in Asbestos-Related Diseases." Radiology and Oncology 55 (2): 179–86.

Friedman, A. C., S. B. Fiel, M. S. Fisher, P. D. Radecki, A. S. Lev-Toaff, and D. F. Caroline. 1988. "Asbestos-Related Pleural Disease and Asbestosis: A Comparison of CT and Chest Radiography." AJR. American Journal of Roentgenology 150 (2): 269–75.

Fujimura, N. 2000. "Pathology and Pathophysiology of Pneumoconiosis." Current Opinion in Pulmonary Medicine 6 (2): 140–44.

Gaensler, E. A., and W. W. Addington. 1969. "Asbestos or Ferruginous Bodies." The New England Journal of Medicine 280 (9): 488–92.

Gamsu, G., D. R. Aberle, and D. Lynch. 1989. "Computed Tomography in the Diagnosis of Asbestos-Related Thoracic Disease." Journal of Thoracic Imaging 4 (1): 61–7.

Gefter, W. B., and E. F. Conant. 1988. "Issues and Controversies in the Plain-Film Diagnosis of Asbestos-Related Disorders in the Chest." Journal of Thoracic Imaging 3 (4): 11–28.

Germine, Mark, and John H. Puffer. 2015. "Analytical Transmission Electron Microscopy of Amphibole Fibers From the Lungs of Quebec Miners." Archives of Environmental & Occupational Health 70 (6):323–31.

Gevenois, P. A., V. de Maertelaer, A. Madani, C. Winant, G. Sergent, and P. De Vuyst. 1998. "Asbestosis, Pleural Plaques and Diffuse Pleural Thickening: Three Distinct Benign Responses to Asbestos Exposure." The European Respiratory Journal: Official Journal of the European Society for Clinical Respiratory Physiology 11 (5): 1021–27.

Gevenois, Pierre Alain, and Paul de Vuyst. 2006. Imaging of Occupational and Environmental Disorders of the Chest. Springer Science & Business Media.

Gevenois, P. A., P. De Vuyst, S. Dedeire, J. Cosaert, R. Vande Weyer, and J. Struyven. 1994. "Conventional and High-Resolution CT in Asymptomatic Asbestos-Exposed Workers." Acta Radiologica 35 (3): 226–29.

Ghio, Andrew J., Andrew Churg, and Victor L. Roggli. 2004. "Ferruginous Bodies: Implications in the Mechanism of Fiber and Particle Toxicity." Toxicologic Pathology 32 (6): 643–49.

Ghio, Andrew J., Victor L. Roggli, Judy H. Richards, Kay M. Crissman, Jacqueline D. Stonehuerner, and Claude A. Piantadosi. 2003. "Oxalate Deposition on Asbestos Bodies." Human Pathology 34 (8): 737–42.

Ghio, Andrew J., Jacqueline Stonehuerner, Judy Richards, and Robert B. Devlin. 2008. "Iron Homeostasis in the Lung Following Asbestos Exposure." Antioxidants & Redox Signaling 10 (2): 371–77.

Gibbs, A. R., M. J. Gardner, F. D. Pooley, D. M. Griffiths, B. Blight, and J. C. Wagner. 1994. "Fiber Levels and Disease in Workers from a Factory Predominantly Using Amosite." Environmental Health Perspectives 102 (Suppl 5): 261–63.

Green, F. H., R. Harley, V. Vallyathan, R. Althouse, G. Fick, J. Dement, R. Mitha, and F. Pooley. 1997. "Exposure and Mineralogical Correlates of Pulmonary Fibrosis in Chrysotile Asbestos Workers." Occupational and Environmental Medicine 54 (8): 549–59.

Groot Lipman, Kevin B. W., Cornedine J. de Gooijer, Thierry N. Boellaard, Ferdi van der Heijden, Regina G. H. Beets-Tan, Zuhir Bodalal, Stefano Trebeschi, and Jacobus A. Burgers. 2023. "Artificial Intelligence-Based Diagnosis of Asbestosis: Analysis of a Database with Applicants for Asbestosis State Aid." European Radiology 33 (5): 3557–65.

Gross, P., L. J. Cralley, and R. T. DeTreville. 1967. "'Asbestos' Bodies: Their Nonspecificity." American Industrial Hygiene Association Journal 28 (6): 541–42.

Gross, P., R. T. de Treville, L. J. Cralley, and J. M. Davis. 1968. "Pulmonary Ferruginous Bodies. Development in Response to Filamentous Dusts and a Method of Isolation and Concentration." Archives of Pathology 85 (5): 539–46.

Gulati, Mridu, and Carrie A. Redlich. 2015. "Asbestosis and Environmental Causes of Usual Interstitial Pneumonia." Current Opinion in Pulmonary Medicine 21 (2): 193–200.

Hallifax, R. J., A. Talwar, J. M. Wrightson, A. Edey, and F. V. Gleeson. 2017. "State-of-the-Art: Radiological Investigation of Pleural Disease." Respiratory Medicine 124 (March): 88–99.

Hammar, Samuel P., and Jerrold L. Abraham. 2015. "Commentary on Pathologic Diagnosis of Asbestosis and Critique of the 2010 Asbestosis Committee of the College of American Pathologists (CAP) and Pulmonary Pathology Society's (PPS) Update on the Diagnostic Criteria for Pathologic Asbestosis." American Journal of Industrial Medicine 58 (10): 1034–39.

Harris, Edward J. A., Kuan P. Lim, Yuben Moodley, Brendan Adler, Nita Sodhi-Berry, Alison Reid, Conor P. Murray, et al. 2021. "Low Dose CT Detected Interstitial Lung Abnormalities in a Population with Low Asbestos Exposure." American Journal of Industrial Medicine 64 (7): 567–75.

Hillerdal, G. 1980. "The Pathogenesis of Pleural Plaques and Pulmonary Asbestosis: Possibilities and Impossibilities." European Journal of Respiratory Diseases 61 (3): 129–38.

Holden, J., and A. Churg. 1986. "Asbestos Bodies and the Diagnosis of Asbestosis in Chrysotile Workers." Environmental Research 39 (1): 232–36.

Hourihane, D. O., and W. T. McCaughey. 1966. "Pathological Aspects of Asbestosis." Postgraduate Medical Journal 42 (492): 613–22.

Howel, D., A. Gibbs, L. Arblaster, L. Swinburne, M. Schweiger, E. Renvoize, P. Hatton, and F. Pooley. 1999. "Mineral Fibre Analysis and Routes of Exposure to Asbestos in the Development of Mesothelioma in an English Region." Occupational and Environmental Medicine 56 (1): 51–8.

Ilsen, Bart, Frederik Vandenbroucke, Cathérine Beigelman-Aubry, Carola Brussaard, and Johan de Mey. 2016. "Comparative Interpretation of CT and Standard Radiography of the Pleura." JBR-BTR: Organe de La Societe Royale Belge de Radiologie 100 (1): 106.

International Labour Organization. 2022. Guidelines for the Use of the ILO International Classification of Radiographs of Pneumoconioses. Revised Edition. Geneva: International Labour Organization. Jasani, Bharat, and Allen Gibbs. 2012. "Mesothelioma Not Associated with Asbestos Exposure." Archives of Pathology & Laboratory Medicine 136 (3): 262–67.

Jones, R. N., T. McLoud, and S. D. Rockoff. 1988. "The Radiographic Pleural Abnormalities in Asbestos Exposure: Relationship to Physiologic Abnormalities." Journal of Thoracic Imaging 3 (4): 57–66.

Karjalainen, A., P. J. Karhunen, K. Lalu, A. Penttilä, E. Vanhala, P. Kyyrönen, and A. Tossavainen. 1994. "Pleural Plaques and Exposure to Mineral Fibres in a Male Urban Necropsy Population." Occupational and Environmental Medicine 51 (7): 456–60.

Kato, Katsuya, Kenichi Gemba, Kazuto Ashizawa, Hiroaki Arakawa, Satoshi Honda, Naomi Noguchi, Sumihisa Honda, Nobukazu Fujimoto, and Takumi Kishimoto. 2018. "Low-Dose Chest Computed Tomography Screening of Subjects Exposed to Asbestos." European Journal of Radiology 101 (April): 124–28.

Keskitalo, Eerika, Johanna Salonen, Hanna Nurmi, Hannu Vähänikkilä, and Riitta Kaarteenaho. 2023. "Comorbidities and Causes of Death of Patients With Asbestosis." Journal of Occupational and Environmental Medicine. American College of Occupational and Environmental Medicine 65 (4):349–53.

Kim, Jeung Sook, and David A. Lynch. 2002. "Imaging of Nonmalignant Occupational Lung Disease." Journal of Thoracic Imaging 17 (4): 238–60.

Kim, Yookyung, Jun-Pyo Myong, Jeong Kyong Lee, Jeung Sook Kim, Yoon Kyung Kim, and Soon-Hee Jung. 2015. "CT Characteristics of Pleural Plaques Related to Occupational or Environmental Asbestos Exposure from South Korean Asbestos Mines." Korean Journal of Radiology: Official Journal of the Korean Radiological Society 16 (5): 1142–52.

Kipen, H. M., R. Lilis, Y. Suzuki, J. A. Valciukas, and I. J. Selikoff. 1987. "Pulmonary Fibrosis in Asbestos Insulation Workers with Lung Cancer: A Radiological and Histopathological Evaluation." British Journal of Industrial Medicine 44 (2): 96–100.

Kishimoto, T., T. Ono, K. Okada, and H. Ito. 1989. "Relationship between Number of Asbestos Bodies in Autopsy Lung and Pleural Plaques on Chest X-Ray Film." Chest 95 (3): 549–52.

Kraynie, Alyssa, Gustaaf G. de Ridder, Thomas A. Sporn, Elizabeth N. Pavlisko, and Victor L. Roggli. 2016. "Malignant Mesothelioma Not Related to Asbestos Exposure: Analytical Scanning Electron Microscopic Analysis of 83 Cases and Comparison with 442 Asbestos-Related Cases." Ultrastructural Pathology 40 (3): 142–46.

Kusaka, Yukinori, Kurt G. Hering, and John E. Parker, eds. 2005. International Classification of HRCT for Occupational and Environmental Respiratory Diseases. PDF. 2005th Edition. Tokyo, Japan: Springer. Larson, Theodore C., Cristopher A. Meyer, Vikas Kapil, Jud W. Gurney, Robert D. Tarver, Charles B. Black, and James E. Lockey. 2010. "Workers with Libby Amphibole Exposure: Retrospective Identification and Progression of Radiographic Changes." Radiology 255 (3): 924–33.

Lazarus, Angeline A., and Andrew Philip. 2011. "Asbestosis." Disease-a-Month: DM 57 (1): 14–26.

Lockey, James E., Kari Dunning, Timothy J. Hilbert, Eric Borton, Linda Levin, Carol H. Rice, Roy T. McKay, et al. 2015. "HRCT/CT and Associated Spirometric Effects of Low Libby Amphibole Asbestos Exposure." Journal of Occupational and Environmental Medicine. American College of Occupational and Environmental Medicine 57 (1): 6–13.

Lozewicz, S., R. H. Reznek, M. Herdman, J. E. Dacie, A. McLean, and R. J. Davies. 1989. "Role of Computed Tomography in Evaluating Asbestos Related Lung Disease." British Journal of Industrial Medicine 46(11): 777–81.

Markowitz, Steven B., Stephen M. Levin, Albert Miller, and Alfredo Morabia. 2013. "Asbestos, Asbestosis, Smoking, and Lung Cancer. New Findings from the North American Insulator Cohort." American Journal of Respiratory and Critical Care Medicine 188 (1): 90–6.

Ma, Ruimin, Shuang Li, Yuanying Wang, Shuqiao Yang, Na Bao, and Ye Qiao. 2022. "High-Resolution Computed Tomography Features of Asbestosis versus Fibrotic Hypersensitivity Pneumonitis: An Observational Study." BMC Pulmonary Medicine 22 (1): 207.

Mastrangelo, Giuseppe, Maria N. Ballarin, Ernesto Bellini, Fabio Bicciato, Federica Zannol, Francesco Gioffrè, Antonio Zedde, et al. 2009. "Asbestos Exposure and Benign Asbestos Diseases in 772 Formerly Exposed Workers: Dose-Response Relationships." American Journal of Industrial Medicine 52 (8): 596–602.

Maxim, L. Daniel, Ronald Niebo, and Mark J. Utell. 2015. "Are Pleural Plaques an Appropriate Endpoint for Risk Analyses?." Inhalation Toxicology 27 (7): 321–34.

Mazzei, Maria Antonietta, Francesco Contorni, Francesco Gentili, Susanna Guerrini, Francesco Giuseppe Mazzei,

Antonio Pinto, Nevada Cioffi Squitieri, et al. 2017. "Incidental and Underreported Pleural Plaques at Chest CT: Do Not Miss Them-Asbestos Exposure Still Exists." BioMed Research International (June): 6797826.

McLoud, T. C. 1998. "CT and MR in Pleural Disease." Clinics in Chest Medicine 19 (2): 261–76.

Mizell, Kelly N., Christopher G. Morris, and J. Elliot Carter. 2009. "Antemortem Diagnosis of Asbestosis by Screening Chest Radiograph Correlated with Postmortem Histologic Features of Asbestosis: A Study of 273 Cases." Journal of Occupational Medicine and Toxicology 4 (June): 14.

Mollo, F., A. Andrion, E. Pira, and M. P. Barocelli. 1983. "Indicators of Asbestos Exposure in Autopsy Routine. 2. Pleural Plaques and Occupation." La Medicina Del Lavoro 74 (2): 137–42.

Monsó, E., J. M. Tura, J. Pujadas, F. Morell, J. Ruiz, and J. Morera. 1991. "Lung Dust Content in Idiopathic Pulmonary Fibrosis: A Study with Scanning Electron Microscopy and Energy Dispersive X Ray Analysis." British Journal of Industrial Medicine 48 (5): 327–31.

Morgan, A., and A. Holmes. 1980. "Concentrations and Dimensions of Coated and Uncoated Asbestos Fibre in the Human Lung." British Journal of Industrial Medicine 37 (1): 25–32.

Morgan, A., and A. Holmes. 1985. "The Enigmatic Asbestos Body: Its Formation and Significance in Asbestos-Related Disease." Environmental Research 38 (2): 283–92.

Morris, Gilbert F., Svitlana Danchuk, Yu Wang, Beibei Xu, Roy J. Rando, Arnold R. Brody, Bin Shan, and Deborah E. Sullivan. 2015. "Cigarette Smoke Represses the Innate Immune Response to Asbestos." Physiological Reports 3 (12). https://doi .org /10 .14814 /phy2 .12652.

Murray, R. 1990. "Asbestos: A Chronology of Its Origins and Health Effects." British Journal of Industrial Medicine 47 (6): 361–65.

Musk, A. W., N. de Klerk, A. Reid, J. Hui, P. Franklin, and F. Brims. 2020. "Asbestos-Related Diseases." The International Journal of Tuberculosis and Lung Disease: The Official Journal of the International Union against Tuberculosis and Lung Disease 24 (6): 562–67.

Myers, Renelle. 2012. "Asbestos-Related Pleural Disease." Current Opinion in Pulmonary Medicine 18 (4): 377–81.

Neri, S., A. Antonelli, F. Falaschi, P. Boraschi, and L. Baschieri. 1994. "Findings from High Resolution Computed Tomography of the Lung and Pleura of Symptom Free Workers Exposed to Amosite Who Had Normal Chest Radiographs and Pulmonary Function Tests." Occupational and Environmental Medicine 51 (4): 239–43.

Neumann, Volker, Stefan Löseke, and Andrea Tannapfel. 2011. "Mesothelioma and Analysis of Tissue Fiber Content." Recent Results in Cancer Research. Fortschritte Der Krebsforschung. Progres Dans Les Recherches Sur Le Cancer 189: 79–95.

Norbet, Christopher, Amanda Joseph, Santiago S. Rossi, Sanjeev Bhalla, and Fernando R. Gutierrez. 2015. "Asbestos-Related Lung Disease: A Pictorial Review." Current Problems in Diagnostic Radiology 44 (4): 371–82.

Oberdörster, G. 1994. "Macrophage-Associated Responses to Chrysotile." The Annals of Occupational Hygiene 38 (4): 601–15, 421–22.

Oddone, Enrico, Daniela Ferrante, Sara Tunesi, and Corrado Magnani. 2017. "Mortality in Asbestos Cement Workers in Pavia, Italy: A Cohort Study." American Journal of Industrial Medicine 60 (10): 852–66.

Oksa, P., H. Suoranta, H. Koskinen, A. Zitting, and H. Nordman. 1994. "High-Resolution Computed Tomography in the Early Detection of Asbestosis." International Archives of Occupational and Environmental Health 65 (5): 299–304.

Oury, T. D., T. A. Sporn, and V. L. Roggli. 2014. Pathology of Asbestos-Associated Diseases. Third Edition. Verlag Berlin Heidelberg: Springer.

Oury, Tim D., Thomas A. Sporn, and Victor L. Roggli. 2016. Pathology of Asbestos-Associated Diseases. Berlin Heidelberg: Springer.

Paris, Christophe, Aurélie Martin, Marc Letourneux, and Pascal Wild. 2008. "Modelling Prevalence and Incidence of Fibrosis and Pleural Plaques in Asbestos-Exposed Populations for Screening and Follow-up: A Cross-Sectional Study." Environmental Health: A Global Access Science Source 7 (June): 30.

Paris, Christophe, Isabelle Thaon, François Laurent, Anastasia Saade, Pascal Andujar, Patrick Brochard, Julia Benoist, et al. 2023. "Pleural Plaques and the Role of Exposure to Mineral Particles in the Asbestos Post-Exposure Survey." Chest 164 (1): 149–58.

Paris, C., S. Thierry, P. Brochard, M. Letourneux, E. Schorle, A. Stoufflet, J. Ameille, F. Conso, J. C. Pairon, and National APEXS Members. 2009. "Pleural Plaques and Asbestosis: Dose-and Time-Response Relationships Based on HRCT Data." The European Respiratory Journal: Official Journal of the European Society for Clinical Respiratory Physiology 34 (1): 72–9.

Pascolo, Lorella, Alessandra Gianoncelli, Burkhard Kaulich, Clara Rizzardi, Manuela Schneider, Cristina Bottin, Maurizio Polentarutti, Maya Kiskinova, Antonio Longoni, and Mauro Melato. 2011.

"Synchrotron Soft X-Ray Imaging and Fluorescence Microscopy Reveal Novel Features of Asbestos Body Morphology and Composition in Human Lung Tissues." Particle and Fibre Toxicology 8 (1): 7.

Peacock, C., S. J. Copley, and D. M. Hansell. 2000. "Asbestos-Related Benign Pleural Disease." Clinical Radiology 55 (6): 422–32.

Qureshi, Nagmi R., and Fergus V. Gleeson. 2006. "Imaging of Pleural Disease." Clinics in Chest Medicine 27 (2): 193–213.

Rendall, R. E. G. 1988. The Retention and Clearance of Inhaled Glass Fibre and Different Variation of Asbestos by the Lung. Johannesburg, SA: University of the Witwaterstrand Johannesburg South Africa.

Rendall, R. E. G., and R. S. J. Du Toit. 1994. "The Retention and Clearance of Glass Fibre and Different Varieties of Asbestos by the Lung." The Annals of Occupational Hygiene 38 (inhaled_particles_VII): 757–61.

Roach, Huw D., Gareth J. Davies, Richard Attanoos, Michael Crane, Adams Haydn, and Siân Phillips. 2002.

"Asbestos: When the Dust Settles an Imaging Review of Asbestos-Related Disease." Radiographics: A Review Publication of the Radiological Society of North America, Inc 22 (October): S167–84.

Roberts, G. H. 1971. "The Pathology of Parietal Pleural Plaques." Journal of Clinical Pathology 24 (4): 348–53.

Robledo, R., and B. Mossman. 1999. "Cellular and Molecular Mechanisms of Asbestos-Induced Fibrosis." Journal of Cellular Physiology 180 (2): 158–66.

Rockoff, S. D., E. Kagan, A. Schwartz, D. Kriebel, W. Hix, and P. Rohatgi. 1987. "Visceral Pleural Thickening in Asbestos Exposure: The Occurrence and Implications of Thickened Interlobar Fissures." Journal of Thoracic Imaging 2 (4): 58–66.

Roggli, V. L. 1991. "Scanning Electron Microscopic Analysis of Mineral Fiber Content of Lung Tissue in the Evaluation of Diffuse Pulmonary Fibrosis." Scanning Microscopy 5 (1): 71–80; discussion 80–3.

Roggli, Victor L., Allen R. Gibbs, Richard Attanoos, Andrew Churg, Helmut Popper, Philip Cagle, Bryan Corrin, et al. 2010. "Pathology of Asbestosis-An Update of the Diagnostic Criteria: Report of the Asbestosis Committee of the College of American Pathologists and Pulmonary Pathology Society." Archives of Pathology & Laboratory Medicine 134 (3): 462–80.

Roggli, Victor L., Cynthia L. Green, Beiyu Liu, John M. Carney, Carolyn H. Glass, and Elizabeth N. Pavlisko. 2023. "Chronological Trends in the Causation of Malignant Mesothelioma: Fiber Burden Analysis of 619 Cases Over Four Decades." Environmental Research 230 (August): 114530.

Roggli, V. L., and P. C. Pratt. 1983. "Numbers of Asbestos Bodies on Iron-Stained Tissue Sections in Relation to Asbestos Body Counts in Lung Tissue Digests." Human Pathology 14 (4): 355–61.

Roggli, V. L., P. C. Pratt, and A. R. Brody. 1986. "Asbestos Content of Lung Tissue in Asbestos Associated Diseases:

A Study of 110 Cases." British Journal of Industrial Medicine 43 (1): 18–28.

Roggli, Victor L., and John Shelburne. 1982. "New Concepts in the Diagnosis of Mineral Pneumoconioses." Seminars in Respiratory and Critical Care Medicine 4 (02): 138–48.

Rohs, Amy M., James E. Lockey, Kari K. Dunning, Rakesh Shukla, Huihao Fan, Tim Hilbert, Eric Borton, et al. 2008. "Low-Level Fiber-Induced Radiographic Changes Caused by Libby Vermiculite: A 25-Year Follow-Up Study." American Journal of Respiratory and Critical Care Medicine 177 (6): 630–37.

Roodhouse Gloyne, S. 1933. "The Morbid Anatomy and Histology of Asbestosis." Tubercle 14 (12): 550–58.

Ross, Robert M. 2003. "The Clinical Diagnosis of Asbestosis in This Century Requires More than a Chest Radiograph." Chest 124 (3): 1120–28.

Schneider, Frank, Thomas A. Sporn, and Victor L. Roggli. 2010. "Asbestos Fiber Content of Lungs with Diffuse Interstitial Fibrosis: An Analytical Scanning Electron Microscopic Analysis of 249 Cases." Archives of Pathology & Laboratory Medicine 134 (3): 457–61.

Schwartz, D. A. 1991. "New Developments in Asbestos-Induced Pleural Disease." Chest 99 (1): 191–98.

Sebastien, P., A. Fondimare, J. Bignon, G. Monchaux, J. Desbordes, and G. Bonnaud. 1975. "Topographic Distribution of Asbestos Fibres in Human Lung in Relation to Occupational and Non-occupational Exposure." Inhaled Particles 4 (Pt 2) (September): 435–46.

Selikoff, Irving J., and Douglas Harry Kedgwin Lee. 1978. Asbestos and Disease. Academic Press.

Sichletidis, L., D. Spyratos, D. Chloros, K. Michailidis, and I. Fourkiotou. 2009. "Pleural Plaques in Dentists from Occupational Asbestos Exposure: A Report of Three Cases." American Journal of Industrial Medicine 52 (12): 926–30.

Sluis-Cremer, G. K. 1991. "Asbestos Disease at Low Exposures after Long Residence Times." Annals of the New York Academy of Sciences 643 (December): 182–93.

Soulat, J. M., D. Lauque, Y. Esquirol, M. Déprés, J. Giron, R. Claudel, and P. Carles. 1999. "High-Resolution Computed Tomography Abnormalities in Ex-Insulators Annually Exposed to Asbestos Dust." American Journal of Industrial Medicine 36 (6): 593–601.

Spyratos, Dionisios, Diamantis Chloros, Bettina Haidich, Loukas Dagdilelis, Stamatia Markou, and Lazaros Sichletidis. 2012. "Chest Imaging and Lung Function Impairment after Long-Term Occupational Exposure to Low Concentrations of Chrysotile." Archives of Environmental & Occupational Health 67 (2): 84–90.

Staples, C. A. 1992. "Computed Tomography in the Evaluation of Benign Asbestos-Related Disorders." Radiologic Clinics of North America 30 (6): 1191–207.

Staples, C. A., G. Gamsu, C. S. Ray, and W. R. Webb. 1989. "High Resolution Computed Tomography and Lung Function in Asbestos-Exposed Workers with Normal Chest Radiographs." The American Review of Respiratory Disease 139 (6): 1502–8.

Stayner, Leslie, Laura S. Welch, and Richard Lemen. 2013. "The Worldwide Pandemic of Asbestos-Related Diseases." Annual Review of Public Health 34 (January): 205–16.

Stewart, M. J., and A. C. Haddow. 1929. "Demonstration of the Peculiar Bodies of Pulmonary Asbestosis (Asbestosis Bodies) in Material Obtained by Lung Puncture and in the Sputum." The Journal of Pathology and Bacteriology 32: 172.

Suganuma, Narufumi, Yukinori Kusaka, Kurt G. Hering, Tapio Vehmas, Thomas Kraus, Hiroaki Arakawa, John E. Parker, et al. 2009. "Reliability of the Proposed International Classification of High-Resolution Computed Tomography for Occupational and Environmental Respiratory Diseases." Journal of Occupational Health 51 (3): 210–22.

Tamura, Taro, Narufumi Suganuma, Kurt G. Hering, Tapio Vehmas, Harumi Itoh, Masanori Akira, Yoshihiro

Takashima, Harukazu Hirano, and Yukinori Kusaka. 2015. "Relationships (I) of International Classification of High-Resolution Computed Tomography for Occupational and Environmental Respiratory Diseases with the ILO International Classification of Radiographs of Pneumoconioses for Parenchymal Abnormalities." Industrial Health 53 (3): 260–70.

Toyokuni, Shinya. 2019. "Iron Addiction with Ferroptosis-Resistance in Asbestos-Induced Mesothelial Carcinogenesis: Toward the Era of Mesothelioma Prevention." Free Radical Biology & Medicine 133(March): 206–15.

Van Cleemput, J., H. De Raeve, J. A. Verschakelen, J. Rombouts, L. M. Lacquet, and B. Nemery. 2001. "Surface of Localized Pleural Plaques Quantitated by Computed Tomography Scanning: No Relation with Cumulative Asbestos Exposure and No Effect on Lung Function." American Journal of Respiratory and Critical Care Medicine 163 (3): 705–10.

Visonà, Silvia Damiana, Silvana Capella, Sofia Bodini, Paola Borrelli, Simona Villani, Eleonora Crespi, Andrea Frontini, Claudio Colosio, and Elena Belluso. 2021a. "Inorganic Fiber Lung Burden in Subjects with Occupational and/or Anthropogenic Environmental Asbestos Exposure in Broni (Pavia, Northern Italy): An SEM-EDS Study on Autoptic Samples." International Journal of Environmental Research and Public Health 18 (4). https://doi .org /10 .3390 /ijerph18042053.

Visonà, Silvia D., Silvana Capella, Sofia Bodini, Paola Borrelli, Simona Villani, Eleonora Crespi, Claudio Colosio, Carlo Previderè, and Elena Belluso. 2021b. "Evaluation of Deposition and Clearance of Asbestos (Detected by SEM-EDS) in Lungs of Deceased Subjects Environmentally and/or Occupationally Exposed in Broni (Pavia, Northern Italy)." Frontiers in Public Health 9: 980.

Visonà, S. D., E. Crespi, E. Belluso, S. Capella, S. De Matteis, F. Filippi, M. Lai, et al. 2022. "Reconstructing Historical Exposure to Asbestos: The Validation of 'Educated Guesses.'" Occupational Medicine 72(8): 534–40.

Visonà, S. D., B. Bertoglio, S. Capella, E. Belluso, B. Austoni, C. Colosio, Z. Kurzhunbaeva, T. Ivic-PavlicicE. Taioli. 2024. "Asbestos Burden in Lungs of Mesothelioma Patients with Pleural Plaques, Lung Fibrosis and/or Ferruginous Bodies at Histology: A Postmortem SEM-EDS Study." Carcinogenesis 45 (3): 131–139. doi: 10.1093/carcin/bgad090

Visonà, S. D., B. Bertoglio, C. Favaron, S. Capella, E. Belluso, C. Colosio, S. Villani, T. Ivic-PavlicicE. Taioli. 2023. "A Postmortem Case Control Study of Asbestos Burden in Lungs of Malignant Mesothelioma Cases." Journal of Translational Medicine 21 (1): 875. doi: 10.1186/s12967-023-04761-9

Vuyst, P. de, J. Jedwab, Y. Robience, and J. C. Yernault. 1982. "'Oxalate Bodies', Another Reaction of the Human Lung to Asbestos Inhalation?" European Journal of Respiratory Diseases 63 (6): 543–49.

Wagner, J. C., G. Berry, and F. D. Pooley. 1982. "Mesotheliomas and Asbestos Type in Asbestos Textile Workers: A Study of Lung Contents." British Medical Journal 285 (6342): 603–6.

Wagner, J. C., M. L. Newhouse, B. Corrin, C. E. Rossiter, and D. M. Griffiths. 1989. "Correlation between Lung Fibre Content and Disease in East London Asbestos Factory Workers." IARC Scientific Publications 90(90): 444–48.

Wang, Xiaorong, Midori N. Courtice, and Sihao Lin. 2013. "Mortality in Chrysotile Asbestos Workers in China." Current Opinion in Pulmonary Medicine 19 (2): 169–73.

Warnock, M. L., and W. Isenberg. 1986. "Asbestos Burden and the Pathology of Lung Cancer." Chest 89 (1): 20–6.

Warnock, M. L., B. T. Prescott, and T. J. Kuwahara. 1982. "Numbers and Types of Asbestos Fibers in Subjects with Pleural Plaques." The American Journal of Pathology 109 (1): 37–46.

Warnock, M. L., and G. Wolery. 1987. "Asbestos Bodies or Fibers and the Diagnosis of Asbestosis." Environmental Research 44 (1): 29–44.

Whitwell, F., J. Scott, and M. Grimshaw. 1977. "Relationship between Occupations and Asbestos-Fibre Content of the Lungs in Patients with Pleural Mesothelioma, Lung Cancer, and Other Diseases." Thorax 32 (4): 377–86.

Wolff, Henrik, Tapio Vehmas, Panu Oksa, Jorma Rantanen, and Harri Vainio. 2015. "Asbestos, Asbestosis, and Cancer, the Helsinki Criteria for Diagnosis and Attribution 2014: Recommendations." Scandinavian Journal of Work, Environment & Health 41 (1): 5–15.

Wright, J. L., P. Cagle, A. Churg, T. V. Colby, and J. Myers. 1992. "Diseases of the Small Airways." The American Review of Respiratory Disease 146 (1): 240–62.

Ye, J., X. Shi, W. Jones, Y. Rojanasakul, N. Cheng, D. Schwegler-Berry, P. Baron, G. J. Deye, C. Li, and V. Castranova. 1999. "Critical Role of Glass Fiber Length in TNF-Alpha Production and Transcription Factor Activation in Macrophages." The American Journal of Physiology 276 (3): L426–34.

Yusa, Toshikazu, Kenzo Hiroshima, Fumikazu Sakai, Takumi Kishimoto, Kazuo Ohnishi, Ikuji Usami, Tetsuyuki Morikawa, et al. 2015. "Significant Relationship between the Extent of Pleural Plaques and Pulmonary Asbestos Body Concentration in Lung Cancer Patients with Occupational Asbestos Exposure." American Journal of Industrial Medicine 58 (4): 444–55.

Zhai, R., M. Jetten, R. P. Schins, H. Franssen, and P. J. Borm. 1998. "Polymorphisms in the Promoter of the Tumor Necrosis Factor-Alpha Gene in Coal Miners." American Journal of Industrial Medicine 34 (4): 318–24.

第 5 章
石棉的致癌机制

Giovanni Gaudino 和 *Haining Yang*

5.1 引言

国家监管文件中使用的"石棉"一词包含 6 种具有商业开采价值的矿物，包括 5 种角闪石（青石棉、阳起石、透闪石、直闪石和铁石棉）和 1 种蛇纹石（温石棉）。然而，自然环境中还存在约 400 种其他矿物，其中许多具有相似的物理化学特性却未受监管，可不受限制地使用（Baumann 和 Carbone，2016）。部分矿物已显现致癌特性，当其在空气中扩散时会对周边人群健康产生影响，这凸显出现行术语体系的局限性（Baumann、Ambrosi 等，2013）。例如，土耳其某些卡帕多奇亚村庄和美国北达科他州的居民都暴露于天然毛沸石纤维中，这种纤维比受管制的石棉更具致癌性，但曾被用于建筑及道路铺设材料（Carbone 等，2007；Carbone 等，2011）。

恶性间皮瘤是一种起源于各种体腔内衬间皮细胞转化的癌症。这种肿瘤最常见的部位是胸膜腔（胸腔），其次是腹膜腔浆膜层（腹腔），偶见于心包膜或睾丸鞘膜的间皮细胞变异。该肿瘤的发生与致癌性矿物纤维（主要为石棉）暴露密切相关（Carbone 和 Yang，2017）。

20 世纪中期，石棉因绝热性能与成本优势被广泛使用，导致发达国家间皮瘤发病率与死亡率显著上升。毒理学体外试验与啮齿类动物研究证实其致癌性后，这些国家相继实施严格管控（美国）或全面禁用（欧洲、澳大利亚）（Carbone 等，2019）。

①石棉致癌机制长期存疑。人类间皮细胞（HM），即发生转化后会形成间皮瘤的细胞，对石棉诱导的细胞死亡具有独特易感性（需要特别指出，啮齿类动物的间皮细胞对石棉诱导的细胞死亡更具抵抗力）。体外试验显示石棉暴露后 HM 在 1～2 周内死亡，这一发现引发关键科学问题：具有细胞毒性的石棉如何导致间皮瘤发生？值得注意的是，人类成纤维细胞等其他细胞类型虽对石棉细胞毒性具有抗性，但石棉并不引发纤维肉瘤。Yang 团队突破的研究发现：当 HM 在肿瘤坏死因子 α（TNF-α）存在条件下接触石棉时（TNF-α 可通过外源性添加或由石棉刺激的巨噬细胞在共培养实验中产生），部分 HM 能存活并形成三维病灶，即接触抑制丧失，这是体外细胞转化的证据（Yang 等，2006）。②该过程由垂死间皮细胞释放的高迁移率族蛋白 B1（HMGB1）介导，继而触发 TNF-α 及其他细胞因子[白细胞介素 6（IL-6）、IL-8]的释放，并激活邻近间皮细胞和巨噬细胞主动分泌 HMGB1 等物质。这些细胞因子协同

促进 HM 存活、增殖与转化（Yang 等，2010），相关综述参见 Chen 等（2017）。这些发现表明，组织内石棉沉积引发的慢性炎症过程是促进石棉致癌和间皮瘤发生的关键因素（Carbone 等，2019）。

本章将系统阐述间皮瘤发生机制，重点探讨致癌矿物纤维对间皮细胞的生物学效应、相关分子应答机制，以及环境致癌纤维与人类基因在肿瘤易感性中的交互作用，即基因 – 环境（G×E）互作的重要意义（Carbone 等，2020）。

5.2　石棉的致癌效应

纤维的理化特性在决定其致癌潜力方面起着至关重要的作用。以往的研究表明，纤维尺寸（dimension）、耐久性（durability）和剂量（dose）（即"三 D"）及其物理性质是关键影响因素（Stanton 等，1977；Mossman，1990；Huang 等，2011）。纤维尺寸与耐久性和剂量有关，影响吸入后的生物利用率。更长、更细的纤维表现出更高的细胞毒性和致突变效力。一项荟萃分析表明，暴露于长度超过 10μm，甚至 20μm 纤维的个体罹患石棉相关疾病的风险显著增加（Barlow 等，2017）。巨噬细胞难以有效地吞噬和清除更大、更长的纤维，导致反复失败的吞噬尝试，这种现象被称为"受挫吞噬"。这一过程会引发纤维周围的炎性细胞释放活性氧（ROS）和活性氮（RNS），这些物质可能发挥致突变活性（Huang 等，2011；Carbone 等，2012）。世界卫生组织在实际操作中将石棉纤维分为两类：短石棉纤维（SAF，长度＜5μm）和长石棉纤维（LAF，长度＞5μm 且直径＜3μm，长宽比＞3∶1），后者是当前监管法规的重点关注对象（Boulanger 等，2014）。此外，暴露后纤维生物持久性的差异会影响肿瘤发生。例如，蛇纹石温石棉纤维的生物持久性较角闪石和毛沸石更短，因此表现出较低的致癌潜力（Bernstein 等，2008）。然而，长期暴露于温石棉纤维仍会导致间皮细胞发生类似的转化（Qi 等，2013）。相反，美国内华达州南部大量存在的纤维状硅酸盐矿物——坡缕石，由于体外试验中表现出较低的细胞毒性和生物持久性，在体内无法诱导致癌。与致癌纤维相比，其诱发炎症的能力显著降低，因此致癌效应减弱（Larson 等，2016）。

5.3　细胞转化与纤维暴露有关

石棉诱发癌症的机制长期以来尚未明确，最初关于纤维通过机械干扰细胞分裂的假说已被明确否定（Carbone 等，2019）。部分研究表明，纤维的化学结构（尤其是铁作为杂质或组成成分的存在）可能在石棉和毛沸石引发的致癌过程中发挥作用（Croce 等，2015）。石棉纤维在组织中的沉积会形成富含铁的大分子聚集体表面（称为石棉小体），促进慢性炎症的发展（Nagai 等，2011）。此外，石棉激活的巨噬细胞会释放活性氧（ROS），这些自由基通过形成 8- 羟基脱氧鸟苷（8-OHdG）加合物间接导致 DNA 损伤（Xu 等，1999）。近期关于铁催化 ROS 生成的研究表明，一种依赖铁的非凋亡性细胞死亡形式，即铁死亡，可能参与了石棉相关致癌机制（Ramos-Nino 等，2008；Toyokuni，2019）。

有研究表明，石棉致癌与其暴露导致的铁积累有关，铁积累导致间皮细胞抵抗铁死亡，并造成 DNA 氧化损伤和基因组改变。所提出的机制涉及铁死亡依赖性细胞外囊泡，其主要成

分为铁蛋白重链 / 轻链，这些囊泡负责将铁从铁死亡巨噬细胞运输至间皮细胞。间皮细胞能够内化这些细胞外囊泡，尤其是在有丝分裂的 S 期和 G2/M 期，从而促进石棉诱导的间皮细胞癌变（Ito 等，2021）。需要指出的是，敲低多聚（rC）结合蛋白 2（PCBP2）［一种胞质铁（Ⅱ）伴侣蛋白］会导致转铁蛋白受体 1（TfR1）和铁蛋白重链（FTH）的表达降低，破坏细胞内铁运输，进而抑制间皮细胞增殖。这一证据表明，PCBP2 可能在间皮细胞癌变过程中调节铁死亡抵抗性（Yue 等，2022）。此外，在携带 *BRCA1* 突变（L63$^{X/+}$）的部分模拟人类间皮瘤特征的大鼠模型中，腹腔注射温石棉或青石棉仅能在 *BRCA1* 单倍剂量不足的动物中诱发间皮瘤，而在野生型动物中则无法诱发。突变大鼠表现出铁代谢紊乱：催化铁水平升高、Ki67 指数增高及对铁死亡的抵抗（Luo 等，2023）。另一个假说源自对日本患者肺组织中提取的含铁蛋白体的化学分析，这些蛋白体显示出异常高浓度的放射性镭，其浓度比海水高出数百万倍。研究者提出，长期持续暴露于镭及其子体核素释放的热点电离辐射可能引发 DNA 损伤和恶性间皮瘤等癌症（Nakamura 等，2009）。

此外，肝细胞生长因子（HGF）可能通过激活 PI3K/MEK5/Fra-1 信号轴参与石棉诱导的癌变（Broaddus 等，1996；Ramos-Nino 等，2008）。在仓鼠模型中，胰岛素样生长因子 1（IGF1）的下调可预防间皮瘤发生（Pass 等，1996）。这些机制与石棉诱发的人类间皮瘤的相关性仍有待证实。

已经确定的是，暴露于石棉纤维会导致人类间皮细胞死亡，这类细胞对纤维细胞毒性尤为敏感。石棉的细胞毒性最初归因于细胞凋亡（Broaddus 等，1996）。后续研究则发现其致病机制主要与炎症介质 TNF-α（Yang 等，2006）及程序性坏死相关（Yang 等，2010）。

石棉暴露会促使间皮细胞释放炎性细胞因子，如 IL-1β、IL-6 和 IL-8，它们在间皮细胞转化中发挥重要作用（Rosenthal 等，1994；Chen 等，2017）。其中 IL-6 通过 JAK-STAT3 通路参与炎症驱动的肿瘤生长。在这一炎症通路中，通过使用 gp130 抑制剂 SC144 对糖蛋白 130（gp130）和 IL-6 受体（IL6R）之间的相互作用进行药理学抑制，可阻断间皮细胞中 STAT3 下游信号传导。在石棉诱导的小鼠癌症模型中，SC144 联合非甾体抗炎药舒林酸和 IL-1 受体拮抗剂阿那白滞素，显著延长了石棉暴露后小鼠的生存期（Kadariya 等，2022）。

微小 RNA（miRNA），即一类调控基因表达并与癌症相关的小分子 RNA，在石棉诱导的致癌机制中的作用也得到了研究。一项体内研究通过微阵列分析、实时 PCR、蛋白质印迹和免疫组化技术，检测了气管内注射石棉的小鼠肺组织中 miRNA 及基因表达变化（Hiraku 等，2021）。研究发现 14 种 miRNA 的表达因暴露于石棉而发生显著改变，其中包括具有强致癌性的 miR-21（Calin 和 Croce，2006），其在温石棉和青石棉暴露后均显著上调。通过 RNA 特征分析预测并经蛋白质印迹和免疫组化验证，miR-21 能够靶向下调抑癌基因 *Pdcd4* 和 *Reck* 的表达。这些发现表明，miR-21 的上调可能是对石棉暴露的早期反应，通过上调致癌基因和下调抑癌基因促进间皮细胞转化（Hiraku 等，2021）。

5.4　HMGB1、慢性炎症和间皮瘤

持续的炎症在石棉诱导的病理发生和肿瘤形成的发展与进程中起着关键作用（Yang 等，2006；Hillegass 等，2010；Yang 等，2010）。在纤维沉积部位形成的促炎微环境，涉及人类

间皮细胞（HM）和巨噬细胞，结合大量矿物纤维的持续存在，使某些 HM 细胞能够逃避细胞死亡，并随后发生致癌转化（Carbone 和 Yang，2017）。研究发现，暴露于青石棉（Yang 等，2010）、温石棉（Qi 等，2013）和毛沸石纤维（Carbone 等，2011）的 HM 中，有相当一部分会通过一种称为"程序性细胞坏死"的调节性坏死形式发生死亡。这种坏死形式可通过纤维沉积部位坏死的 HM 被动释放高迁移率族蛋白 B1（HMGB1）来识别。HMGB1 是一种损伤相关分子模式（DAMP），可促进巨噬细胞的募集，而巨噬细胞又会释放 HMGB1 和多种细胞因子，由于石棉纤维在组织中的持续存在，这一过程启动并维持了慢性炎症反应（Yang 等，2010；Kadariya 等，2016）。鉴于石棉的"区域效应"，其沉积部位周围可能形成多个慢性炎症灶并引发相关间皮增生，因此间皮瘤通常是一种多克隆恶性肿瘤（Comertpay 等，2014）。

HMGB1 可与多种细胞膜受体（包括 RAGE）结合，启动巨噬细胞以激活炎症小体。这一过程通过非活性 NLRP3 的寡聚化、凋亡相关斑点样蛋白（ASC）和半胱天冬酶酶原 -1（procaspase-1）组装形成 NLRP3 炎症小体而实现。然后，NLRP3 炎症小体触发 IL-1β、IL-18、IL-1α、IL-8 和 HMGB1 的释放，建立起一个自分泌的慢性炎症过程（Thompson 等，2018）。在此过程中，TNF-α 的分泌会激活 NF-κB，促进暴露于石棉纤维的 HM 存活。这些存活的 HM 可能会继续增殖并积累基因突变（Carbone 和 Yang，2017）。Ranpirnase 是一种下调 NF-κB 的药物，已在临床试验中开展评估，该药物在小部分间皮瘤患者中显示出治疗效果（Goparaju 等，2011；Nasu 等，2011）。有研究发现，HMGB1 及其介导的慢性炎症在石棉致癌中的作用机制获得多项证据支持：HMGB1 抑制剂或拮抗剂可显著抑制石棉诱导的恶性转化。此外，针对 HMGB1 活性和炎症过程的阿司匹林不仅对间皮瘤有预防作用，还能在使用阿司匹林治疗的间皮瘤异种移植模型中观察到抗肿瘤活性（Yang 等，2015）。此外，体外和体内研究都表明，丙酮酸乙酯作为一种 HMGB1 释放抑制剂和 RAGE 受体表达抑制剂，可显著抑制间皮瘤细胞的生长，进一步支持了 HMGB1 在间皮瘤发病机制中的关键作用（Pellegrini 等，2017）。

相较于正常 HM，间皮瘤细胞中 HMGB1 的表达水平和胞外释放量显著升高，同时竞争性 HMGB1 抑制剂可延缓间皮瘤异种移植物的生长。这些发现从机制层面解释了阿司匹林等抗炎药物的抗癌潜力。虽然 HMGB1 在正常间皮细胞及其他细胞类型中主要定位于细胞核，但在间皮瘤细胞中可同时存在于细胞核和细胞质（Jube 等，2012）。HMGB1 的细胞定位取决于组蛋白乙酰转移酶（HAT）与组蛋白去乙酰化酶（HDAC）活性的动态平衡，两者共同调控 HMGB1 的乙酰化状态（Bonaldi 等，2003；Evankovich 等，2010），此外聚腺苷二磷酸核糖聚合酶 -1（PARP-1）也参与该调控过程（Yang 等，2014）。在间皮瘤中，过度乙酰化的 HMGB1 被主动分泌至胞外微环境，继而通过 RAGE 和 TLR 受体建立自分泌机制，刺激肿瘤细胞增殖、迁移和存活，最终推动间皮瘤进展（Jube 等，2012）。

此外，我们最新研究发现，在石棉暴露后，HMGB1 会从细胞核转位到细胞质，从而触发自噬这一有利于生存的机制，显著提高 HM 在石棉诱导细胞死亡中的存活比例。通过基因沉默抑制 HMGB1 表达可阻断自噬并加剧石棉诱导的 HM 死亡，从而降低石棉介导的 HM 恶性转化。胞质型和胞外型 HMGB1 通过结合 RAGE 受体、调控 mTOR-ULK 信号通路及 Beclin 1 磷酸化促进自噬，进而驱动恶性转化与肿瘤细胞生长，而核内 HMGB1 不参与这些过程。值得注意的是，自噬抑制剂（包括氯喹和抗抑郁药物去甲氯米帕明）可显著增强细胞死亡并减少石棉诱导的恶性转化灶形成（Xue 等，2020）。石棉致癌关键机制，尤其是 HMGB1 在间皮瘤发生中的作用，如图 5.1 所示。

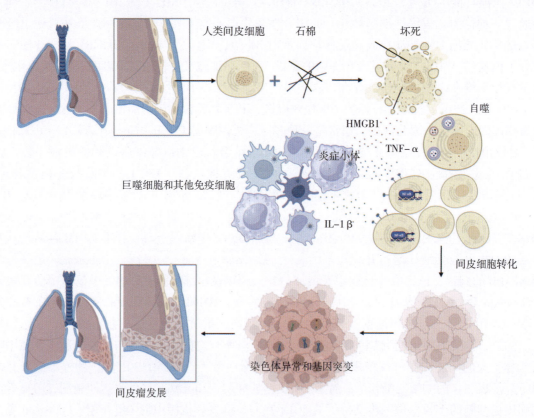

图 5.1　石棉致癌机制和 HMGB1 在间皮瘤发展中的作用示意图（图由 BioRender.com 绘制）

为了确定驱动石棉致癌的胞外型 HMGB1 的主要来源是间皮细胞、炎症细胞或两者共同作用，我们使用两种独特的小鼠模型进行了一项综合研究：条件性间皮细胞 *HMGB1* 基因敲除（Hmgb1$^{\triangle pMeso}$）和条件性髓系细胞 *HMGB1* 基因敲除（Hmgb1$^{\triangle Mylc}$）。我们证实，在石棉暴露导致的炎症早期阶段 HMGB1 主要由间皮细胞释放。这种炎症过程会导致石棉沉积附近的间皮细胞发生非典型增生，并在数年后发展成间皮瘤。间皮细胞特异性敲除 *HMGB1* 基因（Hmgb1$^{\triangle pMeso}$）的小鼠对石棉的炎症反应显著减弱，石棉沉积灶周围 TNF-α 水平极低至检测不到。此外，在这些小鼠的腹腔灌洗液和石棉沉积灶的组织微环境中检测到的 M1 型极化巨噬细胞比例相较于 M2 型巨噬细胞显著升高。这些在间皮细胞中缺乏 HMGB1 表达的 HMGB1$^{\triangle pMeso}$ 小鼠间皮瘤发病率降低、发病时间延迟，生存期也显著延长，这进一步验证了 HMGB1 作为石棉诱导间皮瘤的重要驱动因子（Suarez 等，2023）。

5.5　基因－环境（G×E）相互作用

石棉纤维主要诱导 HM 发生坏死性死亡，其他细胞死亡机制亦有参与（Yang 等，2010；

Affar 和 Carbone，2018）。致癌过程常伴随影响 DNA 修复机制的体细胞基因突变，导致 DNA 损伤累积及携带损伤 DNA 的细胞比例增加。当这些细胞获得生存机制（如间皮瘤中的 HMGB1 通路介导的机制）时，癌症即可能发生。DNA 修复基因和其他基因的遗传性突变可能会进一步增加对环境致癌物质的易感性（Carbone 等，2018）。当前研究通过整合遗传学与环境暴露分析，系统探讨基因 – 环境交互作用（Carbone 等，2019）。

染色体碎裂是一种灾难性的随机事件，表现为单个或多个染色体断裂后随机重组，引发 DNA 序列错误重排或缺失，与癌细胞基因组突变水平升高相关。衰老相关的遗传损伤积累和 / 或致癌物暴露可能促进染色体碎裂发生。染色体碎裂会引起显著的基因组改变，可能导致癌基因激活和肿瘤抑制基因失活，从而加速癌症发展（Ly 和 Cleveland，2017）。2016 年，Yoshikawa 等在大多数研究的人类间皮瘤样本中发现了染色体碎裂现象。具体而言，Yoshikawa 团队在人类间皮瘤活检组织 DNA 中发现了非连续的双等位基因组改变，这种特殊改变只能通过染色体碎裂机制进行解释（Yoshikawa 等，2016）。后续多项研究证实该发现，并提出染色体碎裂可形成新抗原，部分新抗原可作为免疫治疗的靶点（Yoshikawa 等，2016；Mansfield 等，2019；Oey 等，2019）。

在人类间皮瘤中，参与 DNA 修复、细胞周期调控与凋亡的多个抑癌基因常发生突变。最常见的体细胞突变是 *BAP1* 基因双等位失活，导致超过 60% 的间皮瘤病例出现核染色缺失（免疫组化检测）（Nasu 等，2015）。早期研究采用二代测序（NGS）与 Sanger 测序检测体细胞 *BAP1* 突变，其真实发生率被低估至约 22%（Bott 等，2011；Testa 等，2011）。后续研究结合多重连接探针扩增技术（MLPA）、高密度比较基因组杂交芯片（CGH 阵列）芯片与免疫组化等综合方法，发现 *BAP1* 失活率可达 60% 以上。此差异源于 300 ～ 3000kb 的大片段 DNA 缺失无法被 Sanger 测序与 NGS［专为检测核苷酸水平突变（如点突变）设计］识别。这些缺失是通过 MLPA 与 CGH 阵列检测到的，但会遗漏点突变。值得注意的是，免疫组化是检测 *BAP1* 突变最可靠的方法，因 90% 以上的失活突变由截短突变引起（Nasu 等，2015）。由于 BAP1 蛋白的核定位信号位于羧基末端，几乎所有突变均导致核染色缺失（Carbone 等，2020）。目前 BAP1 免疫染色已成为全球病理实验室诊断间皮瘤的常规手段（Carbone 等，2016；Carbone 等，2022）。

第二常见的遗传学改变是 9p21 位点纯合缺失，会影响两个抑癌基因，即 *p16INK4a* 与 *p14ARF* 的转录。*p16INK4a* 缺失阻滞细胞分裂，而 p14ARF 的缺失则会抑制 p53 的泛素化，从而促进 NF2$^{+/-}$ 基因敲除小鼠的细胞凋亡（Altomare 等，2005）。全外显子测序显示，高达 45% 的原发性胸膜间皮瘤存在 9p21 区域或 *CDKN2A/p16INK4a* 缺失（Guo 等，2015）。*p16* 基因失活与不良临床预后相关（Singhi 等，2016）。*p14ARF* 低表达的转基因小鼠对石棉致癌的易感性显著增加（Jongsma 等，2008）。

Hippo 信号通路中间体的基因改变在间皮瘤中尤为突出。位于该通路上游的调控因子神经纤维瘤病 2 型（NF2）/Merlin 在高达 50% 的恶性间皮瘤中失活（Lo Iacono 等，2014；Guo 等，2015）。但 Lo Iacono 等研究发现，92% 的 *NF2* 突变间皮瘤活检样本仍通过免疫组化表达 NF2 蛋白，提示需要重新审视 *NF2* 突变的生物学意义（Carbone 等，2015）。此外，杂合性 NF2$^{+/-}$ 小鼠对石棉暴露更敏感，较野生型小鼠更早发生肿瘤。NF2 功能障碍导致 Hippo 通路中的 Yes 相关蛋白（YAP）与含 WW 结构域的转录调节因子（WWTR1/TAZ）在核内累积。在石棉纤维引发的炎症环境下，核内 YAP/TAZ 复合体形成进一步增强，从而激活多个原癌基因表达并促进肿瘤细胞存活（Altomare 等，2005；Rehrauer 等，2018；Sat 等，2018）。间皮瘤细胞中 TAZ 活性显著高于正常间皮细胞，通过基因沉默抑制 TAZ 表达，可显著抑制肿瘤细胞生长、迁移与侵袭能力，这些恶性表型在转导活性 TAZ 的间皮细胞中同样能被诱导。白介素 1（IL-1）信号传导是 TAZ 促进增殖的必要条件，通过基因敲除或拮抗剂抑制 IL-1 活性可逆转肿瘤表型（Matsushita 等，2019）。最新研究表明，*NF2* 参与间皮细胞 Hippo 通路的机械传感功能，其缺失导致 YAP/TAZ 介导的锚定非依赖性细胞生长（Cunningham 等，2023）。此外，其他多个基因亦被证实参与间皮瘤进展（Ivanov 等，2009）。

5.6 *BAP1* 基因的作用

流行病学研究表明，在长期高剂量接触石棉的人群中，间皮瘤发病率可达 5%～10%（Carbone 等，2019；Carbone 等，2023）。土耳其卡帕多西亚地区因毛沸石纤维暴露引发的间皮瘤流行研究揭示重要遗传机制——当地村民间皮瘤发病率异常高（约 50% 村民罹患并死于该病），且易感性通过孟德尔常染色体显性遗传模式传递。此外，对两个间皮瘤发病率同样很高但没有职业石棉暴露史的无血缘关系的美国家庭进行的研究发现，3p21 染色体上的基因频繁异常，由此鉴定出与间皮瘤及葡萄膜黑色素瘤常染色体显性遗传相关的种系 *BAP1* 突变（Roushdy-Hammady 等，2001；Carbone 等，2001；Carbone 等，2007；Testa 等，2011；Wiesner 等，2011），研究还发现一类特殊黑色素细胞性 BAP1 相关皮内肿瘤（MBAIT），其组织学与分子特征显著区别于其他梭形细胞结节（Carbone 等，2012）。

使用 Bap1[+/-] 杂合子小鼠进行的动物研究表明，与野生型 Bap1 小鼠相比，这些动物发生间皮瘤的概率显著升高，而且即使它们暴露于剂量低得多的石棉纤维中仍可诱发肿瘤，而这些石棉纤维通常不会诱发 Bap1 野生型小鼠的间皮瘤（Napolitano 等，2016）。这项研究清楚地表明，*BAP1* 的缺失会增加石棉致癌的易感性。BAP1 最初被定性为一种具有去泛素化酶活性的核蛋白，参与染色质重塑、DNA 双链断裂修复和通过自身去泛素化促进核定位。最新研究揭示其核质双重功能：在核内，BAP1 作为多蛋白转录调控复合体成员，通过调控代谢、线粒体功能与细胞增殖发挥抑癌作用；在胞质中，BAP1 通过去泛素化稳定Ⅲ型肌醇 1，4，5-三磷酸受体（IP3R3），促使内质网向线粒体释放 Ca^{2+}，进而诱导凋亡。BAP1 表达水平降低导致 DNA 修复与凋亡应答受损，筛选出致癌突变细胞并促进肿瘤发生。此外，胞质 BAP1 减少可诱发瓦氏效应（即有氧糖酵解代谢重编程），加速肿瘤进展（Carbone 等，2013；Ismail 等，2014；Lee 等，2014；Yu 等，2014；Bononi 等，2017；Bononi 等，2017）。

遗传性 *BAP1* 突变显著增加多种肿瘤易感性，按发生频率依次包括间皮瘤、葡萄膜黑色素瘤、皮肤黑色素瘤、透明细胞肾细胞癌、乳腺癌、基底细胞癌、胆管癌及横纹肌样脑膜瘤（一种特殊类型的侵袭性脑膜瘤）（Hu 等，2022）等（Carbone 等，2020）。约有 25% 的 *BAP1* 基因突变携带者会罹患多种癌症，这些癌症的侵袭性远远低于散发病例（Carbone 等，2022）。对 *BAP1* 基因种系突变和 BAP1 癌症综合征临床表现的全球综合基因组调查显示，核心综合征相关肿瘤在相当一部分的受检家族中普遍存在（Carbone 等，2012；Njauw 等，2012；Pena-Llopis 等，2012；Popova 等，2013；Abdel-Rahman 等，2011；Murali 等，2013；

Pilarski 等，2014；Baumann 等，2015；de la Fouchardiere 等，2015；Wadt 等，2015；Rai 等，2016；Shankar 等，2017；Kittaneh 和 Berkelhammer，2018；Panou 等，2018；Walpole 等，2018；Carbone 等，2015）。

5.7　HMGB1 和 BAP1 在肿瘤发生过程中相互配合

最新研究发现，间皮瘤中最常失活的 *BAP1* 基因与石棉诱导间皮瘤的关键蛋白 HMGB1 存在相互作用。BAP1 可与 HMGB1 及 HDAC1 形成三聚体蛋白复合物。通过邻近连接技术（PLA）对比 *BAP1*[+/-] 携带者与正常 *BAP1* 等位基因个体的原代成纤维细胞，发现 BAP1 与 HMGB1 在细胞核内存在相互作用。免疫共沉淀（Co-IP）、表面等离子共振（SPR）及计算建模进一步验证 BAP1 通过特定结构域与 HMGB1 结合，并证实 BAP1 通过去泛素化稳定 HDAC1，从而调控 HMGB1 乙酰化水平、细胞定位及其活性。最终研究确认，BAP1 以不依赖 DNA 的方式同时结合 HMGB1 与 HDAC1（Novelli 等，2021）。此外，与 BAP1 正常的成纤维细胞相比，*BAP1*[+/-] 成纤维细胞核外乙酰化 HMGB1 显著增加而核内水平降低，在 THP-1 分化巨噬细胞中也观察到了类似的结果。在 *BAP1* 突变的细胞中，乙酰化 HMGB1 水平的升高促进了恶性转化和肿瘤发生。*BAP1* 表达水平的降低增强了石棉诱导的 HMGB1 体外转化，证明了基因与环境之间的相互作用。值得注意的是，BAP1 不会使 HMGB1 去泛素化，也不会影响 HMGB1 蛋白的总量、mRNA 水平或稳定性，而 *BAP1*[+/-] 细胞中 HDAC1 核活性的降低会导致 HMGB1 过度乙酰化和胞外释放。

总之，BAP1 同时与 HMGB1 和 HDAC1 相互作用，促进三聚体复合物的稳定结合。由于种系突变导致的 *BAP1* 水平降低会导致 HDAC1 泛素化降解升高，增加乙酰化 HMGB1 的释放，从而促进炎症反应和间皮细胞转化（Novelli 等，2021）。

该发现从分子机制层面揭示了 *BAP1* 突变、石棉诱导慢性炎症与间皮瘤发生之间的基因 – 环境（G×E）交互作用。

5.8　其他易致石棉致癌和间皮瘤的易感基因

后续研究聚焦于癌症患者（尤其具有家族遗传高易感性个体）的基因型分析，旨在鉴定可能参与间皮瘤等肿瘤发生的其他遗传性基因变异（Yoshikawa 等，2015；Panou 等，2018；Pastorino 等，2018）。

我们对两个间皮瘤高发家族进行了全基因组测序，包括来自土耳其 4 个多病例家族的 10 名患者。在其中一个家族中，母子均携带 Bloom 综合征基因（*BLM*）罕见突变（c.569_570del；p.R191Kfs*4），癌细胞中 BLM 蛋白表达缺失提示双等位基因失活，受累成员均发展为间皮瘤。另一美国家族则存在不同 *BLM* 突变（c.569_570del；p.R191Kfs*4），该突变存在于 1 例患者及其 2 名同胞。计算生物学分析预测两种突变均具有致病性（Bononi 等，2020）。Bloom 综合征以生长迟缓、光敏性、2 型糖尿病及多癌高发为特征。BLM 作为 RecQ 解旋酶参与 DNA 复制、双链断裂（DSB）修复及 p53 通路介导的凋亡。*BLM* 双等位突变导致常染色体隐性遗传病，因 DNA 修复与凋亡缺陷显著增加肿瘤易感性（Carbone 等，2020）。

体外试验显示，*BLM* 杂合突变引发基因组不稳定性。单功能 *BLM* 等位基因小鼠的间皮细胞在石棉暴露后微核累积增多。*BLM* 沉默并暴露石棉的 HM 细胞中，DNA 损伤标志物 H2A.X 磷酸化受阻，修复缺陷导致 DSB 累积。值得注意的是，BLM 沉默的巨噬细胞及石棉注射的 *Blm*[+/-] 小鼠中 TNF-α 释放增加，腹腔 M1 型巨噬细胞比例升高。综上，现有证据表明 BLM 杂合突变会提升间皮瘤发病风险，这种风险既可能通过与石棉暴露产生协同作用，也可能独立致瘤（如临床观察所见）（Bononi 等，2020）。

最近，对 264 名散发性间皮瘤患者进行的种系分析表明，8 种可能致病的 *BARD1* 基因变异与间皮瘤相关。在接触石棉纤维的细胞中，BARD1 水平降低或突变型 *BARD1* 表达会增强基因组不稳定性与 DNA 损伤，同时保护细胞免于死亡。这些结果提示杂合性 *BARD1* 种系突变可能增加个体患间皮瘤的风险，并提高对石棉致癌作用的易感性（Novelli 等，2024）。

研究还发现间皮瘤患者携带其他具有高 CADD 评分（＞15）的潜在致病变异，包括 *BRCA1*、*BRCA2*、*TP53*、*ATM* 等经典抑癌基因的致病突变——这些基因突变已知会导致多种癌症易感性，以及大量临床意义待验证的突变（Betti 等，2016；Betti 等，2018；Panou 等，2018；Pastorino 等，2018；Hassan 等，2019；Panou 和 Roe，2020；Mitchell 等，2023）。有时，同一患者存在多重种系突变，这提出了关于间皮瘤发病机制中 G×G 相互作用的问题。此外，如 TP53 致病种系突变携带者所示，治疗性放射及 CT 扫描等影像辐射可能增加 BAP1 及其他 DNA 修复相关基因致病突变携带者（包括间皮瘤在内）的患癌风险（G×E 相互作用）。仓鼠模型及体外试验证实，SV40 病毒感染与石棉暴露共同作用会显著增强石棉致癌性，并促进人类间皮细胞体外恶性转化，提示生物感染因子与石棉的共致癌效应（Kroczynska 等，2006；Qi 等，2011）。这些发现可能对人类间皮瘤的发展具有重要意义，但仍需要验证（Carbone 等，2000；Carbone 和 Pass，2004；Carbone 等，2020）。

5.9　结论

间皮瘤源于覆盖体腔的膜层转化间皮细胞，在很大程度上与接触石棉有关。法定术语"石棉"包括 6 种矿物，但自然界存在约 400 种类似矿物，其中一部分（如毛沸石）可能致癌性更强（Carbone 等，2011；Baumann 等，2013）。基于纤维化学特性的石棉致癌机制包括：石棉小体中的铁含量通过促进慢性炎症诱发癌变（Nagai 等，2011）；石棉激活巨噬细胞产生活性氧（ROS），形成 8-羟基脱氧鸟苷（8-OHdG）加合物（Xu 等，1999）。

TNF-α 介导与石棉相关炎症的致病机制（Yang 等，2006），并通过抑制程序性坏死促进间皮细胞存活，推动肿瘤发生（Yang 等，2010）。石棉暴露还可诱导 IL-1β 与 IL-6 释放，促进小鼠间皮细胞转化。其中 IL-6 通过 JAK-STAT3 通路支持炎症驱动的肿瘤生长，抑制 IL-1/IL6R 通路可延长石棉暴露小鼠生存期（Kadariya 等，2022），但需要人类细胞实验验证其临床价值。

慢性炎症是石棉致病和肿瘤发生的关键驱动因素。在纤维沉积部位，会形成一种由间皮细胞和巨噬细胞参与的促炎症微环境。由于矿物纤维在组织中的持续存在，慢性炎症使部分间皮细胞逃逸死亡，这些损伤细胞可能发生恶性转化（Carbone 和 Yang，2017）。暴露于青石棉、温石棉和毛沸石的间皮细胞发生程序性坏死，释放高迁移率族蛋白 B1（HMGB1）——一种损伤相关分子模式（DAMP），会促使巨噬细胞聚集，并使慢性炎症持续存在（Yang 等，2010；Kadariya 等，2016 年）。这一过程涉及通过将无活性的 NLRP3、凋亡相关斑点样蛋白（ASC）和半胱天冬酶原 –1 聚集在一起，形成 NLRP3 炎症小体。结果，NLRP3 炎症小体促使 IL-1β、IL-18、IL-1α、IL-8 和 HMGB1 分泌，从而在细胞内引发一个自我维持的慢性炎症过程（Thompson 等，2018）。在间皮瘤中，HMGB1 发生高度乙酰化，因此它从细胞核释放到细胞质中，在细胞质中诱导自噬（Xue 等，2020 年）；释放到细胞外时，HMGB1 会激活晚期糖基化终末产物受体（RAGE）和 Toll 样受体（TLR），促进肿瘤细胞增殖、迁移和存活（Jube 等，2012）。

阿司匹林的抗 HMGB1 功能在异种移植模型中展现的间皮瘤预防与抗肿瘤活性（Yang 等，2015），以及抑制 HMGB1 释放和阻断 RAGE 信号的丙酮酸乙酯也能抑制间皮瘤的生长的实验证据（Pellegrini 等，2017），均支持 HMGB1 相关炎症在间皮瘤发病中的核心作用。这些发现基于原代人类间皮细胞的实验，并在小鼠模型中得到了验证。间皮细胞特异性敲除 HMGB1 小鼠进一步验证其核心作用：KO 小鼠炎症反应减弱、TNF-α 水平降低、巨噬细胞表型改变，间皮瘤发病率延迟降低且生存期延长（Suarez 等，2023）。

间皮瘤的发生还可能涉及基因 – 环境（G × E）交互作用：DNA 修复基因种系突变可增强对环境致癌物（如石棉、治疗性辐射）的易感性。因此，与 TP53 突变携带者类似，BAP1 种系突变携带者应优先采用超声或 MRI 进行早期肿瘤筛查而非 CT，以避免辐射诱发恶性肿瘤的风险。

遗传损伤累积可能引发染色体碎裂，该事件多数导致细胞死亡，少数产生恶性克隆。间皮瘤中广泛存在染色体碎裂相关的非连续性双等位基因改变，提示其可能是驱动间皮瘤发展的共性机制。针对是否可利用染色体碎裂产生的新抗原开展靶向治疗的研究正在进行（Yoshikawa 等，2016；Mansfield 等，2019）。

流行病学证实仅少数长期石棉暴露者罹患间皮瘤，提示间皮瘤易感性存在遗传性（Roushdy-Hammady 等，2001）。美国两个无职业暴露史的高发家系研究证实，由于单倍体剂量不足，其发病与常染色体显性遗传的 BAP1 种系突变相关（Testa 等，2011）。BAP1 作为多功能去泛素化酶，在细胞核与质中调控转录、代谢与 DNA 修复（Carbone 等，2013）。种系截短突变致 BAP1 水平降低时，DNA 修复缺陷（Ismail 等，2014；Yu 等，2014）与线粒体 Ca^{2+} 释放障碍共同抑制凋亡并促癌（Bononi 等，2017）；胞质 BAP1 减少还可诱发瓦氏效应，增强有氧糖酵解（Bononi、Yang 等，2017）。

因此，大量证据表明，BAP1 和 HMGB1 是石棉暴露后间皮细胞恶性转化和间皮瘤发病过程中的关键调控因子。需要注意的是，BAP1 能协调与 HMGB1-HDAC1 形成稳定的三聚体复合物，降低 BAP1 水平的突变会引发 HDAC1 泛素化降解增加，进而促使 HMGB1 过度乙酰化及其释放增加，最终驱动石棉相关炎症与间皮细胞转化（Novelli 等，2021；Carbone 等，2023）。

通过遗传谱分析研究发现，其他基因的遗传性改变可能增加间皮瘤易感性。对多例间皮瘤家族患者进行的全基因组测序揭示了与间皮瘤易感性相关的罕见杂合致病突变，如 BLM 基因突变（Bononi 等，2020）。随着研究的不断深入，预计将发现更多影响间皮瘤发病风险的遗传因素。

除 BAP1 外，间皮瘤中常见多个参与 DNA 修复、细胞周期调控及凋亡的抑癌基因突变。

9p21 位点缺失影响 *p16INK4a* 与 *p14ARF* 抑癌基因，是普遍的遗传学改变。*p16INK4a* 缺失阻滞细胞分裂，而 *p14ARF* 缺失抑制 p53 泛素化促进凋亡（Altomare 等，2011）。间皮瘤中 *p16INK4a* 缺失与不良预后相关。转基因小鼠中的 p14ARF 水平改变会影响石棉诱发的癌变过程（Jongsma 等，2008；Husain 等，2018）。

神经纤维瘤病 2 型（NF2）/Merlin 作为 Hippo 通路调控因子在间皮瘤中常失活。啮齿类细胞实验表明，NF2 功能障碍及石棉诱导的炎症环境会导致 YAP/TAZ 累积，促进肿瘤细胞存活（Altomare 等，2005；Rehrauer 等，2018；Sato 等，2018）。最新研究揭示 NF2 参与间皮细胞中 Hippo 通路的机械传感功能，其缺失引发 YAP/TAZ 介导的非锚定依赖性生长（Cunningham 等，2023）。但免疫组化检测显示 92% 的 *NF2* 突变活检样本仍存在 *NF2* 蛋白持续表达，这对 NF2 突变在人类间皮瘤中的临床意义提出了质疑（Lo Iacono 等，2014）。这一问题需要通过人类间皮瘤功能研究来进一步阐明。

总之，绝大多数间皮瘤由石棉或其他致癌矿物纤维（较为少见）暴露引发。石棉及矿物纤维的致癌机制与沉积部位引发的慢性炎症密切相关，这一过程主要由胞外释放的 HMGB1 蛋白驱动。除胞外活性外，胞质 HMGB1 还能激活自噬——该生存机制使部分间皮细胞在石棉暴露中存活并累积遗传损伤，最终可能导致染色体碎裂，尤其当 BAP1/CDKN2A 失活时，还能导致恶性克隆形成。*BAP1* 种系突变及其他较少见的抑癌基因突变会导致家族性间皮瘤，此类个体暴露于石棉或治疗性辐射时，可能通过 G×E 相互作用诱发间皮瘤。

石棉纤维诱导间皮细胞发生程序性坏死，释放 HMGB1 至胞外作为促炎因子募集巨噬细胞等炎症细胞。NLRP3 炎症小体激活的巨噬细胞分泌 TNF-α、IL-1β 等细胞因子，在石棉沉积灶周围形成持续性炎症微环境，并通过激活 NF-κB 通路促进间皮细胞存活。此外，石棉诱导 HMGB1 的细胞质转位，进而引发自噬，从而增加携带石棉所致遗传损伤的增殖性间皮细胞池，经长期累积最终导致恶性转化与间皮瘤的发生。

参考文献

Abdel-Rahman, M. H., R. Pilarski, C. M. Cebulla, J. B. Massengill, B. N. Christopher, G. Boru, P. Hovland and F. H. Davidorf (2011). "Germline BAP1 mutation predisposes to uveal melanoma, lung adenocarcinoma, meningioma, and other cancers." J Med Genet 48(12): 856–859.

Affar, E. B. and M. Carbone (2018). "BAP1 regulates different mechanisms of cell death." Cell Death Dis 9(12): 1151.

Altomare, D. A., C. W. Menges, J. Xu, J. Pei, L. Zhang, A. Tadevosyan, E. Neumann-Domer, Z. Liu, M. Carbone, I. Chudoba, A. J. Klein-Szanto and J. R. Testa (2011). "Losses of both products of the Cdkn2a/Arf locus contribute to asbestos-induced mesothelioma development and cooperate to accelerate tumorigenesis." PLoS One 6(4): e18828.

Altomare, D. A., C. A. Vaslet, K. L. Skele, A. De Rienzo, K. Devarajan, S. C. Jhanwar, A. I. McClatchey, A. B. Kane and J. R. Testa (2005). "A mouse model recapitulating molecular features of human mesothelioma." Cancer Res 65(18): 8090–8095.

Barlow, C. A., M. Grespin and E. A. Best (2017). "Asbestos fiber length and its relation to disease risk." Inhal Toxicol 29(12–14): 541–554.

Baumann, F., J. P. Ambrosi and M. Carbone (2013). "Asbestos is not just asbestos: An unrecognised health hazard." Lancet Oncol 14(7): 576–578.

Baumann, F., B. J. Buck, R. V. Metcalf, B. T. McLaurin, D. J. Merkler and M. Carbone (2015). "The presence of asbestos in the natural environment is likely related to mesothelioma in young individuals and women from Southern Nevada." J Thorac Oncol 10(5): 731–737.

Baumann, F. and M. Carbone (2016). "Environmental risk of mesothelioma in the United States: An emerging concern-epidemiological issues." J Toxicol Environ Health B 19(5–6): 231–249.

Bernstein, D. M., K. Donaldson, U. Decker, S. Gaering, P. Kunzendorf, J. Chevalier and S. E. Holm (2008). "A biopersistence study following exposure to chrysotile asbestos alone or in combination with fine particles." Inhal Toxicol 20(11): 1009–1028.

Betti, M., A. Aspesi, A. Biasi, E. Casalone, D. Ferrante, P. Ogliara, L. C. Gironi, R. Giorgione, P. Farinelli, F. Grosso, R. Libener, S. Rosato, D. Turchetti, A. Maffe, C. Casadio, V. Ascoli, C. Dianzani, E. Colombo, E. Piccolini, M. Pavesi, S. Miccoli, D. Mirabelli, C. Bracco, L. Righi, R. Boldorini, M. Papotti, G. Matullo, C. Magnani, B. Pasini and I. Dianzani (2016). "CDKN2A and BAP1 germline mutations predispose to melanoma and mesothelioma." Cancer Lett 378(2): 120–130.

Betti, M., A. Aspesi, D. Ferrante, M. Sculco, L. Righi, D. Mirabelli, F. Napoli, M. Rondon-Lagos, E. Casalone, F. Vignolo Lutati, P. Ogliara, P. Bironzo, C. L. Gironi, P. Savoia, A. Maffe, S. Ungari, F. Grosso, R. Libener, R. Boldorini, M. Valiante, B. Pasini, G. Matullo, G. Scagliotti, C. Magnani and I. Dianzani (2018). "Sensitivity to asbestos is increased in patients with mesothelioma and pathogenic germline variants in BAP1 or other DNA repair genes." Genes Chromosomes Cancer 57(11): 573–583.

Bonaldi, T., F. Talamo, P. Scaffidi, D. Ferrera, A. Porto, A. Bachi, A. Rubartelli, A. Agresti and M. E. Bianchi (2003). "Monocytic cells hyperacetylate chromatin protein HMGB1 to redirect it towards secretion." EMBO J 22(20): 5551–5560.

Bononi, A., C. Giorgi, S. Patergnani, D. Larson, K. Verbruggen, M. Tanji, L. Pellegrini, V. Signorato, F. Olivetto, S. Pastorino, M. Nasu, A. Napolitano, G. Gaudino, P. Morris, G. Sakamoto, L. K. Ferris, A. Danese, A. Raimondi, C. Tacchetti, S. Kuchay, H. I. Pass, E. B. Affar, H. Yang, P. Pinton and M. Carbone (2017). "BAP1 regulates IP3R3-mediated Ca(2+) flux to mitochondria suppressing cell transformation." Nature 546(7659): 549–553.

Bononi, A., K. Goto, G. Ak, Y. Yoshikawa, M. Emi, S. Pastorino, L. Carparelli, A. Ferro, M. Nasu, J. H. Kim, J. S. Suarez, R. Xu, M. Tanji, Y. Takinishi, M. Minaai, F. Novelli, I. Pagano, G. Gaudino, H. I. Pass, J. Groden, J. J. Grzymski, M. Metintas, M. Akarsu, B. Morrow, R. Hassan, H. Yang and M. Carbone (2020). "Heterozygous germline BLM mutations increase susceptibility to asbestos and mesothelioma." Proc Natl Acad Sci U S A 117(52): 33466–33473.

Bononi, A., H. Yang, C. Giorgi, S. Patergnani, L. Pellegrini, M. Su, G. Xie, V. Signorato, S. Pastorino, P. Morris, G. Sakamoto, S. Kuchay, G. Gaudino, H. I. Pass, A. Napolitano, P. Pinton, W. Jia and M. Carbone (2017). "Germline BAP1 mutations induce a Warburg effect." Cell Death Differ 24(10): 1694–1704.

Bott, M., M. Brevet, B. S. Taylor, S. Shimizu, T. Ito, L. Wang, J. Creaney, R. A. Lake, M. F. Zakowski, B. Reva, C. Sander, R. Delsite, S. Powell, Q. Zhou, R. Shen, A. Olshen, V. Rusch and M. Ladanyi (2011). "The nuclear deubiquitinase BAP1 is commonly inactivated by somatic mutations and 3p21.1 losses in malignant pleural mesothelioma." Nat Genet 43(7): 668–672.

Boulanger, G., P. Andujar, J. C. Pairon, M. A. Billon-Galland, C. Dion, P. Dumortier, P. Brochard, A. Sobaszek, P. Bartsch, C. Paris and M. C. Jaurand (2014). "Quantification of short and long asbestos fibers to assess asbestos exposure: A review of fiber size toxicity." Environ Health 13: 59-76.

Broaddus, V. C., L. Yang, L. M. Scavo, J. D. Ernst and A. M. Boylan (1996). "Asbestos induces apoptosis of human and rabbit pleural mesothelial cells via reactive oxygen species." J Clin Invest 98(9): 2050–2059.

Calin, G. A. and C. M. Croce (2006). "MicroRNA signatures in human cancers." Nat Rev Cancer 6(11): 857–866.

Carbone, M., P. S. Adusumilli, H. R. J. Alexander, P. Baas, F. Bardelli, A. Bononi, R. Bueno, E. Felley-Bosco, F. Galateau-Salle, D. Jablons, A. S. Mansfield, M. Minaai, M. de Perrot, P. Pesavento, V. Rusch, D. T. Severson, E. Taioli, A. Tsao, G. Woodard, H. Yang, M. G. Zauderer and H. I. Pass (2019). "Mesothelioma: Scientific clues for prevention, diagnosis, and therapy." CA Cancer J Clin 69(5): 402–429.

Carbone, M., I. Amelio, E. B. Affar, J. Brugarolas, L. A. Cannon-Albright, L. C. Cantley, W. K. Cavenee, Z. Chen, C. M. Croce, A. Andrea, D. Gandara, C. Giorgi, W. Jia, Q. Lan, T. W. Mak, J. L. Manley, K. Mikoshiba, J. N. Onuchic, H. I. Pass, P. Pinton, C. Prives, N. Rothman, S. M. Sebti, J. Turkson, X. Wu, H. Yang, H. Yu and G. Melino (2018). "Consensus report of the 8 and 9th Weinman Symposia on Gene x Environment Interaction in carcinogenesis: Novel opportunities for precision medicine." Cell Death Differ 25(11): 1885–1904.

Carbone, M., S. T. Arron, B. Beutler, A. Bononi, W. Cavenee, J. E. Cleaver, C. M. Croce, A. D'Andrea, W. D. Foulkes, G. Gaudino, J. L. Groden, E. P. Henske, I. D. Hickson, P. M. Hwang, R. D. Kolodner, T. W. Mak, D. Malkin, R. J. Monnat Jr., F. Novelli, H. I. Pass, J. H. Petrini, L. S. Schmidt and H. Yang (2020). "Tumour predisposition and cancer syndromes as models to study gene-environment interactions." Nat Rev Cancer 20(9): 533–549.

Carbone, M., Y. I. Baris, P. Bertino, B. Brass, S. Comertpay, A. U. Dogan, G. Gaudino, S. Jube, S. Kanodia, C. R. Partridge, H. I. Pass, Z. S. Rivera, I. Steele, M. Tuncer, S. Way, H. Yang and A. Miller (2011). "Erionite exposure in North Dakota and Turkish villages with mesothelioma." Proc Natl Acad Sci U S A 108(33): 13618–13623.

Carbone, M., S. Emri, A. U. Dogan, I. Steele, M. Tuncer, H. I. Pass and Y. I. Baris (2007). "A mesothelioma epidemic in Cappadocia: Scientific developments and unexpected social outcomes." Nat Rev Cancer 7(2): 147–154.

Carbone, M., L. K. Ferris, F. Baumann, A. Napolitano, C. A. Lum, E. G. Flores, G. Gaudino, A. Powers, P. Bryant-Greenwood, T. Krausz, E. Hyjek, R. Tate, J. Friedberg, T. Weigel, H. I. Pass and H. Yang (2012). "BAP1 cancer syndrome: Malignant mesothelioma, uveal and cutaneous melanoma, and MBAITs." J Transl Med 10: 179-185.

Carbone, M., E. G. Flores, M. Emi, T. A. Johnson, T. Tsunoda, D. Behner, H. Hoffman, M. Hesdorffer, M. Nasu, A. Napolitano, A. Powers, M. Minaai, F. Baumann, P. Bryant-Greenwood, O. Lauk, M. B. Kirschner, W. Weder, I. Opitz, H. I. Pass, G. Gaudino, S. Pastorino and H. Yang (2015). "Combined genetic and genealogic studies uncover a large BAP1 cancer syndrome kindred tracing back nine generations to a common ancestor from the 1700s." PLoS Genet 11(12): e1005633.

Carbone, M., G. Gaudino and H. Yang (2015). "Recent insights emerging from malignant mesothelioma genome sequencing." J Thorac Oncol 10(3): 409–411.

Carbone, M., A. Gazdar and J. S. Butel (2020). "SV40 and human mesothelioma." Transl Lung Cancer Res 9(Suppl 1): S47–S59.

Carbone, M., J. W. Harbour, J. Brugarolas, A. Bononi, I. Pagano, A. Dey, T. Krausz, H. I. Pass, H. Yang and G. Gaudino (2020). "Biological mechanisms and clinical significance of BAP1 mutations in human cancer." Cancer Discov 10(8): 1103–1120.

Carbone, M., B. H. Ly, R. F. Dodson, I. Pagano, P. T. Morris, U. A. Dogan, A. F. Gazdar, H. I. Pass and H. Yang (2012). "Malignant mesothelioma: Facts, myths, and hypotheses." J Cell Physiol 227(1): 44–58.

Carbone, M., M. Minaai, Y. Takinishi, I. Pagano and H. Yang (2023). "Preventive and therapeutic opportunities: Targeting BAP1 and/or HMGB1 pathways to diminish the burden of mesothelioma." J Transl Med 21(1): 749–757.

Carbone, M. and H. I. Pass (2004). "Multistep and multifactorial carcinogenesis: When does a contributing factor become a carcinogen?" Semin Cancer Biol 14(6): 399–405.

Carbone, M., H. I. Pass, G. Ak, H. R. Alexander Jr.,, P. Baas, F. Baumann, A. M. Blakely, R. Bueno, A. Bzura, G. Cardillo, J. E. Churpek, I. Dianzani, A. De Rienzo, M. Emi, S. Emri, E. Felley-Bosco, D. A. Fennell, R. M. Flores, F. Grosso, N. K. Hayward, M. Hesdorffer, C. D. Hoang, P. A. Johansson, H. L. Kindler, M. Kittaneh,

T. Krausz, A. Mansfield, M. Metintas, M. Minaai, L. Mutti, M. Nielsen, K. O'Byrne, I. Opitz, S. Pastorino, F. Pentimalli, M. de Perrot, A. Pritchard, R. T. Ripley, B. Robinson, V. Rusch, E. Taioli, Y. Takinishi, M. Tanji, A. S. Tsao, A. M. Tuncer, S. Walpole, A. Wolf, H. Yang, Y. Yoshikawa, A. Zolondick, D. S. Schrump and R. Hassan (2022). "Medical and surgical care of patients with mesothelioma and their relatives carrying germline BAP1 mutations." J Thorac Oncol. 17(7): 873–889.

Carbone, M., P. Rizzo and H. Pass (2000). "Simian virus 40: The link with human malignant mesothelioma is well established." Anticancer Res 20(2A): 875–877.

Carbone, M., D. Shimizu, A. Napolitano, M. Tanji, H. I. Pass, H. Yang and S. Pastorino (2016). "Positive nuclear BAP1 immunostaining helps differentiate non-small cell lung carcinomas from malignant mesothelioma." Oncotarget 7(37): 59314–59321.

Carbone, M. and H. Yang (2017). "Mesothelioma: Recent highlights." Ann Transl Med 5(11): 238–244.

Carbone, M., H. Yang, H. I. Pass, T. Krausz, J. R. Testa and G. Gaudino (2013). "BAP1 and cancer." Nat Rev Cancer 13(3): 153–159.

Carbone, M., H. Yang, H. I. Pass and E. Taioli (2023). "Did the ban on asbestos reduce the incidence of mesothelioma?" J Thorac Oncol 18(6): 694–697.

Chen, Z., G. Gaudino, H. I. Pass, M. Carbone and H. Yang (2017). "Diagnostic and prognostic biomarkers for malignant mesothelioma: An update." Transl Lung Cancer Res 6(3): 259–269.

Comertpay, S., S. Pastorino, M. Tanji, R. Mezzapelle, O. Strianese, A. Napolitano, F. Baumann, T. Weigel, J. Friedberg, P. Sugarbaker, T. Krausz, E. Wang, A. Powers, G. Gaudino, S. Kanodia, H. I. Pass, B. L. Parsons, H. Yang and M. Carbone (2014). "Evaluation of clonal origin of malignant mesothelioma." J Transl Med 12: 301-309.

Croce, A., M. Allegrina, C. Rinaudo, G. Gaudino, H. Yang and M. Carbone (2015). "Numerous iron-rich particles lie on the surface of erionite fibers from Rome (Oregon, USA) and Karlik (Cappadocia, Turkey)." Microsc Microanal 21(5): 1341–1347.

Cunningham, R., S. Jia, K. Purohit, O. Salem, N. S. Hui, Y. Lin, N. O. Carragher and C. G. Hansen (2023). "YAP/TAZ activation predicts clinical outcomes in mesothelioma and is conserved in in vitro model of driver mutations." Clin Transl Med 13(2): e1190.

de la Fouchardiere, A., O. Cabaret, L. Savin, P. Combemale, H. Schvartz, C. Penet, V. Bonadona, N. Soufir and B. Bressac-de Paillerets (2015). "Germline BAP1 mutations predispose also to multiple basal cell carcinomas." Clin Genet 88(3): 273–277.

Evankovich, J., S. W. Cho, R. Zhang, J. Cardinal, R. Dhupar, L. Zhang, J. R. Klune, J. Zlotnicki, T. Billiar and A. Tsung (2010). "High mobility group box 1 release from hepatocytes during ischemia and reperfusion injury is mediated by decreased histone deacetylase activity." J Biol Chem 285(51): 39888–39897.

Goparaju, C. M., J. D. Blasberg, S. Volinia, J. Palatini, S. Ivanov, J. S. Donington, C. Croce, M. Carbone, H. Yang and H. I. Pass (2011). "Onconase mediated NFKbeta downregulation in malignant pleural mesothelioma." Oncogene 30(24): 2767–2777.

Guo, G., J. Chmielecki, C. Goparaju, A. Heguy, I. Dolgalev, M. Carbone, S. Seepo, M. Meyerson and H. I. Pass (2015). "Whole-exome sequencing reveals frequent genetic alterations in BAP1, NF2, CDKN2A, and CUL1 in malignant pleural mesothelioma." Cancer Res 75(2): 264–269.

Hassan, R., B. Morrow, A. Thomas, T. Walsh, M. K. Lee, S. Gulsuner, M. Gadiraju, V. Panou, S. Gao, I. Mian, J. Khan, M. Raffeld, S. Patel, L. Xi, J. S. Wei, M. Hesdorffer, J. Zhang, K. Calzone, A. Desai, E. Padiernos, C. Alewine, D. S. Schrump, S. M. Steinberg, H. L. Kindler, M. C. King and J. E. Churpek (2019). "Inherited predisposition to malignant mesothelioma and overall survival following platinum chemotherapy." Proc Natl Acad Sci U S A

116(18): 9008–9013.

Hillegass, J. M., A. Shukla, S. A. Lathrop, M. B. MacPherson, S. L. Beuschel, K. J. Butnor, J. R. Testa, H. I. Pass, M. Carbone, C. Steele and B. T. Mossman (2010). "Inflammation precedes the development of human malignant mesotheliomas in a SCID mouse xenograft model." Ann N Y Acad Sci 1203: 7–14.

Hiraku, Y., J. Watanabe, A. Kaneko, T. Ichinose and M. Murata (2021). "MicroRNA expression in lung tissues of asbestos-exposed mice: Upregulation of miR-21 and downregulation of tumor suppressor genes Pdcd4 and Reck." J Occup Health 63(1): e12282.

Hu, Z. I., M. Miettinen, M. Quezado, A. P. Lebensohn, K. Aldape, M. Agra, C. Wagner, Y. Mallory, R. Hassan and A. Ghafoor (2022). "Meningiomas in patients with malignant pleural mesothelioma harboring germline BAP1 mutations." J Thorac Oncol 17(3): 461–466.

Huang, S. X., M. C. Jaurand, D. W. Kamp, J. Whysner and T. K. Hei (2011). "Role of mutagenicity in asbestos fiber-induced carcinogenicity and other diseases." J Toxicol Environ Health B 14(1–4): 179–245.

Husain, A. N., T. V. Colby, N. G. Ordonez, T. C. Allen, R. L. Attanoos, M. B. Beasley, K. J. Butnor, L. R. Chirieac, A. M. Churg, S. Dacic, F. Galateau-Salle, A. Gibbs, A. M. Gown, T. Krausz, L. A. Litzky, A. Marchevsky, A. G. Nicholson, V. L. Roggli, A. K. Sharma, W. D. Travis, A. E. Walts and M. R. Wick (2018). "Guidelines for pathologic diagnosis of malignant mesothelioma 2017 update of the consensus statement from the international mesothelioma interest group." Arch Pathol Lab Med 142(1): 89–108.

Ismail, I. H., R. Davidson, J. P. Gagne, Z. Z. Xu, G. G. Poirier and M. J. Hendzel (2014). "Germline mutations in BAP1 impair its function in DNA double-strand break repair." Cancer Res 74(16): 4282–4294.

Ito, F., K. Kato, I. Yanatori, T. Murohara and S. Toyokuni (2021). "Ferroptosis-dependent extracellular vesicles from macrophage contribute to asbestos-induced mesothelial carcinogenesis through loading ferritin." Redox Biol 47: 102174.

Ivanov, S. V., J. Miller, R. Lucito, C. Tang, A. V. Ivanova, J. Pei, M. Carbone, C. Cruz, A. Beck, C. Webb, D. Nonaka, J. R. Testa and H. I. Pass (2009). "Genomic events associated with progression of pleural malignant mesothelioma." Int J Cancer 124(3): 589–599.

Jongsma, J., E. van Montfort, M. Vooijs, J. Zevenhoven, P. Krimpenfort, M. van der Valk, M. van de Vijver and A. Berns (2008). "A conditional mouse model for malignant mesothelioma." Cancer Cell 13(3): 261–271.

Jube, S., Z. S. Rivera, M. E. Bianchi, A. Powers, E. Wang, I. Pagano, H. I. Pass, G. Gaudino, M. Carbone and H. Yang (2012). "Cancer cell secretion of the DAMP protein HMGB1 supports progression in malignant mesothelioma." Cancer Res 72(13): 3290–3301.

Kadariya, Y., C. W. Menges, J. Talarchek, K. Q. Cai, A. J. Klein-Szanto, R. A. Pietrofesa, M. Christofidou-Solomidou, M. Cheung, B. T. Mossman, A. Shukla and J. R. Testa (2016). "Inflammation-related IL-1beta/IL-1R signaling promotes the development of asbestos-induced malignant mesothelioma." Cancer Prev Res (Phila) 9(5): 406–414.

Kadariya, Y., E. Sementino, U. Shrestha, G. Gorman, J. M. White, E. A. Ross, M. L. Clapper, N. Neamati, M. S. Miller and J. R. Testa (2022). "Inflammation as a chemoprevention target in asbestos-induced malignant mesothelioma." Carcinogenesis 43(12): 1137–1148.

Kittaneh, M. and C. Berkelhammer (2018). "Detecting germline BAP1 mutations in patients with peritoneal mesothelioma: Benefits to patient and family members." J Transl Med 16(1): 194–200.

Kroczynska, B., R. Cutrone, M. Bocchetta, H. Yang, A. G. Elmishad, P. Vacek, M. Ramos-Nino, B. T. Mossman, H. I. Pass and M. Carbone (2006). "Crocidolite asbestos and SV40 are cocarcinogens in human mesothelial cells and in causing mesothelioma in hamsters." Proc Natl Acad Sci U S A 103(38):14128–14133.

Larson, D., A. Powers, J. P. Ambrosi, M. Tanji, A. Napolitano, E. G. Flores, F. Baumann, L. Pellegrini, C. J. Jennings, B.

J. Buck, B. T. McLaurin, D. Merkler, C. Robinson, P. Morris, M. Dogan, A. U. Dogan, H. I. Pass, S. Pastorino, M. Carbone and H. Yang (2016). "Investigating palygorskite's role in the development of mesothelioma in southern Nevada: Insights into fiber-induced carcinogenicity." J Toxicol Environ Health B 19(5–6): 213–230.

Lee, H. S., S. A. Lee, S. K. Hur, J. W. Seo and J. Kwon (2014). "Stabilization and targeting of INO80 to replication forks by BAP1 during normal DNA synthesis." Nat Commun 5: 5128.

Lo Iacono, M., V. Monica, L. Righi, F. Grosso, R. Libener, S. Vatrano, P. Bironzo, S. Novello, L. Musmeci, M. Volante, M. Papotti and G. V. Scagliotti (2014). "Targeted next-generation sequencing of cancer genes in advanced stage malignant pleural mesothelioma: A retrospective study." J Thorac Oncol 10(3): 492–499.

Luo, Y., S. Akatsuka, Y. Motooka, Y. Kong, H. Zheng, T. Mashimo, T. Imaoka and S. Toyokuni (2023). "BRCA1 haploinsufficiency impairs iron metabolism to promote chrysotile-induced mesothelioma via ferroptosis resistance." Cancer Sci 114(4): 1423–1436.

Ly, P. and D. W. Cleveland (2017). "Rebuilding chromosomes after catastrophe: Emerging mechanisms of Chromothripsis." Trends Cell Biol 27(12): 917–930.

Mansfield, A. S., T. Peikert, J. B. Smadbeck, J. B. M. Udell, E. Garcia-Rivera, L. Elsbernd, C. L. Erskine, V. P. Van Keulen, F. Kosari, S. J. Murphy, H. Ren, V. V. Serla, J. L. Schaefer Klein, G. Karagouga, F. R. Harris, C. Sosa, S. H. Johnson, W. Nevala, S. N. Markovic, A. O. Bungum, E. S. Edell, H. Dong, J. C. Cheville, M. C. Aubry, J. Jen and G. Vasmatzis (2019). "Neoantigenic potential of complex chromosomal rearrangements in mesothelioma." J Thorac Oncol 14(2): 276–287.

Matsushita, A., T. Sato, S. Mukai, T. Fujishita, E. Mishiro-Sato, M. Okuda, M. Aoki, Y. Hasegawa and Y. Sekido (2019). "TAZ activation by Hippo pathway dysregulation induces cytokine gene expression and promotes mesothelial cell transformation." Oncogene 38(11): 1966–1978.

Mitchell, O. D., K. Gilliam, D. Del Gaudio, K. E. McNeely, S. Smith, M. Acevedo, M. Gaduraju, R. Hodge, A. S. S. Ramsland, J. Segal, S. Das, F. Hathaway, D. S. Bryan, S. Tawde, S. Galasinski, P. Wang, M. Y. Tjota, A. N. Husain, S. G. Armato, J. Donington, M. K. Ferguson, K. Turaga, J. E. Churpek, H. L. Kindler and M. W. Drazer (2023). "Germline variants incidentally detected via tumor-only genomic profiling of patients with mesothelioma." JAMA Netw Open 6(8): e2327351.

Mossman, B. T. (1990). "In vitro studies on the biologic effects of fibers: Correlation with in vivo bioassays." Environ Health Perspect 88: 319–322.

Murali, R., J. S. Wilmott, V. Jakrot, H. A. Al-Ahmadie, T. Wiesner, S. W. McCarthy, J. F. Thompson and R. A. Scolyer (2013). "BAP1 expression in cutaneous melanoma: A pilot study." Pathology 45(6): 606–609.

Nagai, H., T. Ishihara, W. H. Lee, H. Ohara, Y. Okazaki, K. Okawa and S. Toyokuni (2011). "Asbestos surface provides a niche for oxidative modification." Cancer Sci 102(12): 2118–2125.

Nakamura, E., A. Makishima, K. Hagino and K. Okabe (2009). "Accumulation of radium in ferruginous protein bodies formed in lung tissue: Association of resulting radiation hotspots with malignant mesothelioma and other malignancies." Proc Jpn Acad B 85(7): 229–239.

Napolitano, A., L. Pellegrini, A. Dey, D. Larson, M. Tanji, E. G. Flores, B. Kendrick, D. Lapid, A. Powers, S. Kanodia, S. Pastorino, H. I. Pass, V. Dixit, H. Yang and M. Carbone (2016). "Minimal asbestos exposure in germline BAP1 heterozygous mice is associated with deregulated inflammatory response and increased risk of mesothelioma." Oncogene 35(15): 1996–2002.

Nasu, M., M. Carbone, G. Gaudino, B. H. Ly, P. Bertino, D. Shimizu, P. Morris, H. I. Pass and H. Yang (2011). "Ranpirnase interferes with NF-kappaB pathway and MMP9 activity, inhibiting malignant mesothelioma cell invasiveness and xenograft growth." Genes Cancer 2(5): 576–584.

Nasu, M., M. Emi, S. Pastorino, M. Tanji, A. Powers, H. Luk, F. Baumann, Y. A. Zhang, A. Gazdar, S. Kanodia, M.

Tiirikainen, E. Flores, G. Gaudino, M. J. Becich, H. I. Pass, H. Yang and M. Carbone (2015). "High Incidence of Somatic BAP1 alterations in sporadic malignant mesothelioma." J Thorac Oncol 10(4): 565–576.

Njauw, C. N., I. Kim, A. Piris, M. Gabree, M. Taylor, A. M. Lane, M. M. DeAngelis, E. Gragoudas, L. M. Duncan and H. Tsao (2012). "Germline BAP1 inactivation is preferentially associated with metastatic ocular melanoma and cutaneous-ocular melanoma families." PLoS One 7(4): e35295.

Novelli, F., A. Bononi, Q. Wang, F. Bai, S. Patergnani, F. Kricek, E. Haglund, J. S. Suarez, M. Tanji, R. Xu, Y. Takanishi, M. Minaai, S. Pastorino, P. Morris, G. Sakamoto, H. I. Pass, H. Barbour, G. Gaudino, C. Giorgi, P. Pinton, J. N. Onuchic, H. Yang and M. Carbone (2021). "BAP1 forms a trimer with HMGB1 and HDAC1 that modulates gene × environment interaction with asbestos." Proc Natl Acad Sci U S A 118(48): e2111946118.

Novelli, F., Y. Yoshikawa, V.A.M. Vitto, L. Modesti, M. Minaai, M. Emi, S. Pastorino, J-H. Kim, F. Kricek, J. Onuchic, A. Bononi, J.S. Suarez, M. Tanji, C. Favaron, A. Zolondick, R. Xu, Y. Takanishi, Z. Wang, G. Sakamoto, G. Gaudino, J. Grzymski, F Grosso, H.I. Pass, R Hassan, D. Schrump, M-C. King, C Giorgi, P. Pinton, H Yang, and M. Carbone (2024). "Germline BARD1 mutations variants predispose to mesothelioma by affecting DNA repair and Calcium metabolism. predisposing to malignant mesothelioma."Proc Natl Acad Sci in press.

Oey, H., M. Daniels, V. Relan, T. M. Chee, M. R. Davidson, I. A. Yang, J. J. Ellis, K. M. Fong, L. Krause and R. V. Bowman (2019). "Whole-genome sequencing of human malignant mesothelioma tumours and cell lines." Carcinogenesis 40(6): 724–734.

Panou, V., M. Gadiraju, A. Wolin, C. M. Weipert, E. Skarda, A. N. Husain, J. D. Patel, B. Rose, S. R. Zhang, M. Weatherly, V. Nelakuditi, A. Knight Johnson, M. Helgeson, D. Fischer, A. Desai, N. Sulai, L. Ritterhouse, O. D. Roe, K. K. Turaga, D. Huo, J. Segal, S. Kadri, Z. Li, H. L. Kindler and J. E. Churpek (2018). "Frequency of germline mutations in cancer susceptibility genes in malignant mesothelioma." J Clin Oncol 36(28): 2863–2871.

Panou, V. and O. D. Roe (2020). "Inherited genetic mutations and polymorphisms in malignant mesothelioma: A comprehensive review." Int J Mol Sci 21(12). 4327–4343.

Pass, H. I., D. J. Mew, M. Carbone, W. A. Matthews, J. S. Donington, R. Baserga, C. L. Walker, M. Resnicoff and S. M. Steinberg (1996). "Inhibition of hamster mesothelioma tumorigenesis by an antisense expression plasmid to the insulin-like growth factor-1 receptor." Cancer Res 56(17): 4044–4048.

Pastorino, S., Y. Yoshikawa, H. I. Pass, M. Emi, M. Nasu, I. Pagano, Y. Takinishi, R. Yamamoto, M. Minaai, T. Hashimoto-Tamaoki, M. Ohmuraya, K. Goto, C. Goparaju, K. Y. Sarin, M. Tanji, A. Bononi, A. Napolitano, G. Gaudino, M. Hesdorffer, H. Yang and M. Carbone (2018). "A subset of mesotheliomas with improved survival occurring in carriers of BAP1 and other germline mutations." J Clin Oncol 36(35): 3485–3494.

Pellegrini, L., J. Xue, D. Larson, S. Pastorino, S. Jube, K. H. Forest, Z. S. Saad-Jube, A. Napolitano, I. Pagano, V. S. Negi, M. E. Bianchi, P. Morris, H. I. Pass, G. Gaudino, M. Carbone and H. Yang (2017). "HMGB1 targeting by ethyl pyruvate suppresses malignant phenotype of human mesothelioma." Oncotarget 8(14): 22649–22661.

Pena-Llopis, S., S. Vega-Rubin-de-Celis, A. Liao, N. Leng, A. Pavia-Jimenez, S. Wang, T. Yamasaki, L. Zhrebker, S. Sivanand, P. Spence, L. Kinch, T. Hambuch, S. Jain, Y. Lotan, V. Margulis, A. I. Sagalowsky, P. B. Summerour, W. Kabbani, S. W. Wong, N. Grishin, M. Laurent, X. J. Xie, C. D. Haudenschild, M. T. Ross, D. R. Bentley, P. Kapur and J. Brugarolas (2012). "BAP1 loss defines a new class of renal cell carcinoma." Nat Genet 44(7): 751–759.

Pilarski, R., C. M. Cebulla, J. B. Massengill, K. Rai, T. Rich, L. Strong, B. McGillivray, M. J. Asrat, F. H. Davidorf and M. H. Abdel-Rahman (2014). "Expanding the clinical phenotype of hereditary BAP1 cancer predisposition syndrome, reporting three new cases." Genes Chromosomes Cancer 53(2): 177–182.

Popova, T., L. Hebert, V. Jacquemin, S. Gad, V. Caux-Moncoutier, C. Dubois-d'Enghien, B. Richaudeau, X. Renaudin, J. Sellers, A. Nicolas, X. Sastre-Garau, L. Desjardins, G. Gyapay, V. Raynal, O. M. Sinilnikova, N. Andrieu, E.

Manie, A. de Pauw, P. Gesta, V. Bonadona, C. M. Maugard, C. Penet, M. F. Avril, E. Barillot, O. Cabaret, O. Delattre, S. Richard, O. Caron, M. Benfodda, H. H. Hu, N. Soufir, B. Bressac-de Paillerets, D. Stoppa-Lyonnet and M. H. Stern (2013). "Germline BAP1 mutations predispose to renal cell carcinomas." Am J Hum Genet 92(6): 974–980.

Qi, F., M. Carbone, H. Yang and G. Gaudino (2011). "Simian virus 40 transformation, malignant mesothelioma and brain tumors." Expert Rev Respir Med 5(5): 683–697.

Qi, F., G. Okimoto, S. Jube, A. Napolitano, H. I. Pass, R. Laczko, R. M. Demay, G. Khan, M. Tiirikainen, C. Rinaudo, A. Croce, H. Yang, G. Gaudino and M. Carbone (2013). "Continuous exposure to chrysotile asbestos can cause transformation of human mesothelial cells via HMGB1 and TNF-alpha signaling." Am J Pathol 183(5): 1654–1666.

Rai, K., R. Pilarski, C. M. Cebulla and M. H. Abdel-Rahman (2016). "Comprehensive review of BAP1 tumor predisposition syndrome with report of two new cases." Clin Genet 89(3): 285–294.

Ramos-Nino, M. E., S. R. Blumen, T. Sabo-Attwood, H. Pass, M. Carbone, J. R. Testa, D. A. Altomare and B. T. Mossman (2008). "HGF mediates cell proliferation of human mesothelioma cells through a PI3K/MEK5/Fra-1 pathway." Am J Respir Cell Mol Biol 38(2): 209–217.

Rehrauer, H., L. Wu, W. Blum, L. Pecze, T. Henzi, V. Serre-Beinier, C. Aquino, B. Vrugt, M. de Perrot, B. Schwaller and E. Felley-Bosco (2018). "How asbestos drives the tissue towards tumors: YAP activation, macrophage and mesothelial precursor recruitment, RNA editing, and somatic mutations." Oncogene 37(20): 2645–2659.

Rosenthal, G. J., D. R. Germolec, M. E. Blazka, E. Corsini, P. Simeonova, P. Pollock, L. Y. Kong, J. Kwon and M. I. Luster (1994). "Asbestos stimulates IL-8 production from human lung epithelial cells." J Immunol 153(7): 3237–3244.

Roushdy-Hammady, I., J. Siegel, S. Emri, J. R. Testa and M. Carbone (2001). "Genetic-susceptibility factor and malignant mesothelioma in the Cappadocian region of Turkey." Lancet 357(9254): 444–445.

Sato, T. and Y. Sekido (2018). "NF2/merlin inactivation and potential therapeutic targets in mesothelioma." Int J Mol Sci 19(4): 988–1005.

Shankar, G. M., M. Abedalthagafi, R. A. Vaubel, P. H. Merrill, N. Nayyar, C. M. Gill, R. Brewster, W. L. Bi, P. K. Agarwalla, A. R. Thorner, D. A. Reardon, O. Al-Mefty, P. Y. Wen, B. M. Alexander, P. van Hummelen, T. T. Batchelor, K. L. Ligon, A. H. Ligon, M. Meyerson, I. F. Dunn, R. Beroukhim, D. N. Louis, A. Perry, S. L. Carter, C. Giannini, W. T. Curry Jr., D. P. Cahill, F. G. Barker 2nd, P. K. Brastianos and S. Santagata (2017). "Germline and somatic BAP1 mutations in high-grade rhabdoid meningiomas." Neuro Oncol 19(4): 535–545.

Singhi, A. D., A. M. Krasinskas, H. A. Choudry, D. L. Bartlett, J. F. Pingpank, H. J. Zeh, A. Luvison, K. Fuhrer, N. Bahary, R. R. Seethala and S. Dacic (2016). "The prognostic significance of BAP1, NF2, and CDKN2A in malignant peritoneal mesothelioma." Mod Pathol 29(1): 14–24.

Stanton, M. F., M. Laynard, A. Tegeris, E. Miller, M. May and E. Kent (1977). "Carcinogenicity of fibrous glass: Pleural response in the rat in relation to fiber dimension." J Natl Cancer Inst 58(3): 587–603.

Suarez, J. S., F. Novelli, K. Goto, M. Ehara, M. Steele, J.-H. Kim, A. A. Zolondick, J. Xue, R. Xu, M. Saito, S. Pastorino, M. Minaai, Y. Takanishi, M. Emi, I. Pagano, A. Wakeham, T. Berger, H. I. Pass, G. Gaudino, T. W. Mak, M. Carbone and H. Yang (2023). "HMGB1 released by mesothelial cells drives the development of asbestos-induced mesothelioma " Proc Natl Acad Sci U S A 120(39): e2307999120.

Testa, J. R., M. Cheung, J. Pei, J. E. Below, Y. Tan, E. Sementino, N. J. Cox, A. U. Dogan, H. I. Pass, S. Trusa, M. Hesdorffer, M. Nasu, A. Powers, Z. Rivera, S. Comertpay, M. Tanji, G. Gaudino, H. Yang and M. Carbone (2011). "Germline BAP1 mutations predispose to malignant mesothelioma." Nat Genet 43(10):1022–1025.

Thompson, J. K., A. Shukla, A. L. Leggett, P. B. Munson, J. M. Miller, M. B. MacPherson, S. L. Beuschel, H. I.

Pass and A. Shukla (2018). "Extracellular signal regulated kinase 5 and inflammasome in progression of mesothelioma." Oncotarget 9(1): 293–305.

Toyokuni, S. (2019). "Iron addiction with ferroptosis-resistance in asbestos-induced mesothelial carcinogenesis: Toward the era of mesothelioma prevention." Free Radic Biol Med 133: 206–215.

Wadt, K. A., L. G. Aoude, P. Johansson, A. Solinas, A. Pritchard, O. Crainic, M. T. Andersen, J. F. Kiilgaard, S. Heegaard, L. Sunde, B. Federspiel, J. Madore, J. F. Thompson, S. W. McCarthy, A. Goodwin, H.Tsao, G. Jonsson, K. Busam, R. Gupta, J. M. Trent, A. M. Gerdes, K. M. Brown, R. A. Scolyer and N. K. Hayward (2015). "A recurrent germline BAP1 mutation and extension of the BAP1 tumor predisposition spectrum to include basal cell carcinoma." Clin Genet 88(3): 267–272.

Walpole, S., A. L. Pritchard, C. M. Cebulla, R. Pilarski, M. Stautberg, F. H. Davidorf, A. de la Fouchardiere, O. Cabaret, L. Golmard, D. Stoppa-Lyonnet, E. Garfield, C. N. Njauw, M. Cheung, J. A. Turunen, P. Repo, R. S. Jarvinen, R. van Doorn, M. J. Jager, G. P. M. Luyten, M. Marinkovic, C. Chau, M. Potrony, V. Hoiom, H. Helgadottir, L. Pastorino, W. Bruno, V. Andreotti, B. Dalmasso, G. Ciccarese, P. Queirolo, L. Mastracci, K. Wadt, J. F. Kiilgaard, M. R. Speicher, N. van Poppelen, E. Kilic, R. T. Al-Jamal, I. Dianzani, M. Betti, C. Bergmann, S. Santagata, S. Dahiya, S. Taibjee, J. Burke, N. Poplawski, S. J. O'Shea, J. Newton-Bishop, J. Adlard, D. J. Adams, A. M. Lane, I. Kim, S. Klebe, H. Racher, J. W. Harbour, M. L. Nickerson, R. Murali, J. M. Palmer, M. Howlie, J. Symmons, H. Hamilton, S. Warrier, W. Glasson, P. Johansson, C. D. Robles-Espinoza, R. Ossio, A. de Klein, S. Puig, P. Ghiorzo, M. Nielsen, T. T. Kivela, H. Tsao, J. R. Testa, P. Gerami, M. H. Stern, B. B. Paillerets, M. H. Abdel-Rahman and N. K. Hayward (2018). "Comprehensive study of the clinical phenotype of germline BAP1 variant-carrying families worldwide." J Natl Cancer Inst110(12): 1328–1341.

Wiesner, T., A. C. Obenauf, R. Murali, I. Fried, K. G. Griewank, P. Ulz, C. Windpassinger, W. Wackernagel, S. Loy, I. Wolf, A. Viale, A. E. Lash, M. Pirun, N. D. Socci, A. Rutten, G. Palmedo, D. Abramson, K. Offit, A. Ott, J. C. Becker, L. Cerroni, H. Kutzner, B. C. Bastian and M. R. Speicher (2011). "Germline mutations in BAP1 predispose to melanocytic tumors." Nat Genet 43(10): 1018–1021.

Xu, A., L. J. Wu, R. M. Santella and T. K. Hei (1999). "Role of oxyradicals in mutagenicity and DNA damage induced by crocidolite asbestos in mammalian cells." Cancer Res 59(23): 5922–5926.

Xue, J., S. Patergnani, C. Giorgi, J. Suarez, K. Goto, A. Bononi, M. Tanji, F. Novelli, S. Pastorino, R. Xu, N. Caroccia, A. U. Dogan, H. I. Pass, M. Tognon, P. Pinton, G. Gaudino, T. W. Mak, M. Carbone and H. Yang (2020). "Asbestos induces mesothelial cell transformation via HMGB1-driven autophagy." Proc Natl Acad Sci U S A 117(41): 25543–25552.

Yang, H., M. Bocchetta, B. Kroczynska, A. G. Elmishad, Y. Chen, Z. Liu, C. Bubici, B. T. Mossman, H. I. Pass, J. R. Testa, G. Franzoso and M. Carbone (2006). "TNF-alpha inhibits asbestos-induced cytotoxicity via a NF-kappaB-dependent pathway, a possible mechanism for asbestos-induced oncogenesis." Proc Natl Acad Sci U S A 103(27): 10397–10402.

Yang, H., L. Pellegrini, A. Napolitano, C. Giorgi, S. Jube, A. Preti, C. J. Jennings, F. De Marchis, E. G. Flores, D. Larson, I. Pagano, M. Tanji, A. Powers, S. Kanodia, G. Gaudino, S. Pastorino, H. I. Pass, P. Pinton, M. E. Bianchi and M. Carbone (2015). "Aspirin delays mesothelioma growth by inhibiting HMGB1-mediated tumor progression." Cell Death Dis 6(6): e1786.

Yang, H., Z. Rivera, S. Jube, M. Nasu, P. Bertino, G. Goparaju, G. Franzoso, M. T. Lotze, T. Krausz, H. I. Pass, M. E. Bianchi and M. Carbone (2010). "Programmed necrosis induced by asbestos in human mesothelial cells causes high-mobility group box 1 protein release and resultant inflammation." Proc Natl Acad Sci U S A 107(28): 12611–12616.

Yang, Z., L. Li, L. Chen, W. Yuan, L. Dong, Y. Zhang, H. Wu and C. Wang (2014). "PARP-1 mediates LPS-induced

HMGB1 release by macrophages through regulation of HMGB1 acetylation." J Immunol 193(12): 6114–6123.

Yoshikawa, Y., M. Emi, T. Hashimoto-Tamaoki, M. Ohmuraya, A. Sato, T. Tsujimura, S. Hasegawa, T. Nakano, M. Nasu, S. Pastorino, A. Szymiczek, A. Bononi, M. Tanji, I. Pagano, G. Gaudino, A. Napolitano, C. Goparaju, H. I. Pass, H. Yang and M. Carbone (2016). "High-density array-CGH with targeted NGS unmask multiple noncontiguous minute deletions on chromosome 3p21 in mesothelioma." Proc Natl Acad Sci U S A 113(47): 13432–13437.

Yoshikawa, Y., A. Sato, T. Tsujimura, T. Otsuki, K. Fukuoka, S. Hasegawa, T. Nakano and T. Hashimoto-Tamaoki (2015). "Biallelic germline and somatic mutations in malignant mesothelioma: Multiple mutations in transcription regulators including mSWI/SNF genes." Int J Cancer 136(3): 560–571.

Yu, H., H. Pak, I. Hammond-Martel, M. Ghram, A. Rodrigue, S. Daou, H. Barbour, L. Corbeil, J. Hebert, E. Drobetsky, J. Y. Masson, J. M. Di Noia and B. el Affar (2014). "Tumor suppressor and deubiquitinase BAP1 promotes DNA double-strand break repair." Proc Natl Acad Sci U S A 111(1): 285–290.

Yue, L., Y. Luo, L. Jiang, Y. Sekido and S. Toyokuni (2022). "PCBP2 knockdown promotes ferroptosis in malignant mesothelioma." Pathol Int 72(4): 242–251.

第 6 章

全球间皮瘤流行病学

Emanuela Taioli

6.1 背景

　　间皮瘤是一种相对罕见的恶性肿瘤，起源于胸膜、腹膜及心包膜的间皮表面。胸膜间皮瘤最为常见（65% ～ 70%），其次为腹膜型（30%）与心包膜型（1% ～ 2%）。职业性或环境性石棉暴露已被确认为其主要致病因素[1]。国际癌症研究署（IARC）2020 年数据显示，全球新发病例 30 870 例，死亡病例 26 278 例[2]。尽管靶向治疗等新疗法不断涌现，但高死亡率表明间皮瘤仍属致命性肿瘤，在过去 50 年间的死亡率降幅甚微，防控重点仍集中于消除和限制暴露源以降低发病率。

6.2 全球间皮瘤流行病学特征

　　全球癌症统计数据库（GLOBOCAN）定期发布 185 个国家 36 种癌症的发病与死亡数据。2020 年最新数据显示（图 6.1），间皮瘤新发病例集中于欧洲及澳大利亚、新西兰及南非。全球范围内发病率与死亡率高度同步（比值接近 1），印证该病在不同发展水平的国家中均具致命性。间皮瘤患者的生存率极低，估计中位生存期仅 9 ～ 12 个月。

6.3 性别差异

　　全球数据显示男性发病率显著高于女性，这与男性传统上更多从事造船、管道安装等石棉暴露职业相关。全球范围内性别比例存在显著差异：大多数地区男性发病率是女性的 3 ～ 5 倍，但中欧 / 东欧、北非及美拉尼西亚地区男女比例接近 1 ∶ 1（图 6.2）。这种差异可能归因于病例登记系统不完善、病理诊断偏差或普通人群广泛接触环境石棉 / 类石棉纤维[1]，"以及职业暴露者家属的二次暴露。此外，不同地域间生物学及遗传因素差异[3]亦可能影响性别分布，这也反映在观察到的发病率上。

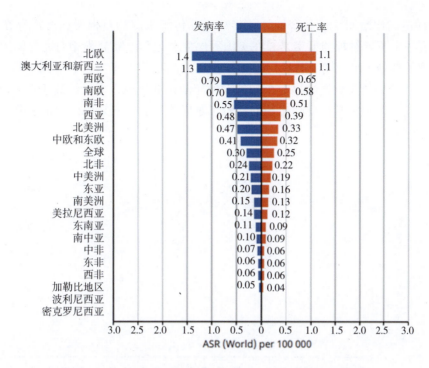

图 6.1　全球年龄标化发病率与死亡率，GLOBOCAN 2020[2]

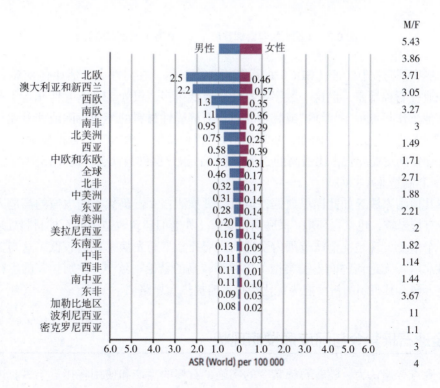

图 6.2　按性别分层的年龄标化全球发病率，GLOBOCAN 2020[2]

尽管在正确诊断间皮瘤和全面评估传统与非传统来源的石棉暴露方面存在上述不确定性[4]，但有一个不容忽视的事实是，在美国等癌症登记和诊断流程相对完善的国家，女性间皮瘤死亡率长期处于平台期（图 6.3）。1999—2020 年，路易斯安那、缅因、明尼苏达、蒙大拿、俄勒冈、华盛顿及威斯康星七个州的女性年龄标准化死亡率持续高于百万分之六[5]。女性新病例的持续出现清楚地反映出她们接触了难以确定的石棉来源，这也表明研究应侧重于人群中的这一弱势群体。

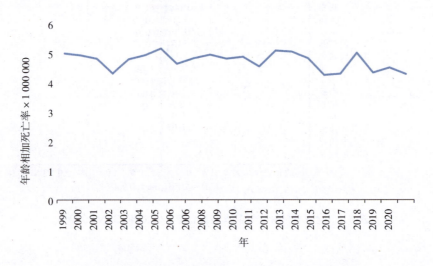

图 6.3 美国女性年龄调整后（×100 万）死亡率趋势[5]

美国疾病预防控制中心（CDC）的最新报告[5]显示，在男性中，估计有 85% 的间皮瘤可归因于职业性石棉暴露，但这一数字在女性中要低得多，仅为 23%。女性暴露于石棉也可能发生在其他工作环境中，如维护或翻新时对含石棉脆性材料的不当拆除或非专业移除，或因除尘、清扫或清洁导致空气中沉淀的纤维再次悬浮而接触石棉。CDC 数据显示，在 21 个行业分类中，女性间皮瘤死亡占比最高的 3 个行业为：医疗保健与社会救助（15.7%）、教育服务（11.3%）和制造业（8.8%）。

虽然其他国家缺乏如此详尽数据，但可合理推测：女性仍然是间皮瘤的高危人群，这既来自职业直接暴露，也来自环境 / 家庭间接暴露（如老旧建筑改造中的石棉材料处理不当）。

另一个重要发现是，全球范围内女性间皮瘤死亡率与发病率比值较低，这与多项研究报道的女性患者（无论何种间皮瘤类型）生存率较高的结论一致[6]。性别相关的生存率差异是重要研究方向，其机制解析可能为优化治疗策略提供新思路。

6.4 全球石棉禁令与间皮瘤发病现状

传统观点普遍认为，随着石棉禁令的实施，石棉的生产和使用将接近于零，进而导致间皮瘤发病率逐步下降直至可忽略水平。截至 2022 年，全世界已有 69 个国家实施了全面的石棉禁令[7]。这一进程历时长久，最早的禁令发生在 20 世纪 80 年代初（挪威），最新禁令于

2018 年生效（加拿大）。但需要注意，即使在已实施全面禁令的国家中，部分仍允许特定微量用途的豁免。尽管美国早在 1973 年便禁止某些形态的石棉，并于 1989 年通过《有毒物质控制法》试图禁用绝大多数含石棉产品，但该禁令在 1991 年被推翻[8]。

尽管人们普遍知道石棉会导致间皮瘤，而且各国立法机构也试图控制石棉的生产和使用，但时至今日，全球石棉实际生产量和使用量仍难以准确评估。在以前的工作中，我们曾报道过美国和欧洲的石棉明显消耗量（千克 / 年）在 1980—2007 年有所下降，而这一时期正是各国陆续颁布禁令的时期[6]。

然而，根据美国地质调查局《矿产商品概要》（2022 年 1 月）数据显示，估计全球石棉纤维的消费量仅从 2010 年的约 200 万吨下降到近年的约 120 万吨。预计石棉水泥制品（如波纹屋面瓦、管道和墙板）仍将主导全球石棉消费市场。

同机构最新数据（美国地质调查局《矿产商品概要》2023 年 1 月版）表明，2022 年全球石棉产量仍高达 130 万吨。主要开采国按产量排序依次为：巴西、中国、哈萨克斯坦、俄罗斯和津巴布韦[9]。

鉴于全球范围内持续进行的石棉开采、出口及大规模使用，间皮瘤发病率在短期内难以显著下降或消失。以美国为例，人口普查局 2018 年数据显示，该国仍进口多种含石棉制成品供国内使用[10]（表 6.1）。该独立统计数据表明，尽管国内实施开采、生产及使用限制，含石棉产品仍持续流入美国市场。正如 COVID–19 疫情所揭示的，全球贸易体系下追溯每件产品的原产地极为困难，对含石棉污染产品实施进口管制更是难上加难。

一项基于全球数据的研究[12] 显示，在实行全面禁用的国家，间皮瘤发病率在禁用后数年内仍持续攀升，直至禁令实施 20 年或更久后方呈现平台期特征（图 6.4）。

表 6.1　美国进口的含石棉产品

类别	数量		主要来源
	公吨	美国定制价值	
石棉水泥制品	48	$97 800	中国
青石棉制品（鞋类除外）	52	$26 400	中国、意大利*
服装（鞋类除外）	1	$42 800	德国*、西班牙*
纸张、纸板和毛毡	NA	$25 200	印度、德国*、法国*
压缩石棉纤维接头	NA	$38 500	中国、印度
纱线	51	$410 000	墨西哥
绳索	（10）	$2500	日本*
用于民用飞机的产品	NA	$9090	中国、以色列*、加拿大
垫圈、填料和密封件	8	$310 000	日本、危地马拉、中国台湾地区、德国*
建筑材料	NA	$248 000	加拿大
未说明的石棉制品	NA	$340 000	中国

续表

类别	数量		主要来源
	公吨	美国定制价值	
民用飞机制动衬片和衬垫	NA	$370 000	日本 *
制动衬片和制动片，其他	NA	$2 990 000	中国
民用飞机摩擦材料	NA	$12 400	法国 *
其他摩擦材料	NA	$6 450 000	日本 *
合订	160	$11 400 000	

* 禁止使用石棉的国家；货物转船运输可能使石棉流入已禁石棉的国家 [11]。

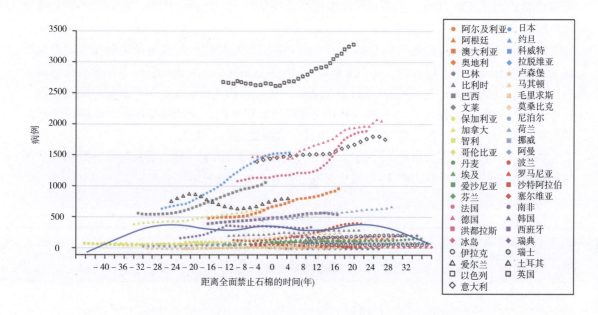

图 6.4　全面禁用石棉的 47 个国家的间皮瘤病例时间增长趋势

　　该研究还发现，女性及 70 岁以上人群中间皮瘤病例呈现时间增长趋势。流行病学统计表明，仅依靠石棉禁令无法在短期内有效遏制间皮瘤发病率，这主要归因于间皮瘤发病的长潜伏期特性（通常可达 20 ～ 50 年），以及禁令前环境中已存在的石棉污染物的广泛残留。

6.5　全球趋势

　　最新研究 [13] 报道了基于国家癌症登记系统分析的全球间皮瘤流行病学趋势，并根据多变量计算了 1990—2019 年的年变化率。研究显示，全球间皮瘤发病率年均下降 0.36%，主要归因于女性发病率下降（–1.02%），而男性发病率降幅较小（–0.15%）。该研究同时指出，多数地区呈下降趋势，但以下地区例外：高收入亚太地区、西欧、拉丁美洲中南部、中欧、南亚及大洋洲，这些区域发病率呈持续上升趋势。

解读全球趋势需要特别关注潜伏期的重要性及其对未来发病率预测的影响。已有研究[14]指出，接触石棉与间皮瘤发生之间的潜伏期中位数约为 34 年，且从事含石棉制品生产或在石棉工厂工作的人的潜伏期更短。此外，研究首次提出首次暴露年龄与潜伏期呈负相关，即暴露年龄越小，潜伏期越长。这些发现揭示，人生不同阶段接触不同类型的石棉，可能是导致全球间皮瘤发病异质性及年龄分布差异的重要因素。

一项全球性研究[15]表明，各国的石棉消费量与间皮瘤死亡率之间几乎呈线性关系。这项研究的另一个相关信息是，在石棉使用量最大的国家，间皮瘤死亡率的数据不一致 / 缺乏。这再次凸显了建立有效流行病学监测体系的紧迫性，以准确评估全球石棉暴露的健康影响[16]。我们对全球癌症登记系统进行梳理后发现，目前仅意大利、法国、英国、澳大利亚和韩国设立了间皮瘤专项登记系统，且均源于职业暴露病例激增与工伤赔偿需求。现有登记系统存在明显局限，包括治疗数据、生活质量评估及症状管理等患者中心化指标记录不足。我们建议：为精准获取暴露数据，需要推行实时病例登记制度；为提高病例覆盖率，应优化监测网络并简化知情同意流程[16]。

6.6 时间趋势

最近发表的一篇论文[14]根据世界银行 2019—2020 年普遍采用的《国民收入分类》，报道了世界各国记录的间皮瘤病例数，部分解决了本章中所描述的难题。研究表明，全球约 50% 的国家向世界卫生组织报告了间皮瘤死亡病例，其中高收入国家占比超 50%，中高收入国家占 35% 以上，中低收入国家仅占 10%。高收入（68%）和中高收入（65%）国家中约 2/3 报告了相关数据，而 86% 的中低收入国家未做报告。这种基于国家收入水平的报告状况梯度差异，实质上反映了医疗资源配置的梯度差异，例如确诊间皮瘤所需的免疫组织化学标志物检测体系在资源匮乏国家往往难以实施。

另一个重要现象是全球石棉消费量在 1980 年达到顶峰，1980—1995 年迅速下降，直到 2012 年左右保持稳定，此后又有所下降。

1980—1995 年的快速下降主要源于高收入国家率先实施禁令，随后中高收入国家跟进。与此形成对比的是，中低收入国家的石棉消费量及其全球占比近年来持续攀升。过去 10 年，高收入国家基本实现零消费，全球石棉消费几乎完全由中高和中低收入国家承担。由此可以合理预测，新增病例和死亡负担将很快完全转移至低收入国家。

中国、俄罗斯和印度这三个石棉使用大国，由于其庞大的人口基数，可能对全球未来间皮瘤负担产生重大影响。1970—1980 年（该时间段使用量与近年间皮瘤发病率关联最为密切），中国年消耗石棉 20.7 万公吨，俄罗斯年消耗量达 84 万公吨。然而这些国家目前尚未建立间皮瘤发病率和死亡率的流行病学监测体系。

综上，当前全球间皮瘤负担主要由高收入国家承担。但基于历史及当前石棉使用数据研判，该疾病负担将向中高和中低收入国家转移。这些国家普遍面临以下挑战：医疗资源匮乏且缺乏新型诊断技术、石棉生产使用缺乏监管、发病与死亡数据缺失，导致疾病监测体系难以建立。

6.7　间皮瘤统计和暴露评估的不确定性

我们在表 6.2 中列出了一些有助于使间皮瘤发病率和死亡率的总体情况更加精确和可靠的关键因素，这些因素可以帮助我们更有把握地预测世界范围内未来的趋势。首要因素是对石棉暴露的精准评估与量化。此类数据将有助于预测特定地区与人群的健康风险，尤其是与石棉及类石棉纤维相关的疾病负担。第二因素是间皮瘤诊断的规范性，新型免疫组化标志物对病理学家至关重要，可有效区分间皮瘤与其他恶性肿瘤 [17]。例如，最新研究表明，*BAP1* 核染色缺失联合 *CDKN2A* 双等位基因缺失的 FISH 检测，可精准鉴别间皮瘤与良性反应性间皮增生。然而，由于全球范围内免疫组化技术普及不足，当病理学家专家组对病例进行审查时，许多诊断都是错误的，需要重新分类。2018 年法国一项研究显示，在 5258 例既往诊断为间皮瘤的病例中，14% 被重新归类为良性病变、原发胸膜 / 肺肉瘤胸膜侵犯、各类癌转移灶或肺癌直接胸膜浸润 [17]。在发展中国家，由于缺乏训练有素的病理学家、标准化的染色方法以及缺乏新型标记物的检测，错误率要高得多，可以接近 50%[18]。因此，在获得适当诊断工具方面存在的差异，加上对暴露的测量不准确，可能会扩大高收入国家和低收入国家间皮瘤负担的差距。

表 6.2　影响石棉 – 间皮瘤关联性准确判定的关键因素

变量	决定因素	促成因素
发病率	暴露	暴露时长、首次暴露时间、防护设备、其他类似石棉的暴露、环境暴露
	诊断	国家平均收入、SDI、病理诊断质量、是否存在癌症登记系统
死亡率	发病率	国家平均收入、SDI、癌症登记系统
	医疗质量	
	获得新型疗法 / 临床试验的机会	

6.8　天然石棉

另一个重要原因是环境中存在天然石棉，例如俄罗斯乌拉尔山脉、美国阿巴拉契亚山脉、加拿大、印度、中国、意大利、南非、澳大利亚、希腊、塞浦路斯等地均分布有温石棉矿床 [19]。人类活动、降雨和其他过程（如大型道路和桥梁建设）可能会移动和分散石棉沉积物，并引发环境中可吸入纤维的扩散。由于没有对土壤中的石棉进行例行检测，因此很难绘制出这种纤维在世界各地自然存在的分布图，也就很难确定其与恶性间皮瘤新病例之间的联系。

6.9　其他纤维与间皮瘤（以毛沸石为例）

虽然职业性石棉暴露是间皮瘤的一个有充分证据的风险因素，但其他形态与性质类似石棉的纤维（如毛沸石）同样具有致癌潜力。毛沸石 [20] 是一种火山成因的天然纤维，分布于全球特定区域，被 IARC 列为 1 类致癌物（图 6.5）。

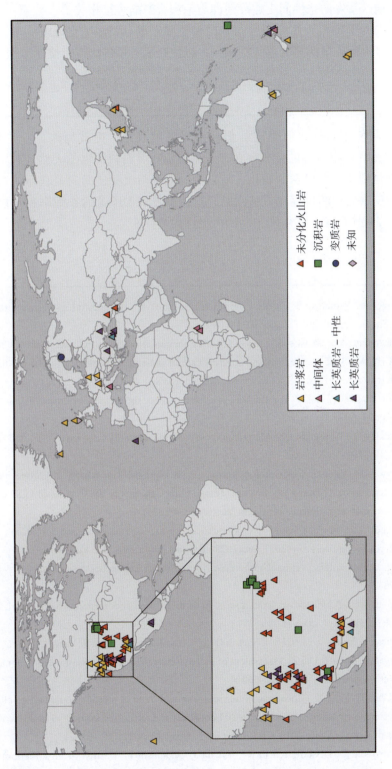

图 6.5　全球毛沸石分布

吸入毛沸石纤维可引发与石棉暴露相似的病理效应，包括恶性间皮瘤[21]。20世纪70年代，土耳其卡帕多西亚地区暴发的恶性间皮瘤疫情即与毛沸石暴露直接相关[22]。

防控建议：需要对毛沸石天然分布区实施严密监测，重点关注间皮瘤发病率、发病年龄及居住于毛沸石矿床附近人群的家族聚集性病例，以便在哨点事件出现时快速干预。

6.10　结论

尽管禁止和限制使用石棉，但间皮瘤仍在世界各地发生。究其原因，一是长达40～50年的潜伏期；二是环境中石棉的持久存在；三是石棉和类石棉纤维的天然来源。接触类型从主要是职业性接触到环境性接触的变化，使以前的接触与疾病之间的关联评估变得更加复杂和难以确定。间皮瘤的诊断也存在方法问题，这使得发展中国家的发病率和死亡率统计数字不太可靠，而在发展中国家，接触间皮瘤的可能性仍然存在。

参考文献

1. Liu B, van Gerwen M, Bonassi S, Taioli E. Epidemiology of environmental exposure and malignant mesothelioma. J. Thorac. Oncol. 2017; 12(7):1031–1045

2. https://gco .iarc .fr /today /data /factsheets /cancers /18-Mesothelioma-fact-sheet .pdf (accessed 5/4/2023)

3. Carbone M, Pass HI, Ak G, et al. Medical and surgical care of patients with mesothelioma and their relatives carrying germline BAP1 mutations. J. Thorac. Oncol. 2022; 17(7):873–889

4. Carbone M, Yang H, Pass HI, Taioli E. Did the ban on asbestos reduce the incidence of mesothelioma? J. Thorac. Oncol. 2023; 18(6):694–697

5. Mazurek JM, Blackley DJ, Weissman DN. Malignant mesothelioma mortality in women — United States, 1999–2020. MMWR 71(19), 19

6. Alpert N, van Gerwen M, Taioli E. Epidemiology of mesothelioma in the 21st century in Europe and the United States, 40 years after restricted/banned asbestos use. Transl. Lung Cancer Res. 2020; 9(Suppl 1):S28–S38

7. http://www .ibasecretariat .org /alpha ban list .php (accessed 5/4/2023)

8. https://www .epa .gov /asbestos /epa-actions-protect-public-exposure-asbestos (accessed 5/4/2023)

9. https://pubs .usgs .gov /periodicals /mcs2023 /mcs2023-asbestos .pdf (accessed 5/4/2023)

10. https://www .usgs .gov /centers /national-minerals-information-center /asbestos-statistics-and-information (accessed 5/4/2023)

11. https://d9-wret .s3 .us-west-2 .amazonaws .com /assets/ palla dium/ produ ction /atom s/fil es/my b1-20 18-as bes .p df (accessed 5/4/2023)

12. Zhai Z, Ruan J, Zheng Y, Xiang D, Li N, Hu J, Shen J, Deng Y, Yao J, Zhao P, Wang S, Yang S, Zhou L, Wu Y, Xu P, Lyu L, Lyu J, Bergan R, Chen T, Dai Z. Assessment of global trends in the diagnosis of mesothelioma from 1990 to 2017. JAMA Netw. Open 2021; 4(8):e2120360

13. Han Y, Zhang T, Chen H, Yang X. Global magnitude and temporal trend of mesothelioma burden along with the contribution of occupational asbestos exposure in 204 countries and territories from 1990 to 2019: Results from the Global Burden of Disease Study 2019. Crit. Rev. Oncol. Hematol. 2022;179:103821

14. Chimed-Ochir O, Arachi D, Driscoll T, Lin RT, Takala J, Takahashi K. Burden of mesothelioma deaths by national income category: Current status and future implications. Int. J. Environ. Res. Public Health 2020;

17(18):6900

15. Gariazzo C, Gasparrini A, Marinaccio A. Asbestos consumption and malignant mesothelioma mortality trends in the major user countries. Ann. Glob. Health 2023; 89(1):1–11

16. van Gerwen M, Alpert N, Flores R, Taioli E. An overview of existing mesothelioma registries worldwide, and the need for a US Registry. Am. J. Ind. Med. 2020; 63(2):115–120

17. Carbone M, Adusumilli PS, Alexander HR Jr., et al. Mesothelioma: Scientific clues for prevention, diagnosis, and therapy. CA Cancer J. Clin. 2019; 69(5):402–429

18. Guo Z, Carbone M, Zhang X, et al. Improving the accuracy of mesothelioma diagnosis in China. J. Thorac. Oncol. 2017; 12(4):714–723

19. Ricchiuti C, Bloise A, Punturo R. Occurrence of asbestos in soils: State of the art. Episodes 2020; 43(3):881–891

20. Patel JP, Brook MS, Kah M, Hamilton A. Global geological occurrence and character of the carcinogenic zeolite mineral, erionite: A review. Front. Chem. 2022; 10:1066565

21. Beaucham C, King B, Feldmann K, Harper M, Dozier A. Assessing occupational erionite and respirable crystalline silica exposure among outdoor workers in Wyoming, South Dakota, and Montana. J. Occup. Environ. Hyg. 2018; 15(6):455–465

22. Barış YI, Artvinli M, Sahin AA. Environmental mesothelioma in Turkey. Ann. N. Y. Acad. Sci. 1979; 330:423–432

第 7 章

石棉环境暴露与癌症

Francine Baumann

7.1 什么是石棉?

"石棉"是一个商业及法律术语,指的是工业上使用的纤维状矿物,它可导致间皮瘤和其他癌症。石棉因其耐火性和可纺织特性而闻名于世,已有 5000 多年的历史。自 19 世纪 80 年代起广泛用于隔热材料、防火材料、刹车衬片和铺路材料等各类产品(Alleman & Mossman,1997)。大量职业研究表明,吸入石棉可导致恶性间皮瘤(MM)、石棉肺和肺癌,因此实施了限制使用石棉的法规。

事实上,自然界中约有 400 种矿物可呈现纤维状形态,但大多数十分罕见。其中仅 6 种被商业化利用或与其他商用矿物伴生,这 6 种矿物被统称为石棉。多篇论文通过对接触石棉的工人队列研究,证实了石棉相关疾病的存在。石棉纤维致癌的潜力与纤维形态有关(Case 等,2011),通常定义为长度 $\geqslant 5\mu m$、长宽比 $\geqslant 3:1$ 且两侧平行的细长矿物颗粒(EMP)。在美国,石棉于 1971 年首次受到职业安全与健康管理局(OSHA)的监管。自 1977 年起,国际癌症研究署(IARC,1977)宣布所有石棉纤维均具致癌性。然而,法定定义中的"石棉"仅涵盖工业中广泛存在的 6 种纤维状矿物:5 种角闪石(透闪石、阳起石、青石棉、直闪石、铁石棉)和 1 种蛇纹石类温石棉。

石棉矿物在世界各地被广泛进行商业开采,导致间皮瘤和肺癌流行,尤其是在职业暴露人群中。20 世纪 80—90 年代,西方国家逐步加强监管并最终禁止使用(Carbone 等,2016)。然而,俄罗斯、中国、哈萨克斯坦、巴西和津巴布韦仍在开采石棉,印度和其他发展中国家也在大量使用石棉(Franck 和 Joshi,2014)。

7.1.1 石棉的各种定义

1971 年,美国国家科学院将石棉定义为"一组水合硅酸盐矿物的统称,经破碎或加工后可分离为含原纤维的柔韧纤维。尽管石棉矿物种类众多,仅 6 种具有商业价值"(大气污染物生物效应委员会,1971 年)。因此,这一定义涵盖了所有石棉状矿物,包括非商业纤维状矿物。

从公共卫生和媒体的角度来看,石棉这一统称特指与石棉肺、间皮瘤及其他癌症相关的纤维状矿物。事实上,"石棉"根据语境有多种定义(Skinner 等,1988):商业定义基于其工业属性；矿物学和地质学定义根据其形状、化学成分和物理属性将"石棉"与其他颗粒区分开来；监管定义确定了为保护工人而需要监管的矿物；分析定义描述了为确定矿物纤维的特征和数量而必须遵循的规则（Glenn 等，2008）。

对"石棉"的地质和商业定义涉及六种天然纤维矿物，这些矿物因其非凡的耐火特性、高抗拉强度、低导热性和耐化学腐蚀性而被开采。其中温石棉占工业用石棉总量的 95%（OECD，1984），青石棉（钠闪石的矿物变种）与铁石棉占其余的 5%（Gibbs，1990）。另外 3 种角闪石（直闪石、阳起石、透闪石）虽用量极少，但因常污染其他工业矿物而被纳入监管（Gunter 等，2007）。这种基于商业用途的定义完全不一致，因为它没有考虑到其他纤维状矿物的明显毒性（Egilman 等，2019）。

从化学组成来看，石棉是以镁、铁、钙、钠为主（含少量其他微量元素，总量＜ 2%）的水合硅酸盐（Wachowski 和 Domka，2000），这一类别涵盖了许多并不以纤维形态存在的矿物，例如云母族或辉石族的一些矿物。这一定义并没有将商用石棉与其他纤维状矿物甚至非纤维状矿物区分开来。此外，一些矿物可能以不同形态出现（Middendorf 等，2007），如扁平柱状、针状、长条状或纤维状，这些均为透闪石的常见形态。多类硅酸盐矿物可能呈现纤维形态，包括蛇纹石、角闪石、沸石或黏土矿物（Skinner 等，1988）。"石棉"一词已被广泛用于指代具有与商业石棉相似的抗拉强度、柔韧性和耐久性等特性的纤维，而不管它们是否属于六种"石棉"类型。更令人困惑的是，某些矿物被多个命名体系所涵盖。例如，铁石棉是一个商业术语，既是镁铁闪石的石棉形态，也可指纤铁闪石的纤维变种。最后，矿物学命名法会随时代发展重新被评估，例如角闪石命名法自 1978 年以来已修订 3 次（Case 等，2011），导致部分纤维从受监管状态转为非受监管状态（Meeker 等，2003）。

美国疾病预防控制中心（CDC）官网将石棉定义为"具有细长可分离纤维的一类矿物，吸入后可导致癌症和其他肺部疾病"。世界卫生组织（WHO）扩大了"石棉"的定义，使其包括所有具有商用石棉物理和化学特性的纤维（2000 年）。然而，卫生监管机构仅认可 6 种商用石棉，美国内政部、美国科学健康委员会（Kava，2007）和法国对应机构法国国家卫生管理局（2009 年）均持此立场。这种有限的监管导致普通民众以及大多数医生和科学家都认为，只有六种被称为"石棉"的矿物纤维是有害的，其余约 390 种纤维都是无害的（Baumann 等，2013）。

7.1.2 矿物纤维还是裂解碎片？

通常，纤维是指具有较高的长宽比的细长颗粒。非矿物学家使用"矿物纤维"一词来指代可能是石棉状、针状或裂解碎片的细长矿物颗粒（NIOSH，2011 年）。矿物学家将"矿物纤维"一词定义为可从纤维束中分离的最小细长结晶单元，或看似独立生长的单元，呈现有机纤维的外观特征，并延伸指代具有显著细长形态的细长线状或丝状固体（Millette 和 Bandli，2005）。1958 年，癌症研究协会（ARC）将纤维的长宽比限制为 3∶1；后有学者建议将比例提高至 10∶1（NIOSH，1989）甚至 20∶1（Lee，2008）。根据纤维的分析定义，仅长度 ≥ 5μm 的颗粒属于纤维范畴（Strohmeier 等，2010），因为标准光学显微镜无法观测更短纤维，且大鼠实验表明较长纤维更具致癌性（Dunnigan，1984）。然而，多项研究证实短纤维也参与间皮瘤的发生（Carbone 等，2011；Godleski，2004）。

石棉天然以平行主轴排列的细长原纤维束形式存在，纤维束易分离且末端分叉（图 7.1）。当长度远超宽度时称为"石棉状"晶体，否则统称为"针状"晶体（Virta，2001；Ross 等，2008）。

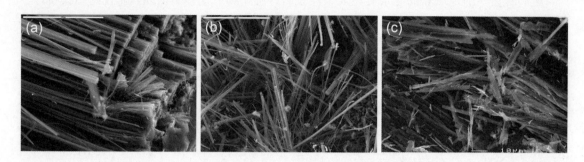

图 7.1　扫描电子显微镜图像：a）青石棉（闪石类），南非；b）毛沸石（沸石类），土耳其；c）叶蛇纹石（蛇纹石类），新喀里多尼亚

裂解指矿物的断裂（Veblen 和 Wylie，1993）。石棉状晶体是由纤维沿其主晶轴生长而形成的纤维状或针状结构，而裂解碎片则是晶体沿裂解面发生破裂所产生的，其破裂方向与晶体结构相关（Aust 等，2011）。当矿物具有两个同轴裂解面时，碎片呈针状；单一裂解面则形成板状碎片。裂解碎片的强度与柔韧性取决于其母体晶体的特性。当碎片具有直径小、高长宽比、高抗拉强度及柔韧性时，即被视为石棉状裂解碎片（NRC，1984）。

关于裂解碎片的潜在危害性尚未达成共识。一些报道认为，由于裂解碎片具有较大直径和较短长度，其危害性低于石棉纤维（Ilgren，2004）。美国自 1992 年起，职业安全与健康管理局（OSHA）和矿山安全与健康管理局（MSHA）已将同源矿物产生的纤维与裂解碎片区别监管。然而，美国国家职业安全卫生研究所（NIOSH）建议将石棉矿物的针状类似物纳入石棉定义（2011 年），而美国环境保护局（EPA）对具有相同化学成分、形态和尺寸的纤维与裂解碎片采取无差别管控（Van Orden 等，2008）。所有具有高长宽比和尺寸的矿物颗粒，均应被视为潜在危害物质。

7.1.3　石棉的地质来源

石棉矿物广泛分布于全球多种地质构造中，但仅有少数矿藏具有商业开采价值（Nicholson 和 Pundsack，1973）。含石棉岩石大多与超基性岩（如橄榄岩、辉石岩、云英岩、蛇纹岩）或变质岩（如角闪岩、大理岩、钙硅酸盐岩、石英岩和片岩）伴生（Schreier，1989）。这些岩石风化形成的土壤可能含有石棉。

岩石中的石棉本身并不具有危害性，除非通过破碎或风化作用释放出纤维。宏观纤维分解成直径小于 $0.3\mu m$ 的微纤维，这些微纤维进入环境后，因其空气动力学特性可在空气中形成稳定悬浮态，并能从排放源扩散至相当远的距离。纤维扩散速率和方向取决于大气条件，包括云量、降雨、风力强度与方向及温度等因素。空气中的石棉纤维非常稳定，大气净化只能通过降雨作用实现（Wachowski 和 Domka，2000）。由于自然侵蚀或采矿、采石、道路施工、户外作业等类活动产生的粉尘，当人群暴露于空气中的矿物纤维时，空气传播的石棉可能成为公共卫生问题（Carbone 等，2016）。

7.2 石棉与癌症

7.2.1 石棉相关疾病

实验研究和流行病学研究表明，吸入石棉纤维可能会导致石棉肺、胸膜纤维化、肺癌及喉癌、胸膜与腹膜间皮瘤，还可能导致其他癌症（Franck 和 Joshi，2014 年），以及非肿瘤性胸膜病变（胸膜斑、胸腔积液、弥漫性胸膜增厚、圆形肺不张等）。所有形式的石棉均被证实具有致癌性，且不存在安全暴露阈值（Franck 和 Joshi，2014）。

由于 MM 只是由于吸入矿物纤维所致，因此这种癌症是暴露于石棉或类似石棉纤维的标志。石棉导致的肺癌病例数可能高于 MM（McCormack 等，2012）。例如，职业暴露研究显示，石棉暴露指数（基于粉尘浓度与暴露时间的乘积）与肺癌、石棉肺之间存在线性关系（McDonald 等，1980）。然而，吸烟等混杂因素导致石棉相关肺癌及其他癌症的风险评估复杂化（WHO，2000）。

石棉暴露与疾病的关联研究存在特殊挑战：首先，初次暴露与疾病发作存在数十年潜伏期；其次，个体对不同类型纤维的总暴露量难以精准评估；最后，环境暴露通常具有非自愿性与不可知性。

7.2.2 石棉纤维的毒性机理

空气中的矿物纤维被吸入并滞留在肺部，通过淋巴管到达胸膜（Mutti 等，2018）。有研究表明，只有当纤维直径小于 $1\mu m$ 时，纤维才有可能进入肺组织（Wylie 等，1993）。这些纤维可能也会到达腹部淋巴结、肠系膜和大网膜，引发腹膜间皮瘤（Carbone 等，2012a）。更罕见的是，石棉还会导致心包间皮瘤和睾丸鞘膜间皮瘤（Dodson 等，2001）。

由于石棉也与消化道癌症有关，有假说认为水体中的石棉纤维可通过消化道摄入，类似肺部沉积机制，在胃或结直肠内蓄积致癌（Di Ciaula，2017）。为降低人体污染风险，美国环境保护局规定饮用水石棉最高容许浓度为 7×10^6 f/L（U.S. EPA，2004）。

矿物纤维在体内沉积后引发炎症反应，进而导致癌变（Yang 等，2022）。该机制涉及间皮细胞与巨噬细胞向纤维沉积部位聚集，分泌高迁移率族蛋白 1（HMGB1）等多种细胞因子、活性氧及生长因子，引发炎症反应、DNA 损伤及异常细胞增殖，最终导致纤维化和 / 或癌变（Carbone 等，2016）。

可吸入纤维（直径＜ $3\mu m$）可在肺部存留数十年（Kuempel 等，2006）。清除效率取决于纤维长度、直径及化学成分。尽管致癌性随纤维长度增加而增强，但尚未确立致癌风险的最小长度阈值。短纤维（＜ $5\mu m$）占肺部纤维沉积的主体（Aust 等，2011），但其致病作用存在争议，因其更易被清除（Mossman 等，2011）。然而动物模型研究表明，所有长度的纤维均可引发病理反应（Dodson 等，2003）。

综上，影响石棉纤维毒性的关键因素包括暴露量、纤维尺寸及生物持久性（Lippmann，1990；Hillerdal，2003）。

7.2.3　接触石棉导致的癌症

对接触石棉的工人进行的大量研究表明，石棉暴露与癌症之间存在联系。由于石棉主要通过空气传播，吸入石棉纤维会增加罹患肺癌的风险。接触石棉后发生肺癌的风险至少是间皮瘤风险的 2 倍以上，且肺癌通常在首次接触石棉数十年后才会发病。当石棉暴露者同时存在吸烟行为时，这两种危险因素对肺癌发生的风险会产生协同效应（大于两者单独作用之和）（Klebe 等，2019）。

间皮瘤是一种罕见的胸膜恶性肿瘤，发生于腹膜、心包或睾丸鞘膜的病例则更为罕见。由于接触石棉状矿物纤维是间皮瘤唯一已知的致病因素，因此间皮瘤被认为是接触这些纤维的标志。

石棉暴露还与喉癌、咽癌、卵巢癌、胃癌、结肠癌和直肠癌存在关联。对于后 3 种消化道癌症，可能的暴露途径是经口吞咽石棉纤维。

最近，一些研究还发现，曾暴露于石棉纤维的女性乳腺癌发病率更高。石棉引发的炎症反应可能参与了乳腺癌的发生发展过程（Danforth，2021）。

7.3　未受管制的矿物纤维也可能致癌

长期以来，自然环境中的矿物纤维所带来的风险长期以来一直被职业性石棉接触所掩盖。事实上，多种硅酸盐矿物都可能呈现纤维形态，包括蛇纹石、角闪石、沸石和某些黏土矿物（Skinner 等，1988）。约有 400 种矿物可自然形成纤维状（表 7.1），但只有 5 种角闪石（透闪石、阳起石、青石棉、直闪石和铁石棉）和 1 种蛇纹石类温石棉被工业界使用，并作为"石棉"一词进行监管（Baumann，2013）。一些研究表明，间皮瘤等石棉相关疾病也可由未受管制的纤维引发（Below 等，2011）。石棉类矿物的致癌性已通过职业暴露和实验研究得到充分证实，其致病机理与纤维形态密切相关。因此，具有类似石棉纤维特性的未受管制矿物纤维可能引发同等危害，特别是导致间皮瘤（Baumann 等，2013）。然而，现有"石棉"的狭义定义容易使人误认为仅有这 6 种受管制矿物才会引发间皮瘤等疾病（Baumann 等，2013）。

除受管制的石棉矿物外，不受管制的闪石也可能结晶成石棉状，并被怀疑具有与商业石棉相同的风险（Lee 等，2008）。许多未受管制的纤维状矿物因其相似的物理和化学性质而具有与石棉相同的潜在危险性；流行病学研究和体内试验已证明了它们的毒性（Wachowski 和 Domka，2000）。

"天然石棉（NOA）"这一术语专指岩石和土壤中存在的类石棉纤维矿物。这类矿物可能不符合法规或工业定义的石棉标准，但经风化或人类活动释放到空气中后，会形成可吸入矿物纤维，因此具有潜在危险性（Harper，2008）。

随着对 NOA 环境暴露风险认知的提升，学界加强了对未受管制矿物纤维的研究（Bailey 和 Kalika，2020）。意大利在实地调查中发现了多种石棉状矿物，包括纤蛇纹石、纤透辉石、纤卡洛斯特石、纤镁橄榄石、纤海泡石、纤巴兰杰石、纤滑石、纤毛沸石、纤菱沸石及纤氟 – 浅闪石（Belluso 等，2020）。

表 7.1　根据矿物分类，可能具有纤维、纤维状或石棉状习性的主要硅酸盐、地质环境和主要分布国家和地区

子类组、分组、矿物种类	化学式	习性	地质环境　过去的名称，通用语言	已知分布的国家和地区
链状硅酸盐亚组　Carlosturite	$(MgFe^{2+}TiMn)_{21}(SiAl)_{12}O_{28}(OH)_{34}$	纤维、纤维状、石棉状	蛇绿混杂岩中的蛇绿岩矿脉	意大利、瑞典
辉绿岩组　Balangeroite	$(MgFe^{3+}Fe^{2+}Mn^{2+})_{42}Si_{16}O_{54}(OH)_{40}$	纤维、纤维状、石棉状	在片岩蛇绿岩中，靠近超基性岩丘，石棉矿区	意大利
硅灰石组，硅灰石	$CaSiO_3$	块状、片状、纤维状、石棉状	常见于矽卡岩和接触变质岩中，与透闪石伴生	根据地质环境，在全球范围内
角闪石组，铁镁闪石亚组，铁镁闪石	$(MgFe^{2+})_7Si_8O_{22}(OH)_2$	纤维状、石棉状、层状、柱状、纤维	常见于接触变质岩或区域变质岩中	根据地质环境，在全球范围内
铁闪石（铁石棉）	$(Fe^{2+}Mg)_7Si_8O_{22}(OH)$	块状、柱状、纤维、纤维状、石棉状	石棉产量第二的铁石棉，积层石棉	澳大利亚、奥地利、玻利维亚、巴西、喀麦隆、加拿大、中国、捷克、芬兰、法国、匈牙利、印度、日本、马达加斯加、毛里塔尼亚、挪威、葡萄牙、罗马尼亚、俄罗斯、斯洛伐克、南非、西班牙、瑞典、英国、乌克兰、美国
直闪石亚组，直闪石	$Mg_7Si_8O_{22}(OH)_2$	块状、片状、纤维、纤维状、石棉状	变质岩，用作石棉	阿根廷、澳大利亚、奥地利、玻利维亚、巴西、保加利亚、布基纳法索、加拿大、中国、哥伦比亚、捷克共和国、埃及、芬兰、法国、德国、格陵兰、匈牙利、印度、印度尼西亚、意大利、日本、新西兰、挪威、波兰、俄罗斯、斯洛伐克、南非、西班牙、瑞士、中国台湾、塔吉克斯坦、英国、乌克兰、美国、赞比亚、津巴布韦

续表

子类组、分组 矿物种类	化学式	习性	地质环境 过去的名称，通用语言	已知分布的国家和地区
透闪石亚组 阳起石	$Ca_2(MgFe^{2+})_5Si_8O_{22}(OH)_2$	棱柱形、叶片状、纤维、纤维状、石棉状	在一些变质岩中常见：纤维蛇纹石、软玉、山皮革	根据地质环境，在全球范围内
氟沸石	$NaCa_2Mg_5(Si_7Al)O_{22}(F,OH)_2$	棱柱形、针状、纤维状	在蚀变的热液熔岩中，含污染原始矿物材料	奥地利、缅甸、芬兰、法国、意大利、日本、新西兰、罗马尼亚、俄罗斯、美国
镁角闪石	$Ca_2Mg_4(Al,Fe^{3+})(Si_7Al)O_{22}(OH)_2$	块状、颗粒状、棱柱形、针状、纤维、纤维状	火成岩和变质岩：阳起石角闪石、透闪石角闪石	澳大利亚、奥地利、巴西、保加利亚、加拿大、中国、古巴、捷克、埃及、埃塞俄比亚、德国、希腊、格陵兰、匈牙利、印度、意大利、日本、挪威、巴基斯坦、波兰、葡萄牙、俄罗斯、斯洛伐克、斯洛文尼亚、南非、西班牙、瑞典、瑞士、坦桑尼亚、美国
透闪石	$Ca_2Mg_5Si_8O_{22}(OH)_2$	扁平棱柱状、纤维状、石棉状	常见于接触变质含钙岩中：山皮革、山软木石	根据地质环境，在全球范围内
钠透闪石亚组 Richterite 亚组 钠透闪石	$(Na_2Ca)(Mg_5Fe_2^{2+})Si_8O_{22}(OH)_2$	块状、棱柱形、薄片、石棉状	不常见，在接触变质石灰岩、超基性火成岩、碱性岩，交代矿床和碱性原岩中含有少量，含污染原始矿物原料钠透闪石	阿富汗、澳大利亚、奥地利、巴西、保加利亚、缅甸、加拿大、中国、芬兰、法国、德国、格陵兰、印度、意大利、肯尼亚、马达加斯加、纳米比亚、新西兰、波兰、俄罗斯、斯洛伐克、南非、西班牙、瑞典、瑞士、乌干达、美国
蓝透闪石	$(CaNa)Mg_4(Al,Fe^{3+})Si_8O_{22}(OH)_2$	棱柱形、石棉状	变质锰矿床、受污染的矿物原料	阿富汗、阿尔及利亚、澳大利亚、中国、捷克共和国、希腊、印度、意大利、日本、纳米比亚、阿曼、波兰、罗马尼亚、俄罗斯、斯洛伐克、韩国、西班牙、瑞士、英国、美国、委内瑞拉、津巴布韦

续表

子类组、分组 矿物种类	化学式	习性	地质环境 过去的名称、通用语言	已知分布的国家和地区
蓝闪石亚组、钠铁闪石	$Na_3(Fe^{2+}Mg)_4Fe^{3+}Si_8O_{22}(OH)_2$	棱柱形、针状、片状、纤维状	在俄罗斯开采的特殊火成岩侵岩入体中，产出有限 钠角闪石	阿尔及利亚、阿根廷、亚美尼亚、澳大利亚、巴西、喀麦隆、加拿大、智利、中国、捷克共和国、法国、德国、希腊、格陵兰、几内亚、圭亚那、匈牙利、印度、意大利、日本、哈萨克斯坦、肯尼亚、利比亚、马达加斯加、马拉维、蒙古、摩洛哥、纳米比亚、新西兰、尼日尔、尼日利亚、朝鲜、挪威、葡萄牙、罗马尼亚、俄罗斯、南非、西班牙、瑞典、美国
钠闪石（青石棉）	$Na_2(Fe^{2+}Mg)_3Fe^{3+}Si_8O_{22}(OH)_2$	块状、条状、纤维、纤维状、石棉状	石棉产量排名第三 青石棉、蓝石棉、褐铁矿、青眼石、鹰眼石、隼眼石、虎眼石	根据地质环境，在全球范围内
层状硅酸盐亚类 蛇纹石组 叶蛇纹石	$(MgFe^{2+})_3Si_2O_5(OH)_4$	块状、片状、纤维状、石棉状	常见于蚀变蛇绿岩、石棉矿中 巴尔的摩特石、鲍文石、詹肯石、杂石棉、威廉姆斯石、安第玉、皮罗石	根据地质环境，在全球范围内

续表

子类组、分组 矿物种类	化学式	习性	地质环境 过去的名称、通用语言	已知分布的国家和地区
温石棉	$Mg_3Si_2O_5(OH)_4$	针状、纤维状、石棉状	占石棉产品的95% 石棉、加拿大石棉、白石棉、波士顿石、水硅镁石、山皮石、蛇纹石	阿富汗、阿根廷、澳大利亚、奥地利、玻利维亚、巴西、中国、古巴、捷克共和国、埃及、埃塞俄比亚、芬兰、法国、德国、格陵兰、匈牙利、印度、印度尼西亚、意大利、牙买加、日本、马达加斯加、墨西哥、摩洛哥、纳米比亚、新喀里多尼亚、新西兰、阿曼、巴基斯坦、波兰、罗马尼亚、俄罗斯、斯洛伐克、南非、西班牙、斯威士兰、瑞典、瑞士、土耳其、英国、美国、津巴布韦
纤蛇纹石	$Mg_3Si_2O_5(OH)_4$	块状、片状、叶片状	镁硅酸盐的低温蛇纹石化蚀变：锰钙辉石、直闪石、硅镁石	阿根廷、澳大利亚、奥地利、巴西、加拿大、中国、古巴、埃及、埃塞俄比亚、芬兰、法国、德国、希腊、匈牙利、印度尼西亚、以色列、意大利、牙买加、日本、摩洛哥、新西兰、挪威、阿曼、波兰、罗马尼亚、俄罗斯、斯洛伐克、南非、西班牙、瑞典、瑞士、英国、美国
坡缕石－海泡石组 坡缕石亚组 坡缕石（凹凸棒石）	$(MgAl)_2Si_4O_{10}(OH)\cdot4(H_2O)$	块状、土状、纤维状、纤维状、细粒状	热液矿床、断层线和覆盖矿床的土壤 山皮石	澳大利亚、奥地利、智利、中国、捷克共和国、法国、德国、伊朗、伊拉克、格陵兰、匈牙利、意大利、日本、马达加斯加、墨西哥、摩洛哥、纳米比亚、挪威、秘鲁、波兰、塞内加尔、斯洛伐克、斯洛文尼亚、西班牙、瑞典、瑞士、土耳其、英国、乌克兰、美国、乌兹别克斯坦

续表

子类组、分组 矿物种类	化学式	习性	地质环境 过去见的名称，通用语言	已知分布的国家和地区
阳起石	$(MnMg)_5Si_8O_{20}(OH)_2 \cdot 8\text{-}9(H_2O)$	针状、纤维状	相对罕见的低级热液矿床 锰海泡石、锰坡缕石	加拿大、格陵兰岛、纳米比亚、俄罗斯、美国
叶蜡石	$(KNa)_5Fe_7^{3+}Si_{20}O_{50}(OH)_6 \cdot 12(H_2O)$	纤维、维状、石棉状	在热液蚀变的伟晶岩晶岩中	俄罗斯
海泡石亚群 海泡石	$Mg_4Si_6O_{15}(OH)_2 \cdot 6(H_2O)$	块状、土状、纤维、纤维状	与蛇纹石相关的次生矿物。在干旱环境中，可从碱性水中析出 海泡石、黑檀木	澳大利亚、奥地利、巴西、哥伦比亚、捷克共和国、法国、德国、希腊、格陵兰岛、匈牙利、以色列、意大利、日本、肯尼亚、马达加斯加、墨西哥、摩洛哥、挪威、波兰、罗马尼亚、俄罗斯、斯洛伐克、韩国、西班牙、瑞典、瑞士、土耳其、英国、美国、委内瑞拉
法尔孔多石	$(NiMg)_4Si_6O_{15}(OH)_2 \cdot 6(H_2O)$	土状、微观晶体、纤维状	红土矿床、海泡石型镍的稀有类似物 硅镁镍矿、镍蛇纹石	澳大利亚、多米尼加共和国
轻砷铜铝石	$Na_3Mg_3Si_6O_{16} \cdot 8(H_2O)$	块状、纤维状、纤维、细粒状	在白云质油页岩中	土耳其、美国

续表

子类组、分组 矿物种类	化学式	习性	地质环境 过去的名称，通用语言	已知分布的国家和地区
架状硅酸盐亚类 沸石组 菱沸石亚组 毛沸石系列 毛沸石 Na-Ca-K 型毛沸石变种	$Ca_3K_2Na_2[Al_{10}Si_{26}O_{72}] \cdot 30H_2O$	纤维状、羊毛状、石棉状	凝灰岩、玄武岩和其他火山岩或沉积岩	南极洲、澳大利亚、奥地利、保加利亚、加拿大、捷克共和国、丹麦、法国、德国、希腊、冰岛、罗马尼亚、俄罗斯、西班牙、坦桑尼亚、土耳其、英国、乌克兰、美国
丝光沸石亚组 丝光沸石	$CaNa_2K_2[Al_5Si_{10}O_{24}] \cdot 7 (H_2O)$	针状、纤维状、石棉状	安山岩中的空洞、火成岩中的矿脉、水磷钙锶石、硅钠钡钛石、斜发沸石、假钠沸石	南极洲、阿根廷、澳大利亚、奥地利、巴西、保加利亚、加拿大、中国、哥斯达黎加、塞浦路斯、捷克共和国、丹麦、厄瓜多尔、法国、德国、希腊、格陵兰岛、匈牙利、冰岛、印度、意大利、日本、墨西哥、新西兰、尼加拉瓜、葡萄牙、罗马尼亚、俄罗斯、斯洛伐克、南非、西班牙、土耳其、英国、乌克兰、美国

互联网资料来源：ima.meralogy.org；rruff.info/ima/；webmineral.com；mindat.com；mineralienatlas.de。

流行病学和地质学研究发现，在美国内华达州南部沙漠岩层中发现环境性间皮瘤的潜在诱因后，学者对纤坡缕石的毒性展开实验研究（Larson 等，2016）。同样，美国加州广泛存在的纤蓝闪石也引发毒性担忧（Di Giuseppe 等，2019）。高长宽比的纳米颗粒同样被怀疑具有致间皮瘤风险（Andujar 等，2016）。

土耳其（毛沸石）、意大利（氟 – 浅闪石）和美国（蓝透闪石 / 钠透闪石）的 NOA 暴露人群均显示出疾病风险升高。法属新喀里多尼亚部落地区间皮瘤发病率异常与地表岩层、道路及和土壤中天然存在的纤维状锑榴石有关（Baumann 和 Ambrosi，2015）。

7.3.1　蓝透闪石 / 钠透闪石在美国引起恶性间皮瘤

美国蒙大拿州利比镇开采的蛭石矿中含有石棉状的蓝透闪石 / 钠透闪石（Sullivan，2007）。当受到磨损或破碎时，蓝透闪石和钠透闪石可能产生大量细长纤维（Meeker 等，2003）。它们最初被鉴定为透闪石 – 阳起石；后通过 X 射线能谱电镜分析证实为蓝透闪石和钠透闪石的角闪石类矿物组合（Bandli 和 Gunter，2006）。这类角闪石纤维与利比镇居民及蛭石矿开采加工工人中出现的恶性间皮瘤、肺癌和石棉肺病例相关（Sullivan，2007；McDonald 等，1986；Amandus 和 Wheeler，1987；Peipins 等，2003；Miller 等，2018）。体外试验证实，钠透闪石具有毒性和致突变效应（Collan 等，1986）。受污染的蛭石曾被广泛应用于美国及其他国家的建筑、农业、工业及众多消费品领域（Sullivan，2007），使数百万人暴露于这些致癌纤维中。

7.3.2　美国土壤中存在高度致癌的闪长岩

毛沸石属于天然纤维状沸石类矿物。电镜分析显示其纤维束直径普遍小于 1μm（Dogan，2003；Dogan 等，2008）（图 7.1b）。

土耳其卡帕多奇亚地区 3 个村庄曾使用含毛沸石的火山岩建造房屋，并以含毛沸石的砾石铺设道路（Baris 等，1978；Artvinli 和 Baris，1979）。居民长期暴露于高浓度毛沸石纤维环境中，引发间皮瘤流行（Baris 等，1978；Carbone 等，2007，2011）。1979—2003 年针对该地区的前瞻性研究表明，44.5% 的死亡病例由间皮瘤导致（Baris 和 Grandjean，2006）。对其中一个村庄的土耳其移民队列进行的追踪显示，78% 的死亡归因于间皮瘤（Boman 等，1982；Metintas 等，1999）。

大量体内外试验证实，毛沸石具有极强的致癌性（Maltoni 等，1982；Johnson 等，1984；Fraire 等，1997；Carbone 等，2012b）。特别值得注意的是，相较于石棉纤维暴露组，毛沸石暴露组大鼠间皮瘤发生率更高（Carthew 等，1992；Wagner 等，1985）。毛沸石纤维表面可富集铁元素（Eborn 和 Aust，1995；Fach 等，2002），并具有基因毒性（Poole 等，1983；Okayazu 等，1999）。其可诱导巨噬细胞及多形核淋巴细胞产生活性氧代谢物（Urano 等，1991），并在体外使人类间皮细胞发生转化（Bertino 等，2007）。鉴于毛沸石暴露与间皮瘤的强相关性，世界卫生组织将其列为 1 类致癌物（IARC，1987）。

美国西部火山凝灰岩中分布有纤维状毛沸石矿床（Forsman，1986）。北达科他州在过去 30 年间使用含毛沸石砾石铺设数百英里道路、停车场及运动场，在这些道路行驶的车辆及校车内部的毛沸石浓度与土耳其间皮瘤高发村相当（Carbone 等，2011）。美国环境保护局研究显示，邓恩县道路维护及采石场工人出现类石棉性胸膜影像学改变（Ryan 等，2011）。美国近年已报道毛沸石致间皮瘤病例（Kliment 等，2009）。在内华达州南部，角闪石与毛沸石矿床广布沙漠地区，越野活动可能使致癌纤维扬尘扩散，威胁居民健康（Baumann 等，2015）。毛沸石矿床在美国西部多州均有分布（Van Gosen 等，2013）。

7.3.3 纤维状叶蛇纹石的致癌与致石棉肺作用

叶蛇纹石呈层状绿色，属蛇纹石族矿物，与温石棉及利蛇纹石同族。三者化学通式相同，但晶体结构及镁铁比存在差异（Dodony 等，2002）。与角闪石类似，叶蛇纹石可依地质条件形成块状、针状、纤维状或石棉状结构。其石棉状集合体由纤维束构成，可分裂为极细针状体（Fitz Gerald 等，2010）（图 7.1c）。

蛇纹岩（由蛇纹石类矿物组成的岩石）广泛分布于全球基性－超基性岩体及其风化土壤中。当人类活动（如道路施工）导致含纤维状叶蛇纹石的粉尘扩散时，可能引发未被察觉的公共卫生风险。例如，美国马里兰州蒙哥马利县曾发现用于铺路的蛇纹岩含纤维状叶蛇纹石，未封闭道路周边区域空气中矿物纤维浓度显著超标（Rohl 等，1977）。

波兰某镍冶炼厂工人中出现的 25 例石棉肺病例，被证实与红土镍矿中纤维状叶蛇纹石暴露相关（Wozniak 等，1988）。对蛇纹岩矿区周边居民的暴露评估显示，其可吸入叶蛇纹石纤维浓度远超石棉监管阈值（Wozniak 等，1993，1994）。大鼠实验表明，叶蛇纹石可诱发间皮瘤，其致癌与致突变效应与青石棉相当（Wozniak，1999）。

澳大利亚阿德莱德北部的罗兰平原采石场于 1940 年代末至 1978 年间开采叶蛇纹石，所产滑石－叶蛇纹石混合矿物被粉碎后用作纤维填料。该"石棉"最初被误判为角闪石，后误作温石棉，直至数十年后矿区修复研究才被正确鉴定为叶蛇纹石（Keeling 等，2010）。

意大利皮埃蒙特阿尔卑斯地区蛇纹岩因富含纤维状叶蛇纹石而存在致癌风险（Harf 等，1993；Bandli 和 Gunter，2001）。在厄尔巴岛（Viti 和 Mellini，1996）及意大利兰佐超基性岩体的蛇纹岩脉中，亦发现石棉状叶蛇纹石，表现为长 14～20μm、直径 0.08～0.4μm 的脆性纤维束（Groppo 和 Compagnoni，2007）。体外试验表明，纤维状叶蛇纹石的毒性及细胞反应与受管制石棉相当，可诱发慢性炎症、增强免疫细胞活性并刺激新生血管形成，最终导致肺细胞恶性转化（Pugnaloni 等，2008）。毒性测试显示，叶蛇纹石纤维暴露可诱导间皮细胞释放活性氧／活性氮（ROS/RNS），促进间皮瘤发生（Cardile 等，2007）。

新喀里多尼亚部落地区间皮瘤异常高发现象引发关注（Baumann 等，2011；Baumann，2011）。早期研究认为病例与使用含透闪石白涂料粉刷房屋有关（Luce 等，2000），但该结论仅基于 15 例患者自述且未验证涂料成分。1984—2008 年癌症登记数据显示，109 例间皮瘤分布与透闪石涂料使用地无相关性，而与蛇纹岩地质分布显著重叠（Baumann 等，2007，2011）。经采样分析，当地蛇纹岩露头含有叶蛇纹石纤维。因实验室仅检测 6 种管制"石棉"，此前空气样本未报告任何纤维。进一步调查证实，含叶蛇纹石的蛇纹岩被多个采石场开采，并用于部落地区道路铺设（Baumann 等，2011）（图 7.2）。生态学分析表明，蛇纹岩道路是环境矿物纤维暴露的主要来源，纤维状叶蛇纹石与新喀里多尼亚部落间皮瘤分布存在显著关联（Baumann 等，2011）。基于此，当地政府将叶蛇纹石纳入石棉类矿物管制。最新研究证实，纤维层状叶蛇纹石风化可释放类石棉纤维（Petriglieri 等，2020），其毒性特征已通过实验验证。

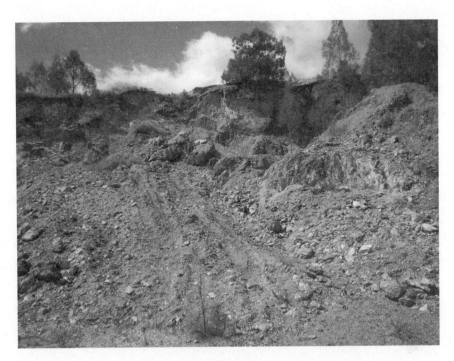

图 7.2　法属新喀里多尼亚部落地区蛇纹岩采石场实景

7.3.4　存在大量未受管制的致癌矿物纤维案例

除已提及的矿物纤维外，其他与 MM 存在关联的未受管制天然纤维包括：俄罗斯乌拉尔山脉开采的亚铁钠闪石；意大利皮埃蒙特地区的羟硅铁锰石与纤硅镁钛石（Groppo 等，2005）；以及意大利比安卡维拉埃特纳火山物质中提取的角闪石类矿物氟钠透闪石，该矿物被广泛用于建筑施工（Paoletti 等，2000；Comba 等，2003；Bruni 等，2006）。体内外试验证实氟钠透闪石具有诱发 MM 的潜力（Cardile 等，2004；Soffritti 等，2004），其针状纤维与透闪石、蓝透闪石和钠透闪石颗粒高度相似（Gianfagna 等，2003）。美国其他可疑危害矿物纤维包括：明尼苏达州铁燧岩矿中广泛存在的纤维状及石棉状铁闪石（Nelson，2009）；内华达州南部粉尘中的层状硅酸盐海泡石与坡缕石（Soukup 等，2011）；角闪石系列纤维变种、蛇纹石族叶蛇纹石和沸石类中的丝光沸石与毛沸石（表 7.1）（NIOSH，2011）。此外，具有生物持久性的人造纤维（包括可吸入的纳米级人造颗粒）也引发健康担忧（Bernstein，2007）。

7.4　什么是环境暴露？

近 20 年来，天然环境石棉状纤维暴露引发的公共卫生问题才逐步受到关注。数据显示，约 20% 的 MM 病例（超 80% 的女性病例）无明确石棉接触史（Spirtas 等，1994；Lacourt 等，2014；Linton 等，2012；Rake 等，2009）。这些非职业性病例很可能暴露于环境释放的致癌纤维，包括室内石棉材料、工业污染源，或经风化或人类活动扰动的天然源（露头、土壤、矿床）

（Baumann 等，2015）。废弃石棉矿区、加工厂及船坞等历史污染场地同样会构成环境暴露风险源（Hansen 等，1993；Magnani 等，2001；Reid 等，2007；Tarres 等，2013）。预计此类环境暴露导致的石棉相关疾病占比将逐年上升（Robinson 等，2005）。

"环境"作为广义概念，可包括室内和室外环境，以及职业和非职业环境。在简要介绍了接触石棉和类石棉纤维的不同类型之后，我们将更具体地阐述非职业性接触自然环境纤维的特殊性。

7.4.1　职业接触

石棉职业暴露主要影响建筑业（尤其是绝缘材料作业）、制造业（刹车片、石棉纺织品、纤维水泥管等）、采矿采石业及电力燃气供应等领域的工人。1940—1980 年，全球约 2750 万工人存在潜在石棉暴露风险（Nicholson 等，1982）。大量职业流行病学研究证实，石棉暴露与癌症及呼吸系统疾病存在因果关联，病例以男性为主。随着西方国家自 20 世纪 70 年代起逐步实施石棉禁令，男性间皮瘤发病率于 2000 年后呈下降趋势。然而，俄罗斯、中国、印度等发展中国家仍持续使用石棉。

7.4.2　准职业或家族接触

职业暴露者家属的间皮瘤发病风险显著升高（Miller，2005）。工人可通过头发及工作服携带石棉纤维回家，导致家庭成员二次暴露（D'Agostin 等，2018）。Ferrante 等（2016）研究表明，家庭成员存在石棉职业暴露史可使间皮瘤风险倍增。

7.4.3　室内或家庭接触

当住宅内使用含石棉材料（如隔热层、涂料、部分水泥及填缝剂）或进行家居维修时，可能引发家庭暴露。石棉纤维一旦在家中释放，就可能扩散到所有房间，即使使用常规吸尘器也无法将其清除。据估计，因使用含石棉工具或存在含石棉材料的家庭环境会使间皮瘤风险增加约 3 倍（Ferrante 等，2016）。

7.4.4　城市接触

在城市空气中可能含有建筑物释放的石棉纤维（特别是拆除作业时）、汽车卡车刹车片磨损颗粒或工业排放物。这些纤维通过空气传播形成持续暴露源。

7.4.5　暴露于自然环境

纤维状矿物广泛存在于世界地质构造中（Nicholson 和 Pundsack，1973；Schreier，1989）。岩石中的矿物纤维需要经破碎或风化释放后才具危害性，其风化形成的土壤同样可能含纤维（Baumann 和 Ambrosi，2015）。宏观纤维会分解成可迁移数公里的微纤维（Baumann 等，2015）。因此，当自然事件或人类活动（如采矿、采石、道路工程和外部娱乐活动）产生灰尘时，人类就会接触到这些纤维（Baumann 等，2015）。

例如，美国加州研究表明，与天然石棉源距离每增加 10 公里，间皮瘤风险下降 6%（Pan 等，2005）。法属新喀里多尼亚部落地区因道路铺设含叶蛇纹石的蛇纹岩，其空间分布与间皮瘤发病率显著相关，促使当地政府将其纳入管制（Baumann 等，2011）。土耳其某村庄使用含毛沸石的岩石建房，导致普通人群间皮瘤异常高发（Carbone 等，2007）；美国北达科他州使用含毛沸石的碎石筑路，使建筑工人及居民暴露于致癌纤维（Carbone 等，2011）。

7.4.6　暴露于过去使用石棉和石棉状矿物所污染的环境中

既往石棉使用也可能成为长期污染源。废弃矿区、工厂等场地纤维污染可持续数十年并引发 MM 等癌症（Ripabelli 等，2018）。造船厂作为重要污染源在英国（McElvenny 等，2005）、意大利（Fazzo 等，2012）及美国（Case 等，2011）均有报道。例如美国路易斯安那州因造船厂与旧工厂使用石棉及蛭石，MM 发病率显著偏高（Case 等，2011），这些场所的土壤长期污染导致社区暴露。意大利 Casale Monferrato 地区 MM 风险与大型石棉水泥厂距离呈负相关（Magnani 等，2001；Maule 等，2007）；西西里 Biancavilla 地区因建筑石材含氟钠透闪石引发地方性恶性间皮瘤流行（Paoletti 等，2000；Comba 等，2003；Bruni 等，2006）。英国研究证实居住地距石棉源的邻近度与间皮瘤强相关（Howel 等，1999）。

矿山、采石场、道路、工厂、石棉污染废弃物等场所的矿物纤维可通过水体迁移，即河流、湖泊受污染后，并随水分蒸发进入空气（Avataneo 等，2022），对人类和环境构成新的风险。当表层水和深层水流经含矿物纤维的岩层时，或这些岩石风化时，同样产生水体纤维污染（Avataneo 等，2022）。例如意大利某废弃石棉矿周边农田活动中检测到空气传播的石棉纤维。从矿区排水的溪流水样本中检出石棉纤维，而该水源被用于农田灌溉（Turci 等，2016）。水体携带的纤维可能导致污染物通过空气扩散至远离污染源的区域。

因此，除加强信息公开外，必须开展石棉清除与污染场地修复，以阻断环境暴露链条，预防相关疾病发生。

7.5　用于评估矿物纤维环境暴露的分析方法

岩石和土壤中是否含有矿物纤维，可通过样本分析进行评估；空气中的矿物纤维污染，则需要通过空气样本分析评估。

现有分析方法最初是为规范职业场所石棉暴露而设计的，鉴于石棉的毒性与纤维长度和直径密切相关，分析方法必须能够测定矿物纤维的尺寸、浓度和类型。相差显微镜（PCM）作为工作环境石棉检测的金标准已沿用 50 余年（Edwards 和 Lynch，1968），该方法对所有观测纤维实施全计数（Walton，1982），具有多重优势：可排除非纤维颗粒干扰、提供风险预估、经济高效、支持现场快速检测，并能实现历史数据的纵向对比。然而，其局限性在于无法区分受管制石棉与其他矿物纤维，且对短于 5μm 的纤维存在检测盲区，这种检测阈值可能导致暴露评估产生显著偏差。

鉴于此，世界卫生组织（WHO，2000）于 2000 年明确指出电子显微镜为石棉纤维检测与鉴定的最可靠技术，常需要联合 X 射线衍射分析（Van Orden 等，2008）。这些方法成本高昂，且需要具备专业资质的技术人员。透射电子显微镜（TEM）兼具空气样本和肺组织石棉检测功能，可识别超细纤维（Walton，1982），但存在漏检长度大于 10μm 纤维的风险，且可能将裂解碎片误判为石棉状角闪石（Lee 等，2008）。扫描电子显微镜（SEM）通过表面细节和颗粒形貌观测（图 7.1）与多种光谱仪联用技术实现单个颗粒半定量化学分析（Middleton，1982），但 SEM 的石棉分析标准极少，样品制备方法也存在差异（Frasca 等，2000）。

除 TEM 外，偏光显微镜（PLM）是最常用的纤维分析方法（Santee 和 Lott，2003；Gunter，2004）。加装纺锤台的 PLM 技术能更精确描述颗粒形态（Bandli 和 Gunter，2001；Millette 和 Bandli，2005）。拉曼显微光谱技术可精准区分受管制角闪石与蛇纹石类矿物（Rinaudo 等，2003，2004），但其鉴别纤维与非纤维形态的准确性仍在验证中（Bard 等，1997；Petry 等，2006），现仅限用于纤维束分析（Stromeier 等，2010）。值得关注的是，该光谱技术正经历快速迭代，检测可靠性持续提升。

总之，用于鉴定矿物纤维的方法各不相同。采样和分析方法需要明确界定和标准化，以减少操作员之间和实验室之间的差异。此外，大多数对空气样本进行纤维诊断分析的实验室只检测 6 种受管制的石棉。然而，有证据表明，短纤维（长度 < 5μm）、细纤维（宽度 < 0.2μm）、某些类石棉纤维和石棉状裂解碎片同样会影响人体健康（Egilman，2019）。评估 NOA 的暴露风险需要检测所有可能有害的纤维状矿物，而不仅限于国家/地方法规规定的种类（Carbone 等，2016）。为有效评估与自然环境中矿物纤维的接触情况，迫切需要新的程序，包括使用详细的地质模型（可用于识别潜在的纤维状矿物）和分析方法（可用于识别任何种类的矿物纤维）（Turci 等，2020）。

7.6 环境间皮瘤的流行病学特征

恶性间皮瘤（MM）通常在矿物纤维暴露后 30 ～ 60 年确诊，这导致追溯暴露源与评估暴露量极为困难。当暴露源来自环境时，人们往往对此毫无觉察，因此相较于病例对照研究，生态学研究更能有效解析环境暴露与疾病的关联（Baumann 等，2011）。

20 世纪，MM 主要源于职业性石棉暴露。因此，鉴于该癌症的长潜伏期，患者死亡平均年龄约 70 岁，男女之比达 4∶1（Delgermaa 等，2011；Binazzi 等，2022；Mazurez 等，2017）。例如，美国 1994—2008 年 MM 确诊平均年龄 72.8 岁，男女比 4.2∶1；1999—2015 年为 4∶1（Mazurez 等，2017）。在意大利，1993—2018 年约 70% 的 MM 病例是职业暴露，确诊平均年龄为 70 岁（Binazzi 等，2022）。2003—2008 年，由于石棉的使用减少，45 岁以上男性的 MM 发病率有所下降，但女性的发病率保持稳定（Weill 等，2004；Moolgavkar 等，2009；Henley 等，2013）。

当暴露源为非职业性时，各年龄段和性别均可能受影响（D'Agostin 等，2018）。此类 MM 的性别与年龄分布呈现显著差异：男女比趋近 1∶1，确诊平均年龄约 60 岁（Baris 等，1978；Metintas 等，2002，2008；Bruno 等，2014）。例如在新喀里多尼亚主城努美阿以外地区，MM 最早确诊年龄为 35 岁且男女发病率相当，这一现象提示当地以环境暴露主导（Baumann 等，2007）。55 岁以下患者的死亡通常表明存在非职业性石棉状纤维暴露（Mazurek 等，2017）。

7.6.1 女性和年轻 MM 病例比例较高可作为环境致癌纤维暴露的指标

MM 总死亡率的地理分布同时反映职业和环境暴露。由于环境暴露可影响各年龄段两性人群，而职业暴露集中于 18 岁以上男性，通过分析女性与年轻病例的空间分布比例，可区分纯职业暴露区与环境暴露区（Baumann 等，2015a，2015b；Baumann，2016；Baumann 和 Carbone，2016）。

新喀里多尼亚案例显示，无职业暴露的美拉尼西亚部落区域出现显著 MM 空间聚集现象，其 1：1 性别比与高年轻病例比例指向环境暴露（Baumann 等，2011）。生态学分析锁定道路使用蛇纹岩为主要环境暴露源，并将叶蛇纹石界定为一种新型致癌纤维。该研究证实，小地理尺度聚集分析与生态学研究是识别环境暴露的有效工具。

同样，意大利一项整合石棉暴露个体数据的生态研究发现，MM 聚集区中女性病例比例与暴露源类型及来源显著相关（Corfiati 等，2015）；西西里岛最新研究显示，女性与年轻群体对环境纤维暴露的风险比最为敏感（Bruno 等，2014）。这些发现为环境致癌物的公共卫生监测提供了关键方法论支持。

7.6.2　环境暴露造成的空间差异可能只在较小的地理范围内被发现

如上所述，在曾使用石棉的国家，大多数 MM 病例是由职业接触引起的。这些职业性病例掩盖了由环境暴露源（通常局限于特定区域且暴露强度普遍低于职业暴露）导致的间皮瘤病例。例如，在美国内华达州，以州为单位的 MM 分析未能识别出任何环境暴露风险（Baumann 等，2015b）。相反，采用小于全州范围的地理尺度分析后，发现了一种提示南内华达州存在环境暴露的 MM 分布模式（Baumann 等，2015a）。与美国其他地区相比，克拉克县和内华达县的男女比例显著偏低，地质调查显示这些区域存在多种纤维状矿物沉积（Baumann 等，2015a）。

事实上，在职业暴露占主导地位的区域，环境暴露源导致的病例可能会被职业病例所稀释。在诸如全州这样的大面积区域内，这类病例将无法被识别。实际上，矿物纤维的环境暴露源（如采石场、道路、矿山或工厂）导致的 MM 风险在空间上局限于小区域，只有通过小范围研究才能识别。

仅研究女性 MM 死亡率，即使是在较小的地理范围内，也无法有效识别环境暴露区域。因为女性高死亡率区域可能既包含历史石棉工业区（男性间皮瘤高发区），也可能包含无石棉使用（男性发病率低）但存在环境暴露源的区域。相反，MM 病例中女性比例偏高提示暴露不局限于男性群体，可能指向非职业性暴露源。同理，年轻病例比例较高表明年幼时即发生暴露，同样指向非职业性暴露源。

7.7　结论

"石棉"是一个不精确且容易混淆的术语，仅包括部分致癌矿物纤维。流行病学和实验数据表明，矿物纤维相关疾病的风险在很大程度上取决于纤维的物理特性。多数工业化国家实施的石棉限制或禁用政策已产生显著健康效益，预计将避免数以万计的工人罹患 MM 及其他石棉相关恶性肿瘤。然而，女性 MM 发病率未见下降，某些所谓"非石棉相关"MM 可能由日益增加的非商用矿物纤维环境暴露所致。

与蒙大拿州利比市开采蛭石的悲惨故事一样，以及毛沸石和叶蛇纹石的案例，均揭示出因"石棉"法规定义仅涵盖自然界近 400 种矿物纤维中的 6 种，导致矿物纤维致癌风险被低估的问题。

由于人们意识不到自然环境中存在的暴露，因此此类致癌风险极难预防。现有研究表明，尚未发现任何天然矿物纤维在动物和细胞实验中不具致癌性。即便某些矿物纤维较为罕见，所有已证实致癌的矿物纤维开采/扰动都应受到与"石棉"同等的监管，其他矿物纤维的使用则需要通过无致病致癌性验证，这与其他可疑致癌物的管理原则一致（Carbone 等，2004）。尽管扩大受管制矿物范围将产生经济影响（Harper，2008），但将危险纤维排除在监管外将导致暴露人群风险被低估。

由于环境暴露具有长期潜伏性和非自愿性特征，精确追溯个体暴露史难以实现。因此，病例对照研究等传统流行病学方法并不适用。环境空间流行病学通过分析地理单元（而非个体）来研究环境相关疾病更为适宜。在存在历史职业性石棉暴露的国家，仅凭 MM 发病率或标准化死亡比等传统流行病学指标无法有效识别致癌矿物纤维的环境暴露。间皮瘤环境风险研究必须采用小地理尺度分析。女性与年轻人群中 MM 比例升高是致癌矿物纤维环境暴露的重要指征。

综上所述，为保护公众健康，必须采用科学方法与先进分析技术全面评估 NOA 暴露风险，确保检测体系能够精准识别所有类型的矿物纤维。

参考文献

Alleman JE, Mossman BT. 1997. Asbestos revisited. Sci Am 277(1):70–75.

Amandus HE, Wheeler R. 1987. Morbidity and mortality of vermiculite miners and millers exposed to tremolite-actinolite. Am J Ind Med 11(1):15–26.

Andujar P, Lacourt A, Brochard P, Pairon JC, Jaurand MC, Jean D. 2016. Five years update on relationships between malignant pleural mesothelioma and exposure to asbestos and other elongated mineral particles. J Toxicol Environ Health B Crit Rev 19(5):151–172.

Artvinli M, Baris YI. 1979. Malignant mesothelioma in a small village in the Anatolian region of Turkey: An epidemiologic study. J Nat Cancer Inst 63:17–23.

Aust A, Cook P, Dodson R. 2011. Morphological and chemical mechanisms of elongated mineral particle toxicities. J Toxicol Environ Health B 14(1–4):40–75.

Avataneo C, Petriglieri JR, Capella S, Tomatis M, Luiso M, Marangoni G, Lazzari E, Tinazzi S, Lasagna M, De Luca DA, Bergamini M, Belluso E, Turci F. 2022. Chrysotile asbestos migration in air from contaminated water: An experimental simulation. J Hazard Mater 424(C):127528.

Bailey RM, Kalika S. 2020. Foreword to the environmental & engineering geoscience special edition on naturally occurring asbestos. Environ Eng Geosci 26(1):1–2. https://doi .org /10 .2113 /EEG-26-01-07

Bandli BR, Gunter ME. 2001. Identification and characterization of mineral and asbestos particles using the spindle stage and the scanning electron microscope: The Libby, Montana, USA amphibole-asbestos an example. Microscope 49:191–199.

Bandli BR, Gunter ME. 2006. A review of scientific literature examining the mining history, geology, mineralogy, and amphibole asbestos health effects of the rainy creek igneous complex, Libby, Montana, USA. Inhal Toxicol 18(12):1–14.

Bard D, Yarwood J, Tylee B. 1997. Asbestos fiber identification by Raman microspectroscopy. J Raman Spectrosc 28(10):803–809.

Baris YL, Sahin AA, Orezmi M, Kerse I, Ozen E, Kolacan B, Altinörs M, Göktepeli A. 1978. An outbreak of pleural mesothelioma and chronic fibrosing pleurisy in the village of Karain/Urgüp in Anatolia. Thorax 33(2):181–192.

Baris YL, Grandjean P. 2006. Prospective study of mesothelioma mortality in Turkish villages with exposure to fibrous zeolite. J Natl Cancer Inst 98(6):414–417.

Baumann F, Rougier Y, Ambrosi JP, Robineau B. 2007. Pleural mesothelioma in New Caledonia: An acute environmental concern. Cancer Detect Prev 31(1):70–76.

Baumann F, Maurizot P, Mangeas M, Ambrosi JP, Douwes J, Robineau B. 2011. Pleural mesothelioma in New Caledonia: Associations with environmental risk factors. Environ Health Perspect 119(5):695–700.

Baumann F. 2011. Facteurs de Risque d'Exposition à l'Amiante Naturel: Analyse Spatiale et Déterminants Environnementaux du Mésothéliome Malin Pleural en Nouvelle-Calédonie [in French]. Saarbrucken, Germany: Edition Universitaires Europeennes.

Baumann F, Ambrosi JP, Carbone M. 2013. Asbestos is not just asbestos: An unrecognized health hazard. Lancet Oncol 14(7):576–578. PMID: 23725699.

Baumann F, Ambrosi JP. 2015. Environmental non-asbestos related causes of malignant pleural mesothelioma. In Book: Malignant Pleural Mesothelioma: Present Status and Future Directions, 129–147.https://doi .org /102174 /978 1681 0819 4611 6010014.

Baumann F, Buck B, Metcalf R, McLaurin BT, Merkler D, Carbone M. 2015a. The presence of asbestos in the natural environment is likely related to mesothelioma in young individuals and women in Southern Nevada. J Thorac Oncol 10(5):731–737.

Baumann F, Buck B, Metcalf R, McLaurin BT, Merkler D, Carbone M. 2015b. Answer to the Letter to the Editor: No increased risk for mesothelioma in relation to natural-occurring asbestos in Southern Nevada. J Thorac Oncol 10(7):e64 (Invited).

Baumann F. 2016. Epidemiological patterns of environmental asbestos-related disease. Book chapter. In Asbestos: Risk Assessment, Health Implications and Impacts on the Environment. Nova Science Publishers. ISBN 13: 9781634853712.

Baumann F, Carbone M. 2016. Environmental risk of mesothelioma in the U.S.: An emerging concern-Epidemiological issues. J Toxicol Environ Health A Curr Issues 19(5–6):231–249.

Below J, Cox N, Fukagawa N, Hirvonen A, Testa J. 2011. Factors that impact susceptibility to fiber-induced health effects. J Toxicol Environ Health B Crit Rev 14(1–4):246–266.

Belluso E, Baronnet A, Capella S. 2020. Naturally occurring asbestiform minerals in Italian Western Alps and in other Italian sites. Environ Eng Geosci 26(1):39–46. https://doi .org /10 .2113 /EEG-2276.

Bernstein DM. 2007. Synthetic vitreous fibers: A review toxicology, epidemiology and regulations. Crit Rev Toxicol 37(10):839–886.

Bertino P, Marconi A, Palumbo L, Bruni BM, Barbone D, Dogan AU, Tassi GF, Porta C, Mutti L, Gaugino G. 2007. Erionite and asbestos differently cause transformation of human cells. Int J Cancer 121:12–20.

Binazzi A, Di Marzio D, Verardo M, Migliore E, Benfatto L, Malacarne D, Mensi C, Consonni D, Eccher S, Mazzoleni G, et al. 2022. Asbestos exposure and malignant mesothelioma in construction workers—Epidemiological remarks by the Italian national mesothelioma registry (ReNaM). Int J Environ Res Public Health 19(1):235. https://doi .org /10 .3390 /ijerph19010235.

Boman G, Schubert V, Svane B, Westerholm P, Bolinder E, Rohl AN, Fischbein A. 1982. Malignant mesothelioma in Turkish immigrants residing in Sweden. Scand J Work Environ Health 8(2):108–112.

Bruni BM, Pacella A, Mazziotti Tagliani S, Gianfagna A, Paoletti L. 2006. Nature and extent of the exposure to fibrous amphiboles in Biancavilla. Sci Total Environ 370(1):9–16.

Bruno C, Tumino R, Fazzo L, Cascone G, Cernigliaro A, De Santis M, Giurdanella MC, Nicita C, Rollo PC, Scondotto S, Spata E, Zona A, Comba P. 2014. Incidence of pleural mesothelioma in a community exposed to fibres with fluoro-edenitic composition in Biancavilla (Sicily, Italy). Ann Ist Super Sanita 1st Super Sanità 50(2):111–118.

Carbone M, Klein G, Gruber J, Wong M. 2004. Modern Criteria to establish Human Cancer Etiology. Cancer Res 64(15):5518–5524.

Carbone M, Emri S, Dogan AU, Steele I, Tuncer M, Pass HI, Baris YI. 2007. A mesothelioma epidemic in Cappadocia: Scientific developments and unexpected social outcomes. Nat Rev Cancer 7(2):147–154.

Carbone M, Baris YI, Bertino P, Brass B, Comertpay S, Dogan AU, Gaudino G, Jube S, Kanodia S, Partridge CR, Pass HI, Rivera ZS, Steele I, Tuncer M, Way S, Yang H, Miller A. 2011. Erionite exposure in North Dakota and Turkish villages with mesothelioma. Proc Natl Acad Sci U S A 108(33):13618–13623.

Carbone M, Ly B, Dodson R, Pagano I, Morris P, Dogan U, Gazdar A, Pass H, Yang H. 2012a. Malignant mesothelioma: Facts, myths and hypotheses. J Cell Physiol 227(1):44–58.

Carbone M, Yang H. 2012b. Molecular pathways : Targeting mechanisms of asbestos and erionite carcinogenesis in mesothelioma. Clin Cancer Res 18(3):598–604.

Carbone M, Chao A, Kanodia S, Miller A, Wali A, Weissman D, Adjei A, Baumann F et al. 2016. Consensus report of the 2015 Weinman international conference on mesothelioma. J Thorac Oncol 11(8):1246–1262.

Cardile V, Renis M, Scifo C, Lombardo L, Gulino R, Mancari B, Panico A. 2004. Behaviour of new asbestos amphibole fluoro-edenite in different lung cell systems. Int J Biochem Cell Biol 36(5):849–860.

Cardile V, Lombardo L, Belluso E, Panico A, Capella S, Balazy M. 2007. Toxicity and carcinogenicity mechanisms of fibrous antigorite. Int J Environ Res Public Health 4(1):1–9.

Carthew P, Hill RJ, Edwards RE, Lee PN. 1992. Intrapleural administration of fibers induces mesothelioma in rats in the same relative order of hazard as occurs in man after exposure. Hum Exp Toxicl 11(6):530–534.

Case BW, Abraham JL, Meeker G, Pooley FD, Pinkerton KE. 2011. Applying definitions of "asbestos" to environmental and "low-dose" exposure levels and health effects, particularly malignant mesothelioma. J Toxicol Environ Health B 14(1–4):3–39.

Collan Y, Kosma VM, Anttonen H, Kulju T. 1986. Toxicity of richterite in hemolysis tests and macrophage cultures. Arch Toxicol Suppl 9:292–295.

Comba P, Gianfagna A, Paoletti L. 2003. Pleural mesothelioma cases in Biancavilla are related to a new fluoro-edenite fibrous amphibole. Arch Environ Health 58(4):229–232.

Committee on Biologic Effects of Atmospheric Pollutants. 1971. Asbestos: The Need for and Feasibility of Air Pollution Controls. Washington, DC: National Academy of Sciences.

Corfiati M, Scarselli A, Binazzi A, Di Marzio D,Verardo M, Mirabelli D, Gennaro V, Mensi C, Schallemberg G, Merler E, Negro C, Romanelli A, Chellini E, Silvestri S, Cocchioni M, Pascucci C, Stracci F, Romeo E, Trafficante L, Angelillo I, Menegozzo S, Musti M, Cavone D, Cauzillo G, Tallarigo F, Tumino R, Melis M, Iavicoli S, Marinaccio A. 2015. Epidemiological patterns of asbestos exposure and spatial clusters of incident cases of malignant mesothelioma from the Italian national registry. BMC Cancer 15:1–14.

D'Agostin F, De Michieli P, Negro C. 2018. J Lung Health Dis 1(1):27–30.

Danforth DN. 2021. The role of chronic inflammation in the development of breast cancer. Cancers 3(15):3918. https://doi .org /10 .3390 /cancers13153918.

Delgermaa V, Takahashi K, Park EK, Vinh Le G, Haraa T, Sorahan T. 2011. Global mesothelioma deaths reported to the World Health Organization between 1994 and 2008. Bull World Health Organ 89(10):716–724C.

Di Ciaula A. 2017. Asbestos ingestion and gastrointestinal cancer: A possible underestimated hazard. Expert Rev Gastroenterol Hepatol 11(5):419–425.

Di Giuseppe D, Harper M, Bailey M, Erskine B, Della Ventura G, Ardit M, Pasquali L, Tomaino G, Ray R, Mason H, Dyar MD, Hanuskova M, Giacobbe C, Zoboli A, Gualtieri AF. 2019. Characterization and assessment of the potential toxicity/pathogenicity of fibrous glaucophane. Environ Res 178(2):108723.

Dodony I, Posfai M, Buseck PR. 2002. Revised structure models for antigorite: An HRTEM Study. Am Mineral 87(10):1443–1457.

Dodson RF, O'Sullivan MF, Brooks DR, Bruce JR. 2001. Asbestos content of omentum and mesentery in nonoccupationally exposed individuals. Toxicol Ind Health 17(4):138–143.

Dodson RF, Atkinson MA, Levin JL. 2003. Asbestos fiber length as related to potential pathogenicity: A critical review. Am J Int Med 44(3):291–297.

Dogan AU. 2003. Zeolite mineralogy and Cappadocian erionite. Indoor Built Environ 12(5):337–342.

Dogan AU, Dogan M, Hoskins JA. 2008. Erionite series minerals: Mineralogical and carcinogenic properties. Environ Geochem Health 30(4):367–381.

Dunnigan J. 1984. Biological effects of fibers: Stanton's hypothesis revisited. Environ Health Perspect 57:333–337.

Eborn SK, Aust AE. 1995. Effects of iron acquisition on induction of DNA single-strand breaks by erionite, a carcinogenic mineral fiber. Arch Biochem Biophys 316(1):507–514.

Edwards GH, Lynch JR. 1968. The method used by the US Public Health Service for enumeration of asbestos dust on membrane filters. Ann Occup Hyg 11(1):1–6.

Egilman D. 2019. Response to Paustenbach. Am J Ind Med 62(7):627–630.

Egilman D, Steffen JE, Triet TH, Longo W et al. 2019. Health effects of censored elongated mineral particles: A critical review. In Book: Detection Limits in Air Quality and Environmental Measurements. https://doi .org /10 .1520 /STP161820180080.

Fach E, Waldman WJ, Williams M, Long J, Meister RK, Dutta PK. 2002. Analysis of the biological and chemical reactivity of zeolite-based aluminosilicate fibers and particulates. Environ Health Perspect 110(11):1087–1096.

Fazzo L, De Santis M, Minelli G, Bruno C, Zona A, Marinaccio A, Conti S, Pirastu R, Comba P. 2012. Pleural mesothelioma mortality and asbestos exposure mapping in Italy. Am J Ind Med 55(1):11–24.

Ferrante D, Mirabelli D, Tunesi S, et al. 2016. Pleural mesothelioma and occupational and non-occupational asbestos exposure: A case-control study with quantitative risk assessment. Occup Environ Med 73(3):147–153.

Fitz Gerald JD, Eggleton RA, Keeling JL. 2010. Antigorite from Rowland Flat, South Australia: Asbestiform character. Eurn J Mineral 22(4):525–533.

Forsman NF. 1986. Documentation and Diagnosis of Tuffs in the Kildeer Mountains, Dunn County, North Dakota. Report of Investigation No. 87. North Dakota Geological Survey.

Fraire AE, Greenberg SD, Spjut HJ, Dodson RF, Williams G, Lach-Pasko E, Roggli VL. 1997. Effect of erionite on the Pleural mesothelium of the Fisher 344 Rat. Chest 111(5):1375–1380.

Franck AL, Joshi TK. 2014. The global spread of asbestos. Ann Glob Health 80(4):257–262.

Frasca P, De Malo R, Newton J, Goldale M. 2000. Asbestos Analysis of Soil by Scanning Electron Microscopy and Energy Dispersive X-ray Spectroscopy, Standard Operating Procedure: Report no. EPA-Libby-01. Washington, DC: US Environmental Protection Agency.

Gianfagna A, Ballirano P, Bellatreccia F, Bruni B, Paoletti L, Oberti R. 2003. Characterisation of amphibole fibers linked to mesothelioma in the area of Biancavilla, eastern Sicily, Italy. Mineral Mag 67(6):1221–1229.

Gibbs AR. 1990. Role of asbestos and other fibers in the development of diffuse malignant mesothelioma. Thorax 45(9):649–654.

Glenn RE, Lee RJ, Jastrem LM, Bunker KL, Van Orden DR, Strohmeier BR. 2008. Asbestos: By any other name, is it still? Chem Regul Report 32(21):22–33.

Godleski J. 2004. Role of asbestos in etiology of malignant pleural mesothelioma. Thorac Surg Clins 14(4):479–487.

Groppo C, Tomatis M, Turci F, Gazzano E, Ghigo D, Compagnoni R, Fubini R. 2005. Potential toxicity of nonregulated asbestiform minerals: Balangeroite from the western Alps. Part 1: Identification and characterization. J Toxicol Environ Health A 68(1):1–19.

Groppo R, Compagnoni R. 2007. Ubiquitous fibrous antigorite veins from the Lanzo ultramafic Massif, Internal Western Alps (Italy): Characterization and genetic conditions. Period Mineral 76:169–181.

Gunter ME. 2004. The polarized light microscope: Should we teach the use of a 19th century instrument in the 21st century? J Geol Educ 52(1):34–44.

Gunter ME, Belluso E, Mottana A. 2007. Amphiboles: Environmental and health concerns. Rev Mineral Geochem 67(1):453–516.

Hansen J, de Klerk NH, Eccles JL, Musk AW, Hobbs MST. 1993. Malignant mesothelioma after environmental exposure to blue asbestos. Int J Cancer 54(4):578–581.

Harf R, Laval I, Davezies P, Prost G. 1993. Unrecognized occupational risk of pleural mesothelioma. The example of the Rhone-Alps region. Rev Mal Respir 10(5):453–458.

Harper M. 2008. 10th Anniversary Critical Review: Naturally occurring asbestos. J Environ Monit 10(12):1394–1408.

Haute Autorité de Santé. 2009. Synthèse Exposition Environnementale à l'Amiante : État des Données et Conduite à Tenir. [in French]. Available at: http://www .has-sante .fr [Accessed 2 August 2012].

Henley SJ, Larson TC, Wu M, Antao VCS, Lewis M, Pinheiro GA, Eheman C. 2013. Mesothelioma incidence in 50 states and the District of Columbia, United States, 2003–2008. Int J Occup Environ Health 19(1):1–10.

Hillerdal G. 2003. Health problems related to environmental fibrous minerals. In Skinner HCW and Berger AR (Eds.), Geology and Health: Closing the Gap. New York: Oxford University Press, 113–118.

Howel D, Gibbs A, Arblaster L, et al. 1999. Mineral fibre analysis and routes of exposure to asbestos in the development of mesothelioma in an English region. Occup Environ Med 56(1):51–58. https://doi .org /10.1136 / oem .56 .1 .51.

IARC. 1977. Asbestos. IARC Monogr Eval Carcinog Risk Hum 14:1–106.

IARC. 1987. Overall evaluations of the carcinogenicity: An updating of IARC Monographs volume 1 to 42. IARC Monogr Eval Carcinog Risks Hum Suppl 7:1–440.

Ilgren E. 2004. The biology of cleavage fragments: A brief synthesis and analysis of current knowledge. Indoor Built Environ 13(5):343–356.

Johnson NF, Edwards RE, Munday DE, Rowe N, Wagner JC. 1984. Pluripotential nature of mesothelioma induced by inhalation of erionite in rats. Br J Exp Pathol 65(3):377–388.

Kava R. 2007. Asbestos exposure: How risky is it? ACSH. Available at: http://www .acsh .org /docLib /20071015_ Asbestos .pdf. [Accessed 21 April 2012].

Keeling JL, Raven MD, Self PG. 2010. Asbestiform antigorite – Implications for the risk assessment of fibrous silicates. Extended Abstracts, 21st Australian Clay Minerals Conference, Brisbane, Australia.

Klebe S, Leigh J, Henderson DW, Nurminen M. 2019. Asbestos, smoking, and lung cancer: An update. Int J Environ Res Public Health 17(1):258. https://doi .org /10 .3390 /ijerph17010258.

Kliment CR, Clemens K, Oury TD. 2009. North American erionite-associated mesothelioma with pleural plaques and pulmonary fibrosis: A case report. Int J Clin Exp Pathol 2(4):407–410.

Kuempel ED, Stayner LT, Dement JD, Gilbert SJ, Hein MJ. 2006. Fiber size-specific exposure estimates and updated mortality analysis of chrysotile asbestos textile workers. Toxicologist 90(1):71.

Lacourt A, Gramond C, Rolland P, Ducamp S, Audignon S, Astoul P, Chamming's S, Glig Soit Ilg S, Rinaldo M, Raherison C, Gallateau-Salle F, Imbernon E, Pairon JC, Goldberg M, Brochard P. 2014.

Occupational and non-occupational attributable risk of asbestos exposure for malignant pleural mesothelioma. Thorax 69(6):532–539.

Larson D, Powers A, Ambrosi JP, Tanji M, Napolitano A, Flores EG, Baumann F, et al. 2016. Investigating palygorskite's role in the development of mesothelioma in southern Nevada: Insights into fiber-induced carcinogenicity. J Toxicol Environ Health B Crit Rev 19(5–6):213–230.

Lee R, Strohmeier BR, Bunker KL, Van Orden DR. 2008. Naturally occurring asbestos—A recurring public policy challenge. J Hazard M 153:1–21.

Linton A, Vardy J, Clarke S, Van Zandwijk N. 2012. The ticking time-bomb of asbestos: Its insidious role in the development of malignant mesothelioma. Crit Rev Oncol Hematol 84(2):200–212.

Lippmann M. 1990. Effects of fiber characteristics on lung deposition, retention, and disease. Environ Health Perspect 88:311–317.

Luce D, Bugel I, Goldberg P, Goldberg M, Salomon C, Billon-Galland MA, Nicolau J, Quenel P, Fevotte J, Brochard P. 2000. Environmental exposure to tremolite and respiratory cancer in New Caledonia: A case-control study. Am J Epidemiol 151(3):259–265.

Magnani C, Dalmasso P, Biggeri A, Ivaldi C, Mirabelli D, Terracini B. 2001. Increased risk of malignant mesothelioma of the pleura after residential or domestic exposure to asbestos: A case-control study in Casale Monferrato, Italy. Environ Health Perspect 109(9):915–919.

Maltoni C, Minardi F, Morisi L. 1982. Pleural mesothelioma in Sprague-Dawley rats by erionite: First experimental evidence. Environ Res 28(1):238–244.

Maule MM, Magnani C, Dalmasso P, Mirabelli D, Merletti F, Biggeri A. 2007. Modeling mesothelioma risk associated with environmental asbestos exposure. Environ Health Perspect 115(7):1066–1071.

Mazurek JM, Syamlal G, Wood JM, Hendricks SA, Weston A. 2017. Malignant mesothelioma mortality –United States, 1999–2015. MMWR 66(8):214–218.

McCormack V, Peto J, Byrmes G, Stralf K, Boffetta P. 2012. Estimating the asbestos-related lung cancer burden from mesothelioma mortality. Br J Cancer 106(3):575–584.

McDonald JC, Liddell FDK, Gibbes GW, Eyssen GE, McDonald AD. 1980. Dust exposure and mortality in chrysotile mining, 1910–1975. Brit J Ind Med 37:11–24.

McDonald JC, McDonald AD, Armstrong B, Sébastei P. 1986. Cohort study of mortality of vermiculite miners exposed to tremolite. Br J Ind Med 43(7):436–444.

McElvenny DM, Darnton AJ, Price MJ, Hodgson JT. 2005. Mesothelioma mortality in Great Britain from 1968 to 2001. Occup Med (Lond) 55(2):79–87.

Meeker GP, Bern AM, Brownfield IK, Lowers HA, Sutley SJ, Hoepen TM, Vance JS. 2003. The composition and morphology of amphibole from the Rainy Creek Complex, near Libby, Montana. Am Mineral 88(11–12):1955–1969.

Metintas M, Hillerdal G, Metintas S. 1999. Malignant mesothelioma due to environmental exposure to erionite: Follow-up of a Turkish emigrant cohort. Eur Respir J 13(3):523–526.

Metintas S, Metintas M, Ucgun I, Oner U. 2002. Malignant mesothelioma due to environmental exposure to asbestos: Follow-up of a Turkish cohort living in a rural area. Chest 122(6):2224–2229.

Metintas M, Metintas SG, Erginel S, Alatas F, Kurt E, Ucgun I, Yildirim H. 2008. Epidemiology of pleural mesothelioma in a population with non-occupational asbestos exposure. Respirology 13(1):117–121.

Middendorf P, Zumwalde R, Castellan R. 2007. Asbestos and Other Mineral Fibers: A Roadmap for Scientific Research. Washington, DC: National Institute for Occupational Safety and Health, NIOSH Mineral Fibers Working Group.

Middleton AP. 1982. Visibility of fine fibers of asbestos during routine electron microscopical analysis. Annals of Occupational Hygiene 25(1):53–62.

Miller A. 2005. Mesothelioma in household members of asbestos-exposed workers: 32 United States cases since 1990. Am j Ind Med 47(5):458–462. https://doi .org /10 .1002 /ajim .20167.

Millette JR, Bandli BR. 2005. Asbestos identification using available standard methods. Microscope 53:179–185.

Miller A, Szeinuk J, Noonan CW, Henschke CI, Pfau J, Black B, Yankelevitz DF, Liang M, Liu Y, Yip R, McNew T, Linker L, Flores R. 2018, February. Libby amphibole disease. Pulmonary function and CT abnormalities in vermiculite miners. J Occup Environ Med 60(2):167–173. https://doi .org /10 .1097 /JOM.0000000000001178.

Moolgavkar SH, Meza R, Turim J. 2009. Pleural and peritoneal mesotheliomas in SEER: Age effects and temporal trends, 1973–2005. Cancer Causes Control 20(6):935–944.

Mossman BT, Lippmann M, Hesterberg TW, Kelsey KT, Barchowsky A, Bonner JC. 2011. Pulmonary endpoints (lung carcinomas and asbestosis) following inhalation exposure to asbestos. J Toxicol Environ Health B 14(1–4):76–121.

Mutti L, Peikert T, Robinson BWS, et al. 2018. Scientific advances and new frontiers in mesothelioma therapeutics. J Thorac Oncol 13(9):1269–1283.

Nelson AR. 2009. A Review of the NIOSH Roadmap for Research on Asbestos Fibers and Other Elongate Mineral Particles. Institute of Medicine and NRC. National Academic Press.

Nicholson WJ, Pundsack FL. 1973. Asbestos in the environment. In Bogovski P, Gilson J, Timbrell V, Wagner JC (Eds.), IARC Scientific Publications 8, 126–131.

Nicholson WJ, Perkel G, Selikoff IJ. 1982. Occupational exposure to asbestos: Population at risk and projected mortality-1980–2030. Am J Ind Med 3(3):259–311. https://doi .org /10 .1002 /ajim .4700030305.

NIOSH. 1989. Manual of Analytical Methods. Asbestos TEM Method 7402.

NIOSH. 2011. Current intelligence Bulletin 62: Asbestos fibers and other elongate mineral particles: State of the science and roadmap for research. Version 4. http://www .cdc .gov /niosh /docket /archive /docket099C.html [Accessed 15 December 2011].

NRC. 1984. Asbestiform Fibers: Non Occupational Health Risks. Washington, DC: National Academy Press. OECD. 1984. Control of Toxic Substances in the Atmosphere: Asbestos. Environment Committee: Air Management. Policy Group ENV/AIR/81.18, 2nd Revision. Paris: Organization for Economic Cooperation and Development.

Okayazu R, Wu L, Hei TK. 1999. Biological effects of naturally occurring and man-made fibres: In vivo cytotoxicity and mutagenesis in mammalian cells. Br J Cancer 79(9–10):1319–1324.

Pan X, Day H, Wang W, Beckett L, Schenker M. 2005. Residential proximity to naturally occurring asbestos and mesothelioma risk in California. Am J Respir Crit Care Med 172(8):1019–1025.

Paoletti L, Batisti D, Bruno C, Di Paola M, Gianfagna A, Mastrantonio M, Nesti M, Comba P. 2000. Unusually high incidence of malignant pleural mesothelioma in a town of eastern Sicily: An epidemiological and environmental study. Arch Environ Health 55(6):392–398.

Paoletti L, Batisti D, Bruno C, Di Paola M, Gianfagna A, Mastrantonio M, Nesti N, Comba P. 2000. Unusually high incidence of malignant pleural mesothelioma in a town of eastern Sicily: An epidemiological and environmental study. Arch Environ Health 55(6):392–398.

Peipins LA, Lewin M, Campolucci S, Lybarge JA, Miller A, Middleton D, Weiss C, Spence M, Black B, Kapi V. 2003. Radiographic abnormalities and exposure to asbestos-contaminated vermiculite in the community of Libby, Montana, USA. Environ Health Perspect 111(14):1753–1759.

Petriglieri JR, Laporte-Magoni C, Salvioli-Mariani E, Tomatis M, Gazzano E, Turci F, Cavallo A, Fubini B. 2020. Identification and preliminary toxicological assessment of a non-regulated mineral fiber: Fibrous antigorite from

New Caledonia. Environ Eng Geosci 26(1):89–97. https://doi .org /10 .2113 /EEG-2274.

Petry R, Mastalerz R, Zah S, Mayerhöfer TG, Völksch G, Viereck-Götte L, Kreher-Hartmann B, Holz L, Lankers M, Popp J. 2006. Asbestos mineral analysis by UV Raman and Energy-dispersive X-ray spectroscopy. Chem Phys Chem 7(2):414–420.

Poole A, Brown RC, Turver CJ, Skidmore JW, Griffiths DM. 1983. In vitro genotoxic activities of fibrous erionite. Br J Cancer 47(5):697–705.

Pugnaloni A, Giantomassi F, Lucarini G, Capella S, Mattioli Belmonte M, Orciani M, Belluso E. 2008. Effects of asbestiform antigorite on human alveolar epithelial A549 cells: A morphological and immunohistochemical study. Acta Histochem 112(2):133–146.

Rake C, Gilham C, Hatch J, Darnton A, Hodgson J, Peto J. 2009. Occupational, domestic and environmental mesothelioma risks in the British population: A case–control study. Br J Cancer 100(7):1175–1183.

Reid A, Berry G, de Klerk N, Hansen J, Heyworth J, Ambrosini G, Fritschi L, Olsen N, Merler E, Musk AW. 2007. Age and sex differences in malignant mesothelioma after residential exposure to blue asbestos (crocidolite). Chest 131(2):376–382.

Rinaudo C, Gastaldi D, Belluso E. 2003. Characterization of chrysotile, antigorite and lizardite by FT Raman spectroscopy. Can Mineral 41(4):883–890.

Rinaudo C, Belluso E, Gastaldi D. 2004. Assessment of the use of Raman spectroscopy for the determination of amphibole asbestos. Mineral Mag 68(3):455–465.

Ripabelli G, Tamburro M, Di Tella D, Carrozza F, Sammarco ML. 2018. Asbestos exposures, mesothelioma incidence and mortality, and awareness by general practitioners in the Molise region, central Italy. J Occup Environ Med 60(2):e90–e97. https://doi .org /10 .1097 /JOM .0000000000001211.

Robinson BW, Lake RA. 2005. Advances in malignant mesothelioma. N Engl J Med 353:159 –603.

Rohl AN, Langer AM, Selikoff IJ. 1977. Environmental asbestos pollution related to use of quarried serpentine rock. Science 196(4296):1319–1322.

Ross M, Langer AM, Nord GL, Nolan RP, Lee RJ, Van Orden D, Addison J. 2008. The mineral nature of asbestos. Regul Toxicol Pharmacol 52(1):S26–S30.

Ryan PH, Dihle M, Griffin S, Partridge C, Hilbert TJ, Taylor R, Adjei S, Lockey JE. 2011. Erionite in road gravel associated with intersticial and pleural changes-An occupational hazard in western United States. J Occup Environ Med 53(8):892–898.

Santee K, Lott PF. 2003. Asbestos analysis: A review. Appl Spectrosc Rev 38(3):355–394.

Schreier H. 1989. Asbestos in the Natural Environment. Amsterdam, NY: Elsevier. Skinner HCW, Ross M, Frondel C. 1988. Asbestos and Other Fibrous Materials: Mineralogy, Crystal Chemistry and Health Effects. New York, NY: Oxford University Press.

Soffritti M, Minardi F, Bua L, Degli Esposti D, Belpoggi F. 2004. First experimental evidence of peritoneal and pleural mesotheliomas induced by fluoro-edenite fibers present in Etnean volcanic material from Biancavilla (Sicily, Italy). Eur J Oncol 9(3):169–175.

Soukup D, Buck BJ, Goossens D, Teng Y, Baron D. 2011. Mineralogical composition of soil samples in the Nellis Dunes recreation area. In Goossens D, Buck BJ (Eds.), Assessment of Dust Emissions, Chemistry, and Mineralogy for Management of Natural and Disturbed Surfaces at Nellis Dunes Recreation Area, Nevada, Final Report to Bureau of Land Management for Task Agreement; Number FAA010017:171-187.

Spirtas R, Heineman EF, Bernstein L, Beebe GW, Keehn RJ, Stark A, Harlow BL, Benichou J. 1994. Malignant mesothelioma: Attributable risk of asbestos exposure. Occup Environ Med 51(12):804–811.

Strohmeier BR, Huntington JC, Bunker KL, Sanchez MS, Lee RJ. 2010. What is asbestos and why is it important?-The challenges of defining and characterizing asbestos. Int Geol Rev 7–8(52):801–872.

Sullivan P. 2007. Vermiculite, respiratory disease and asbestos exposure in Libby, Montana: Update of a cohort mortality study. Environ Health Perspect 115(4):579–585.

Tarres J, Alberti C, Martinez-Artes X, Rosell-Murphy M, García-Allas I, Krier I, Cantarell G, Gallego M, Canela-Soler J, Orriols R. 2013. Pleural mesothelioma in relation to meteorological conditions and residential distance from an industrial source of asbestos. Occup Environ Med 70(8):588–590.

Turci F, Favero-Longo SE, Gazzano C, Tomatis M, Gentile-Garofalo L, Bergamini M. 2016. Assessment of asbestos exposure during a simulate agricultural activity in the proximity of the former asbestos mine of Balangero, Italy. J Hazard Mater 308:321–327. https://doi .org /10 .1016 /j .jhazmat .2016 .01 .056.

Turci F, Avataneo C, Botta S, Marcelli I, Barale L, Tomatis M, Cossio R, Tallone S, Piana F, Compagnoni R. 2020. New tools for the evaluation of asbestos-related risk during excavation in an NOA-rich geological setting. Environ Eng Geosci 26(1):113–120. https://doi .org /10 .2113 /EEG-2272.

Urano N, Yano E, Evans PH. 1991. Reactive oxygen metabolites produced by carcinogenic fibrous mineral erionite. Environ Res 54(1):74–81.

U.S. EPA-Environmental Protection Agency. 2004. Safe drinking water act. EPA 816-F04-030. https://www.epa .gov /ground-water-and-drinking-water /national-primary-drinking-water-regulations #Inorganic [Accessed 10 September 2023].

Van Gosen BS, Blitz TA, Plumlee GS, Meeker GP, Pierson MP. 2013. Geologic occurrences of erionite in the United States: An emerging national public health concern for respiratory disease. Environ Geochem Health 35(4):419–430. https://doi .org /10 .1007 /s10653-012-9504-9.

Van Orden DR, Allison KA, Lee RJ. 2008. Differentiating amphibole asbestos in a complex mineral environment. Indoor Built Environ 17(1):58–68.

Veblen DR, Wylie AG. 1993. Mineralogy of amphiboles and 1:1 layer silicates. In Guthrie Jr GD, Mossman BT (Eds.), Health Effects of Mineral Dusts: Reviews in Mineralogy, 28, 61–137.

Virta RL. 2001. Some facts about asbestos. US Geological Survey. Fact Sheet FS-012-01.

Viti C, Mellini M. 1996. Vein antigorites from Elba Island, Italy. Eur J Mineral 8(2):423–434.

Wachowski L, Domka L. 2000. Sources and effects of asbestos and other mineral fibers present in ambient air. Pol J Environ Stud 9(6):443–454.

Wagner JC, Skidmore JW, Hill RJ, Griffiths DM. 1985. Erionite exposure and mesothelioma in rats. Br J Cancer 51(5):727–730.

Walton WH. 1982. The nature, hazards, and assessment of occupation exposure to airborne asbestos dust: A review. Ann Occup Hyg 25:115–247.

Weill H, Hughes JM, Churg AM. 2004. Changing trends in US mesothelioma incidence. Occup Environ Med 61(5):438–441.

WHO. Chapter 6.2 Asbestos. 2000. In Air Quality Guidelines. 2nd edition. Copenhagen and Denmark: WHO Regional Office for Europe.

Wozniak H. 1994. Respirable mineral fibers in atmospheric air of Wrocław. Med Pr 45(3):239 –47.

Wozniak H, Wiecek E, Stetkiewicz J. 1988. Fibrogenic and carcinogenic effects of antigorite. Pol J Occup Med Environ Health 1(3):192–202.

Wozniak H, Wiecek E, Stetkiewicz J. 1993. Experimental carcinogenicity and mutagenicity of non-asbestos natural fibers (Preliminary report). Pol J Occup Med Environ Health 6(1):55–60.

Wozniak H, Wiecek E, Pelc W, Dobrucka D, Król M, Opalska B. 1994. Respirable mineral fibers in atmospheric air of Wrocław. Med Pr 45(3):239–247.

Wozniak H. 1999. Dolomite: Occurrence, occupational exposure, biological effect, and maximum admissible concentrations. Med Pr 50(5):443–452.

Wylie AG, Bailey KF, Kelse JW, Lee RJ. 1993. The importance of width in asbestos fiber carcinogenicity and its implications for public policy. Am Ind Hyg Assoc J 54(5):239–252.

Yang H, Gaudino G, Bardelli F, Carbone M. 2022. Does the amount of asbestos exposure influence prognosis? J Thorac Oncol 17(8):949–952.

第 8 章

石棉与免疫

Yasumitsu Nishimura

8.1 免疫功能与石棉相关疾病

吸入性石棉暴露可引发多种相关疾病，包括石棉肺和恶性肿瘤，其中间皮瘤就是一个典型的例子。石棉肺是一种因接触石棉而引起的尘肺病，其病理表现为石棉诱导炎症后，肺部纤维化呈慢性进展，这是石棉暴露与免疫功能间的代表性关联。肺泡巨噬细胞是支气管肺泡腔内的一类吞噬细胞群，有助于清除来自外部环境的各种物质，并可被诱导产生多种细胞因子，包括肿瘤坏死因子 α（TNF-α）、白细胞介素 1 β（IL-1β）和 IL-6[1, 2]，以及活性氧（ROS）和活性氮（RNS）[3]。与温石棉相比，含铁量更高的青石棉可参与类芬顿反应，即铁催化有机底物氧化生成羟基自由基[4, 5]。此外，吸入石棉还会诱导间皮细胞和肺细胞凋亡[6-9]。上述涉及的促炎细胞因子生成、活性氧／氮物质和自由基生成及凋亡细胞的反应会促使周围成纤维细胞引发纤维化反应，从而导致石棉肺[10]。众所周知，肺泡巨噬细胞在炎症中发挥着重要作用。然而，关于石棉暴露引发炎症反应后肺泡巨噬细胞的功能变化的信息仍然比较缺乏。因此，我们重点研究了肺泡巨噬细胞在纤维化反应中的作用，并试图确定肺泡巨噬细胞是否会在没有其他细胞帮助的情况下产生转化生长因子 β（TGF-β），即一种能诱导生成包含胶原蛋白和纤维连接蛋白的细胞外基质的代表性细胞因子。由于肺泡巨噬细胞可迁移到不同区域，其功能的改变可广泛影响肺组织。此外，TGF-β 作为一种免疫抑制性细胞因子，若被肺泡巨噬细胞大量产生，可能加剧免疫抑制状态，并与石棉暴露后恶性肿瘤的发展相关。我们的关注进一步延伸至石棉暴露下的淋巴细胞。吸入的石棉纤维会从支气管肺泡空间进入胸膜腔。已知石棉纤维可蓄积于肺部及引流淋巴结。一项研究报道，职业性接触石棉的造船厂工人，其淋巴结、肺组织和胸膜斑（PP）中的石棉含量都很高[11]，而且那些先前被定义为非职业性接触石棉的人，其淋巴结中的石棉含量也高于肺部[12]。这些发现表明，即使没有因吸入石棉而引发的炎症反应吸引淋巴细胞进入肺部，淋巴细胞也可能接触到引流淋巴结中积聚的石棉。这表明，石棉暴露有可能导致淋巴细胞功能改变。这种石棉与淋巴细胞之间的潜在关系与有关间皮瘤的现有知识是一致的。石棉肺是由高剂量暴露于石棉引起的，通常发生在职业环境中，而恶性间皮瘤则是由相对低剂量或中剂量暴露于职业和环境中的石棉引起的，并且在暴露于石棉后需要 40 多年的漫长时间才会发病[13]。这表明间皮瘤的发生机制无法仅通过石棉暴露引发的显著炎症及致突变事件来解释，而可能涉及其他因素（如免疫抑制机制）

的长期作用。因此，我们假设石棉暴露可能会导致免疫抑制事件，并检测了与抗肿瘤免疫相关的各种淋巴细胞功能，其中自然杀伤细胞、CD4[+] T 辅助细胞和 CD8[+] 细胞毒性 T 淋巴细胞分别在先天性免疫和获得性免疫中发挥作用。在我们的一系列研究中，利用人体细胞系或外周血单核细胞（PBMC）进行体外试验，然后分析了恶性间皮瘤患者和胸膜斑阳性个体外周血的免疫学特征[14]，从而检验石棉暴露的影响。研究表明，石棉暴露会导致与抗肿瘤免疫功能障碍相关的淋巴细胞功能改变，并且在间皮瘤患者和 / 或胸膜斑阳性个体的外周血样本中已观察到这些功能改变的若干特征。在接下来的内容中，我们将介绍迄今为止在每个研究领域中的发现。这些发现描述了细胞功能衰退的特征，同时阐述了石棉与淋巴细胞之间关系的分子机制。并且，我们还将讨论近期有关恢复石棉引起的免疫功能损伤的潜在可能性的研究工作。最后，我们将总结研究结论，并讨论石棉暴露的免疫学效应与石棉相关疾病之间的关系。

8.2 石棉暴露后肺泡巨噬细胞的功能改变

如上所述，肺泡巨噬细胞在接触石棉后除了发生凋亡外，还会产生炎症细胞因子和活性氧 / 活性氮。众所周知，这些炎症事件会导致纤维化反应，即成纤维细胞或上皮细胞产生 TGF-β，从而导致细胞外基质（ECM）的生成和积累。因此，通过对大鼠进行体内和体外试验，研究了肺泡巨噬细胞在接触石棉后产生 TGF-β 的促纤维化功能[15]。结果证实，气管内滴注温石棉后，滴注后一天的支气管肺泡灌洗液（BAL）分析中的粒细胞及炎症细胞因子（如 TNF-α、IL-1β 和 IL-6）水平升高。同时，在体外实验中，用生理盐水处理的对照大鼠通过 BAL 获取的肺泡巨噬细胞，在与温石棉共同培养 1 天后，也证实会产生 TNF-α。相比之下，在滴注温石棉 5 天后获得的 BAL 样本中，检测到高浓度的 TGF-β，以及对膜联蛋白 V 检测呈阳性且 DNA 含量低的凋亡细胞数量增加。此外，滴注温石棉后通过 BAL 获得的大鼠肺泡巨噬细胞在没有温石棉的情况下培养 5 天后，其培养液中的 TGF-β 含量高于对照组大鼠。这些研究结果表明，肺泡巨噬细胞在接触石棉后产生炎症细胞因子和细胞凋亡，从而产生高水平的 TGF-β。然而，从对照组大鼠的 BAL 中获得的肺泡巨噬细胞在暴露于温石棉 5 天后，培养液中的 TGF-β 的产生也增加了，且增加的浓度与经气管内灌注温石棉的大鼠 BAL 中制备的肺泡巨噬细胞所显示的水平无异。并且，当检测温石棉培养液中肺泡巨噬细胞的凋亡时，发现高剂量（≥ 12.5μg/cm²）温石棉可诱导明显的凋亡，而低剂量（≤ 5μg/cm²）无此效应。此外，来自对照组大鼠的肺泡巨噬细胞在温石棉剂量为 2.5μg/cm² 培养过程中显示出 TGF-β 生成的峰值，而这一剂量并未诱发上述的细胞凋亡。这些研究结果表明，肺泡巨噬细胞在接触石棉后，无需其他类型的细胞或凋亡细胞即可获得生成高水平 TGF-β 的能力。此外，这些肺泡巨噬细胞在新鲜培养基中连续 3 天（第 5 天至第 8 天）仍保持高水平的 TGF-β，而在接下来的 3 天（第 8 天至第 10 天）则生成水平更高。与长期存活一致，培养于温石棉中的肺泡巨噬细胞中抗凋亡基因 *Bcl-xL* 的表达增加。总之，这些发现证实了肺泡巨噬细胞在存活期延长的情况下，能自主获得产生长期高水平 TGF-β 的能力。这表明，暴露于石棉后，这种肺泡巨噬细胞的功能性改变可能独立于其在炎症中的作用，并且会促进肺纤维化的发展。另外，TGF-β 除了在诱导调节性 T 细胞方面发挥关键作用外，还在免疫抑制方面发挥作用[16]。因此，这些肺泡巨噬细胞也可能在暴露于石棉后促进了肿瘤疾病的发生。

8.3 石棉暴露后激活受体表达改变导致自然杀伤细胞毒性受损

自然杀伤（NK）细胞能够在受到诱变刺激后对异常细胞的存在做出快速反应，因为它们不需要进行克隆选择或克隆增殖，这与 T 细胞不同。T 细胞通过 T 细胞受体（TCR）识别靶细胞，而 NK 细胞则利用各种活化受体，这些受体与 TCR 不同且不具备多样性[18, 19]。当 NK 细胞表面的活化受体与靶细胞上的每种配体结合后，它们会向细胞内传递激活信号，随后通过 ERK 和 JNK 通路，导致细胞毒性颗粒（包括穿孔素和颗粒酶）脱颗粒，从而诱导靶细胞凋亡。因此，活化受体的表达水平会影响 NK 细胞的目标识别和功能。基于此，研究人员进行了调查，旨在确定石棉暴露是否影响 NK 细胞的靶细胞裂解活性（细胞毒性）及其激活受体的细胞表面表达。用浓度为 5μg/ml 的温石棉培养人类 NK 细胞株 YT-A1 的细胞，并定期检测细胞毒性和细胞表面受体的表达。暴露于石棉的亚系（YT-CB5）在 4 个多月后对 K562 细胞（人类 NK 细胞识别的代表性靶点）的细胞毒性明显下降[20]。此外，YT-CB5 还显示出 NKG2D 和 2B4 激活受体表达的降低。NKG2D 是 NKG2 家族的成员，NKG2 家族是一组著名的 NK 细胞受体，具有凝集素样结构域。2B4 是一种信号淋巴细胞活化分子（SLAM）家族的受体。NKG2 家族包括具有激活和抑制功能的成员，如 NKG2D 和 NKG2A[18, 19]。与 NKG2D 不同的是，YT-CB5 只显示出 NKG2A 和 CD94 表达水平的微小变化，而 NKG2A 和 CD94 由异源二聚体组成，具有抑制受体的功能。此外，YT-CB5 在受到 NKG2D 或 2B4 抗体刺激后的脱颗粒现象也有所减少。与这些结果一致的是，YT-CB5 在与 K562 细胞培养或受到 NKG2D 抗体刺激后，ERK 的磷酸化程度很低[21]。这些研究结果表明，暴露于石棉会导致 NK 细胞的细胞毒性受损，活化受体的表达发生改变。随后，研究人员检测了恶性胸膜间皮瘤患者外周血 NK 细胞的激活受体表达及细胞毒性是否发生改变。研究发现，NK 细胞的细胞毒性降低，细胞表面受体的表达也发生了特征性改变，与健康人的 NK 细胞相比，NKp46 水平明显降低，但 NKG2D 和 2B4 的表达水平正常[20]。NKp46 是天然细胞毒性受体（NCR）家族的成员，它在 NK 介导的杀伤大多数肿瘤细胞系的过程中发挥着重要作用[22, 23]。对此，研究人员先培养人的外周血单个核细胞（PBMC），然后在添加了 IL-2（一种可激活 NK 细胞的细胞因子）的培养基中接触温石棉一周，并检测细胞表面 NKG2D、2B4 和 NKp46 的表达。结果显示，用石棉培养的 NK 细胞中 NKp46 的表达明显减少，而 NKG2D 或 2B4 的表达却没有，这与间皮瘤患者外周血 NK 细胞的结果一致[20]。此外，暴露于玻璃棉中（玻璃棉是一种由人造矿物纤维组成的石棉替代品）并没有导致 NKp46 表达的减少。总之，已证实石棉暴露会导致 NK 细胞的细胞毒性功能损伤及激活受体表达异常，尤其值得注意的是，NKp46 的低表达是石棉暴露效应与恶性胸膜间皮瘤患者体内变化共同存在的显著特征。

8.4 基于基因表达分析阐明石棉暴露导致的辅助性 T 细胞 1 功能下降

众所周知，CD4+ T 辅助细胞在引导或调节获得性免疫中发挥着关键作用。在抗肿瘤免疫中，辅助性 T 细胞 1（Th1）型效应细胞由初始 Th 细胞分化而来[24]。与 Th2 细胞相比，Th1 细胞能产生更强的 γ 干扰素（IFN-γ），这有助于初始 CD8+ T 细胞分化为效应细胞毒性 T 淋巴细胞（CTL）。我们使用人类 T 细胞系 MT-2 研究了长期暴露于石棉对 Th 细胞功能的影响，重点关注 Th1 功能。

体外暴露于温石棉会导致 MT-2 细胞以剂量依赖的方式凋亡，这一点通过 TUNEL 法得到了证实。然而，持续与温石棉共培养的 MT-2 亚系细胞（MT-2Rst）在培养超过 8 个月后获得了对石棉诱导凋亡的抗性。然而，MT-2Rst 细胞表现出 IFN-γ 生成减少及 IL-10 生成增加，同时伴随 *bcl-2* 抗凋亡基因表达的上调[25]。这些研究结果表明，长期暴露于石棉会导致 Th1 功能下降，但细胞在接触石棉后具有更强的存活能力。基于这些结果，我们对长期暴露于石棉对 Th 细胞基因表达的影响进行了全面研究。通过与这些石棉类型进行连续培养，制备了 MT-2Rst 的 6 个亚系（3 个暴露于温石棉 A，3 个暴露于温石棉 B），并通过 DNA 微阵列分析进行了基因表达分析。聚类分析显示，长期暴露于石棉会导致 139 个基因的表达发生变化，与原始 MT-2 细胞相比，6 个亚系的基因表达情况几乎相似[26]。通路与网络分析表明，IFN-γ 信号通路受到抑制，其中所有 6 种亚系中干扰素调节因子 9（IRF9）和干扰素刺激基因因子 3（ISGF3）的表达均显著降低。此外，网络分析还发现这些亚系中受 IRF9 调控的 CXCR3 表达量减少。CXCR3 是一种在 Th1 上表达的代表性趋化因子受体，在效应细胞向周围迁移中发挥作用[27]。同时，为了证实暴露于石棉对 Th1 功能的损害，从健康志愿者的外周血 PBMC 中分离出的 CD4+T 细胞在抗 CD3 和 CD28 抗体刺激下扩增，并在补充有 IL-2 的培养基中与温石棉一起培养。与 MT-2Rsts 的结果一致，暴露于石棉的 CD4+T 细胞表面 CXCR3 表达降低，细胞内 IFN-γ 表达和 mRNA 水平降低[28]。此外，恶性间皮瘤（MM）患者外周血 CD4+ T 细胞中 CXCR3+ 细胞比例及 IFN-γ mRNA 水平均低于健康志愿者（HV），而石棉肺胸膜斑（PP）阳性个体的 CD4+ T 细胞呈现中间值（HV > PP > MM）[28]。这些结果表明，长期暴露于石棉会改变 Th 的基因表达，其中 Th1 功能明显受到抑制，IFN-γ 生成量低，CXCR3 表达量低。此外，恶性间皮瘤患者的外周血 CD4+ Th 也表现出与长期暴露于石棉的细胞类似的 Th1 功能受损的特征。

8.5 石棉暴露会导致调节性 T 细胞功能增强

如上段所述，持续暴露于温石棉后连续培养的 MT-2 细胞显示 IFN-γ 的产生减少、IL-10 的产生增加及 *bcl-2* 抗凋亡基因的高表达[25]。已知 MT-2 细胞系可通过人类 T 淋巴细胞病毒 1 型（HTLV-1）实现永生化，并具有调节性 T 细胞（Treg）样特征[29]。因此，研究人员检测了暴露于石棉的 MT-2 细胞的调节性 T 细胞（Treg）功能。调节性 T 细胞通过抑制效应 T 淋巴细胞的细胞增殖来控制刺激诱导的免疫反应。MT-2Org 是 MT-2 的原始亚系，在未接触任何物质的条件下培养，它能在抗 CD3 抗体和诱导性树突状细胞的刺激下，以剂量依赖的方式抑制 CD4+CD25− 传统辅助性 T 细胞的增殖。然而，研究发现，持续暴露于温石棉所产生的亚系在抑制传统辅助性 T 细胞增殖的 Treg 功能方面有所增强[30]。Treg 细胞通过使用细胞表面分子（如 CTLA-4）及分泌的细胞因子（如 IL-10 和 TGF-β）来发挥抑制功能。众所周知，T 细胞的充分增殖除需要 TCR 信号外，还需要抗原呈递细胞表面 CD80/CD86 与 CD28 结合后传递的信号，而 CTLA-4 可以拮抗方式高亲和力结合这些配体抑制该信号[31, 32]。TGF-β 和 IL-10 都是在免疫抑制中发挥作用的代表性细胞因子[33-35]。暴露于石棉的亚系细胞表面 CTLA-4 的表达量增加，分泌的 IL-10 和 TGF-β 增加。此外，还证实了 IL-10 或 TGF-β 的基因敲低会导致石棉暴露亚系细胞的抑制功能部分降低，表明其增强的 Treg 功能由分泌的 IL-10、TGF-β 及 CTLA-4 等表面分子介导的细胞间接触共同驱动。进一步通过

MT-2 细胞实验检测石棉暴露对 Treg 细胞周期进程的影响，结果显示：与 MT-2Org 相比，所有暴露于石棉的亚系细胞中细胞周期蛋白 D1 的表达都明显增强了 20 ~ 60 倍，而细胞周期蛋白 A 和 B 的表达则下降了 0.2 ~ 0.5 倍。并且，细胞周期蛋白依赖性抑制剂 p21 C ip1、p57 Kip2、p18 Ink4c 和 p16 Ink4d 的水平在暴露于石棉培养的亚系中也有所降低[36]。与这些结果相一致的是，当使用流式细胞术结合 BrdU 和 7AAD 染色来区分细胞周期的 G1、S 和 G2/M 期时，被检测的亚系中处于 S 期的细胞数量明显增加。这些发现表明，持续的石棉暴露导致了 Treg 功能的增强，这种增强由细胞因子和细胞间接触介导，并伴随着细胞周期进程的加快。这种增强的 Treg 细胞水平和功能的增强可能会导致石棉暴露个体的抗肿瘤免疫能力下降。

8.6 石棉暴露与 Th 细胞中辅助性 T 细胞 17 功能失调

如上所述，我们的研究阐明了暴露于石棉对 Th 细胞功能的影响。将细胞暴露于石棉培养物中会导致 MT-2 细胞系或分离的外周血 CD4$^+$ T 细胞的 Th1 功能降低，同时 IFN-γ 生成减少及 CXCR3 低表达，这种现象同样存在于恶性间皮瘤患者及胸膜斑（PP）阳性个体的外周血 CD4$^+$ T 细胞中。此外，石棉暴露增强了细胞系 Treg 的功能，抑制了受刺激 T 细胞的细胞增殖，TGF-β 和 IL-10 分泌较高，细胞表面 CTLA-4 表达较高。这些发现表明，石棉暴露会诱导效应 CD4$^+$ T 细胞占优势，Th1 细胞功能降低，Treg 细胞功能增强，从而抑制抗肿瘤免疫。随后，我们的研究聚焦于抗原刺激后诱导的另一类效应 Th 细胞——Th17。Th17 细胞是具有高分泌 IL-17 特征的 Th 亚群，主要参与炎症反应和自身免疫[37]。虽然 Th17 细胞在肿瘤疾病发展中的作用已被广泛研究[38-41]，但关于 Th17 细胞是否有益于抗肿瘤免疫的问题尚未达成共识。相反，众所周知 Th17 细胞在自身免疫性疾病的发病机制中起着至关重要的作用[42]。因此，为了确定暴露于温石棉是否会影响 Th17 细胞的功能，研究人员对健康志愿者中分离的外周血 CD4$^+$Th 细胞进行了培养实验。新鲜分离的 CD4$^+$ Th 细胞在用石棉培养之前先用抗 CD3 和 CD28 抗体及 IL-2 刺激进行预培养。用石棉培养 4 周后，收获 CD4$^+$ Th 细胞并检测 IFN-γ 和 IL-17 mRNA 水平及 T-bet 和 RORγ T 转录因子（分别控制 Th1 和 Th17 的发育）。暴露于石棉的细胞显示 IFN-γ mRNA 水平下降，这与我们之前的研究结果一致，而这些细胞显示 IL-17 mRNA 水平以剂量依赖的方式升高。然而，在暴露于石棉的细胞中，T-bet 和 RORγT mRNA 水平却意外地没有发生改变。这些发现表明，暴露于石棉导致 Th1 功能降低和 Th17 功能增强。观察到的暴露于石棉后 Th17 功能的增强可能与自身抗体的产生，以及暴露于石棉偶尔导致的自身免疫性疾病的发生有关[43-45]。

8.7 石棉暴露导致效应细胞毒性 T 淋巴细胞的诱导生成和功能下降

在获得性免疫中，CD8$^+$ 细胞毒性 T 淋巴细胞（CTL）在杀灭肿瘤细胞方面发挥着关键作用[46]。初始 CD8$^+$ T 细胞经抗原刺激后分化为具有靶细胞裂解活性的效应细胞。外周血单个核细胞（PBMC）与经辐射的异源 PBMC 进行混合淋巴细胞反应（MLR）是一种诱导具有裂解活性的效应 CTL 的便捷方法。因此，为确定在 MLR 培养中接触温石棉是否会干扰效应 CTL 的诱导，我们进行了研究。从暴露于石棉的 MLR 培养液中分离出的 CD8$^+$ T 细胞对异源靶点的细胞毒性明显下降[47]。CTL 的细胞毒性是通过细胞毒性颗粒的脱颗粒来实现的，释放的颗粒酶和穿孔素会导致靶细胞凋亡。从石棉暴露的 MLR 培养物中分离出的 CD8⁺T 细胞显示细胞内颗粒酶 B 和 IFN-γ 的百分比下降。TNF-α 和 IFN-γ 是效应 CTL 产生的代表性细胞因子[48]。此外，异源 PBMC 刺激诱导的 CD8⁺ T 细胞增殖在温石棉暴露条件下受到抑制。这些 CD8⁺T 细胞还显示细胞表面的 CD45RO 和 CD25（分别为效应 / 记忆和活化标志物）表达减少。进一步分析培养上清液中的细胞因子水平发现，暴露于石棉后，MLR 培养液中 IFN-γ 和 TNF-α 的分泌水平下降。这些研究结果表明，暴露于石棉抑制了初始 CD8⁺ T 细胞向效应 CTL 的分化，表现为细胞增殖和细胞因子产生的减少。随后，研究人员对 MM 患者和胸膜斑（PP）阳性者的外周血 CD8⁺T 细胞的特性进行了研究和比较。健康志愿者（HV）组、胸膜斑（PP）组及 MM 组的 PBMC 中 CD3⁺ CD8⁺ 细胞比例无显著差异，但 PP 组和 MM 组的 PBMC 总数低于 HV 组。同时，与 PP 阳性者相比，MM 患者的 CD8⁺ T 细胞在受到 PMA/ 离子霉素刺激后，细胞内穿孔素水平的降低[49]。虽然穿孔素水平降低反映了细胞毒性受到抑制，但暴露于石棉的 MLR 实验结果并未显示穿孔素水平降低。此外，长期暴露于石棉对效应 CTL 功能的影响仍有待确定。因此，为了确定长期暴露于石棉是否会导致具有效应 CTL 特征的人体细胞系 EBT-8 功能受损，我们进行了研究。将 EBT-8 细胞连续培养在添加了 IL-2 的培养基中，并与温石棉接触 1 个月以上，除了检测 IFN-γ 的产生外，还检测了细胞内颗粒酶 B 和穿孔素的水平。暴露于 5 或 30μg/ml 的温石棉不会导致细胞内颗粒酶 B 水平下降。相反，持续暴露于温石棉的细胞系中细胞内穿孔素阳性细胞的百分比下降[50]，与 MM 患者外周血 CD8⁺T 细胞相似。在抗 CD3 抗体的刺激下，持续暴露于石棉的亚系分泌的 IFN-γ 水平也有所下降。总之，PBMC 和细胞系的培养实验，以及对 MM 患者 CD8⁺ 细胞的分析结果表明，暴露于石棉会抑制效应 CTL 诱导后的刺激并维持其功能，间皮瘤患者 CD8⁺T 细胞的某些特征与长期暴露于石棉的细胞相似。

8.8　持续暴露于石棉的 T 细胞系中基质金属蛋白酶 7 高表达伴随迁移活性增强

如前所述，持续暴露于温石棉的 MT－2 亚系细胞表现出增强的 Treg 功能以及受抑制的 Th1 功能。我们的研究还揭示了石棉诱导的与这些特性相关的其他一些功能改变的事实。通过 cDNA 微阵列分析发现，持续暴露于温石棉或青石棉的 MT-2 亚系细胞中基质金属蛋白酶 7（MMP-7）表达增强是一个值得关注的重要特征。众所周知，调节性 T 细胞会迁移到肿瘤微环境中，并起到保护肿瘤免受 T 细胞攻击的作用[51, 52]。纤连蛋白是细胞外基质（ECM）的组成部分，其上调与基质的促肿瘤重编程有关[53]，而 MMP-7 可以裂解纤连蛋白等细胞外基质和基底膜蛋白[54]。因此，研究人员开展了相关调查，试图确定暴露于石棉的 MT-2 亚系细胞在含有纤连蛋白的培养环境中迁移活性是否会发生改变。尽管这些亚系细胞的调节性 T 细胞功能没有改变，但与原始 MT-2 细胞系的细胞相比，它们穿过纤连蛋白包膜的能力更强[55]。众所周知，Treg 细胞发挥免疫抑制作用基于以下 3 个因素：①细胞 - 细胞接触；②产生可溶性因子，如 IL-10 和 TGF-β；③肿瘤微环境[56、57]。与 MMP-7 和迁移活动有关的研究结果表明，Treg 细胞功能的增强与上述第三个考虑因素有关，这表明暴露于石棉的 Treg 细胞具有保护免受肿瘤攻击免疫细胞侵袭的功能。综上所述，我们的系列研究证实，石棉暴露通过上述 3 种机制全面增强 Treg 功能，这可能是石棉暴露个体抗肿瘤免疫抑制的重要原因。

8.9 持续暴露于石棉的 T 细胞系中活性氧的产生和抗氧化应激的功能

使用 MT-2T 细胞系进行的实验揭示了如上所述连续暴露于石棉的细胞中的各种特征。众所周知，ROS 和 RNS 的产生是暴露于石棉后致癌的关键事件[58、59]。因此，研究人员进行了调查，以确定与抗氧化应激有关的基因和分子的表达是否会在暴露于石棉的 MT-2 亚系中发生改变，同时还对与氧化磷酸化有关的复合物进行了检测，以确定 ROS 的产生情况。持续暴露于温石棉或青石棉的亚系显示出硫氧还蛋白的表达减少。此外，这些亚系中烟酰胺核苷酸转氢酶（NNT）的表达显著增强，而 MT-2 原始亚系中观察到的 ROS 生成则以石棉剂量依赖的方式受到抑制[60]。虽然敲低 NNT 未干扰石棉暴露亚系的增殖或凋亡，但其导致这些亚系中 ROS 产生的恢复。此外，持续暴露于温石棉或青石棉的子系在用 NNT 抑制剂棕榈酰辅酶 A-K 处理后，ROS 的生成增加。这些研究结果表明，持续暴露于石棉会导致抗氧化应激功能的改变，同时 NNT 的表达量也会增加，这可能与暴露于石棉的 MT-2 亚系细胞的功能改变有关。

8.10 持续暴露于石棉的 T 细胞系细胞骨架分子的改变

我们的研究揭示了暴露于石棉对淋巴细胞的免疫学影响的许多方面，并表明淋巴细胞附着在石棉上，而不像巨噬细胞那样被吞噬分解。因此，研究人员利用蛋白质芯片和二维荧光差异凝胶电泳（2D-DIGE）测定法，对持续暴露于温石棉的 MT-2T 细胞系的 6 个亚系进行了研究，以确定其蛋白质表达的变化。结果表明，石棉暴露亚系与原始 MT-2 细胞在 2D-DIGE 图像中存在特征性差异。随后使用液相色谱电喷雾离子化串联质谱（LC-ESI-MS/MS）进行肽测序分析，发现凝胶图像中有一个点被鉴定为 β- 肌动蛋白，这表明这些细胞的变化包括在接触温石棉的亚系中 β- 肌动蛋白的翻译后修饰[61]。通过抗 β- 肌动蛋白抗体进行免疫沉淀及使用抗磷酸化 β- 肌动蛋白抗体进行免疫印迹的结果表明，在暴露于温石棉的亚系中，β- 肌动蛋白发生了磷酸化，而原始的 MT-2 细胞系则没有这种情况。这些发现表明，石棉会引起细胞骨架控制的改变，并提出了石棉可能直接与细胞表面与 β- 肌动蛋白上调和磷酸化有关的细胞骨架分子结合的可能性。因此，我们进一步检测了温石棉纤维与原始 MT-2 细胞或持续暴露于温石棉的亚系之间的直接结合。通过 ESI-MS 分析，确定了 4 种与温石棉结合的蛋白质，即肌球蛋白 -9、波形蛋白、微管蛋白 -β$_2$ 和 β- 肌动蛋白。总之，这些结果表明，细胞表面的细胞骨架可能在诱导免疫细胞中由石棉引起的细胞变化中发挥了重要作用，因为石棉纤维并未被淋巴细胞吸收。

8.11 通过补充细胞因子和天然化合物来恢复石棉引起的免疫功能变化的潜力

我们的研究还探讨了恢复因石棉暴露而受损的免疫功能的可能性。如上所述，暴露于石棉会抑制刺激诱导的原始 CD8$^+$T 细胞分化为效应细胞毒性 T 淋巴细胞（CTL），表现为细胞增殖减少以及 IFN-γ 和 TNF-α 的产生减少。细胞增殖减少表明 T 淋巴细胞增殖和活化的代表性调节因子 IL-2 的分泌不足，这可能是刺激后效应 CTL 分化受抑制的原因。尽管混合淋巴细胞反应（MLR）培养物中分泌的 IL-2 的检测显示，对照细胞与暴露于石棉的细胞之间没有差异，但 IL-2 的浓度非常低（低于 10pg/ml），这或许可以支持接触石棉后 IL-2 生成不足是关键因素的观点。因此，我们研究了在暴露温石棉后向培养物中添加外源性 IL-2 的效果。在 MLR 的第 2 天添加 IL-2，未能恢复石棉诱导的细胞增殖减少或 CD8$^+$ T 细胞中 CD25$^+$ 及 CD45RO$^+$ 细胞比例下降，但部分恢复了颗粒酶 B$^+$ 细胞比例的降低。此外，从含有石棉的培养物中分离出的 CD8$^+$ T 细胞对靶细胞的细胞毒性程度与不含石棉的培养物中的细胞毒性程度相同[62]。这些研究结果表明，IL-2 生成不足并非石棉暴露后效应 CTL 诱导受到抑制的主要原因。然而，结果也表明，石棉诱导的效应 CTL 诱导抑制有可能恢复。由于白细胞介素 -15（IL-15）具有与 IL-2 类似的功能，但对效应 CTL 功能获得的作用更强[63、64]，因此研究了向含石棉培养物中补充 IL-15 的效果。即使在没有石棉的条件下，在 MLR 培养物中检测到的 IL-15 量也微乎其微[65]。然而，由于 IL-15 以膜结合配体的方式与一个细胞上的 IL-15Rα 结合，并通过另一个细胞上的 IL-2R β-γc 发挥刺激作用[66]，因此不能排除石棉诱导的效应 CTL 功能下降可能是由于 IL-15 水平不足。加入 IL-15 可部分逆转 CD3$^+$CD8$^+$ 细胞数量的减少，并完全恢复颗粒酶 B$^+$ 细胞百分比的减少，但加入 IL-15 并不能恢复 CD25$^+$ 和 CD45RO$^+$ 细胞百分比的减少[65]。这些结果表明，与 IL-2 相比，补充 IL-15 能更有效地恢复石棉诱导的效应 CTL 诱导抑制。综上所述，这些关于补充 IL-2 或 IL-15 的研究结果表明，石棉诱导的抗肿瘤免疫抑制可能会恢复。

在另一项研究中，研究人员观察了天然化合物恢复石棉诱导的 CD4$^+$ T 细胞功能改变（Th1 功能下降，Treg 功能上升）的潜力，其中海藻糖（Treh）和橙皮苷（Hesp）被选为潜在的候选化合物进行研究。Treh 是一种存在于某些细菌、真菌、植物和无脊椎动物中的化合物，可作为这些生物的能量来源，以促进其在冰冻和缺水条件下的生存[67、68]。在 Hayashibara 有限公司实现大规模生产 Treh 后，该化合物如今被用作食品、化妆品和制药行业的原料。有报道称 Treh 在治疗帕金森病方面具有神经保护作用[69]，还能改善葡萄糖耐量[70]。Hesp 是一种黄烷酮糖苷，存在于柑橘果实中[71、72]，据报道它在保护植物免受外部毒素侵害方面发挥着作用，并且还具有抗氧化特性[73]。还研究了其在炎症、高血压、血脂异常、过敏、焦虑和癌症预防方面的药理作用[74、75]。Hayashibara 有限公司也成功生产出了水溶性更高的糖基橙皮苷（gHesp）[76、77]。因此，研究人员对 Treh 和 gHesp 能否恢复石棉诱导的 CD4$^+$T 细胞功能改变进行了研究。用 IL-2 和抗 CD3 及 CD28 抗体培养 PBMC 中分离出的 CD4$^+$T 细胞 1 周，然后在有 Treh 或 gHesp 存在的情况下用 IL-2 培养暴露于温石棉 4 周的细胞。收获细胞后，将其在无或有含 PMA 离子霉素的培养基中保存 6 小时，然后用 RT-qPCR 检测几个基因的 mRNA 水平。研究发现，添加 Treh 或 gHesp 可阻止石棉诱导的 MMP-7、NNT 和 IL-17A 的表达变化[78]。这些结果表明，所研究的补充剂或食品可能减轻因石棉引起的抗肿瘤免疫力下降。

8.12 结论

如上所述，我们的研究明确了多项有关石棉暴露对固有免疫和获得性免疫中免疫功能影响的发现，在肺泡巨噬细胞、NK 细胞、CD4$^+$T 和 CD8$^+$T 淋巴细胞中观察到与功能改变有关的特征（图 8.1）。观察结果包括肺泡巨噬细胞产生大量 TGF-β，以及抗凋亡基因功能表达增加，

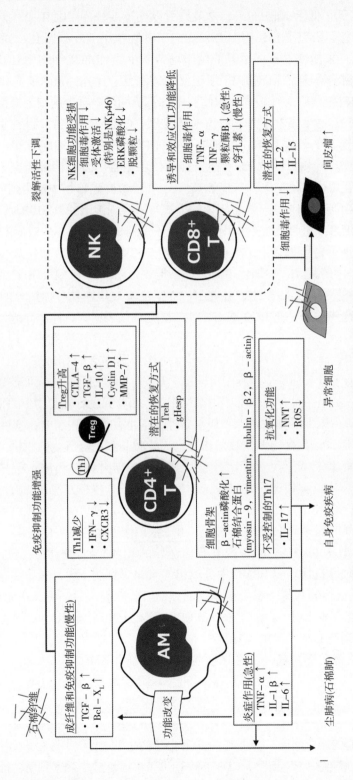

图 8.1   我们的研究明确了石棉引起的与恶性间皮瘤、石棉肺和自身免疫疾病相关的免疫细胞功能改变的概括图示

如促进纤维化以及与尘肺病和恶性疾病相关的肿瘤促进过程。NK 细胞和 CD8$^+$CTL 的细胞毒性受损，Th1 功能下降，Treg 功能增强，导致抗肿瘤免疫力下降，从而使石棉诱导的异常细胞得以发生免疫逃逸，导致恶性疾病的发生。Th17 功能的增强可能引起石棉暴露引发的自身免疫性疾病的偶发。总之，这些研究结果表明，在细胞培养物暴露于石棉以及恶性间皮瘤患者的外周血样本中观察到了若干共同特征。这些发现包括：在 NK 细胞中，NKp46 水平降低；在 CD4$^+$T 细胞中，IFN–γ 和 CXCR3 水平降低；在 CD8$^+$T 细胞中，受刺激时穿孔素水平降低。

　　这些数据提示石棉的免疫抑制效应与恶性间皮瘤之间存在相关性，因为石棉在区域淋巴结中的蓄积可能逐渐导致局部区域的此类免疫抑制功能。我们的研究还发现了一种可能的机制，即石棉与细胞表面细胞骨架的结合可能会引发淋巴细胞功能的改变。此外，研究还证明，石棉诱导的功能改变可能被逆转，这或将为未来针对石棉暴露个体的恶性间皮瘤预防及治疗策略提供基础。迄今为止，纳武利尤单抗和伊匹单抗等免疫检查点抑制剂的发现正在极大地影响有关间皮瘤的治疗策略。针对石棉暴露和恶性间皮瘤的影响的进一步免疫学研究将为罹患石棉相关疾病的个体带来更大益处。

参考文献

1. Li XY, Lamb D, Donaldson K. The production of TNF-alpha and IL-1-like activity by bronchoalveolar leucocytes after intratracheal instillation of crocidolite asbestos. Int J Exp Pathol 1993;74(4):403–10.

2. Lemaire I, Ouellet S. Distinctive profile of alveolar macrophage-derived cytokine release induced by fibrogenic and nonfibrogenic mineral dusts. J Toxicol Environ Health 1996;47(5):465–78.

3. Kamp DW, Graceffa P, Pryor WA, Weitzman SA. The role of free radicals in asbestos-induced diseases. Free Radic Biol Med 1992;12(4):293–315.

4. Jackson JH. Potential molecular mechanisms of oxidant-induced carcinogenesis. Environ Health Perspect 1994;102(Suppl 10):155–7.

5. Rihn B, Coulais C, Kauffer E, Bottin MC, Martin P, Yvon F, et al. Inhaled crocidolite mutagenicity in lung DNA. Environ Health Perspect 2000;108(4):341–6.

6. Broaddus VC, Yang L, Scavo LM, Ernst JD, Boylan AM. Asbestos induces apoptosis of human and rabbit pleural mesothelial cells via reactive oxygen species. J Clin Invest 1996;98(9):2050–9.

7. Panduri V, Weitzman SA, Chandel NS, Kamp DW. Mitochondrial-derived free radicals mediate asbestos-induced alveolar epithelial cell apoptosis. Am J Physiol Lung Cell Mol Physiol 2004;286(6):L1220–7.

8. Hamilton RF, Iyer LL, Holian A. Asbestos induces apoptosis in human alveolar macrophages. Am J Physiol 1996;271(5 Pt 1):L813–9.

9. Aljandali A, Pollack H, Yeldandi A, Li Y, Weitzman SA, Kamp DW. Asbestos causes apoptosis in alveolar epithelial cells: Role of iron-induced free radicals. J Lab Clin Med 2001;137(5):330–9.

10. Mossman BT, Churg A. Mechanisms in the pathogenesis of asbestosis and silicosis. Am J Respir Crit Care Med 1998;157(5 Pt 1):1666–80.

11. Dodson RF, Williams MG Jr., Corn CJ, Brollo A, Bianchi C. A comparison of asbestos burden in lung parenchyma, lymph nodes, and plaques. Ann N Y Acad Sci 1991;643:53–60.

12. Dodson RF, Huang J, Bruce JR. Asbestos content in the lymph nodes of nonoccupationally exposed individuals. Am J Ind Med 2000;37(2):169–74.

13. Bohlig H, Otto H. Asbest unt Mesotheliom: Fakten, Fragen, Umweltprobleme. Stuttgart: G. Thieme, 1975.

14. Nishimura Y, Kumagai-Takei N, Lee S, Yoshitome K, Ito T, Otsuki T. Asbestos fiber and immunological effects: Do immunological effects play any role in asbestos-related diseases? In Kijima T, Nakano T, eds. Malignant Pleural Mesothelioma; Advances in Pathogenesis, Diagnosis, and Treatments. Respiratory Disease Series: Diagnostic Tools and Disease Managements. 1st ed. Berlin: Springer, 2021, pp. 33–41.

15. Nishimura Y, Nishiike-Wada T, Wada Y, Miura Y, Otsuki T, Iguchi H. Long-lasting production of TGFbeta1 by alveolar macrophages exposed to low doses of asbestos without apoptosis. Int J Immunopathol Pharmacol 2007;20(4):661–71.

16. Shull MM, Ormsby I, Kier AB, Pawlowski S, Diebold RJ, Yin M, et al. Targeted disruption of the mouse transforming growth factor-beta 1 gene results in multifocal inflammatory disease. Nature 1992;359(6397):693–9.

17. Chen ZM, O'Shaughnessy MJ, Gramaglia I, Panoskaltsis-Mortari A, Murphy WJ, Narula S, et al. IL-10 and TGF-beta induce alloreactive CD4+CD25-T cells to acquire regulatory cell function. Blood 2003;101(12):5076–83.

18. Moretta L, Moretta A. Unravelling natural killer cell function: Triggering and inhibitory human NK receptors. EMBO J 2004;23(2):255–9.

19. Yokoyama WM, Plougastel BF. Immune functions encoded by the natural killer gene complex. Nat Rev Immunol 2003;3(4):304–16.

20. Nishimura Y, Miura Y, Maeda M, Kumagai N, Murakami S, Hayashi H, et al. Impairment in cytotoxicity and expression of NK cell-activating receptors on human NK cells following exposure to asbestos fibers. Int J Immunopathol Pharmacol 2009;22(3):579–90.

21. Nishimura Y, Maeda M, Kumagai N, Hayashi H, Miura Y, Otsuki T. Decrease in phosphorylation of ERK following decreased expression of NK cell-activating receptors in human NK cell line exposed to asbestos. Int J Immunopathol Pharmacol 2009;22(4):879–88.

22. Moretta A, Bottino C, Vitale M, Pende D, Cantoni C, Mingari MC, et al. Activating receptors and coreceptors involved in human natural killer cell-mediated cytolysis. Annu Rev Immunol 2001;19:197–223.

23. Sivori S, Pende D, Bottino C, Marcenaro E, Pessino A, Biassoni R, et al. NKp46 is the major triggering receptor involved in the natural cytotoxicity of fresh or cultured human NK cells. Correlation between surface density of NKp46 and natural cytotoxicity against autologous, allogeneic or xenogeneic target cells. Eur J Immunol 1999;29(5):1656–66.

24. Li T, Wu B, Yang T, Zhang L, Jin K. The outstanding antitumor capacity of CD4(+) T helper lymphocytes. Biochim Biophys Acta Rev Cancer 2020;1874(2):188439.

25. Miura Y, Nishimura Y, Katsuyama H, Maeda M, Hayashi H, Dong M, et al. Involvement of IL-10 and Bcl-2 in resistance against an asbestos-induced apoptosis of T cells. Apoptosis 2006;11(10):1825–35.

26. Maeda M, Nishimura Y, Hayashi H, Kumagai N, Chen Y, Murakami S, et al. Reduction of CXC chemokine receptor 3 in an in vitro model of continuous exposure to asbestos in a human T-cell line, MT-2. Am J Respir Cell Mol Biol 2011;45(3):470–9.

27. Nagarsheth N, Wicha MS, Zou W. Chemokines in the cancer microenvironment and their relevance in cancer immunotherapy. Nat Rev Immunol 2017;17(9):559–72.

28. Maeda M, Nishimura Y, Hayashi H, Kumagai N, Chen Y, Murakami S, et al. Decreased CXCR3 expression in CD4+ T cells exposed to asbestos or derived from asbestos-exposed patients. Am J Respir Cell Mol Biol 2011;45(4):795–803.

29. Chen S, Ishii N, Ine S, Ikeda S, Fujimura T, Ndhlovu LC, et al. Regulatory T cell-like activity of Foxp3+ adult T cell leukemia cells. Int Immunol 2006;18(2):269–77.

30. Ying C, Maeda M, Nishimura Y, Kumagai-Takei N, Hayashi H, Matsuzaki H, et al. Enhancement of regulatory

T cell-like suppressive function in MT-2 by long-term and low-dose exposure to asbestos. Toxicology 2015;338:86–94.

31. Bron PA, van Baarlen P, Kleerebezem M. Emerging molecular insights into the interaction between probiotics and the host intestinal mucosa. Nat Rev Microbiol 2012;10(1):66–U90.

32. McGuirk P, Mills KHG. Pathogen-specific regulatory T cells provoke a shift in the Th1/Th2 paradigm in immunity to infectious diseases. Trends Immunol 2002;23(9):450–5.

33. Yoshimura A, Muto G. TGF-beta function in immune suppression. Curr Top Microbiol Immunol 2011;350:127–47.

34. Rubtsov YP, Rudensky AY. TGFbeta signalling in control of T-cell-mediated self-reactivity. Nat Rev Immunol 2007;7(6):443–53.

35. Alhakeem SS, McKenna MK, Oben KZ, Noothi SK, Rivas JR, Hildebrandt GC, et al. Chronic lymphocytic leukemia–derived IL-10 suppresses antitumor immunity. J Immunol 2018;200(12):4180–9.

36. Lee S, Matsuzaki H, Maeda M, Yamamoto S, Kumagai-Takei N, Hatayama T, et al. Accelerated cell cycle progression of human regulatory T cell-like cell line caused by continuous exposure to asbestos fibers. Int J Oncol 2017;50(1):66–74.

37. Singh RP, Hasan S, Sharma S, Nagra S, Yamaguchi DT, Wong DTW, et al. Th17 cells in inflammation and autoimmunity. Autoimmun Rev 2014;13(12):1174–81.

38. Bailey SR, Nelson MH, Himes RA, Li Z, Mehrotra S, Paulos CM. Th17 cells in cancer: The ultimate identity crisis. Front Immunol 2014;5:276.

39. Lakshmi Narendra B, Eshvendar Reddy K, Shantikumar S, Ramakrishna S. Immune system: A doubleedged sword in cancer. Inflamm Res 2013;62(9):823–34.

40. Alizadeh D, Katsanis E, Larmonier N. The multifaceted role of Th17 lymphocytes and their associated cytokines in cancer. Clin Dev Immunol 2013;2013:957878.

41. Zou W, Restifo NP. T(H)17 cells in tumour immunity and immunotherapy. Nat Rev Immunol 2010;10(4):248–56.

42. Yang J, Sundrud MS, Skepner J, Yamagata T. Targeting Th17 cells in autoimmune diseases. Trends Pharmacol Sci 2014;35(10):493–500.

43. Zebedeo CN, Davis C, Pena C, Ng KW, Pfau JC. Erionite induces production of autoantibodies and IL-17 in C57BL/6 mice. Toxicol Appl Pharmacol 2014;275(3):257–64.

44. Pfau JC, Serve KM, Noonan CW. Autoimmunity and asbestos exposure. Autoimmune Dis 2014;2014:782045.

45. Serve KM, Black B, Szeinuk J, Pfau JC. Asbestos-associated mesothelial cell autoantibodies promote collagen deposition in vitro. Inhal Toxicol 2013;25(14):774–84.

46. Raskov H, Orhan A, Christensen JP, Gögenur I. Cytotoxic CD8+ T cells in cancer and cancer immunotherapy. Br J Cancer 2021;124(2):359–67.

47. Kumagai-Takei N, Nishimura Y, Maeda M, Hayashi H, Matsuzaki H, Lee S, et al. Effect of asbestos exposure on differentiation of cytotoxic T lymphocytes in mixed lymphocyte reaction of human peripheral blood mononuclear cells. Am J Respir Cell Mol Biol 2013;49(1):28–36.

48. Harty JT, Tvinnereim AR, White DW. CD8+ T cell effector mechanisms in resistance to infection. Annu Rev Immunol 2000;18:275–308.

49. Kumagai-Takei N, Nishimura Y, Maeda M, Hayashi H, Matsuzaki H, Lee S, et al. Functional properties of CD8(+) lymphocytes in patients with pleural plaque and malignant mesothelioma. J Immunol Res 2014;2014:10–20.

50. Kumagai-Takei N, Nishimura Y, Matsuzaki H, Lee S, Yoshitome K, Otsuki T. Decrease in intracellular perforin

Levels and IFN-γ Production in Human CD8+ T cell Line following Long-Term Exposure to asbestos Fibers. J Immunol Res 2018;2018:1–10.

51. Wang Y, Ma Y, Fang Y, Wu S, Liu L, Fu D, Shen X. Regulatory T cell: A protection for tumour cells. J Cell Mol Med 2012;16(3):425–36.

52. Gajewski TF, Meng Y, Blank C, Brown I, Kacha A, Kline J, Harlin H. Immune resistance orchestrated by the tumor microenvironment. Immunol Rev 2006;213:131–45.

53. Efthymiou G, Saint A, Ruff M, Rekad Z, Ciais D, Van Obberghen-Schilling E. Shaping up the tumor microenvironment with cellular fibronectin. Front Oncol 2020;10:641.

54. Wilson CL, Matrisian LM. Matrilysin: An epithelial matrix metalloproteinase with potentially novel functions. Int J Biochem Cell Biol 1996;28(2):123–36.

55. Lee S, Yamamoto S, Srinivas B, Shimizu Y, Sada N, Yoshitome K, et al. Increased production of matrix metalloproteinase-7 (MMP-7) by asbestos exposure enhances tissue migration of human regulatory T-like cells. Toxicology 2021:152717.

56. Harjunpaa H, Llort Asens M, Guenther C, Fagerholm SC. Cell adhesion molecules and their roles and regulation in the immune and tumor microenvironment. Front Immunol 2019;10:1078.

57. Tanaka A, Sakaguchi S. Regulatory T cells in cancer immunotherapy. Cell Res 2017;27(1):109–18.

58. Toyokuni S. Iron addiction with ferroptosis-resistance in asbestos-induced mesothelial carcinogenesis: Toward the era of mesothelioma prevention. Free Radic Biol Med 2019;133:206–15.

59. Kamp DW. Asbestos-induced lung diseases: An update. Transl Res 2009;153(4):143–52.

60. Yamamoto S, Lee S, Matsuzaki H, Kumagai-Takei N, Yoshitome K, Sada N, et al. Enhanced expression of nicotinamide nucleotide transhydrogenase (NNT) and its role in a human T cell line continuously exposed to asbestos. Environ Int 2020;138:105654.

61. Maeda M, Chen Y, Kumagai-Takei N, Hayashi H, Matsuzaki H, Lee S, et al. Alteration of cytoskeletal molecules in a human T cell line caused by continuous exposure to chrysotile asbestos. Immunobiology 2013;218(9):1184–91.

62. Kumagai-Takei N, Nishimura Y, Matsuzaki H, Lee S, Yoshitome K, Hayashi H, et al. The suppressed induction of human mature cytotoxic T lymphocytes caused by asbestos is not due to interleukin-2 insufficiency. J Immunol Res 2016;2016:10.

63. Weng NP, Liu K, Catalfamo M, Li YU, Henkart PA. IL–15 is a growth factor and an activator of CD8 memory T cells. Ann N Y Acad Sci 2006;975(1):46–56.

64. Schluns KS, Williams K, Ma A, Zheng XX, Lefrançois L. Cutting edge: Requirement for IL-15 in the generation of primary and memory antigen-specific CD8 T cells. J Immunol 2002;168(10):4827–31.

65. Kumagai-Takei N, Nishimura Y, Matsuzaki H, Lee S, Yoshitome K, Ito T, et al. Effect of IL-15 addition on asbestos-induced suppression of human cytotoxic T lymphocyte induction. Environ Health Prev Med 2021;26(1):50.

66. Leonard WJ, Lin J-X, O'Shea JJ. The γc family of cytokines: Basic biology to therapeutic ramifications. Immunity 2019;50(4):832–50.

67. Higashiyama T. Novel functions and applications of trehalose. Pure Appl Chem 2002;74(7):1263–9.

68. Richards AB, Krakowka S, Dexter LB, Schmid H, Wolterbeek AP, Waalkens-Berendsen DH, et al. Trehalose: A review of properties, history of use and human tolerance, and results of multiple safety studies. Food Chem Toxicol 2002;40(7):871–98.

69. Khalifeh M, Barreto GE, Sahebkar A. Trehalose as a promising therapeutic candidate for the treatment of Parkinson's disease. Br J Pharmacol 2019;176(9):1173–89.

70. Zhang Y, DeBosch BJ. Using trehalose to prevent and treat metabolic function: Effectiveness and mechanisms. Curr Opin Clin Nutr Metab Care 2019;22(4):303–10.

71. Roohbakhsh A, Parhiz H, Soltani F, Rezaee R, Iranshahi M. Neuropharmacological properties and pharmacokinetics of the citrus flavonoids hesperidin and hesperetin--A mini-review. Life Sci 2014;113(1–2):1–6.

72. Parhiz H, Roohbakhsh A, Soltani F, Rezaee R, Iranshahi M. Antioxidant and anti-inflammatory properties of the citrus flavonoids hesperidin and hesperetin: An updated review of their molecular mechanisms and experimental models. Phytother Res 2015;29(3):323–31.

73. Iranshahi M, Rezaee R, Parhiz H, Roohbakhsh A, Soltani F. Protective effects of flavonoids against microbes and toxins: The cases of hesperidin and hesperetin. Life Sci 2015;137:125–32.

74. Chikara S, Nagaprashantha LD, Singhal J, Horne D, Awasthi S, Singhal SS. Oxidative stress and dietary phytochemicals: Role in cancer chemoprevention and treatment. Cancer Lett 2018;413:122–34.

75. Tejada S, Pinya S, Martorell M, Capo X, Tur JA, Pons A, et al. Potential anti-inflammatory effects of hesperidin from the genus citrus. Curr Med Chem 2018;25(37):4929–45.

76. Miwa Y, Yamada M, Sunayama T, Mitsuzumi H, Tsuzaki Y, Chaen H, et al. Effects of glucosyl hesperidin on serum lipids in hyperlipidemic subjects: Preferential reduction in elevated serum triglyceride level. J Nutr Sci Vitaminol (Tokyo) 2004;50(3):211–8.

77. Yamada M, Tanabe F, Arai N, Mitsuzumi H, Miwa Y, Kubota M, et al. Bioavailability of glucosyl hesperidin in rats. Biosci Biotechnol Biochem 2006;70(6):1386–94.

78. Yamamoto S, Lee S, Ariyasu T, Endo S, Miyata S, Yasuda A, et al. Ingredients such as trehalose and hesperidin taken as supplements or foods reverse alterations in human T cells, reducing asbestos exposure-induced antitumor immunity. Int J Oncol 2021;58(4):1.

第 9 章
与石棉暴露有关的医学发现

Yosuke Miyamoto，*Nobukazu Fujimoto*

9.1 引言

石棉暴露与多种良性肺病或胸膜疾病有关，包括石棉性胸膜炎、弥漫性胸膜增厚和石棉肺。石棉暴露还可能导致一系列恶性疾病[1-3]。与石棉有关的主要胸部恶性肿瘤是肺癌和恶性胸膜间皮瘤。此前一项针对 2132 名有石棉暴露史的受试者的横断面研究显示，45 例（2.1%）病理诊断为肺癌，7 例（0.3%）病理诊断为恶性胸膜间皮瘤[4]。

与石棉有关的良性疾病和恶性肿瘤之间存在密切的相关性，这可能是因为产生良性疾病或恶性病症需要类似的暴露水平。石棉暴露的证据可以通过受试者的职业或环境史、肺组织切片中石棉纤维或石棉小体的显示或胸膜斑的存在来揭示[3]。

在本章中，我们将概述与石棉相关的医学影像结果与肺癌或恶性胸膜间皮瘤风险之间的关联，重点关注如石棉肺和胸膜斑等影像学发现。

9.2 石棉肺

石棉肺是由吸入石棉纤维引起的间质性肺炎和肺纤维化。石棉肺诊断应以准确的接触史为基础，确定接触的持续时间、强度、发病时间和环境。石棉肺的最初影像学表现是双侧肺下叶出现小的、不规则的实质阴影（图 9.1）。随着时间的推移，阴影的分布和密度可能会扩散到肺的中叶和上叶。在轻度或早期石棉肺病例中，普通胸部 X 线检查的敏感性和特异性有限。一项研究表明，在通过组织病理学确定患有石棉肺的患者中，15% ～ 20% 的人没有肺实质纤维化的影像学证据[5]。与胸片相比，常规 CT 在识别肺实质病变方面更具优势[6]，而高分辨率 CT（HRCT）在检测石棉肺方面更为敏感[6, 7]。在胸部 X 线检查结果无明显异常（国际劳工组织的组织密集度评分为 0/0 或 0/1）的石棉暴露者中，HRCT 发现 34% 的人有提示石棉肺的发现[8]。石棉肺的 HRCT 结果通常是双侧的，包括纤维化的证据，如小叶内间质增厚和小叶间隔增厚、胸膜下点状阴影、胸膜下线（图 9.2）和实质带，有时是磨玻璃样阴影，以及晚期疾病的蜂窝样变[9, 10]。石棉肺与其他肺纤维化的鉴别常存在困难，但胸膜下点状阴影和胸膜下线被认为是石棉肺相较于其他类型的肺纤维化更具特异性的表现[11, 12]。

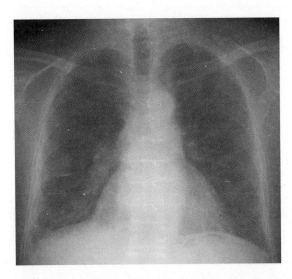

图 9.1 石棉肺的 X 线影像，显示双侧肺下叶存在不规则的小型实质阴影

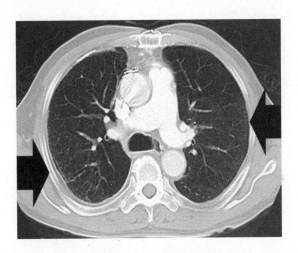

图 9.2 石棉肺的 CT 影像，显示胸膜下点状阴影和胸膜下线

9.3 石棉肺与肺癌和间皮瘤的相关风险

多项研究表明，石棉肺与恶性肿瘤风险增加之间存在明显的关联[13, 14]。一项近期研究评估了石棉肺与肺癌风险之间的关系，发现在非吸烟者中，仅暴露于石棉就会增加肺癌死亡率 ［比值比（OR）= 3.6；95% 置信区间（CI）：1.7 ～ 7.6］，在非吸烟者中，石棉肺会增加肺癌死亡率（OR= 7.40；95% CI：4.0 ～ 13.7），而在不暴露于石棉的情况下，吸烟也会增加肺癌死亡率（OR=10.3；95% CI：8.8 ～ 12.2）。吸烟和石棉的共同影响是相加的（OR=14.4；95% CI：10.7 ～ 19.4），吸烟与石棉肺呈超相加反应（OR= 36.8；95% CI：30.1 ～ 45.0）[14]。在另一项研究中，一项癌症预防计划对已知接触过石棉的澳大利亚威特努姆前工人和居民进行了胸部 X 线监测，并提供了吸烟信息。结果显示，吸烟状况是肺癌的最强预测因素，当前吸烟者患肺癌的风险最大（OR= 26.5；95% CI：3.5 ～ 198）。肺癌风险的增加还与影像学显

示的石棉肺（OR = 1.94；95% CI：1.09 ～ 3.46）和石棉暴露（OR= 1.21 纤维 – 年 / 毫升；95% CI：1.02 ～ 1.42）显著相关。这项研究认为，石棉肺并不是石棉相关肺癌的必需前提条件，这些发现支持这样的假设，即无论是否存在石棉肺，石棉纤维的存在都可能导致肺癌的发生[15]。

总体而言，现有证据表明，单纯石棉暴露既可增加非吸烟者的肺癌死亡率，也可与吸烟相关的肺癌风险产生叠加效应。石棉肺会进一步增加肺癌风险，如果与吸烟同时考虑，则会产生超叠加效应。很少有报道关注石棉肺与恶性胸膜间皮瘤风险之间的关系。一项研究表明，高达 15% 的石棉肺患者发展为恶性胸膜间皮瘤[16]。

9.4 胸膜斑

胸膜斑是周缘离散的透明或钙化纤维化区域，局部位于侧胸壁、膈肌或纵隔的顶胸膜上[17]。最常见的部位是第 7 ～ 10 肋骨水平的背外侧胸壁、第 6 ～ 9 肋骨的前外侧、膈顶和椎旁区域，但通常不在肺尖或肋骨膈角处[18]。典型的胸膜斑在普通胸部 X 线平片上很容易识别，其特征是：边缘清晰且常呈叶状，正面观时表面隆起且边缘清晰，侧面观时胸壁或横膈上边缘不规则（图 9.3）。胸膜斑常在普通胸部 X 线片上发现，但 CT 对其检测更为敏感（图 9.4）。特别是非钙化胸膜斑很难在胸部 X 线片上识别，检出率仅为 14% ～ 54%[19, 20]。CT 是检测局限性斑块更准确的方法[21-23]。膈肌上的不典型斑块可能难以发现，应与肺不张条纹、内脏褶皱或由肺大疱引起的膈肌平直化鉴别[3]。符合石棉暴露特征的胸膜斑见于 2.3% 美国男性的胸片，这一比例在 20 世纪 70 年代早期的普通人群和 20 世纪 90 年代的退伍军人中都非常稳定[24, 25]。胸膜斑的发病率与首次接触石棉以来的时间长短直接相关。胸膜斑形成的程度与累积的石棉暴露无关，因此不能用于估计暴露程度[26]。

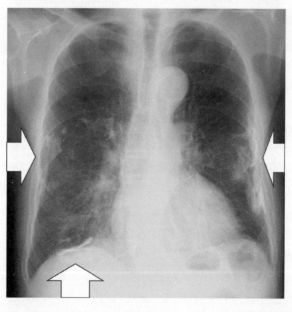

图 9.3　胸部 X 线平片上的典型胸膜斑，出现在胸壁和横膈膜上

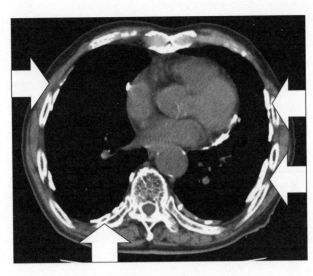

图 9.4　胸部 CT 显示的典型胸膜斑

9.5　胸膜斑与肺癌和间皮瘤的相关风险

　　胸膜斑是暴露于石棉的指标，也是石棉吸入、滞留和生物效应的最常见表现。石棉暴露与肺癌风险呈剂量依赖性相关。

　　据报道，在具有相似石棉接触史的人中，有斑块者患间皮瘤和肺癌的风险高于无斑块者[27, 28]。不过，这些相关性主要是由少数基于胸部 X 线片的研究确定的，且受试者人数有限。目前尚不清楚胸膜斑促进癌变的生物活性或机制。

　　Pairon 等报道了法国一项石棉相关疾病筛查计划中对肺癌死亡率进行的为期 6 年的跟踪研究。他们发现，肺癌死亡率与胸膜斑密切相关，未调整的危险比为 2.91（95% CI：1.49 ～ 5.70），调整后的危险比为 2.41（95% CI：1.21 ～ 4.85）。基于这些结果，他们得出结论，胸膜斑可能是暴露于石棉的工人死于肺癌的独立危险因素[29]。近期对该研究队列随访数据的分析显示，仅在调整后的非吸烟者中，肺癌发病率与胸膜斑显著相关[30]。

　　在最近的另一报道中，影像学检查中出现胸膜斑并不会额外增加肺癌风险[31]。在该研究中，来自两个队列的受试者每年接受一次胸部 X 线或低剂量 CT 检查，并通过国家癌症和死亡登记数据进行结局关联分析。患肺癌的风险会随着吸烟累积量、石棉累积暴露量以及石棉肺的存在而增加，而胸膜斑的存在并不会额外增加患肺癌的风险。他们得出结论，石棉暴露本身会带来患肺癌的风险，而非胸膜斑的存在。根据这些研究结果，吸烟和职业性石棉暴露史本身似乎是引发肺癌的主要风险因素，而胸膜斑可能是非吸烟者患肺癌的一个额外风险因素。

　　一些共识声明中报告了胸膜斑与胸膜间皮瘤之间存在关联[3, 32]。两项针对接触石棉的造船厂或建筑工人的瑞典研究报告了胸膜斑与恶性胸膜间皮瘤之间的关联[33, 34]。其他作者也报告了观察到胸膜斑与间皮瘤增多有关[28, 35, 36]。然而，在其中两项研究中，将有胸膜斑的受试者与未接触石棉的普通人群进行了比较。此外，这些研究中的影像学评估是通过胸部 X 线片进行的，而胸片在检测胸膜斑方面的敏感性和特异性较差。

　　在法国的 4 个地区，针对以前接触过石棉的工人启动了一项大规模的石棉相关疾病筛查计划[38]。曾因职业原因接触石棉的退休或失业工人被邀请参加该计划，接受石棉相关疾病的筛查，包括 CT 检查。对 5287 名有胸部 CT 检查结果的男性受试者进行了为期 7 年的跟踪研究。结果显示，在对首次接触石棉的时间和累积接触石棉的指数进行调整后，间皮瘤与胸膜斑之间存在明显的关联［未调整的危险比（HR）=8.9；95%CI：3.0 ~ 26.5；调整后的危险比 =6.8；95% CI：2.2 ~ 21.4］[39]。

9.6　结论

尽管对石棉的使用有严格的规定，但在发达国家，与石棉有关的疾病仍然是一个主要问题。人们在工作中面临着接触石棉的风险，例如发达国家的人在拆除绝缘材料和其他含石棉产品时，或者在对含石棉的建筑物进行翻新和拆除时。对于具有显著石棉暴露史的个体，应告知其石棉相关疾病进展风险，包括恶性肿瘤风险，尤其需要强调吸烟与石棉暴露在增强肺癌风险中的相互作用。

在接触过石棉的受试者身上经常可以观察到胸膜斑。我们介绍了最近的几项研究，这些研究表明胸膜斑与肺癌和胸膜间皮瘤风险之间存在关联。然而，大多数患有胸膜斑或石棉肺的受试者并不会发展成癌症，且癌症风险也与暴露于石棉但没有明显的非恶性石棉相关疾病症状的个体相关。此时，对于有既往石棉接触史的受试者，通过定期体检，采取胸部 X 线和 CT 检查进行监测，无论是否存在诸如胸膜斑或石棉肺之类的影像学表现，都被认为是合理且恰当的。

参考文献

1. Becklake MR, Bagatin E, Neder JA. Asbestos-related diseases of the lungs and pleura: Uses, trends and management over the last century. Int J Tuberc Lung Dis 2007;11(4):356–69.

2. Jamrozik E, de Klerk N, Musk AW. Asbestos-related disease. Intern Med J 2011;41(5):372–80.

3. American Thoracic Society. Diagnosis and initial management of nonmalignant diseases related to asbestos. Am J Respir Crit Care Med 2004;170(6):691–715.

4. Kato K, Gemba K, Ashizawa K, Arakawa H, Honda S, Noguchi N, Honda S, Fujimoto N, Kishimoto T. Low-dose chest computed tomography screening of subjects exposed to asbestos. Eur J Radiol 2018;101:124–8.

5. Kipen HM, Lilis R, Suzuki Y, Valciukas JA, Selikoff IJ. Pulmonary fibrosis in asbestos insulation workers with lung cancer: A radiological and histopathological evaluation. Br J Ind Med 1987;44(2):96–100.

6. Gevenois PA, De Vuyst P, Dedeire S, Cosaert J, Vande Weyer R, Struyven J. Conventional and highresolution CT in asymptomatic asbestos-exposed workers. Acta Radiol 1994;35(3):226–9.

7. Neri S, Boraschi P, Antonelli A, Falaschi F, Baschieri L. Pulmonary function, smoking habits, and high resolution computed tomography (HRCT) early abnormalities of lung and pleural fibrosis in shipyard workers exposed to asbestos. Am J Ind Med 1996;30(5):588–95.

8. Staples CA, Gamsu G, Ray CS, Webb WR. High resolution computed tomography and lung function in asbestos-exposed workers with normal chest radiographs. Am Rev Respir Dis 1989;139(6):1502–8.

9. Gevenois PA, de Maertelaer V, Madani A, Winant C, Sergent G, De Vuyst P. Asbestosis, pleural plaques and diffuse pleural thickening: Three distinct benign responses to asbestos exposure. Eur Respir J 1998;11(5):1021–

7.

10. Staples CA. Computed tomography in the evaluation of benign asbestos-related disorders. Radiol Clin North Am 1992;30(6):1191–207.

11. Akira M, Morinaga K. The comparison of high-resolution computed tomography findings in asbestosis and idiopathic pulmonary fibrosis. Am J Ind Med 2016;59(4):301–6.

12. Arakawa H, Kishimoto T, Ashizawa K, Kato K, Okamoto K, Honma K, Hayashi S, Akira M. Asbestosis and other pulmonary fibrosis in asbestos-exposed workers: High-resolution CT features with pathological correlations. Eur Radiol 2016;26(5):1485–92.

13. Warnock ML, Isenberg W. Asbestos burden and the pathology of lung cancer. Chest 1986;89(1):20–6.

14. Markowitz SB, Levin SM, Miller A, Morabia A. Asbestos, asbestosis, smoking, and lung cancer. New findings from the North American insulator cohort. Am J Respir Crit Care Med 2013;188(1):90–6.

15. Reid A, de Klerk N, Ambrosini GL, Olsen N, Pang SC, Berry G, Musk AW. The effect of asbestosis on lung cancer risk beyond the dose related effect of asbestos alone. Occup Environ Med 2005;62(12):885–9.

16. Selikoff IJ, Lilis R, Nicholson WJ. Asbestos disease in United States shipyards. Ann N Y Acad Sci 1979;330:295–311.

17. American Thoracic Society. Medical section of the American lung association: The diagnosis of nonmalignant diseases related to asbestos. Am Rev Respir Dis 1986;134(2):363–8.

18. Peacock C, Copley SJ, Hansell DM. Asbestos-related benign pleural disease. Clin Radiol 2000;55(6):422–32.

19. Hourihane DO, Lessof L, Richardson PC. Hyaline and calcified pleural plaques as an index of exposure to asbestos. Br Med J 1966;1(5495):1069–74.

20. al Jarad N, Poulakis N, Pearson MC, Rubens MB, Rudd RM. Assessment of asbestos-induced pleural disease by computed tomography--Correlation with chest radiograph and lung function. Respir Med 1991;85(3):203–8.

21. Aberle DR, Gamsu G, Ray CS, Feuerstein IM. Asbestos-related pleural and parenchymal fibrosis: Detection with high-resolution CT. Radiology 1988;166(3):729–34.

22. Begin R, Boctor M, Bergeron D, Cantin A, Berthiaume Y, Peloquin S, Bisson G, Lamoureux G. Radiographic assessment of pleuropulmonary disease in asbestos workers: Posteroanterior, four view films, and computed tomograms of the thorax. Br J Ind Med 1984;41(3):373–83.

23. Katz D, Kreel L. Computed tomography in pulmonary asbestosis. Clin Radiol 1979;30(2):207–13.

24. Rogan WJ, Gladen BC, Ragan NB, Anderson HA. US prevalence of occupational pleural thickening. A look at chest X-rays from the first National Health and Nutrition Examination Survey. Am J Epidemiol 1987;126(5):893–900.

25. Miller JA, Zurlo JV. Asbestos plaques in a typical Veteran's hospital population. Am J Ind Med 1996;30(6):726–9.

26. Van Cleemput J, De Raeve H, Verschakelen JA, Rombouts J, Lacquet LM, Nemery B. Surface of localized pleural plaques quantitated by computed tomography scanning: No relation with cumulative asbestos exposure and no effect on lung function. Am J Respir Crit Care Med 2001;163(3 Pt 1):705–10.

27. Hillerdal G, Henderson DW. Asbestos, asbestosis, pleural plaques and lung cancer. Scand J Work Environ Health 1997;23(2):93–103.

28. Hillerdal G. Pleural plaques and risk for bronchial carcinoma and mesothelioma. A prospective study. Chest 1994;105(1):144–50.

29. Pairon JC, Andujar P, Rinaldo M, Ameille J, Brochard P, Chamming's S, Clin B, Ferretti G, Gislard A, Laurent F, Luc A, Wild P, Paris C. Asbestos exposure, pleural plaques, and the risk of death from lung cancer. Am J Respir Crit Care Med 2014;190(12):1413–20.

30. Gallet J, Laurent F, Paris C, Clin B, Gislard A, Thaon I, Chammings S, Gramond C, Ogier G, Ferretti G, Andujar P, Brochard P, Delva F, Pairon JC, Lacourt A et al. Pleural plaques and risk of lung cancer in workers formerly occupationally exposed to asbestos: Extension of follow-up. Occup Environ Med 2022 Aug 3;oemed-2022-108337.

31. Brims FJH, Kong K, Harris EJA, Sodhi-Berry N, Reid A, Murray CP, et al. Pleural plaques and the risk of lung cancer in asbestos-exposed subjects. Am J Respir Crit Care Med 2020;201(1):57–62.

32. Banks DE, Shi R, McLarty J, Cowl CT, Smith D, Tarlo SM, Franklin PJ, Musk AB, de Klerk NH. American College of Chest Physicians consensus statement on the respiratory health effects of asbestos. Results of a Delphi study. Chest 2009;135(6):1619–27.

33. Sanden A, Jarvholm B. A study of possible predictors of mesothelioma in shipyard workers exposed to asbestos. J Occup Med 1991;33(7):770–3.

34. Koskinen K, Pukkala E, Martikainen R, Reijula K, Karjalainen A. Different measures of asbestos exposure in estimating risk of lung cancer and mesothelioma among construction workers. J Occup Environ Med 2002;44(12):1190–6.

35. Karjalainen A, Pukkala E, Kauppinen T, Partanen T. Incidence of cancer among Finnish patients with asbestos-related pulmonary or pleural fibrosis. Cancer Causes Control 1999;10(1):51–7.

36. Reid A, de Klerk N, Ambrosini G, Olsen N, Pang SC, Musk AW. The additional risk of malignant mesothelioma in former workers and residents of Wittenoom with benign pleural disease or asbestosis. Occup Environ Med 2005;62(10):665–9.

37. Aberle DR, Balmes JR. Computed tomography of asbestos-related pulmonary parenchymal and pleural diseases. Clin Chest Med 1991;12(1):115–31.

38. Paris C, Thierry S, Brochard P, Letourneux M, Schorle E, Stoufflet A, et al. Pleural plaques and asbestosis: Dose- and time-response relationships based on HRCT data. Eur Respir J 2009;34(1):72–9.

39. Pairon JC, Laurent F, Rinaldo M, Clin B, Andujar P, Ameille J, Conso F, Pairon JC. Pleural plaques and the risk of pleural mesothelioma. J Natl Cancer Inst 2013;105(4):293–301.

第 10 章

关于 2024 年的间皮瘤有什么新消息?

Lydia Giannakou，*Haining Yang* 和 *Michele Carbone*

10.1　间皮瘤：三种截然不同疾病的名称

　　间皮瘤起源于构成胸膜和腹膜的间皮细胞。间皮细胞是覆盖体腔的中胚层的最后残余部分，在妊娠第二个月时，体腔被横膈膜分隔，形成未来的胸腔和腹腔。因此，胸膜和腹膜之间唯一的区别在于它们所处的环境不同，而它们在胚胎学和组织学上是完全相同的。由于大多数间皮瘤是由石棉引起的，并且石棉是通过吸入进入人体的，所以胸膜间皮瘤比腹膜间皮瘤更为常见。然而，在大量接触石棉的工人中，也可能发生腹膜间皮瘤，因为可能会有足够量的石棉也进入了这些人的腹腔，从而引发炎症并导致间皮瘤。

　　根据《2021 年世界卫生组织胸膜肿瘤分类》[1]，间皮瘤可分为三大类：原位间皮瘤、局部间皮瘤和弥漫性间皮瘤（以前称为弥漫性恶性间皮瘤）。此外，弥漫性间皮瘤有三大组织类型：上皮样型、肉瘤样型和双相型。由于这些不同类型的间皮瘤的预后截然不同，因此通过从多个部位充分取样、正确识别细胞形态和免疫组化染色来进行准确诊断，对于区分这些不同类型的间皮瘤非常重要。

　　原位间皮瘤：原位间皮瘤最近被视为一个独特的实体，也是侵袭性间皮瘤的前兆。据报道，发展为侵袭性间皮瘤的中位生存期为 60 个月，但这一实例对其他间皮瘤的意义仍未得到证实。换句话说，有多少患者仅表现为原位间皮瘤且终生不会发展为侵袭性间皮瘤？ 原位间皮瘤可定义为一种非侵袭性的间皮细胞层，呈立方体状，核仁不明显，核 BAP1 或 MTAP 染色阴性，或通过荧光原位杂交（FISH）（比 MTAP 更可靠的检测方法）显示 *CDKN2A* 基因同源缺失。复发性胸腔积液患者可能会出现这种情况，但没有胸腔镜或影像学上的间皮瘤证据。诊断需要从不同部位采集多个样本（$100 \sim 200\mathrm{mm}^2$）以排除侵袭情况，此外还需要结合临床和影像学信息。对于携带 *BAP1* 基因突变的患者，原位间皮瘤的诊断并不可靠，因为在这些患者中，原位间皮瘤病变总是存在，而且是多发性的，但却很少进展为侵袭性间皮瘤（Carbone 等，未发表的观察结果）。

　　局部间皮瘤：这是一种罕见的间皮瘤，可以通过手术切除，预后较好，因为当肿瘤完全切除后，这些患者就可以痊愈。其在影像学中表现为孤立性、局限性肿块，在手术标本中表现为边界清晰的肿瘤。从组织学上看，它与弥漫性间皮瘤具有相同的特征，但它被控制在一个确定的区域内，没有进一步扩散 [2]。这种形式的间皮瘤经常被误诊，因为从组织学上看，它与弥漫性间皮瘤相同，因此被诊断为 "间皮瘤"。除非外科医师强调病变是局部的，胸膜或腹膜的其他部分没有肿瘤，否则人们会认为间皮瘤指的是弥漫性恶性间皮瘤，而非罕见的局限性间皮瘤（尽管由于误诊，其实际发生率可能比我们想象的要高）。

如果在局部间皮瘤侵犯附近组织之前将其切除，这些患者是可以通过手术切除治愈的。

弥漫性间皮瘤：表现为胸膜增厚或影像学上可见明确的肿瘤结节，其特点是侵犯附近的组织和器官。其具有弥漫性，即病变弥漫于左右胸膜或腹膜周围。根据监测、流行病学和最终结果（SEER）数据库和国家癌症数据库的数据，最常见的组织学类型是上皮样间皮瘤，占68%～69%，中位生存期为9～14个月；双相间皮瘤占12%～13%，中位生存期约为10个月；肉瘤样间皮瘤占18%～19%，中位生存期仅为4～6个月 [3, 4]。

上皮样间皮瘤由具有均匀结构的圆形上皮样细胞组成。与预后良好相关的细胞特征是低核级、小管乳头状、小梁状或腺瘤样结构模式，以及黏液样间质的存在。相反，有微乳头状或实性结构、横纹肌样或多形性细胞学特征及出现坏死则预后较差。然而，上皮样细胞组内根据结构模式的预后差异是以周到数月为单位的，并不影响治疗，而且在单个患者水平上的可靠性极低。

有学者提出，核分级可能是预后的独立预测因子，与年龄、手术类型、生长模式、坏死和非典型有丝分裂无关 [5]。结合核分级和有无坏死，上皮样间皮瘤被分为4个不同预后的组别，即核分级Ⅰ级且无坏死的肿瘤（中位生存期29个月）、核分级Ⅰ级且有坏死及核分级Ⅱ级且无坏死的肿瘤（16个月）、核分级Ⅱ级且有坏死的肿瘤（10个月）和核分级Ⅲ级的肿瘤（8个月）[6]。在2020年的更新中，欧洲罕见成人实体瘤参考网络（EURACAN）和国际肺癌研究协会（IASLC）引入了上皮样弥漫性胸膜间皮瘤分级系统 [7]。该系统考虑到核特征、有丝分裂率和坏死情况，将肿瘤分为低级和高级。这一信息的价值值得商榷，因为它在单个患者层面的可靠性极低：患者的核分级是Ⅰ级、Ⅱ级还是Ⅲ级不会影响治疗。

此外，识别肉瘤样间皮瘤也很重要，因为这些患者无法从手术或化疗中获益，反而可能从免疫疗法中获益 [8, 9]。肉瘤样间皮瘤由拉长／纺锤形细胞（长／宽＞2）组成。这些细胞在纤维间质中呈实性片状排列。所谓的过渡型结构，即细胞似乎从上皮样向梭形转变，用网状纤维染色可清晰观察到，如今也被归入肉瘤样间皮瘤，因其预后同样不良 [10]。同样，横纹肌样及多形性特征间皮瘤也应归类为肉瘤样间皮瘤，因为它们的预后同样较差。

双相间皮瘤由上皮样和肉瘤样两种成分组成。在确定的手术标本中，通常认为上皮样或肉瘤样成分至少占10%是双相间皮瘤的诊断标准。过去的标准是5%，说明这些标准的误差范围很大，而且取决于我们所定义的规则。实际上，这些间皮瘤的情况几乎与肉瘤样间皮瘤一样糟糕，经验法则是梭形细胞成分越多，预后越差。

最后需要指出，近年来病理学家在原本复杂的诊断中进一步增加了结构及核分级要求，使病理报告更为繁复，但这些要求既不影响治疗方案，作为个体层面的预后指标亦不可靠。

10.2 　间皮瘤的发病机制

多年来，人们对导致间皮瘤发生的因素进行了广泛研究。直到20世纪末，间皮瘤被认为仅与石棉暴露有关。石棉是用于商业用途的 400 多种天然矿物纤维中的 6 种矿物纤维的统称。由于这些纤维被用于商业,全世界有数百万人可接触到石棉。出于监管目的,这些纤维都被命名为"石棉",西方国家禁止或严格监管其使用[11]。然而,自然界中剩余的 390 多种纤维在致癌性方面可能比商业用石棉更强或更弱[12]。石棉是一种人类致癌物质,石棉和其他纤维(如毛沸石)[13, 14]导致间皮瘤的机制已经确定,本书将在另一章中详细讨论。简而言之,石棉致癌作用与胸膜和腹膜中的石棉沉积有关,在胸膜和腹膜中,石棉会导致 HMGB1 释放,这是一种损伤相关分子模式(DAMP),会启动由 HMGB1 驱动的慢性炎症过程,从而诱导 NF-κB 激活和 TNF-α 分泌。随着时间的推移,这一过程可能会促进间皮瘤的生长[15-21]。2011 年,NF-κB 被确定为治疗间皮瘤的潜在分子靶点。雷尼普酶(商品名 Onconase)是迄今首个被发现并开发用于化疗的细胞毒性核糖核酸酶。它以 NF-κB 为靶点,对部分间皮瘤患者产生了良好的疗效[22, 23]。然而,当时提出的 RNA 靶向疗法仍超前于时代,直到多年后类似的疗法才被采用。

截至 2019 年,全球已有 67 个国家全面禁止使用石棉,以消除造成间皮瘤的职业暴露[24]。尽管采取了这些措施,但仍有较高比例的间皮瘤病例是由石棉引起的,其中多数为曾经从事石棉工作的人员。此外,在许多资源有限的国家,石棉禁令尚未落实或合规率不足,导致持续暴露[25-28]。即使全面禁止职业性接触商业石棉,环境中的石棉和石棉类似纤维接触也很难控制,且往往被低估。如果家庭成员职业性接触石棉,患者可能在含有天然纤维的地区、靠近石棉工业源的居民区或家庭中暴露[27-29]。对石棉暴露的报告方法进行标准化将有助于收集可靠的暴露信息,并得出有关石棉相关间皮瘤真实发病率的可靠结论[27, 28]。

在同一家族中出现的间皮瘤聚集病例,使研究者发现了 BAP1 基因的种系突变,后来又发现了其他肿瘤抑制基因的突变,这些基因突变可能导致间皮瘤的发生,而这种间皮瘤的侵袭性通常低于石棉诱发的间皮瘤(见下文)。对肿瘤的遗传背景及其微环境的进一步研究发现,重要的基因组改变和相互作用在这些肿瘤的生物学行为中发挥着重要作用[27]。研究还揭示了辐射和慢性炎症对间皮瘤生长的致病效应,而一些病例也归咎于肿瘤的"自发"发展[30, 31]。

10.2.1 辐射

实体瘤和淋巴瘤的放射治疗与间皮瘤的发生有关。无论是长期暴露于低剂量辐射还是短期暴露于高剂量辐射,均与间皮瘤发病风险显著增加存在关联。对 SEER 数据的分析显示,间皮瘤患者此前曾因恶性肿瘤接受过体外放射线照射,但未能发现照射与间皮瘤发病之间存在剂量 – 反应关系[32]。这可能是由于不同照射源的剂量分布存在差异,无法进行精确计算。细胞水平的不同能量沉积可能会影响遗传损伤和癌变[33]。观察到的效果也可以用 SEER 数据库的局限性来解释,该数据库只提供了 20 年的随访数据。这就无法评估较长潜伏期的相对风险,而较长的潜伏期可能会显示暴露与间皮瘤发展之间的线性关系,与石棉暴露的趋势相同。

此外,携带 DNA 修复基因(如 ATM、BAP1、BLM、BRCA1/2、TP53 等)胚系突变的个体似乎比其他人更容易受到辐射的致癌影响。与石棉诱发的间皮瘤相比,辐射诱发的间皮瘤患者年龄较小,男女患者比例相当,有记录的潜伏期为 5 ~ 50 年。它的预后明显优于石棉诱发的间皮瘤(中位生存期为 32.5 个月对 12.7 个月)。在这些患者中,约 32% 的病例呈现特殊组织学亚型（多形性、黏液样、透明细胞或印戒细胞）[34, 35]。在荷兰一项针对霍奇金淋巴瘤患者的研究中，同时接受化疗和放疗的患者患间皮瘤的风险进一步增加[36]。在原子能设施工作的患者和放射技术人员的职业辐射照射也与间皮瘤有关[35]。然而，关于职业辐射和石棉暴露的研究发现，石棉可能是其中一些病例的混杂因素[35, 37]。

10.2.2 遗传和 *BAP1* 基因突变在间皮瘤病因中的作用

21 世纪初，Carbone 和合作者在对土耳其卡帕多西亚的家庭进行研究时发现了遗传学的作用。在这些家庭中，50% 的死亡是由间皮瘤导致的。这一比例明显高于大量接触石棉的工人，后者的发病率最多只有 5% ~ 8%。在这些家族中，间皮瘤出现的年龄较小，男女比例为 1∶1，间皮瘤的易感性以孟德尔方式传递[38]。这导致了存在一种遗传性易感突变的假设[38]。这一假说后来由同一研究团队证实，他们在两个美国家族中发现了所有患病成员均存在失活截断型 *BAP1* 胚系突变，这两个家族间皮瘤发病率极高，且家族成员均无职业性石棉接触史[39]。随后的研究发现，所有 *BAP1* 基因突变的杂合种系携带者都患上了某种癌症，其中 30% 的突变携带者患上了间皮瘤[40-42]。除间皮瘤外，种系 *BAP1* 基因突变携带者最常见的恶性肿瘤是葡萄膜黑色素瘤和皮肤黑色素瘤，而透明细胞肾细胞癌、膀胱癌和乳腺癌亦高发。这种新型病症被命名为"BAP1 癌症综合征"，以区别于仅有部分患者罹患癌症的肿瘤易感综合征[43]。与散发性间皮瘤患者相比，这些患者的生存率显著提高[41, 43, 44]。BAP1 是一种位于细胞核和细胞质中的去泛素化酶[40, 45]。BAP1 调节多种蛋白质的活性，因此 BAP1 可同时调节细胞增殖、分化和细胞死亡，并在新陈代谢过程中发挥重要作用。在细胞核中，BAP1 可调节基因表达、DNA 复制和 DNA 修复过程[46]。在细胞质中，BAP1 可调节内质网（ER）中的 Ca^{2+} 信号传导，在此过程中它与 3 型 1，4，5- 三磷酸肌醇受体（IP3R3）结合并去泛素化，从而调节 Ca^{2+} 向细胞质和线粒体的释放，促进细胞凋亡。这种相互作用的重要性在 *BAP1* 突变的细胞中尤为明显。这些细胞在接触石棉、辐射和其他致癌物质时，或在细胞分裂过程中，由于 *BAP1* DNA 修复功能的丧失而积累 DNA 损伤，同时由于胞质功能受损而无法进行细胞凋亡，以致这些细胞会不断积累遗传损伤，并容易发生后续的恶性转化[47]。杂合子 *BAP1* 突变会诱发瓦伯格效应，换句话说，这些细胞将新陈代谢从氧化磷酸化（OXPHOS）转换为糖酵解，以维持其生长[48]。这很不寻常，因为瓦伯格效应是肿瘤细胞在缺氧环境中改变代谢以求生存的特征。相反，携带种系 *BAP1* 突变个体的正常细胞即使在有氧基因存在的情况下，突变细胞的大部分能量也是通过有氧糖酵解获得的。

具体来说，*BAP1* 水平降低或缺失的细胞表现出线粒体 OXPHOS 功能降低，有氧糖酵解和乳酸盐生成增加。突变细胞分泌的乳酸水平升高会形成促进癌症生长的环境，而这种特性可能有利于它们在代谢压力期间的存活[48]。最近的研究表明，*BAP1* 与缺氧诱导因子（HIF1-α）结合并使其稳定，从而调节细胞对缺氧的反应。*BAP1* 水平降低的细胞表现出 HIF 活性明显降低，这一发现可能与 *BAP1* 突变患者间皮瘤侵袭性降低和预后改善有关[49]。

此外，*BAP1* 还能调节细胞外空间中 HMGB1 的分泌。HMGB1 已被确定为间皮瘤发展的重要调节因子，可作为生物标志物和潜在的治疗靶点[50]。BAP1 与组蛋白去乙酰化酶1（HDAC1）和 HMGB1 形成三聚体，通过调控该复合物的稳定性将 HMGB1 保留在细胞核内[51]。在 *BAP1* 水平降低的细胞中，HDAC1 被降解，HMGB1 被乙酰化并释放到细胞外空间，从而促进炎症，有利于间皮瘤的生长。携带 *BAP1* 突变的细胞分泌的 HMGB1 增加，在 TNF-α 存在的情况下，可诱导接触石棉的细胞发生恶性转化。相应地，携带 *BAP1* 突变的患者循环中的 HMGB1 水平升高，且当患者身患间皮瘤时，这些水平会进一步升高 [44, 51]。

10.2.3　与间皮瘤有关的其他因素

SV40 DNA 肿瘤病毒是一种强致癌物，注射到仓鼠体内会导致人类间皮细胞恶性转化和间皮瘤的发生 [52, 53]。SV40 比石棉更能有效地诱导人胸膜间皮细胞转化，能够使这些细胞永生化，这些细胞生长成的细胞系在注入裸鼠体内时可引发癌症 [54-56]。此外，在组织培养中，SV40 病毒和石棉能协同引起人胸膜间皮细胞发生恶性转化 [57]。由于 SV40 病毒污染了美国在 1963 年前及苏联加盟国家在 20 世纪 70 年代末期前生产的脊髓灰质炎疫苗，该问题曾引发广泛关注 [58-61]。然而，流行病学研究并未得出明确结论，因为无法确定哪些人接种了受污染的脊髓灰质炎疫苗，哪些人没有接种。因此，美国医学研究所（IOM）（现已更名为美国国家医学科学院）的一个小组得出结论，认为无法确定感染了 SV40 病毒的脊髓灰质炎疫苗是否会导致间皮瘤和人类其他癌症的发展 [62]。

10.2.4　间皮瘤的基因组变化

对意大利两个队列共 89 名间皮瘤患者的研究显示，这些患者携带 *BAP1*、*CDKN2A* 及多个 DNA 修复基因的种系突变。作者提出，这些突变使得患者在低剂量石棉暴露的情况下就可能患上间皮瘤，支持了间皮瘤中基因与环境交互作用的假说 [63, 64]，这一假说最初是基于小鼠的研究提出的 [65]。在携带这些基因突变的患者中，细胞在较短时间内暴露于较低浓度的石棉后会积累更多的 DNA 损伤，从而导致间皮瘤的发生。例如，研究证明，大鼠体内的 *Brca1* 基因突变会导致铁代谢和铁变态反应抵抗受损，并在暴露于石棉后促进间皮瘤的发展。*Brca1* 突变动物的 CDKN2a/2b 染色体缺失率也较高 [66]。动物研究有助于阐明间皮瘤致癌过程中遗传学的作用及与石棉暴露的相互作用。最近报道的一例无石棉暴露老年牛群中间皮瘤聚集病例，引发了对动物中存在家族性胚系遗传改变从而导致这种罕见癌症发病率增加的怀疑 [67]。

至于体细胞遗传损伤（出生后获得的 DNA 损伤，在癌细胞中最为突出），Guo 等报道了 *BAP1*、*CDKN2A* 和 *NF2* 基因频繁发生改变。值得注意的是，与儿童肿瘤相当，他们报道的突变数量非常低，这在与人类致癌物接触相关的恶性肿瘤中是罕见的 [68]。Lo Iacono 等也报道了类似的结果，他们使用靶向二代测序 NGS 面板鉴定了 p53/DNA 修复和磷脂酰肌醇 3- 激酶通路中的基因变异 [69, 70]。随后，Bueno 等进行了一项全面的间皮瘤基因组分析，报道了肿瘤抑制基因的失活，这些基因在间皮瘤的不同亚型中具有不同的表达模式，并表明检测基因组改变的多种方法相结合可提高突变发现率并提供准确的结果 [71]。这项研究将拷贝数改变、基因融合和剪接变异表征为导致抑癌基因失活的机制。另一项验证性研究表明间皮瘤体细胞突变负荷极低（每兆碱基 < 2 个非同义突变），拷贝数变异以缺失而非扩增为主，说明间皮瘤发生主要由抑癌基因功能缺失驱动 [72]。

Yoshikawa 等在日本间皮瘤患者队列中使用靶向 NGS 发现，参与 DNA 修复和染色质重塑的基因经常发生体细胞突变。最常见的突变基因有 *BAP1*、*CDKN2A*、*PBRM1*、*CHEK2*、

PALB2、*SMARCC1*、*BRCA2*、*MLH1*、*POT1*、*MRE11A*、*NF2*、*TP53*、*LATS2*、*SETD2* 和 *SETDB1* [73, 74]。Yoshikawa 等发现导致 *NF2*、*BAP1* 和 *SETD2* 失活的机制是基因融合和剪接变异。在另一项研究中，DNA 修复和细胞衰老基因 *EWSR1* 与 *ATF-1* 之间的基因融合在没有石棉暴露且保留了 *BAP1* 的年轻间皮瘤患者中被检测到。这些融合与不同的表型和上皮样形态领域相关 [75]。在一组 79 例间皮瘤患者中，桑格测序和靶向 NGS 发现了与肿瘤抑制、染色质调控、同源重组、转录调控和 RNA 处理有关的基因突变 [74, 76]。用 NGS 检测的 88 例间皮瘤患者队列显示了类似的结果，发现与氧化应激期间 DNA 修复（RECQL4）、错配修复（MSH3）和双链断裂修复（BARD1）相关的基因突变 [77]。杂合的 *BLM* 基因突变，当双等位基因时会导致布洛姆综合征，也与间皮瘤的易感性增加有关 [78]。

2016 年，Yoshikawa 等发现间皮瘤中含有大量由染色体分裂引起的基因重排。具体而言，作者利用比较高密度基因组杂交阵列（aCGH）和靶向 NGS 对间皮瘤活检进行了研究，报道了 *BAP1* 基因座所在的 3p21 染色体的高缺失率。他们发现，检测到的体细胞改变是由染色体分裂产生的 [79]。随后的研究提出，间皮瘤中的染色体分裂导致了新抗原的产生，从而增强了肿瘤浸润 T 细胞克隆扩增，提高了肿瘤的免疫原性 [80-82]。各种研究都对 Hippo 通路进行了调查，该通路的改变与间皮瘤有关。Hippo 通路的关键调控因子是 LATS1/2 激酶，该激酶可使下游效应物相关蛋白（YAP）和 TAZ 磷酸化，并控制细胞生长、迁移和侵袭。此外，*BAP1* 在胰腺癌的发展过程中调节 Hippo 通路 [83]。该通路失活会导致 YAP 在细胞核中积累并使癌基因表达上调。在间皮瘤活检中观察到，YAP 位点 11q22 基因座的扩增，且在间皮细胞系中表达组成型活性 YAP 与体外细胞生长及小鼠细胞注射后肿瘤形成的增强有关 [84]。在一项使用 WES 和 RNA 测序的研究中，发现了导致 *LATS1* 和 *PSEN1* 基因出现新型融合，该融合不再能磷酸化 YAP，也不能抑制间皮瘤细胞的生长。通过通路靶向 NGS，发现了 Hippo 通路基因（*NF2*、*RASSF1* 和 *SAV1*）的体细胞突变 [85]。NF2 是 Hippo 通路的重要组成部分，它调节 LATS1/2 的活性。在间皮瘤肿瘤中，*NF2* 通过 22q12 编码区的突变和翻译后修饰的缺失，其缺失率很高 [86]。*NF2* 还能激活 mTORC1 信号转导，对人类间皮瘤样本的染色显示了 mTORC1 的过度激活 [86, 87]。然而，90% 携带 *NF2* 基因突变的间皮瘤患者通过免疫组化检测显示 NF2 水平正常：该现象引发了对这些突变生物学及临床意义的质疑 [69, 70]。

10.2.5　种系基因检测

间皮瘤患者可从基因检测中获益，因为致病突变的检测将影响他们的治疗和监测策略。*BAP1* 种系突变携带者的预后明显优于患有散发性间皮瘤的患者，最近的研究显示中位总生存期为 5 ~ 7 年，明显高于间皮瘤对照人群 [76, 88]。医师应留意那些具有高度遗传性间皮瘤易感突变特征的患者。对于 *BAP1* 相关癌症聚集的家庭成员、患有多种恶性肿瘤或有间皮瘤家族史的患者，以及较年轻时就患上间皮瘤的患者，还有患有腹膜间皮瘤的女性（目前这种间皮瘤类型很少与石棉暴露有关），应转诊进行基因检测 [27, 41]。检测项目应包括 *BAP1* 及其他已知会导致其他癌症或肿瘤易感综合征的 DNA 修复基因和肿瘤抑制基因。携带 *BAP1* 基因突变或其他肿瘤易感基因突变的患者的所有一级亲属都应接受检测，并纳入早期检测筛查计划。为了识别携带 *BAP1* 胚系突变的患者，家族中有恶性间皮瘤、BAP1 相关癌症、多发性恶性肿瘤病史或年龄小于 50 岁都是有用的线索，可帮助医生做出正确诊断。在一组符合上述标准的

79 名间皮瘤患者中，只有 28% 的患者报告有石棉暴露史，而其中 50% 的患者有 *BAP1* 基因突变，他们的中位确诊年龄和中位生存期分别为 54 岁和 5 ～ 7 年 [76, 89]。在最近的一项初步研究中，研究人员采用选择标准来识别携带 *BAP1* 种系突变的恶性间皮瘤患者。这些标准基于诊断时的年龄、患者或其家庭成员中是否存在与 BAP1 综合征相关的癌症及临床预后因素，它们能够正确识别队列中所有携带 *BAP1* 基因突变的患者 [89]。事实证明，监测计划既准确又具有成本效益，可早期诊断癌症，提高癌症患者的生存率，降低总体医疗成本 [90]。癌症早筛不仅与总生存显著改善相关，还可使患者及其受累亲属获得更有效的治疗选择或参与临床试验资格。约有 8% 的 *BAP1* 基因突变携带者会罹患脑膜瘤，通常是横纹肌样脑膜瘤，这是一种需要治疗的罕见型侵袭性脑膜瘤，因为它们可能导致患者死亡 [91]。

10.2.6　体外研究

BAP1 缺失与吉西他滨耐药性有关，但对铂类化疗的敏感性存在差异，并且 BAP1 状态也可预测对 PARP 抑制剂的敏感性 [92, 93]。对携带 *BAP1* 突变或经 BAP1 siRNA 处理的间皮瘤细胞进行的体外研究显示，它们对吉西他滨的敏感性降低。进一步的分析表明，野生型细胞中吉西他滨诱导的细胞凋亡速度更快，突变细胞和沉默细胞中的 DNA 双链断裂明显减少 [94]。近期研究将核糖核苷酸还原酶复合体的组成部分 RRM1 与 RRM2 确定为潜在基因靶点，可增强 BAP1 功能正常细胞的致死效应。这项研究还表明，间皮瘤细胞中 BAP1 催化活性的丧失会诱导细胞对吉西他滨和羟基脲产生耐药性，而吉西他滨和羟基脲都是 RRM1 和 RRM2 的选择性抑制剂 [92, 93]。一项对接受化疗的可切除间皮瘤患者样本进行基因组分析的回顾性队列研究显示，BAP1 状态可能是化疗耐药性的潜在生物标志物。对 BAP1 进行沉默的间皮瘤细胞的体外研究也证实了其预测能力，这些细胞对顺铂的化疗耐药性增强 [95]。

10.2.7　间皮瘤 DNA 基因组检测

对间皮瘤 DNA 中特定突变的识别可以帮助医师为每位患者选择正确的疗法。在丹麦的一个回顾性队列中，研究人员证明了 *BAP1* 缺失对接受标准化疗的患者生存期的有利影响。丹麦的队列研究显示，在接受顺铂 - 培美曲塞治疗后，肿瘤中存在体细胞 *BAP1* 缺失的患者的生存期为 20.1 个月，而肿瘤中保留 *BAP1* 的患者的生存期为 7.3 个月。澳大利亚的队列研究显示，两组的比较结果分别为 19.6 个月和 11.1 个月。在美国国立癌症研究所（NCI）胸部肿瘤内科诊所和芝加哥大学的一组间皮瘤患者中，*BAP1*、*CHEK2*、*PALB2*、*BRCA2*、*MLH1*、*POT1*、*TP53* 和 *MRE11A* 的种系突变与铂类化疗敏感性增加有关。携带上述基因胚系突变的患者中位生存期更长，且在调整性别和诊断年龄后仍具有显著性 [96-98]。一项研究进一步探究了 DNA 修复基因突变对药物敏感性的影响，该研究对间皮瘤患者的 107 个癌症易感基因进行了 NGS 分析。分析发现了参与 DNA 修复的基因（*BRCA1*、*BRIP1*、*CHEK2*、*SLX4*、*FLCN* 和 *BAP1*）存在致病性变异。为了揭示这些变异的意义，研究人员创建了一个 ATM 表达缺陷的三维间皮瘤细胞模型，以检测 EZH2 选择性抑制剂他唑美司他治疗后的合成致死率。EZH2 是多聚酶抑制复合体 2 的一部分，在间皮瘤中过表达，在癌症的发生、进展和转移中起重要作用 [99]。ATM 缺失导致的 DNA 修复缺陷背景下靶向 EZH2，可增加 DNA 损伤并显著缩小 3D 细胞球体体积、降低其活力 [74]。

　　另一项研究进一步扩展了影响间皮瘤患者生存的基因图谱，确定了由 48 个基因组成的基因组特征，可预测对治疗的反应和生存结果。在这项研究中，对患者的血液和肿瘤组织进行了基因组测序，并对肿瘤免疫微环境样本进行了转录组分析。48 个基因的表达增加与生存率较低有关，这一结果通过两个独立队列得到了验证。对这些基因的富集分析揭示了其参与的细胞周期、DNA 修复、染色体组织、端粒组织和增殖等过程。在这个数据集上，研究人员应用了 SELECT 方法（一种利用转录数据预测特定癌症药物反应的重要工具），并有效地预测了对 PD-1 抑制剂的治疗反应 [100, 101]。

10.3　过去十年的发病趋势

　　2020 年，美国报道了 2681 例间皮瘤新病例，其中 1900 例为男性，781 例为女性。同年，有 2376 人死于间皮瘤 [102]。根据从国家癌症数据库中检索到的数据，从 2004 年到 2020 年，确诊病例的绝对数量在增加，但发病率呈下降趋势。

　　过去十年，间皮瘤的平均诊断年龄为 60 ～ 70 岁，大多数患者为无其他合并症的白种人男性。78.5% 的患者为上皮样恶性肿瘤，大多数病例被诊断为 Ⅲ 期（62.3%）或 Ⅳ 期（37.7%），但在过去十年中，被诊断为 Ⅰ 期的患者有所增加，从 13.5% 增至 15.6%。很大一部分的样本没有报告组织学亚型，不过，与过去十年相比，这一比例有了显著改善。接受过某种治疗的患者比例为 73.9%，与之前的队列相比有了显著提高：大多数（50.5%）患者接受了化疗，27.6% 的患者接受了手术治疗，8.6% 的患者接受了额外的放疗。其中 5.4% 的患者还在治疗策略中加入了免疫疗法。值得注意的是，在过去十年中，越来越多的患者被转入姑息治疗计划（2004 年为 8.8%，2020 年为 13.4%）。

　　队列总体中位总生存期为 10.3 个月，与过去十年的数据（中位生存期为 8.97 个月）相比，队列最后三年的中位生存期明显增加到 12.1 个月。共有 38.7% 的病例报告在确诊前有石棉暴露史 [103, 104]。2023 年发表的一项研究利用全球癌症观察站、五大洲癌症发病率和全球疾病负担的数据，计算了间皮瘤的流行趋势。全球共报告了 30 870 例间皮瘤病例，存在显著地域差异且发病率总体下降，尤其是在 15 ～ 49 岁人群中。与这些数字相吻合的是，一项基于美国 47 个登记处（覆盖近 97% 的人口）的研究报告显示，总体发病率有所下降，但各年龄组之间存在差异，即 85 岁以上的患者发病率较高，而年轻患者的发病率则有所下降。据报道，84.9% 的病例为胸膜间皮瘤，7.2% 为腹膜间皮瘤 [105]。必须指出的是，由于现有诊断措施的不准确性、病例分类错误及一些发展中国家登记处覆盖范围小和分析能力不足导致的漏报，这一数字可能低估了真实发病率 [106]。一般来说，在发展中国家，尤其是未常规使用免疫组化技术的国家，间皮瘤的诊断结果并不可靠 [27]。有报道称，一些国家的误诊率高达 50%；因此，在所谓的"西方世界"之外，无法准确估计间皮瘤的发病率 [107, 108]。

　　根据已报道的数据，男性患者更常受到影响，但女性患者的总体趋势也在增加。在美国，与 1999 年相比，2020 年女性患者的年死亡人数有所增加 [109]。女性患者更年轻，组织学多为上皮样，总体生存率更高。接受癌症定向手术或化疗的女性患者比例低于男性患者 [110, 111]。这些回顾性数据显示：高龄、男性、高组织学分级、特定组织型、确诊晚期、在非专业机构治疗（对比专业机构）、医疗补助保险（对比商业保险）及更多合并症均与不良预后相关；

高收入、接受肿瘤定向手术及化疗则与更好生存相关。需要注意的是，手术治疗的效果存在争议，历史上仅对部分特定患者有效 [104, 112, 113]。

较发达地区的发病率较高，澳大利亚和新西兰，北欧、西欧和南欧，以及南部非洲的年龄标准化发病率最高 [103]。相反，加勒比地区，东非、中非和西非，以及中南亚的发病率较低。间皮瘤发病率与男性性别和石棉接触呈正相关，人类发展指数高和人均国内生产总值高的国家发病率较高 [114, 115]。

发达地区的高发病率可能与这些国家以前工业化过程中曾大量使用石棉及更准确的诊断有关。发病率的差异也反映了不同地区获得医疗保健的机会不同，以及不同医疗保健中心的诊断准确性不同。间皮瘤确诊需要复杂免疫组化标志物组合检测，而低收入国家医疗机构常缺乏该条件。随着人们对石棉致癌作用认识的提高，过去几十年来对石棉使用的监管不断完善，然而，尽管世界卫生组织将石棉定性为 1 类致癌物质，但并非所有形式的石棉都受到监管。事实上，发展中国家仍在生产石棉。此外，由于石棉暴露与间皮瘤发病之间存在已知的潜伏期，石棉管制的实际效果在未来几十年将更加明显。根据全球疾病负担数据库的数据预测，在未来 20 年内年龄标化发病率和死亡率都将下降 [106, 114, 115]。

关于男性和女性发病率的差异，研究表明，男性患者主要来自工业采矿、造船和建筑行业，在 20 世纪受到职业石棉暴露的影响。男性患者减少的趋势反映了石棉在这些行业中使用的减少。女性患者增加的主要原因是遗传，在某些情况下也可能与非职业性环境暴露有关，或者与曾接受过妇科恶性肿瘤放疗有关。患者可能暴露于含石棉的环境中，或通过其家庭和居住环境中的二次接触而暴露。基于此，在工作史调查问卷中包含与间皮瘤患者共同生活的伴侣或家庭成员的工作史信息具有重要价值，这有助于识别石棉暴露源 [116]。

同时，还应考虑到现代工业化国家人口整体老龄化及人口年龄金字塔结构的变化。大多数国家人口的预期寿命都在延长，这主要归功于整体生活质量的提高和公共卫生服务的改善。由于随着年龄的增长遗传损伤的累积，包括间皮瘤在内的癌症发病率不可避免地会增加 [117, 118]。

10.4　临床表现和诊断工作

间皮瘤患者最常见的临床症状是咳嗽、气短、乏力和体重减轻。胸腔积液的出现、疾病的进展及肿瘤对胸膜腔的侵犯都可能导致胸部不适。约 70% 的早期患者会因胸腔积液而出现呼吸困难。存在胸腔积液，尤其是出血性胸腔积液，是恶性肿瘤的一个警示信号，对于有胸腔积液且有石棉接触史的患者应密切监测，因为疾病的早期诊断与预后改善相关。晚期患者胸壁受侵可能会引起继发性骨痛或神经病理性疼痛，以及因肋间神经受侵犯而出现呼吸困难。支气管受累时还可能出现咳嗽和咳血，病情进一步发展可能导致上腔静脉压迫。胸膜间皮瘤继发扩散或原发性腹膜间皮瘤导致腹水的患者可能会出现腹胀和腹部不适。许多患者可能没有症状，疾病的诊断可能是在其他疾病的影像学检查中偶然发现的。

10.4.1　成像模式

对疑似胸腔积液患者的第一步诊断是进行胸部 X 线检查和 CT。在进行胸腔穿刺术和胸腔积液引流后，对收集到的液体进行细胞学分析。然而，要对胸膜间皮瘤作出明确诊断，通常需要组织学样本[27, 103, 118]。

胸部 X 线检查在间皮瘤诊断中的作用有限，主要用于排除其他诊断。单侧胸腔积液伴同侧肺容积减小和胸膜增厚是恶性肿瘤的特征性表现，但也是晚期疾病的征兆。胸部 X 线检查在早期阶段对疑似间皮瘤的有用发现包括耐药性单侧胸腔积液、单侧分叶状胸膜增厚或胸腔周边的多发胸腔内肿块。英国胸科学会建议，对于有临床症状且有石棉接触史的患者，即使 X 线片未见异常，医师也应保持高度警惕，并将患者转诊以做进一步检查[119]。

对于间皮瘤患者的诊断、分期和随访最重要的影像学工具是 CT。CT 的特征性表现是单侧胸腔积液、环周性胸膜增厚、纵隔胸膜增厚、小叶间隔增厚、纵隔 / 心包 / 胸壁浸润、淋巴结肿大及良性钙化或非钙化斑块（提示石棉肺）。环形或结节状胸膜增厚、较大的壁层增厚及纵隔胸膜受累，这些发现会使医师怀疑恶性病变而非良性病变。有时，由于肿瘤与周围正常组织的衰减程度相似，区分恶性肿瘤与周围正常结构可能会有难度[120]。

为了避免术前分期不准确，需要静脉注射造影剂。造影剂注射与图像采集之间的典型延迟时间为 40 ～ 60 秒，但最近的一项影像学临床试验显示，CT 图像采集的最佳延迟时间为 230 ～ 300 秒。这种时间间隔的变化揭示了时间把控对于避免分期评估不准确的重要性[121]。

MRI，尤其是使用脂肪抑制的对比增强 T1 序列，在识别胸壁、纵隔间隙和神经结构浸润及骨骼、肌肉、心脏组织或胸膜受累方面优于 CT。静脉注射造影剂是首选方法，研究指出，从注射造影剂到获取图像的理想时间间隔为 150 ～ 300 秒[121]。MRI 和 18- 氟代脱氧葡萄糖正电子发射计算机断层扫描（^{18}F-FDG PET-CT）在术前评估手术候选者方面优势明显，能更好地界定解剖平面并评估肿瘤的细胞密度、血管分布及代谢活性[120, 122]。

肿瘤体积分析是一项重要的评估手段，因为已有数据显示总生存率与肿瘤体积呈负相关。肿瘤体积可通过 CT、PET/CT 或 MRI 进行评估，但通过 MRI 进行的弥散加权成像（DWI）是估算肿瘤体积的首选方式，可用于确定短期或长期总生存率[120]。在初步研究中，MRI 容积分析模型已被证明比 CT 分析模型更快、可重复性更高，而且它们能根据肿瘤容积正确预测患者的总生存期。在排除转移性疾病患者后，模型的预测强度进一步提高[123, 124]。体积分析还可用于制订治疗计划和监测疾病进展。

^{18}F-FDG PET 具有较高的分期灵敏度和较低的观察者内变异性，但它会低估分期情况，需要仔细的标准化才能在临床试验环境中可靠且可重复地使用[120]。所有患者都应采用相同的成像方案，使用相同的相机和相同的重建算法。这样，研究人员就能确保所收集数据的高质量和可比性。此外，应根据体重或体表面积计算出 FDG 的确切给药剂量，并记录给药剂量和时间。所有患者都应严格记录和控制造影前的血糖水平。建议在使用 FDG 后 60 分钟进行成像。应首先进行非增强 CT 扫描，从头部到大腿近端，然后立即进行 PET 扫描，整个过程中患者应保持同一姿势。需要明确规定并保持成像时间与图像采集间隔，以使患者间总采集时间无差异[122]。

PET 已被证明是一种有价值的预后工具，摄取量越高，总体生存率越低。通过 PET，代谢肿瘤体积等体积参数在预测生存率方面的表现优于临床实践中最常用的衡量肿瘤活性的标准吸收体积。FDG 摄取还与反映葡萄糖代谢增加的 GLUT-1 转运体的高表达，以及血管生成、增殖、细胞周期调节和缺氧相关因子的上调有关。为了建立可靠的预测方案，需要采用更严格的标准化流程来确定摄取临界值和减少结果的异质性 [125]。

PET 图像可进行放射组学分析,这是最近建立的一种对肿瘤特征(如形状、强度和纹理)进行数学分析的方法。该分析可将异源性肿瘤的异质性生物学特征标准化,并提供更多有关肿瘤生物学行为的信息。最近测试的影像组学预后模型在预测患者总体生存率和表征肿瘤控制水平方面显示出良好的判别能力 [125, 126]。

PET 的另一个重要应用领域是临床前研究。这一领域对于了解肿瘤生物学、生长模式及与肿瘤微环境的相互作用尤为重要。它还可用于开发新的治疗药物。更具体地说,可监测在体内新药的分布、代谢及治疗效果。通过细胞植入和肿瘤研究的发展,动物模型还可用于创建异种移植肿瘤。^{18}F-FDG PET(使用小动物 PET 显像仪)是临床前研究中监测肿瘤生长和治疗反应的最理想工具。^{18}F- 氟咪唑(FMISO)PET 也可用于临床前研究,监测肿瘤的缺氧情况,以及通过调节缺氧状态观察肿瘤内药物疗效的变化 [121]。成像模式的最新进展是利用卷积神经网络(CNN)基于标注的 CT 扫描图像对肿瘤进行自动分割。这些深度学习模型的目的是创建高分辨率的肿瘤结构集合,通过对输入图像进行镜像处理来预测缺失的像素。一个新测试的 CNN 模型与之前的分割方法有显著的重叠,它使用较少数量的图像进行训练,并且能提供非常精确的分割。

10.4.2　分期

需要重点关注影像学发现的肿瘤分期系统的最新变化。第八版间皮瘤 TNM 分期中 [128],根据 IASLC 数据库生存数据分析,对肿瘤和淋巴结的分期进行了重大修改。由于侵犯壁层胸膜的肿瘤与侵犯脏层胸膜的肿瘤患者生存率上无统计学差异,因此取消了这两种类型的区分,将 T1a 和 T1b 合并为 T1 类。在淋巴结分期方面,以前归类为 N3 的淋巴结现在被视为 N2,而 N1 和 N2 类别则合并为一个类别。淋巴结状态分析的重要结果显示,生存率更受受累淋巴结数量的影响,而不是受累淋巴结的确切位置。在远处转移方面,根据最新的分期系统,现在只有 M1 被视为Ⅳ期疾病。胸膜增厚和肿瘤平均厚度与不良生存结果相关,将在下一版分期标准中被纳入评估指标 [121, 129]。

10.4.3　细胞学诊断

大多数情况下,胸腔积液是医师首先要检查的标本。胸腔积液的细胞学检查是一种观察者内变异性很高的方法,最近的研究报告表明,敏感性取决于引起积液的原发性恶性肿瘤类型 [130]。根据我们的经验,由经验丰富的细胞病理学家进行间皮瘤细胞学诊断的准确性很高,否则就很不可靠。据报道,腺癌和乳腺癌的敏感性最高,而间皮瘤患者的敏感性最低 [130]。与细胞病理学假阴性结果概率较高有关的具体因素包括 CT 显示胸膜增厚、石棉暴露和少量积液。胸腔积液混浊或呈黄色时,出现假阴性结果的概率较低,而积液的生化特征并不影响诊断方法的效果。间皮瘤组织类型会影响结果,因为肉瘤型很少在液体中脱落细胞,因此很难通过细胞学诊断,从而导致假阴性结果 [27]。病理学家应了解患者的临床病史和间皮瘤的非典型细胞学前兆,并用正确的组织学标志物进行确认,以正确识别疾病并与胸膜外转移性疾病或炎症反应相鉴别。应用免疫组化技术鉴别转移性癌相对容易,因其可显示上皮标志物阳性细胞。更具挑战性的是区分恶性间皮瘤细胞与良性反应性间皮细胞。最可靠的细胞学证据是三维"炮弹样"细胞团的出现：当此类结构数量多且体积大时提示恶性肿瘤可能。间皮瘤的细胞学诊断需要结合影像学结果，并通过组织学检查最终确认 [27]。

免疫组化（IHC）技术的最新进展显著提高了良、恶性间皮瘤的鉴别可靠性。超过 90% 的间皮瘤会通过 IHC 显示 BAP1 缺失，或通过 FISH 分析直接检测 CDKN2A，通过 IHC 检测邻近的 MTAP 基因间接显示 CDKN2A 缺失。其恶性诊断结果与对应组织病理标本的 IHC 结果完全一致（100% 一致性）。该标志物组合在区分所有 3 种组织学间皮瘤亚型与良性增生时表现出高敏感性 [131]。

10.4.4　组织病理学诊断

通过对胸腔镜取出的足够样本进行组织学评估，可得出间皮瘤的最终诊断。应采用电视辅助胸腔镜（VATS）或 CT/US 引导下的胸腔镜检查。对于周缘增厚而无法进行胸腔镜检查的病例，超声已被成功用作引导胸膜活检的工具。最新研究强调，超声作为比 CT 更快速、更经济的工具，能够以高敏感性、强阳性及阴性预测值准确评估肿瘤的具体位置、性质和范围。超声引导下的手术不良反应（如气胸、出血、感染和咯血）较少 [132]。最近的指南建议，不要使用胸腔穿刺术进行诊断，因为这种方法有较高的种植转移风险。至少应在 33 个部位取样，以确保诊断和分级的准确性 [133]。

免疫组化染色应包括 CAM5.2（泛角蛋白）、钙网膜蛋白、WT1 和几种标记物，根据患者的背景、临床表现和病史与疑似恶性肿瘤进行鉴别诊断。BAP1 免疫染色有助于将良性慢性胸膜炎（核染色阳性）与间皮瘤（通常核染色阴性）及转移至胸膜的肺癌（BAP1 核染色阳性）区分开来 [107, 134]。间皮瘤应呈现 Cam5.2 及间皮标志物 WT1 和钙网膜蛋白的染色阳性，而 Claudin 4（一种泛癌标志物）和特定癌标志物（视鉴别诊断而定）则应为染色阴性 [135]。为将间皮瘤与良性间皮细胞增生区分开来，BAP1 免疫组化检测和荧光原位杂交检测 CDKN2A 纯合缺失具有极高的特异性 [136]。根据美国国家综合癌症网络（NCCN）关于间皮瘤病理诊断的最新指南，只有 BAP1、MTAPIHC 和 CDKN2A（p16）FISH 的结果具有足够的可重复性，可视为既定标记 [9]。若无法通过 FISH 分析评估 CDKN2a 缺失，因两基因邻近，MTAP 表达缺失是可靠的替代指标。近期一项研究提出，由 BAP1、MTAP 和 Merlin 组成的标记组合在鉴别间皮瘤时具有高敏感性和特异性 [137]。

应根据疑似恶性肿瘤调整标志物的组合。表 10.1 列出了最常用于鉴别诊断的标志物。TTF-1 和 p40 阴性有助于排除转移至胸膜的肺腺癌和肺鳞状细胞癌。最近的研究表明，Claudin 4 的膜和胞质染色在区分肺腺癌方面显示出较高的敏感性（77% ～ 100%）和特异性（99% ～ 100%）[138, 139]。ER 和 PAX8 阴性有助于将间皮瘤与妇科恶性肿瘤相区分，而 PAX8 阴性有助于将其与肾细胞癌相区分 [140]。

肉瘤样间皮瘤的识别更具挑战性，需要使用不同的标志物。BAP1 缺失在这种肿瘤中不太常见，并且这类肿瘤仅用广谱细胞角蛋白染色时结果较为可靠，因此我们更倾向于使用 CAM5.2。有研究提出 GATA3 可作为肉瘤样间皮瘤的标志物，因为它具有较高的敏感性 [141, 142]。然而，其特异性较低，多种肉瘤 GATA3 染色也呈阳性。为了区分肉瘤样间皮瘤和其他梭形细胞肿瘤，应该使用一系列广泛的标志物，但并不总是能做出明确可靠的诊断 [119, 135, 138, 143 – 145]。

表 10.1　常用于恶性间皮瘤鉴别诊断的免疫组化标志物

鉴别诊断	标志物
恶性间皮瘤	Pankeratin，CK7，钙视网膜蛋白，WT1*，细胞角蛋白 5 或 5/6（CK5 或 CK5/6）和 HEG1**Podoplanin（D2–40）***
肺腺癌	Pankeratin，Claudin 4，TTF–1，Napsin A，MOC31
肺鳞癌	Pankeratin、CK5 或 CK5/6、p40、p63、Claudin 4、
肾细胞癌	CK7、PAX8、CAIX9、CD10、RCC、Claudin 4
乳腺癌 / 卵巢癌 / 子宫内膜癌	PAX8、WT1*、雌激素受体、Claudin 4、MOC31
大细胞淋巴瘤	CD45、CD20、CD3、CD30
黑色素瘤	S100、HMB–45、SOX–10、Melan–A
血管肉瘤 / 血管内皮瘤	CD31、CD34、D2–40、ERG（或 FLI–1）

*WT1：在卵巢和子宫恶性肿瘤中常呈阳性。

**CK5 或 CK5/6 和 HEG1 在上皮样间皮瘤细胞中呈阳性；HEG1 在卵巢癌中也呈阳性。

***D2–40：敏感但不是特异性标志物。

10.5　新兴生物标志物

准确及时的间皮瘤诊断对于确定间皮瘤患者的生存结局起着重要作用[146]。正确识别间皮瘤亚型和描述不同的分子特征有助于对患者进行分层，制订正确的治疗方案，并有助于预测患者的预后。在分子水平上，不同表达的基因、细胞表面蛋白和微环境蛋白已显示出预后价值，并被用作提高诊断工具准确性的生物标志物。循环蛋白的水平也正在被评估为诊断生物标志物，旨在开发出侵入性更小且更准确的诊断技术，从而能够在早期阶段检测到间皮瘤，正确的干预措施可能会挽救生命。生物标志物研究领域的进展将在"石棉暴露和间皮瘤的生物标志物"一节中进一步说明。

10.6　治疗管理的进展

10.6.1　外科手术的作用

迄今为止，尚无一类证据支持手术治疗是间皮瘤的首选治疗方法。相反，2023 年 9 月在新加坡举行的国际肺癌研究协会（IASLC）会议上报告的最新随机 MARS 2 临床试验结果并不支持使用手术治疗，尽管手术干预在多模式治疗中一直被采用。

手术治疗的目标是宏观完全切除肿瘤，也就是无肉眼可见或可触及的肿瘤残留[147, 148]。目前主要使用的手术治疗方法有胸膜外全肺切除术（EPP）和保留肺组织的手术，如部分胸膜切除术、胸膜切除去皮层术（P/D）和扩大胸膜切除去皮层术［（e）P/D］。EPP 与较高的并发症发生率和围术期死亡率有关，因此 P/D 成为使用最广泛的技术，尽管大多数比较这两种方法的研究都存在显著的结果异质性[148]。P/D 的显著优势在于术后效果更好，且适用于身体状况较差的患者。不过，P/D 也存在一些重要的局限性，因为对"完全"切除的定性评估存在较大差异，而且手术可能会遗留较多的微小病灶。不同医务人员之间该技术也未实现标准化。手术耗时更长，且术后常出现气胸[149]。

尽管最新的美国国家综合癌症网络指南中提到了 P/D 联合化疗，但它可能只对部分早期疾病、局限于胸膜腔内且无 N2 淋巴结受累、上皮样组织学的特定患者有益。然而，对于病情进展的患者，只有在临床试验中才应考虑手术干预[9]。美国临床肿瘤学会（ASCO）和欧洲肿瘤内科学会（ESMO）建议仅在严格筛选的患者中、具有专业经验的医疗中心实施 EPP，并提倡尽可能采用保留肺组织的手术，联合术前或术后化疗[133, 150]。

与总体生存率较低和围术期死亡率较高相关的因素包括男性性别、诊断时年龄较大、疾病晚期、淋巴结受累及非上皮样组织学类型，而治疗方案中包含化疗和免疫治疗则与改善预后相关[104, 151]。与此同时，为规范手术技术，学界建议建立统一的报告系统以详细记录手术操作细节和患者特征[149]。

为了改善手术效果，已对术中辅助治疗进行了测试。在选定患者中，通过热疗辅助的胸腔内化疗药物给药提供了增强的细胞减灭效果，使部分患者可接受保留肺的治疗，具有良好的耐受性、术后快速恢复及与传统化疗相比更低的全身毒性[152]。事实上，在最近的一项回顾性队列研究中，热灌注胸腔内化疗（HITHOC）联合顺铂提高了患者的生存率，尤其是晚期患者[153]。2005—2014 年，一项新的保肺手术、HITHOC 和辅助化疗方案也取得了可喜的成果。在上皮样、双相或肉瘤样间皮瘤患者中，观察到 5 年生存率分别为 79.6%、45.7% 和 9.9%，且无术后并发症[154]。一项回顾性分析比较了接受 3 种不同治疗方案的局部上皮样间皮瘤患者，即单纯化疗、EPP 和辅助化疗，以及 EPD 联合 HITHOC 后化疗，结果表明，EPD/HITHOC 组患者的总生存期显著延长至 38 个月，且围术期发病率更低[151]。但该方法手术流程复杂、麻醉时间长，存在高并发症风险及严重不良反应。近期研究正尝试将顺铂与其他化疗药物联用，或通过载体增强疗效、改善组织分布并降低毒性。某单中心 I 期临床试验评估吉西他滨联合顺铂用于 HITHOC 的最大耐受剂量及不良反应特征，结果显示联合用药组总生存期略有优势，但仍存在高复发率和严重不良反应[155]。在诱导化疗和（e）P/D 手术中，顺铂与纤维蛋白凝胶载体联合使用，30 天和 90 天的死亡率为 0，未出现剂量限制性毒性，仅有 1/3 的患者出现严重不良反应。在这项研究中，顺铂 – 纤维蛋白被应用于手术创面和肺组织，即使在最高剂量下，局部药物浓度也保持恒定。该队列的初步生存数据还显示，接受该疗法的患者生存率显著提高[156]。

然而，通过比较不同治疗方案中的患者，许多研究在患者选择上存在偏差，这在结果中表现得很明显，即身体机能状态良好、组织学特征有利且有足够身体储备能够接受三联疗法的患者生存率显著提高。大多数研究是回顾性的，缺乏能够消除混杂因素并得出可靠结论的随机试验。最新的比较手术干预的随机试验未能揭示手术在间皮瘤治疗中的有益效果。MARS 1 可行性研究表明，全胸膜肺切除术（EPP）不仅没有带来生存益处，反而对患者造成了伤害。多中心随机 MARS 2 研究结果显示，手术组的生存率降低了 28%，并发症发生率也高得多，这支持了 MARS 1 试验的结果。MesoVATS 试验表明，部分肺切除术也无法提高患者的生存率，仅能有限地改善生活质量[113, 157, 158]。这些研究支持反对在间皮瘤治疗方案中使用手术的观点，因为手术会带来显著的死亡风险和不良影响，仅应在姑息治疗的情况下使用[113]。总之，目前手术治疗间皮瘤患者的前景尚不明朗。我们预计，未来几年手术的作用将会减弱，并且只会针对可能从中受益的特定患者亚群。

10.6.2 放射治疗

在间皮瘤患者的治疗方案中，放疗常作为辅助、新辅助或姑息治疗方式应用。对 SEER 数据和国家癌症数据库的分析表明，在三联疗法中加入放疗可显著改善生存结果，尤其是在早期患者中[159, 160]。然而，放疗通常伴有严重且危及生命的不良反应的高发生率，其安全性和有效性一直存在争议。

根据最新 NCCN 指南，对于可切除肿瘤的特定患者，可在最小放射剂量条件下推荐辅助放疗以实现局部疾病控制。EPP 术后，仅应考虑对体能状态良好、肾功能正常且无转移性疾病的患者进行辅助放疗。在保肺手术后使用调强放疗（IMRT）可获得更好的生存效果，且不良反应较少，可在特定情况下于专业中心进行[9, 161]。美国临床肿瘤学会（ASCO）也建议在辅助或新辅助治疗中使用三维适形或 IMRT 治疗局部疾病[150]。有研究尝试将三维适形放疗与 IMRT 技术进行比较，结果显示 IMRT 的局部控制效果相对更好，但并未发现其在生存方面的优势，且两种方法的严重不良反应发生率仍较高[162, 163]。对于肉眼可见的残留肿瘤，可在考虑周围组织可耐受的最大剂量的情况下给予更大剂量。在姑息治疗中，指南建议使用 IMRT、二维适形或三维适形放疗，以更好地控制给药剂量，并提供充分的症状控制，但最佳剂量尚未明确。

为降低放疗的严重不良反应，人们研究了更多有前景的技术。光动力疗法（PDT）是一种非电离辐射治疗技术，利用激光束靶向光敏药物，产生自由基和活性氧物质，从而导致肿瘤细胞死亡。在实现肉眼可见的完全切除后，PDT 可与 EPP 或 P/D 联合使用[164]。在 2005—2010 年接受胸膜剥脱术和光动力疗法的患者队列中，中位生存期为 31.7 个月。间皮瘤患者的中位生存期为 41.2 个月[165]。当前的技术进步提供了更好地控制光进入胸腔的选项。最近开发的一种导航系统通过三维扫描仪捕获胸膜表面的走形，从而提供实时引导。这样就能确定目标表面，并将光分布限制在所需区域[166]。

PDT 也可以与质子治疗相结合，这是为了进一步提高局部控制效果和放疗的安全性所做的另一种尝试。质子治疗已被证实优于 IMRT，能减少对局部组织的辐射剂量并限制毒性反应。在 2011—2015 年进行的一项研究中，上皮样间皮瘤患者在接受（e）P/D 和 PDT 治疗后接受质子治疗，中位生存期为 19.5 个月。1 年和 2 年生存率分别为 58% 和 29%，且没有患者出现严重或危及生命的不良反应[167]。质子治疗的积极结果促使最新 ASCO 指南建议在专业中心（尤其临床试验中）应用该技术，以探索放疗领域的最佳方案[150]。

10.6.3 化疗－免疫疗法

目前间皮瘤治疗的一线推荐方案是 4 ～ 6 个周期的全身性顺铂－培美曲塞治疗，同时给予叶酸和维生素 B_{12}[9, 133, 150]。仅对处于晚期和无法手术的肿瘤患者，或具有双相型和肉瘤样组织学特征的患者，才推荐单独使用全身治疗，因为手术治疗对这些患者的效果不佳[168]。针对间皮瘤发病机制相关分子通路的识别及肿瘤微环境成分的表征，推动了精准靶向治疗化合物的探索。过去十年，大量研究测试了免疫治疗药物、抗血管生成方案及分子靶向治疗，但仅有少数药物在安全性达标的同时对提升患者生存率具有微弱疗效 [169]。

为了针对肿瘤的快速有丝分裂活动，最近发表的 STELLAR II 期试验测试了肿瘤电场治疗（TTF）联合铂类化疗的治疗效果。采用的治疗方案抗癌系统，它利用特定调谐的电场来干扰肿瘤细胞分裂。对于无法手术切除的间皮瘤患者，通过便携式医疗设备和置于肿瘤附近的特定皮肤换能器接受 TTF，总生存期中位数为 18.2 个月 [170]。

间皮瘤是一种免疫原性疾病，这一假设促使研究人员评估免疫检查点抑制剂对肿瘤的疗效。日本的 MERIT 二期试验测试了以 PD-1 为靶点的免疫检查点抑制剂纳武利尤单抗（nivolumab）的安全性和有效性。患有无法切除、晚期或转移性化疗耐药间皮瘤的患者每 2 周接受一次 240mg 的纳武单抗静脉注射，以评估反应率和不良反应。上皮样间皮瘤、双相间皮瘤和肉瘤样间皮瘤患者的反应率分别为 26%、25% 和 67%，中位反应持续时间为 11.1 个月，总生存期为 17.3 个月。疾病控制率为 68%，客观反应率取决于肿瘤的 PD-L1 表达。纳武利尤单抗的不良反应可控，达到了作为二线或三线治疗的主要终点 [171]。

III 期 CheckMate 743 试验测试了纳武利尤单抗（nivolumab）联合伊匹木单抗作为初治不可切除间皮瘤一线治疗方案与标准化疗的对比。该研究显示，免疫治疗组的中位生存期显著延长至 18.1 个月，而化疗组为 14.1 个月 [8]。在 3 年的随访中，两组的总生存率分别为 23% 和 15%，无进展生存率分别为 14% 和 1%。在非上皮样间皮瘤患者中观察到了更好的结果 [172]。这项研究的结果促使美国 FDA 批准了这一疗法，并将其纳入国际指南，作为双相间皮瘤和肉瘤样间皮瘤的一线疗法，同时强调了正确的肿瘤组织学诊断对选择正确治疗方案的重要性 [9, 133]。需要注意的是，入组患者体能状态评分为 0 分或 1 分（在间皮瘤中罕见），且免疫治疗组 ≥ 3 级不良事件发生率极高。

在纳武利尤单抗和伊匹木单抗获批后，其他免疫治疗药物的潜在用途也得到了测试。在 II 期 DREAM 试验中，度伐利尤单抗联合顺铂 – 培美曲塞的组合带来了较好的无进展生存期和客观缓解率，且未引发危及生命的不良反应 [173]。度伐利尤单抗联合化疗在 II 期 PrE0505 试验中也显示出较好的结果，中位生存期为 20.4 个月，而对照组为 12.1 个月。在这项研究中，携带 BAP1 和 DNA 修复基因胚系突变的患者显示出显著的生存获益，这突显了基因检测在治疗决策过程中的重要性 [174]。

在免疫检查点抑制剂作为一线治疗取得成功之后，III 期 PROMISE-MESO 随机试验评估了帕博利珠单抗作为二线药物的疗效。该研究纳入了在标准化疗期间病情进展的患者，但未达到预期的主要终点，即无进展生存期或总生存期 [175]。然而，III 期 CONFIRM 试验比较了尼伏单抗与安慰剂在复发疾病中的疗效，尼伏单抗组的生存率显著提高 [176]。在 IFCT-1501 MAPS2 多中心 II 期试验中，对尼伏单抗与尼伏单抗联合伊匹木单抗作为复发性间皮瘤的二线治疗进行了比较。虽然联合治疗在 12 周终点中取得了更好的疾病控制效果，但严重不良事件和治疗相关死亡的发生率更高 [177]。

在寻找有效的间皮瘤疗法的过程中，肿瘤血管生成过程成为了靶点，但不同研究的结果存在差异。间皮瘤阿瓦斯汀顺铂培美曲塞研究（MAPS）的 III 期试验确立了抗血管生成药物在间皮瘤治疗中的有效性。在该研究中，将血管内皮生长因子（VEGF）抑制剂贝伐珠单抗加入化疗中，显著但适度地将中位生存期延长了 17 个月，与 CheckMate 试验结果相似，且未出现显著毒性，对生活质量也无负面影响[178]。对于上皮样间皮瘤且体能状态良好的患者，可考虑将贝伐珠单抗加入标准化疗作为一线治疗方案。贝伐珠单抗的禁忌证包括高龄、心血管疾病、高血压及出血或凝血风险[9, 133, 150]。

抗 VEGFR 抗体尼达尼布（nintedanib）也在 LUME-Meso 试验中接受测试。其 II 期试验显示，在非肉瘤样间皮瘤且体能状态良好患者的标准化疗方案中加入尼达尼布可改善无进展生存期，且不良反应谱可控。尽管取得了这些结果，但与安慰剂组相比，该试验的 III 期未能在意向治疗人群中达到无进展生存期的主要终点[179, 180]。

在针对晚期疾病的治疗方案中，雷莫芦单抗（一种抗 VEGFR2 抗体）在 II 期 RAMES 研究中与吉西他滨联合使用。与单纯化疗相比，这种组合显著延长了生存期[181]。

这些研究为正在进行的免疫治疗间皮瘤的临床试验铺平了道路。需要特别指出，现有已发表的显示生存获益的研究仅能将生存期延长数月，且常伴随可能损害患者生活质量的高风险不良反应，并导致临床研究中显著的高脱落率，削弱了其报道的可信度。在一项针对 1501 名患者的比较研究中，对推荐疗法的成本效益进行了评估。CheckMate743 试验与 MAPS 试验的生存曲线对比显示，这两种疗法均未显示出生存获益[182]。该研究进一步引发了人们对免疫疗法相关不良事件发生率高及与抗 VEGF 疗法相比成本高昂的担忧，这进一步证明了需要开展更多标准化研究以得出每种疗法成功与否的明确结论。最近在新加坡举行的 IASLC 会议上公布的一项研究证实了人们对免疫治疗的担忧，该研究显示，真实世界的数据与临床试验结果大相径庭。在这项多中心研究中，接受伊匹木单抗和纳武利尤单抗一线治疗的患者的中位生存期为 14.5 个月，接受二线治疗的患者的中位生存期为 15.5 个月。超过 22% 的患者出现了 3 ～ 5 级毒性，同时有 3 例与治疗相关的死亡记录[183]。

10.6.4 细胞疗法

针对间皮瘤的靶向疗法正在研发中，其安全性和有效性也在接受测试。嵌合抗原受体 T 细胞（CAR-T）疗法的开发旨在通过引导 T 细胞识别特定肿瘤抗原来增强抗肿瘤免疫反应。在间皮瘤中，间皮素被用作多项 CAR-T 疗法试验的靶点，因其在间皮瘤（尤其是上皮样亚型）中高表达，而周围间皮细胞和正常组织中的表达水平较低[184]。事实证明，肿瘤环境中 PD-1 的高表达会影响 CAR-T 的疗效，而使用帕博利珠单抗介导的 PD-1 阻断可增强其功能。这一观察结果促使开展了一项 I 期试验，评估在间皮瘤患者中联合使用 CAR-T 疗法和帕博利珠单抗的效果。在该试验中，胸膜腔内注射 CAR-T 细胞耐受性良好，没有出现明显的不良反应，并且外周血中的 T 细胞在较长时间内维持在适当水平。在同时接受帕博利珠单抗治疗的 18 名患者队列中，中位总生存期为 23.9 个月。其中 8 名患者病情稳定达 6 个月，根据 PET 评估，有 2 名患者出现完全代谢缓解。这项研究强调了这两种治疗方式在治疗间皮瘤患者时可能产生协同效应[147, 185, 186]。

在针对间皮素的最新研究中，一种抗间皮素抗体被整合到 T 细胞受体融合构建体（TRuC）——加沃卡替基因自体细胞（gavo-cel）中。TRuC 可以重新编程 T 细胞受体（TCR）复合物以识别肿瘤抗原，具有高效性和较低的细胞因子释放，并且在实体瘤治疗中比 CAR-T 表现出更显著的效果。靶向间皮素的 TRuC 在体外和小鼠异种移植模型中显示出对表达间皮素肿瘤的有效靶向作用，表现为比 CAR-T 更高的瘤内蓄积和更快的活化速度 [187, 188]。在使用 gavo-cel 的 Ⅰ / Ⅱ 期试验中，研究人员评估了该疗法的安全性，并确定了推荐剂量，适用对象为间皮素表达的化疗耐药肿瘤患者。尽管总体反应率为 20%，疾病控制率为 77%，但该疗法对大量患者造成了 3 级剂量限制性不良反应，其中一些患者出现了 4 级不良反应，还有一名患者出现了 5 级支气管肺泡出血。不过，值得注意的是，单次注射 gavo-cel 能够使疾病显著消退，而且在推荐剂量下没有出现危及生命的不良反应 [189]。

精准疗法的另一个潜在治疗靶点是间皮瘤肿瘤细胞表面过度表达和呈现的 WT1 蛋白。为了增强 WT1 的免疫原性并克服免疫耐受，我们设计了一种合成的免疫原性多肽类似物。这种肽可以与天然肽产生交叉反应，其稳定性、对 WT1 的特异性识别及细胞毒性 T 细胞对原生 WT1 的反应性均有所提高 [190]。在最近的一项 Ⅱ 期随机试验中，接受过手术的间皮瘤患者接种了合成的 WT1 类似肽疫苗（galinpepi mut-S）联合 GM-CSF 和蒙塔尼德（montanide）作为免疫佐剂的治疗。疫苗接种具有良好的安全性，仅报道了轻微且自限性的不良反应。接种疫苗的患者的中位无进展生存期为 10.1 个月，而只接种 GM-CSF 和蒙塔尼德作为对照的患者的中位无进展生存期为 7.4 个月。生存期的初步数据显示，疫苗组的总生存期为 22.8 个月，而对照组为 18.3 个月。但该研究存在重要局限性：由于提前终止，该研究不能用于两组间比较，也未达到患者组的招募目标。尽管无法从该研究得出关于总生存期的明确结论，但其最重要的终点是确立了安全性特征，使得该疫苗可在未来具有更高统计学效力的研究中进一步测试 [191]。

细胞疗法领域的一个重要部分是基于树突状细胞（DC）的免疫疗法。DC 疗法旨在通过增强肿瘤细胞抗原向细胞毒性 T 细胞的呈递能力，从而提升抗肿瘤免疫细胞反应。然而，间皮瘤患者的循环树突状细胞数量显著减少，且这些细胞存在活化潜能和抗原处理能力的缺陷 [192]。为了克服这些局限性，可以在体外让 DC 细胞与肿瘤抗原一起孵育（即 "脉冲处理"），以确保其充分激活，然后再将其给予患者。在小鼠间皮瘤模型中，小鼠接受了用自体或同种异体肿瘤裂解物脉冲处理过的自体 DC 细胞，并评估了小鼠的存活率和抗肿瘤反应。与对照动物相比，这两种裂解物都能够诱导 DC 细胞充分激活，并且这种治疗带来了显著的生存优势。这些结果促使该疗法进入了一项针对人类的 Ⅰ 期临床试验。在该试验中，9 名患者接受了 DC 疫苗接种，所用的细胞在体外经来自 5 种不同间皮瘤细胞系的裂解物脉冲处理。尽管该研究未达到总生存终点，但未观察到剂量限制性毒性，并且有明显的影像学反应 [193]。

10.6.5　靶向分子疗法

人们希望针对间皮瘤的靶向治疗能够改善临床结果 [194]。最近发现的用于靶向治疗的药物见图 10.1。

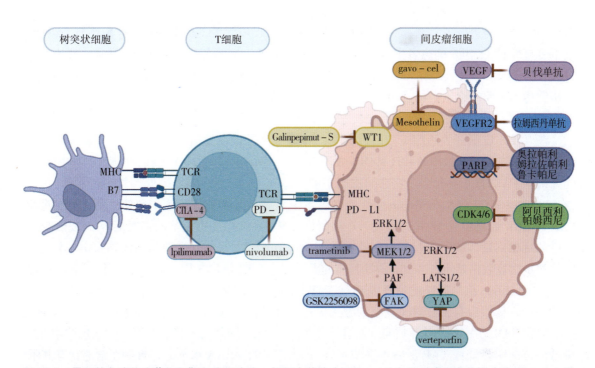

图 10.1　最新的免疫治疗药物和靶向分子疗法。伊匹木单抗（Ipilimumab）和纳武利尤单抗（Nivolumab）是 FDA 批准的分别针对 CTLA-4 和 PD-1 的药物。gavo-cel 是一种整合在 T 细胞受体结构中的抗间皮素抗体，能有效靶向间皮瘤细胞表面表达的间皮素。WT-1 类似物多肽疫苗 Galinpepimut-S 靶向间皮瘤细胞表面的 WT-1。为了抑制血管生成，贝伐单抗和拉姆西单抗别用于靶向 VEGF 和 VEGFR2。PARP 抑制剂会对存在双链断裂修复机制缺陷的 BAP1 缺陷细胞产生合成致死效应。为了诱导细胞周期停滞并阻止癌细胞增殖，会使用 CDK4/6 抑制剂。通过抑制 Hippo 信号通路的关键调节因子 Yes 相关蛋白（YAP）来靶向该通路，可以抑制细胞增殖并减缓细胞生长。曲美替尼（trametinib）和 GSK2256098 用于抑制 ERK 通路中 MEK1/2 和黏着斑激酶（FAK）的功能，ERK 通路可调节基因转录和细胞生长

　　BAP1 分子与 BRCA 复合物的相互作用及其通过同源重组参与 DNA 修复的特性已得到证实。事实证明，*BRCA* 相关基因的突变会增加肿瘤对 PARP 抑制剂的敏感性，而 PARP 抑制剂会导致 DNA 单链断裂的积累，并导致 DNA 修复缺陷肿瘤的合成致死率。因此，人们开始研究 BAP1 状态与 PARP 抑制剂在间皮瘤中的作用之间可能存在的相关性。在一项使用 PARP 抑制剂奥拉帕利的 Ⅱ 期试验中，评估了 DNA 修复基因突变状态与治疗反应率的关系。难治性间皮瘤患者接受奥拉帕利治疗 21 天，或直到疾病进展或出现不能耐受的毒性反应。有关疾病进展和生存期的数据并未显示治疗后的显著疗效，而且这项研究的患者样本太少，无法得出具有普遍意义的结果。不过，胚系 *BAP1* 突变与相对缩短的生存期（4.6 个月对比对照组患者的 9.6 个月）和无进展间隔期（2.3 个月对比 4.1 个月）有关。就研究的最终终点而言，治疗是安全且可耐受的[195-198]。在一项针对用奥拉帕利、他拉唑帕利联合替莫唑胺（TMZ）治疗的患者来源间皮瘤细胞系的研究中，细胞对 PARP 抑制剂的敏感性不依赖于 BAP1 状态，但联合用药方案可增强其敏感性[199]。这项体外研究未显示出 BAP1 状态的重要性具有前景的结果，在随后的临床试验中，使用 PARP 抑制剂也未取得令人鼓舞的结果。在 Ⅱ a 期 MiST1 试验中，携带 *BAP1* 或 *BRCA1* 突变且病情进展的间皮瘤患者接受了 PARP 抑制剂鲁卡帕利的治疗，并

对疾病控制情况进行了监测。突变状态与不同的治疗反应无关。鲁卡帕利治疗主要与 1 级和 2 级不良事件有关，9% 的患者出现 3 级或 4 级不良事件，主要是呼吸道感染和贫血，没有治疗相关死亡记录。不过，只有 31% 的患者完成了所有治疗周期，其中 35% 的患者需要减少剂量。该研究达到了原定终点，超过 50% 的患者在 12 周内（58%）实现了疾病控制，23% 的患者在 24 周内仍维持疾病控制 [200]。

在寻找间皮瘤有效治疗方法的过程中，对更多分子靶点的治疗效果进行了测试。黏着斑激酶（FAK）是癌细胞增殖和迁移的重要调节因子。Merlin（NF2）的表达可抑制 FAK 的磷酸化并破坏 FAK 的下游通路。它在间皮瘤中的失活与 FAK 过度表达和侵袭性增加有关。使用 GSK2256098 靶向 FAK 在 Merlin 阴性肿瘤患者中显示出改善的无进展生存期。基于联合靶向 FAK 与 ERK 通路组分 MEK 的假设，一项研究评估了 MEK1/2 抑制剂曲美替尼与 GSK2256098 联用的理想剂量。该研究在间皮瘤及实体瘤中评估了该方案的安全性与药代动力学。联合治疗的初步疗效数据显示，Merlin 阴性肿瘤的无进展生存期为 11.8 周，而 Merlin 阳性肿瘤为 7.3 周 [201-203]。Hippo 信号通路的活性是通过 YAP 靶向的。YAP 是该通路的下游负效应因子，与间皮瘤的不良预后有关。对间皮瘤细胞系进行的体外研究显示，与间皮细胞相比，恶性细胞中磷酸化 YAP 与 YAP 的比率降低，而且这些细胞对 YAP 抑制剂维替泊芬治疗的敏感性增加。维替泊芬能明显降低 YAP 蛋白水平和 YAP 下游基因的 mRNA 水平，并抑制了恶性细胞的侵袭和球体形成，显示出该分子在治疗靶向方面的潜力 [204, 205]。间皮瘤中最常见的突变基因之一是位于染色体 9p21.3 位点上的 CDKNA。CDKNA 的突变导致肿瘤抑制因子 p16ink4A 的缺失。p16ink4A 是一种抑制分子，可靶向细胞周期蛋白依赖性激酶（CDK）4 和 CDK6，调节细胞周期的停滞。针对 p16ink4A 靶点的小分子抑制剂已在临床前间皮瘤模型中显示出良好的效果 [206, 207]。CDK4/6 抑制剂帕博西尼和 PI3K/mTOR 抑制剂的联合治疗显示，无论是在常氧还是在低氧条件下，均能通过降低葡萄糖摄取和消耗以及线粒体呼吸来抑制细胞增殖 [208, 209]。基于靶向治疗 CDKNA 相关分子在体外和小鼠异种移植中的良好效果，Ⅱ 期 MiST2 试验评估了阿贝西利在 p16ink4A 阴性且病情进展的间皮瘤患者中的安全性和有效性。研究结果显示，54% 的入组患者在 12 周内达到了疾病控制的主要终点，80% 的患者也出现了疾病消退。然而，这项研究的一个重要缺陷是不良反应发生率较高，27% 的患者报告了 3 级不良反应，12% 的患者报告了 4 级或更高的不良反应，1 名患者死于治疗相关的中性粒细胞减少性败血症 [207]。

总之，寻找一种有效且安全的靶向治疗以改善该恶性肿瘤自然病程的需求仍然存在。了解驱动间皮瘤发病机制和侵袭行为的潜在机制对于开发有效的治疗方法至关重要 [210]。在回顾临床领域的最新进展时，临床试验之间的异质性仍然是一个主要问题。需要在研究间建立患者选择与管理的标准化以比较结果 [122]。需要指出的是，中间替代终点的价值仍存疑，如患者并不关心"无瘤生存期"，而是关心生存质量。此外，患者和医师似乎对什么是"可耐受毒性"并没有达成一致意见，导致许多患者因认为毒性"不可耐受"而退出临床试验。

10.6.6　临床预后评分

为了给每位患者选择合适的治疗方案，并确保在临床试验中对其进行正确分层，从而可靠地观察到有益的疗效，人们制定了一些临床预后评分标准。使用最广泛的是欧洲癌症研究和治疗组织（EORTC）推出的评分系统。该评分系统考虑了东部合作肿瘤组织（ECOG）的体能状态、组织学亚型、性别、诊断的确定性和白细胞计数[211]。EORTC 评分已在临床队列中得到验证，其中最新的一项研究将该评分应用于接受根治性或姑息性手术治疗的患者队列中，结果显示 EORTC 评分在预测患者生存方面具有独立的预后价值。在一项针对总生存期超过 5年的间皮瘤患者的研究中，对患者临床特征的评估显示，与对照组患者相比，这些患者的石棉暴露报告率显著更低且肺纤维含量更低。其他促成这些患者生存改善的特征包括更年轻、女性性别、更小的肿瘤体积、良好的体能状态及治疗计划中同时包含化疗与手术治疗[212]。

最近测试的一种分类回归树系统是基于 2005—2014 年间皮瘤患者队列开发的。该系统收集了 29 个临床变量，并评估了患者的 18 个月生存率，同时考虑到了自变量之间的相互作用。这种方法旨在最大限度地提高确定真正高危患者的灵敏度，并最大限度地减少错误分类，同时根据患者的临床特征将其分为不同的风险组别。预测生存率降低的最有利因素是体重减轻，其次是体能评分和肉瘤样组织学。生存率最高的一组患者没有体重减轻，血红蛋白大于 153g/L，血清白蛋白大于 43g/L。该模型的预测能力在一个外部队列中得到了验证[213]。

开发"间皮瘤风险评分"预测系统的目的是为间皮瘤外科患者建立可靠的风险分类。该模型结合了已经建立的参数和新获得的参数，如基因组特征、分子亚型、肿瘤体积和中性粒细胞与淋巴细胞比值（NLR），这些参数是从接受 EPP 或 P/D 手术的患者中回顾性收集的。这些参数在 EPP 患者中显示出独立的预后，而分子特征和肿瘤体积的组合则能在 P/D 组中识别出高风险患者[214]。

在涉及组织学亚型识别及其对患者预后的影响方面，深度学习工具 MesoNet 在基于全切片图像的组织学特征预测间皮瘤患者生存率方面表现出高精度[215]。该模型不需要病理学家的注释，与目前的病理模型相比，性能明显更好。最新创建的预测模型 OncoCast-MPM 是一种深度学习工具，可根据临床特征、病理特征和标准下一代测序检测的分子图谱将患者分为低危和高危两组。该模型的优势在于不依赖主观且波动性变量（如体能评分和实验室数值），其预测患者生存的准确性显著优于 EORTC 评分及现有的分期与组织学模型。根据该模型，有利于生存的特征是 *BAP1* 和 *PBRM1* 突变、上皮样组织学、吸烟史或烟草使用史，以及报告的典型职业石棉暴露。不良特征包括男性性别，*CDKN2A/B*、*TP53* 和 *TERT* 突变，高龄，晚期疾病和双相型组织学[216]。

总体而言，这些生存预测指标的影响有限，因为间皮瘤是一种致命的疾病，生存期的差异仅以周或月为单位来衡量。唯一能使间皮瘤患者的生存率明显提高的生物标志物是 *BAP1*和其他一些基因的种系突变。这些患者的中位生存期为 6～7 年，其中超过 20% 的患者在 10年后仍然存活，有些患者存活了 20 年或更久，但死于其他原因[41]。

10.6.7　监测疾病进展

监测疾病进展和报告治疗效果的方案已进行了重大调整，旨在实现不同研究间的标准化监测并创建可比的报告以最大程度地减少差异。欧洲呼吸学会（ERS）指南建议定期进行详细的临床随访，第一年内每 3～4 个月进行一次 CT 扫描，第一年后根据患者情况进行调整[120, 217]。最新修订的实体瘤疗效评价标准（RECIST1.1 标准）旨在规范 CT 扫描中疾病进展的评估方式，限制观察者内部的差异性。根据 mRECIST1.1 标准，完全缓解是指影像学表现完全消失，且需要在首次观察后 4 周再次确认。部分缓解是指总测量病灶体积减小 30% 或以上，疾病进展是指与所有先前扫描相比增加 20% 或以上，且与基线扫描相比增加 5mm 或以上。最小肿瘤厚度是 5mm，同时也规定了用于描述病灶和疾病范围的理想测量病灶数量。为确保测量一致性，该标准建议所有扫描采用相同方位，并使用特定平面定义肿瘤最长径与厚度；所有测量应由同一观察者完成，并始终以基线测量作为参考 [218]。临床免疫治疗试验中纳入免疫调节的 iRECIST 标准是基于 RECIST 标准，在定义和确认疾病进展及反应方面做了一些调整，以确保试验间数据收集和报告的一致性 [219]。

10.7　结论

在过去十年里，我们在了解间皮瘤的发病机制及其发生的分子背景方面取得了重大进展。导致间皮瘤的种系突变（如 BAP1）或使个体易患间皮瘤的种系突变（如 BLM）的发现，以及对其中一些突变生物学意义的描述，有助于我们理解该疾病不同的生物学行为，并有助于实施使患者受益的早期检测策略。携带 *BAP1* 和其他一些基因种系突变的患者的生存率明显提高，这凸显了基因检测的重要性。早期诊断患者的良好结局强调了准确且敏感诊断程序的必要性。

各国在报告发病率和生存数据方面的异质性仍然是一个问题，这源于不同医疗中心对诊断措施的获取程度不同，以及不同的报告系统。建立全国性登记系统（提供石棉暴露的详细信息，最重要的是将标准化问卷与支持石棉暴露的影像学证据相结合，并在可能时结合病理学显示肺活检中铁锈小体的存在，以及肺组织含量分析以确定致癌纤维的具体类型），将提升全球范围内检测和减少职业性与环境性石棉暴露的能力。手术治疗与免疫疗法在治疗间皮瘤患者中的作用正在被重新评估。

我们希望随机临床试验能不断扩大治疗范围：希望不久后它们能为间皮瘤患者提供更好的选择。随着更多靶向疗法的测试，临床研究的标准化将提高其报告力度，并能得出更明确的结论。

最近有一篇文章报道，*BARD1*（BARD1 结合 BAP1 的基因产物）的种系突变会导致与 *BAP1* 类似的机理改变，同样也会导致侵袭性较小的局限性恶性胸膜间皮瘤，其特点是生存率显著提高，部分患者甚至被治愈。这些发现强调了侵袭性散发性（通常由石棉诱发）间皮瘤与遗传性间皮瘤之间的差异。后者是一种不同的疾病，不仅在病因学上不同，还因其大多侵袭性更低、可能保持惰性数年，若生长并发展为侵袭性且在影像学可见时，多数患者对治疗有反应、生存多年甚至部分被治愈 [220]。

参考文献

1. Sauter, J.L., et al., The 2021 WHO classification of tumors of the pleura: Advances since the 2015 classification. Journal of Thoracic Oncology, 2022. 17(5): p. 608–622.

2. Marchevsky, A.M., et al., Localized malignant mesothelioma, an unusual and poorly characterized neoplasm of serosal origin: Best current evidence from the literature and the International Mesothelioma Panel. Modern Pathology, 2020. 33(2): p. 281–296.

3. Meyerhoff, R.R., et al., Impact of mesothelioma histologic subtype on outcomes in the Surveillance, Epidemiology, and End Results database. Journal of Surgical Research, 2015. 196(1): p. 23–32.

4.　Verma, V., et al., Survival by histologic subtype of malignant pleural mesothelioma and the impact of surgical resection on overall survival. Clinical Lung Cancer, 2018. 19(6): p. e901–e912.

5.　Zhang, Y.Z., et al., Utility of nuclear grading system in epithelioid malignant pleural mesothelioma in biopsy-heavy setting: An external validation study of 563 cases. American Journal of Surgical Pathology, 2020. 44(3): p. 347–356.

6.　Rosen, L.E., et al., Nuclear grade and necrosis predict prognosis in malignant epithelioid pleural mesothelioma: A multi-institutional study. Modern Pathology, 2018. 31(4): p. 598–606.

7.　Nicholson, A.G., et al., EURACAN/IASLC proposals for updating the histologic classification of pleural mesothelioma: Towards a more multidisciplinary approach. Journal of Thoracic Oncology, 2020.15(1): p. 29–49.

8.　Baas, P., et al., First-line nivolumab plus ipilimumab in unresectable malignant pleural mesothelioma (CheckMate 743): A multicentre, randomised, open-label, phase 3 trial. The Lancet, 2021. 397(10272): p. 375–386.

9.　NCCN, NCCN Clinical Practice Guidelines in Oncology (NCCN Guidelines®). Version 1.2023, 12/15/22 © 2022 National Comprehensive Cancer Network® (NCCN®).2022.

10.　Carbone, M., Transitional mesothelioma and artificial intelligence: Do we need one more subtype? and do we need computers to identify them? Journal of Thoracic Oncology, 2020. 15(6): p. 884–887.

11.　Baumann, F., et al., Asbestos is not just asbestos: An unrecognised health hazard. Lancet Oncology, 2013. 14(7): p. 576–578.

12.　Larson, D., et al., Investigating palygorskite's role in the development of mesothelioma in southern Nevada: Insights into fiber-induced carcinogenicity. Journal of Toxicology and Environmental Health. Part B Critical Reviews, 2016. 19(5–6): p. 213–230.

13.　Dogan, A.U., et al., Genetic predisposition to fiber carcinogenesis causes a mesothelioma epidemic in Turkey. Cancer Research, 2006. 66(10): p. 5063–5068.

14.　Carbone, M., et al., Erionite exposure in North Dakota and Turkish villages with mesothelioma. Proceedings of the National Academy of Sciences of the United States of America, 2011. 108(33): p. 13618–13623.

15.　Jube, S., et al., Cancer cell secretion of the DAMP protein HMGB1 supports progression in malignant mesothelioma. Cancer Research, 2012. 72(13): p. 3290–3301.

16.　Qi, F., et al., Continuous exposure to chrysotile asbestos can cause transformation of human mesothelial cells via HMGB1 and TNF-alpha signaling. American Journal of Pathology, 2013. 183(5): p.1654–1666.

17.　Xue, J., et al., Asbestos induces mesothelial cell transformation via HMGB1-driven autophagy. Proceedings of the National Academy of Sciences of the United States of America, 2020. 117(41): p.25543–25552.

18.　Yang, H., et al., Programmed necrosis induced by asbestos in human mesothelial cells causes highmobility group box 1 protein release and resultant inflammation. Proceedings of the National Academy of Sciences of the United States of America, 2010. 107(28): p. 12611–12616.

19.　Yang, H., et al., TNF-α inhibits asbestos-induced cytotoxicity via a NF-κB-dependent pathway, a possible mechanism for asbestos-induced oncogenesis. Proceedings of the National Academy of Sciences of the United States of America, 2006. 103(27): p. 10397–10402.

20.　Xue, J., et al., HMGB1 as a therapeutic target in disease. Journal of Cellular Physiology, 2021. 236(5): p. 3406–3419.

21.　Suarez, J, et al., HMGB1 released by mesothelial cells drives the development of asbestos-induced mesothelioma. Proceedings of the National Academy of Sciences (PNAS), 2023. 120(39): e2307999120.

22.　Goparaju, C.M., et al., Onconase mediated NFKβ downregulation in malignant pleural mesothelioma. Oncogene, 2011. 30(24): p. 2767–2777.

23.　Nasu, M., et al., Ranpirnase interferes with NF− B pathway and MMP9 activity, inhibiting malignant mesothelioma cell invasiveness and xenograft growth. Genes and Cancer, 2011. 2(5): p. 576–584.

24. Alpert, N., et al., Epidemiology of mesothelioma in the 21st century in Europe and the United States, 40 years after restricted/banned asbestos use. Translational Lung Cancer Research, 2020. 9(S1): p. S28–S38.

25. Zhai, Z., et al., Assessment of global trends in the diagnosis of mesothelioma from 1990 to 2017. JAMA Network Open, 2021. 4(8): p. e2120360.

26. Damiran, N. and A.L. Frank, Mongolia: Failure of total banning of asbestos. Annals of Global Health, 2023. 89(1).

27. Carbone, M., et al., Mesothelioma: Scientific clues for prevention, diagnosis, and therapy. CA: A Cancer Journal for Clinicians, 2019. 69(5): p. 402–429.

28. Liu, B., et al., Epidemiology of environmental exposure and malignant mesothelioma. Journal of Thoracic Oncology, 2017. 12(7): p. 1031–1045.

29. Baumann, F., et al., The presence of asbestos in the natural environment is likely related to mesothelioma in Young individuals and women from Southern Nevada. Journal of Thoracic Oncology, 2015. 10(5): p. 731–737.

30. BTS statement on malignant mesothelioma in the UK, 2007. Thorax, 2007. 62 (Suppl_2): p. ii1–ii19.

31. Attanoos, R.L., et al., Malignant mesothelioma and its non-asbestos causes. Archives of Pathology and Laboratory Medicine, 2018. 142(6): p. 753–760.

32. Farioli, A., et al., Radiation-induced mesothelioma among long-term solid cancer survivors: A longitudinal analysis of SEER database. Cancer Medicine, 2016. 5(5): p. 950–959.

33. Baiocco, G., et al., A matter of space: How the spatial heterogeneity in energy deposition determines the biological outcome of radiation exposure. Radiation and Environmental Biophysics, 2022. 61(4): p.545–559.

34. Chirieac, L.R., et al., Clinicopathologic characteristics of malignant mesotheliomas arising in patients with a history of radiation for Hodgkin and non-Hodgkin lymphoma. Journal of Clinical Oncology: Official Journal of the American Society of Clinical Oncology, 2013. 31(36): p. 4544–4549.

35. Visci, G., et al., Relationship between exposure to ionizing radiation and mesothelioma risk: A systematic review of the scientific literature and meta–analysis. Cancer Medicine, 2022. 11(3): p. 778–789.

36. De Bruin, M.L., et al., Malignant mesothelioma after radiation treatment for Hodgkin lymphoma. Blood, 2009. 113(16): p. 3679–3681.

37. Mumma, M.T., et al., Mesothelioma mortality within two radiation monitored occupational cohorts. International Journal of Radiation Biology, 2022. 98(4): p. 786–794.

38. Roushdy-Hammady, I., et al., Genetic-susceptibility factor and malignant mesothelioma in the Cappadocian region of Turkey. The Lancet, 2001. 357(9254): p. 444–445.

39. Testa, J.R., et al., Germline BAP1 mutations predispose to malignant mesothelioma. Nature Genetics, 2011. 43(10): p. 1022–1025.

40. Carbone, M., et al., Biological mechanisms and clinical significance of BAP1 mutations in human cancer. Cancer Discovery, 2020. 10(8): p. 1103–1120.

41. Carbone, M., et al., Medical and surgical care of patients with mesothelioma and their relatives carrying germline BAP1 mutations. Journal of Thoracic Oncology, 2022. 17(7): p. 873–889.

42. Carbone, M., et al., Combined Genetic and Genealogic Studies Uncover a Large BAP1 Cancer Syndrome Kindred Tracing Back Nine Generations to a Common Ancestor from the 1700s. PLoS Genetics, 2015.11(12): p. e1005633.

43. Carbone, M., et al., BAP1 cancer syndrome: Malignant mesothelioma, uveal and cutaneous melanoma, and MBAITs. Journal of Translational Medicine, 2012. 10(1): p. 179.

44. Carbone, M., et al., Tumour predisposition and cancer syndromes as models to study gene–environment

interactions. Nature Reviews. Cancer, 2020. 20(9): p. 533–549.

45. Daou, S., et al., Monoubiquitination of ASXLs controls the deubiquitinase activity of the tumor suppressor BAP1. Nature Communications, 2018. 9: p. 4385.

46. Masclef, L., et al., Roles and mechanisms of BAP1 deubiquitinase in tumor suppression. Cell Death and Differentiation, 2021. 28(2): p. 606–625.

47. Bononi, A., et al., BAP1 regulates IP3R3-mediated Ca2+ flux to mitochondria suppressing cell transformation. Nature, 2017. 546(7659): p. 549–553.

48. Bononi, A., et al., Germline BAP1 mutations induce a Warburg effect. Cell Death and Differentiation, 2017. 24(10): p. 1694–1704.

49. Bononi, A., et al., BAP1 is a novel regulator of HIF-1α. Proceedings of the National Academy of Sciences of the United States of America, 2023. 120(4): e2217840120.

50. Carbone, M., et al., Preventive and therapeutic opportunities: Targeting BAP1 and/or HMGB1 pathways to diminish the burden of mesothelioma. Journal of Translational Medicine, 2023. 21(1): p. 749.

51. Novelli, F., et al., BAP1 forms a trimer with HMGB1 and HDAC1 that modulates gene × environment interaction with asbestos. Proceedings of the National Academy of Sciences of the United States of America, 2021. 118(48): p. e2111946118.

52. Cicala, C.F.P. and M. Carbone, SV40 induces mesotheliomas in hamsters. American Journal of Pathology, 1993. 142(5): p. 1524–1533.

53. Carbone, M., et al., Eighth international mesothelioma interest group. Oncogene, 2007. 26(49): p. 6959–6967.

54. Bocchetta, M., et al., Human mesothelial cells are unusually susceptible to simian virus 40-mediated transformation and asbestos cocarcinogenicity. Proceedings of the National Academy of Sciences of the United States of America, 2000. 97(18): p. 10214–10219.

55. Foddis, R., et al., SV40 infection induces telomerase activity in human mesothelial cells. Oncogene, 2002. 21(9): p. 1434–1442.

56. Carbone, M., et al., New developments about the association of SV40 with human mesothelioma. Oncogene, 2003. 22(33): p. 5173–5180.

57. Kroczynska, B., et al., Crocidolite asbestos and SV40 are cocarcinogens in human mesothelial cells and in causing mesothelioma in hamsters. Proceedings of the National Academy of Sciences of the United States of America, 2006. 103(38): p. 14128–14133.

58. Cutrone, R., et al., Some oral poliovirus vaccines were contaminated with infectious SV40 after 1961. Cancer Research, 2005. 65(22): p. 10273–10279.

59. Carbone, M.R.P., and H. Pass, Simian virus 40: the link with human malignant mesothelioma is well established. Anticancer Research, 2000. 20(2A): p. 875–877.

60. Gazdar, A.F., et al., SV40 and human tumours: Myth, association or causality? Nature Reviews. Cancer, 2002. 2(12): p. 957–964.

61. Rizzo, P.D.R.I., et al., Unique strains of SV40 in commercial poliovaccines from 1955 not readily identifiable with current testing for SV40 infection. Cancer Research, 1999. 59(24): p. 6103–6108.

62. Carbone, M., A. Gazdar, and J.S. Butel, SV40 and human mesothelioma. Translational Lung Cancer Research, 2020. 9(S1): p. S47–S59.

63. Betti, M., et al., Germline mutations in DNA repair genes predispose asbestos-exposed patients to malignant pleural mesothelioma. Cancer Letters, 2017. 405: p. 38–45.

64. Betti, M., et al., Sensitivity to asbestos is increased in patients with mesothelioma and pathogenic germline variants in BAP1 or other DNA repair genes. Genes, Chromosomes and Cancer, 2018. 57(11): p.573–583.

65. Napolitano, A., et al., Minimal asbestos exposure in germline BAP1 heterozygous mice is associated with deregulated inflammatory response and increased risk of mesothelioma. Oncogene, 2016. 35(15):p. 1996–2002.

66. Luo, Y., et al., BRCA1 haploinsufficiency impairs iron metabolism to promote chrysotile-induced mesothelioma via ferroptosis resistance. Cancer Science, 2023. 114(4): p. 1423–1436.

67. Oliveira, M.C., et al., Malignant epithelioid mesothelioma in senile Red Sindhi cows from Brazil. Pesquisa Veterinária Brasileira, 2023. 43: e07279.

68. Guo, G., et al., Whole-exome sequencing reveals frequent genetic alterations in BAP1, NF2, CDKN2A, and CUL1 in malignant pleural mesothelioma, Cancer Research, 2015. 75(2): p. 264–269.

69. Lo Iacono, M., et al., Targeted next-generation sequencing of cancer genes in advanced stage malignant pleural mesothelioma: A retrospective study. Journal of Thoracic Oncology, 2015. 10(3): p. 492–499.

70. Carbone, M., et al., Recent insights emerging from malignant mesothelioma genome sequencing. Journal of Thoracic Oncology, 2015. 10(3): p. 409–411.

71. Bueno, R., et al., Comprehensive genomic analysis of malignant pleural mesothelioma identifies recurrent mutations, gene fusions and splicing alterations. Nature Genetics, 2016. 48(4): p. 407–416.

72. Hmeljak, J., et al., Integrative molecular characterization of malignant pleural mesothelioma. Cancer Discovery, 2018. 8(12): p. 1548–1565.

73. Yoshikawa, Y., et al., Mesothelioma developing in carriers of inherited genetic mutations. Translational Lung Cancer Research, 2020, 9(S1): p. S67–S76.

74. Sculco, M., et al., Malignant pleural mesothelioma: Germline variants in DNA repair genes may steer tailored treatment. European Journal of Cancer, 2022. 163: p. 44–54.

75. Desmeules, P., et al., A subset of malignant mesotheliomas in Young adults are associated with recurrent EWSR1/FUS-ATF1 fusions. American Journal of Surgical Pathology, 2017. 41(7): p. 980–988.

76. Pastorino, S., et al., A subset of mesotheliomas with improved survival occurring in carriers of BAP1 and other germline mutations. Journal of Clinical Oncology, 2018. 36(35): p. 3485–3494.

77. Guo, R., et al., Novel germline mutations in DNA damage repair in patients with malignant pleural mesotheliomas. Journal of Thoracic Oncology, 2020. 15(4): p. 655–660.

78. Bononi, A., et al., Heterozygous germline BLM mutations increase susceptibility to asbestos and mesothelioma. Proceedings of the National Academy of Sciences of the United States of America, 2020. 117(52): p. 33466–33473.

79. Yoshikawa, Y., et al., High-density array-CGH with targeted NGS unmask multiple noncontiguous minute deletions on chromosome 3p21 in mesothelioma. Proceedings of the National Academy of Sciences of the United States of America, 2016. 113(47): p. 13432–13437.

80. Oey, H., et al., Whole-genome sequencing of human malignant mesothelioma tumours and cell lines. Carcinogenesis, 2019. 40(6): p. 724–734.

81. Mansfield, A.S., et al., Neoantigenic potential of complex chromosomal rearrangements in mesothelioma. Journal of Thoracic Oncology, 2019. 14(2): p. 276–287.

82. Carbone, M., et al., Does chromothripsis make mesothelioma an immunogenic cancer? Journal of Thoracic Oncology, 2019. 14(2): p. 157–159.

83. Lee, H.J., et al., The tumor suppressor BAP1 regulates the hippo pathway in pancreatic ductal adenocarcinoma. Cancer Research, 2020. 80(8): p. 1656–1668.

84. Kakiuchi, T., et al., Modeling mesothelioma utilizing human mesothelial cells reveals involvement of phospholipase-C beta 4 in YAP-active mesothelioma cell proliferation. Carcinogenesis, 2016. 37(11): p. 1098–1109.

85. Miyanaga, A., et al., Hippo pathway gene mutations in malignant mesothelioma: Revealed by RNA and targeted exon sequencing. Journal of Thoracic Oncology, 2015. 10(5): p. 844–851.

86. Sato, T. and Y. Sekido, NF, NF2/merlin inactivation and potential therapeutic targets in mesothelioma. International Journal of Molecular Sciences, 2018. 19(4): p. 988.

87. Sekido, Y. and T. Sato, NF2 alteration in mesothelioma. Frontiers in Toxicology, 2023. 5: p. 1161995.

88. Baumann, F., et al., Mesothelioma patients with germline BAP1 mutations have 7-fold improved longterm survival. Carcinogenesis, 2015. 36(1): p. 76–81.

89. Zauderer, M.G., et al., Prevalence and preliminary validation of screening criteria to identify carriers of germline BAP1 mutations. Journal of Thoracic Oncology, 2019. 14(11): p. 1989–1994.

90. Walpole, S., et al., Microsimulation model for evaluating the cost-effectiveness of surveillance in BAP1 pathogenic variant carriers. JCO Clinical Cancer Informatics. 2021(5): p. 143–154.

91. Hu, Z.I., et al., Meningiomas in patients with malignant pleural mesothelioma harboring germline BAP1 mutations. Journal of Thoracic Oncology, 2022. 17(3): p. 461–466.

92. Parrotta, R., et al., A novel BRCA1-associated Protein-1 isoform affects response of mesothelioma cells to drugs impairing BRCA1-mediated DNA repair. Journal of Thoracic Oncology, 2017. 12(8): p. 1309–1319.

93. Okonska A., et al., Functional genomic screen in mesothelioma reveals that loss of function of BRCA1-associated protein 1 induces chemoresistance to ribonucleotide reductase inhibition. Molecular Cancer Therapeutics, 2019.

94. Guazzelli, A., et al., BAP1 status determines the sensitivity of malignant mesothelioma cells to gemcitabine treatment. International Journal of Molecular Sciences, 2019. 20(2): p. 429.

95. Oehl, K., et al., Alterations in BAP1 are associated with cisplatin resistance through inhibition of apoptosis in malignant pleural mesothelioma. Clinical Cancer Research: An Official Journal of the American Association for Cancer Research, 2021. 27(8): p. 2277–2291.

96. Hassan, R., et al., Inherited predisposition to malignant mesothelioma and overall survival following platinum chemotherapy. Proceedings of the National Academy of Sciences of the United States of America, 2019. 116(18): p. 9008–9013.

97. Ghafoor, A. and R. Hassan, Somatic BAP1 loss as a predictive biomarker of overall survival in patients with malignant pleural mesothelioma treated with chemotherapy. Journal of Thoracic Oncology, 2022. 17(7): p. 862–864.

98. Louw, A., et al., BAP1 loss by immunohistochemistry predicts improved survival to first-line platinum and pemetrexed chemotherapy for patients with pleural mesothelioma: A validation study. Journal of Thoracic Oncology, 2022. 17(7): p. 921–930.

99. Kim, K.H. and C.W.M. Roberts, Targeting EZH2 in cancer. Nature Medicine, 2016. 22(2): p. 128–134.

100. Nair, N.U., et al., Genomic and transcriptomic analyses identify a prognostic gene signature and predict response to therapy in pleural and peritoneal mesothelioma. Cell. Reproductive Medicine, 2023. 4(2): p. 100938.

101. Lee, J.S., et al., Synthetic lethality-mediated precision oncology via the tumor transcriptome. Cell, 2021. 184(9): p. 2487-2502.e13.

102. Prevention, C.o.D.C.a., Cancer Statistics at a Glance. https://gis .cdc .gov /Cancer /USCS/# /AtAGlance/. 2020, .

103. Sahu, R.K., et al., Malignant mesothelioma tumours: Molecular pathogenesis, diagnosis, and therapies accompanying clinical studies. Frontiers in Oncology, 2023. 13: p. 1204722.

104. Bou-Samra, P., et al., Epidemiological, therapeutic, and survival trends in malignant pleural mesothelioma: A review of the national cancer database. Cancer Medicine, 2023. 12(11): p. 12208–12220.

105. Centers for Disease Control and Prevention. Incidence of Malignant Mesothelioma, 1999–2018. USCS Data Brief, no. 27. Atlanta, GA: Centers for Disease Control and Prevention, US Department of Health and Human

Services. 2022.

106. Gerwen, M., et al., An overview of existing mesothelioma registries worldwide, and the need for a US Registry. American Journal of Industrial Medicine, 2019. 63(2): p. 115–120.

107. Guo, Z., et al., Improving the accuracy of mesothelioma diagnosis in China. Journal of Thoracic Oncology, 2017. 12(4): p. 714–723.

108. Mao, W., et al., Association of asbestos exposure with malignant mesothelioma incidence in Eastern China. JAMA Oncology, 2017. 3(4): p. 562.

109. Mazurek, Jacek M.D.J.B., DrPH, and David N MD. Weissman, Malignant mesothelioma mortality in women — United States, 1999–2020. Morbidity and Mortality Weekly Report. Center of Disease Control and Prevention, 2022. 71(19): p. 645–649.

110. Surveillance Research Program and N.C.I., SEER incidence data. SEER Explorer: An Interactive website for SEER cancer statistics, 2023.

111. Alpert, N., et al., Gender differences in outcomes of patients with mesothelioma. American Journal of Clinical Oncology, 2020. 43(11): p. 792–797.

112. Barsky, A.R., et al., Gender-based disparities in receipt of care and survival in malignant pleural mesothelioma. Clinical Lung Cancer, 2020. 21(6): p. e583–e591.

113. Woodard, G.A. and D.M. Jablons, Surgery for pleural mesothelioma, when it is indicated and why: Arguments against surgery for malignant pleural mesothelioma. Translational Lung Cancer Research, 2020. 9(S1): p. S86–S91.

114. Huang, J., et al., Global incidence, risk factors, and temporal trends of mesothelioma: A populationbased study. Journal of Thoracic Oncology, 2023. 18(6): p. 792–802.

115. Zhu, W., et al., Global, regional, and national trends in mesothelioma burden from 1990 to 2019 and the predictions for the next two decades. SSM – Population Health, 2023. 23: p. 101441.

116. Gao, Y., et al., Industry, occupation, and exposure history of mesothelioma patients in the U.S. National Mesothelioma Virtual Bank, 2006–2022. Environmental Research, 2023. 230: p. 115085.

117. Gu, Y.F., et al., Epstein, How aging of the global population is changing oncology. Ecancermedicalscience, 2021. 15: p. ed119.

118. Carbone, M., et al., Did the ban on asbestos reduce the incidence of mesothelioma? Journal of Thoracic Oncology, 2023. 18(6): p. 694–697.

119. Sinha, S., et al., The role of imaging in malignant pleural mesothelioma: An update after the 2018 bts guidelines. Clinical Radiology, 2020. 75(6): p. 423–432.

120. Martini, K. and T. Frauenfelder, Old borders and new horizons in multimodality imaging of malignant pleural mesothelioma. The Thoracic and Cardiovascular Surgeon, 2022. 70(08): p. 677–683.

121. Armato, S.G., et al., Imaging in pleural mesothelioma: A review of the 14th International Conference of the International Mesothelioma Interest Group. Lung Cancer, 2019. 130: p. 108–114.

122. Gill, R.R., et al., Radiologic considerations and standardization of malignant pleural mesothelioma imaging within clinical trials: Consensus statement from the NCI thoracic malignancy steering committee –. International Association for the Study of Lung Cancer – Mesothelioma. Journal of Thoracic Oncology, 2019. 14(10): p. 1718–1731.

123. Tsim, S., et al., A comparison between MRI and CT in the assessment of primary tumour volume in mesothelioma. Lung Cancer, 2020. 150: p. 12–20.

124. Blyth, K., et al., Fully automated volumetric measurement of malignant pleural mesothelioma from computed tomography images by deep learning: Preliminary results of an internal validation. Proceedings of the 13th

International Joint Conference on Biomedical Engineering Systems and Technologies, 2020: p. 64–73.

125. Taralli, S., et al., The prognostic value of 18F-FDG PET imaging at staging in patients with malignant pleural mesothelioma: A literature review. Journal of Clinical Medicine, 2021. 11(1): p. 33.

126. Pavic, M., et al., FDG PET versus CT radiomics to predict outcome in malignant pleural mesothelioma patients. EJNMMI Research, 2020. 10(1): p. 81.

127. Ronneberger, O., P. Fischer, and T. Brox, U-net: Convolutional networks for biomedical image segmentation. In: Lecture Notes in Computer Science. Springer International Publishing, 2015: p. 234–241.

128. Berzenji, L., P.E. Van Schil, and L. Carp, The eighth TNM classification for malignant pleural mesothelioma. Translational Lung Cancer Research, 2018. 7(5): p. 543–549.

129. Nowak, A.K., et al., The IASLC mcsothclioma staging project: Proposals for revisions of the T descriptors in the forthcoming eighth edition of the TNM classification for pleural mesothelioma. Journal of Thoracic Oncology, 2016. 11(12): p. 2089–2099.

130. Pairman, L., et al., Evaluation of pleural fluid cytology for the diagnosis of malignant pleural effusion: A retrospective cohort study. Internal Medicine Journal, 2022. 52(7): p. 1154–1159.

131. Lynggard, L.A., et al., Diagnostic capacity of BAP1 and MTAP in cytology from effusions and biopsy in mesothelioma. Journal of the American Society of Cytopathology, 2022. 11(6): p. 385–393.

132. Messina, G., et al., Diagnosis of malignant pleural disease: Ultrasound as "a detective probe". Thoracic Cancer, 2023. 14(3): p. 223–230.

133. Popat, S., et al., Malignant pleural mesothelioma: ESMO clinical practice guidelines for diagnosis, treatment and follow-up ☆ up ☆ . Annals of Oncology, 2022. 33(2): p. 129–142.

134. Carbone, M., et al., Positive nuclear BAP1 immunostaining helps differentiate non-small cell lung carcinomas from malignant mesothelioma. Oncotarget, 2016. 7(37): p. 59314–59321.

135. Savic, I. and J. Myers, Update on diagnosing and reporting malignant pleural mesothelioma. Acta Medica Academica, 2021. 50(1): p. 197.

136. Chapel, D.B., et al., Application of immunohistochemistry in diagnosis and management of malignant mesothelioma. Translational Lung Cancer Research, 2020. 9(S1): p. S3–S27.

137. Chapel, D.B., et al., Clinical and molecular validation of BAP1, MTAP, P53, and Merlin immunohistochemistry in diagnosis of pleural mesothelioma. Modern Pathology, 2022. 35(10): p. 1383–1397.

138. Husain, A.N., et al., Guidelines for pathologic diagnosis of malignant mesothelioma 2017 update of the consensus statement from the international mesothelioma interest group. Archives of Pathology and Laboratory Medicine, 2018. 142(1): p. 89–108.

139. Patel, A., et al., Utility of Claudin-4 versus BerEP4 and B72.3 in pleural fluids with metastatic lung adenocarcinoma. Journal of the American Society of Cytopathology, 2020. 9(3): p. 146–151.

140. Laury, A.R.M.H. et al., PAX8 reliably distinguishes ovarian serous tumors from malignant mesothelioma. The American Journal of Surgical Pathology, 2010. 34(5): p. 627–635.

141. Terra, S.B.S.P., et al., Utility of immunohistochemistry for MUC4 and GATA3 to aid in the distinction of pleural sarcomatoid mesothelioma from pulmonary sarcomatoid carcinoma. Archives of Pathology and Laboratory Medicine, 2021. 145(2): p. 208–213.

142. Prabhakaran, S., et al., The potential utility of GATA binding protein 3 for diagnosis of malignant pleural mesotheliomas. Human Pathology, 2020. 105: p. 1–8.

143. Farkas, J.R., M. Sharobim, and J.J. Schulte, Updates on the pathologic diagnosis and classification of mesothelioma. Journal of Cancer Metastasis and Treatment, 2022. 8.

144. Shaker, N., D. Wu, and A.M. Abid, Cytology of malignant pleural mesothelioma: Diagnostic criteria, WHO

classification updates, and immunohistochemical staining markers diagnostic value. Diagnostic Cytopathology, 2022. 50(11): p. 532–537.

145. Lenskaya, V. and C.A. Moran, Pleural mesothelioma: Current practice and approach. Advances in Anatomic Pathology, 2023. 30(4): p. 243–252.

146. Chen, Z., et al., Diagnostic and prognostic biomarkers for malignant mesothelioma: An update. Translational Lung Cancer Research, 2017. 6(3): p. 259–269.

147. Perera, N.D. and A.S. Mansfield, The evolving therapeutic landscape for malignant pleural mesothelioma. Current Oncology Reports, 2022. 24(11): p. 1413–1423.

148. Bueno, R., I. Opitz, Surgery in malignant pleural mesothelioma. Journal of Thoracic Oncology, 2018. 13(11): p. 1638–1654.

149. Friedberg, J.S., et al., A proposed system toward standardizing surgical-based treatments for malignant pleural mesothelioma, from the joint national cancer institute–international association for the study of lung cancer–mesothelioma applied research foundation taskforce. Journal of Thoracic Oncology, 2019. 14(8): p. 1343–1353.

150. Kindler, H.L., et al., Treatment of malignant pleural mesothelioma: American society of clinical oncology clinical practice guideline. Journal of Clinical Oncology, 2018. 36(13): p. 1343–1373.

151. Klotz, L.V., et al., Multimodal therapy of epithelioid pleural mesothelioma: Improved survival by changing the surgical treatment approach. Translational Lung Cancer Research, 2022. 11(11): p. 2230–2242.

152. Aprile, V., et al., Hyperthermic intrathoracic chemotherapy for malignant pleural mesothelioma: The forefront of surgery-based multimodality treatment. Journal of Clinical Medicine, 2021. 10(17): p. 3801.

153. Sugarbaker, D.J., et al., Hyperthermic intraoperative pleural cisplatin chemotherapy extends interval to recurrence and survival among low-risk patients with malignant pleural mesothelioma undergoing surgical macroscopic complete resection. The Journal of Thoracic and Cardiovascular Surgery, 2013. 145(4): p. 955–963.

154. Ambrogi, M.C., et al., Diaphragm and lung–preserving surgery with hyperthermic chemotherapy for malignant pleural mesothelioma: A 10-year experience. The Journal of Thoracic and Cardiovascular Surgery, 2018. 155(4): p. 1857–1866.e2.

155. Burt, B.M., et al., A Phase I trial of surgical resection and intraoperative hyperthermic cisplatin and gemcitabine for pleural mesothelioma. Journal of Thoracic Oncology, 2018. 13(9): p. 1400–1409.

156. Opitz, I., et al., Intracavitary cisplatin-fibrin chemotherapy after surgery for malignant pleural mesothelioma: A phase I trial. The Journal of Thoracic and Cardiovascular Surgery, 2020. 159(1): p. 330–340.e4.

157. Treasure, T.P., MD, et al., Extra-pleural pneumonectomy versus no extra-pleural pneumonectomy for patients with malignant pleural mesothelioma: Clinical outcomes of the Mesothelioma and Radical Surgery (MARS) randomised feasibility study. Lancet Oncology, 2011. 12(8): p. 763–772.

158. Rintoul, R.C., et al., Efficacy and cost of video-assisted thoracoscopic partial pleurectomy versus talc pleurodesis in patients with malignant pleural mesothelioma (MesoVATS): An open-label, randomised, controlled trial. Lancet, 2014. 384(9948): p. 1118–1127.

159. Thompson, A. B., et al., Addition of radiotherapy surgery and chemotherapy improves survival in localized malignant pleural mesothelioma. Lung Cancer, 2020. 146: 120–126.

160. Nelson, D.B., et al., Defining the role of adjuvant radiotherapy for malignant pleural mesothelioma: A propensity-matched landmark analysis of the National Cancer Database. Journal of Thoracic Disease, 2019. 11(4): p. 1269–1278.

161. Rimner, A., et al., Phase II study of hemithoracic intensity-modulated pleural radiation therapy (IMPRINT) as part of Lung-sparing multimodality therapy in patients with malignant pleural mesothelioma. Journal of Clinical Oncology, 2016. 34(23): p. 2761–2768.

162. Foroudi, F., et al., High-dose palliative radiotherapy for malignant pleural mesothelioma. Journal of Medical Imaging and Radiation Oncology, 2017. 61(6): p. 797–803.

163. Krayenbuehl, J., et al., Clinical outcome of postoperative highly conformal versus 3D conformal radiotherapy in patients with malignant pleural mesothelioma. Radiation Oncology, 2014. 9(1): p. 32.

164. Simone, C.B. and K.A. Cengel, Photodynamic therapy for lung cancer and malignant pleural mesothelioma. Seminars in Oncology, 2014. 41(6): p. 820–830.

165. Friedberg, J.S., et al., Photodynamic therapy and the evolution of a lung-sparing surgical treatment for mesothelioma. The Annals of Thoracic Surgery, 2011. 91(6): p. 1738–1745.

166. Sun, H., et al., A real-time IR navigation system for pleural photodynamic therapy with a 3D surface acquisition system. Proceedings of the SPIE-the International Society for Optical Engineering, 2023.12359.

167. Rice, S.R., et al., A novel prospective study assessing the combination of photodynamic therapy and proton radiation therapy: Safety and outcomes when treating malignant pleural mesothelioma. Photochemistry and Photobiology, 2019. 95(1): p. 411–418.

168. McCambridge, A.J., et al., Progress in the management of malignant pleural mesothelioma in 2017. Journal of Thoracic Oncology, 2018. 13(5): p. 606–623.

169. Rondon, L., R. Fu, and M.R. Patel, Success of checkpoint blockade paves the way for novel immune therapy in malignant pleural mesothelioma. Cancers, 2023. 15(11): p. 2940.

170. Ceresoli, G.L., et al., Tumour Treating Fields in combination with pemetrexed and cisplatin or carboplatin as first-line treatment for unresectable malignant pleural mesothelioma (STELLAR): A multicentre, single-arm phase 2 trial. Lancet Oncology, 2019. 20(12): p. 1702–1709.

171. Okada, M., et al., Clinical Efficacy and Safety of Nivolumab: Results of a Multicenter, Open-label, Single-arm, Japanese Phase II study in Malignant Pleural mesothelioma (MERIT). Clinical Cancer Research: An Official Journal of the American Association for Cancer Research, 2019. 25(18): p.5485–5492.

172. Peters, S., et al., First-line nivolumab plus ipilimumab versus chemotherapy in patients with unresectable malignant pleural mesothelioma: 3-year outcomes from CheckMate 743. Annals of Oncology: Official Journal of the European Society for Medical Oncology, 2022. 33(5): p. 488–499.

173. Nowak, A.K., et al., Durvalumab with first-line chemotherapy in previously untreated malignant pleural mesothelioma (DREAM): A multicentre, single-arm, phase 2 trial with a safety run-in. The Lancet Oncology, 2020. 21(9): p. 1213–1223.

174. Forde, P.M., et al., Durvalumab with platinum-pemetrexed for unresectable pleural mesothelioma: Survival, genomic and immunologic analyses from the phase 2 PrE0505 trial. Nature Medicine, 2021. 27(11): p. 1910–1920.

175. Popat, S., et al., A multicentre randomised phase III trial comparing pembrolizumab versus singleagent chemotherapy for advanced pre-treated malignant pleural mesothelioma: The European Thoracic Oncology Platform (ETOP 9–15) PROMISE-meso trial. Annals of Oncology: Official Journal of the European Society for Medical Oncology, 2020. 31(12): p. 1734–1745.

176. Fennell, D.A., et al., Nivolumab versus placebo in patients with relapsed malignant mesothelioma (CONFIRM): A multicentre, double-blind, randomised, phase 3 trial. The Lancet Oncology, 2021.22(11): p. 1530–1540.

177. Scherpereel, A., et al., Nivolumab or nivolumab plus ipilimumab in patients with relapsed malignant pleural mesothelioma (IFCT-1501 MAPS2): A multicentre, open-label, randomised, non-comparative, phase 2 trial. Lancet Oncology, 2019. 20(2): p. 239–253.

178. Zalcman, G., et al., Bevacizumab for newly diagnosed pleural mesothelioma in the mesothelioma Avastin cisplatin pemetrexed Study (MAPS): A randomised, controlled, open-label, phase 3 trial. Lancet, 2016.

387(10026): p. 1405–1414.

179. Grosso, F., et al., Nintedanib plus pemetrexed/cisplatin in patients with malignant pleural mesothelioma: Phase II results from the randomized, placebo-controlled LUME-Meso trial. Journal of Clinical Oncology: Official Journal of the American Society of Clinical Oncology, 2017. 35(31): p. 3591–3600.

180. Scagliotti, G., et al., Nintedanib in combination with pemetrexed and cisplatin for chemotherapy-naive patients with advanced malignant pleural mesothelioma (LUME-Meso): A double-blind, randomised, placebo-controlled phase 3 trial. Lancet Respiratory Medicine, 2019. 7: p. 569–580.

181. Pinto, C., et al., Gemcitabine with or without ramucirumab as second-line treatment for malignant pleural mesothelioma (RAMES): A randomised, double-blind, placebo-controlled, phase 2 trial. Lancet Oncology, 2021. 22: p. 1438–1447.

182. Meirson, T., et al., Comparison of 3 randomized clinical trials of frontline therapies for malignant pleural mesothelioma. JAMA Network Open, 2022. 5(3): p. e221490.

183. McNamee, N., et al., Brief Report: Real-world toxicity and survival of combination immunotherapy in pleural mesothelioma-RIOMeso (article in press). Journal of Thoracic Oncology, 2024. 19: p. 636–642.

184. Klampatsa, A., et al., Chimeric antigen receptor (CAR) T cell therapy for malignant pleural mesothelioma (MPM). Cancers, 2017. 9(9): p. 115.

185. Adusumilli, P.S., et al., A Phase I trial of regional mesothelin-targeted CAR T-cell therapy in patients with malignant pleural disease, in combination with the anti-PD-1 agent pembrolizumab. Cancer Discovery, 2021. 11(11): p. 2748–2763.

186. Cherkassky, L., et al., Human CAR T cells with cell-intrinsic PD-1 checkpoint blockade resist tumormediated inhibition. Journal of Clinical Investigation, 2016. 126(8): p. 3130–3144.

187. Ding, J., et al., Mesothelin-targeting T cells bearing a novel T cell receptor fusion construct (TRuC) exhibit potent antitumor efficacy against solid tumors. Oncoimmunology, 2023. 12(1): p. 2182058.

188. Baeuerle, P.A., et al., Synthetic TRuC receptors engaging the complete T cell receptor for potent antitumor response. Nature Communications, 2019. 10(1): p. 2087.

189. Hassan, R., et al., Mesothelin-targeting T cell receptor fusion construct cell therapy in refractory solid tumors: Phase 1/2 trial interim results. Nature Medicine, 2023.

190. Pinilla-Ibarz, J., et al., Improved human T-cell responses against synthetic HLA-0201 analog peptides derived from the WT1 oncoprotein. Leukemia, 2006. 20(11): p. 2025–2033.

191. Zauderer, M.G., et al., A randomized Phase II trial of adjuvant Galinpepimut-S, WT-1 analogue peptide vaccine, after multimodality therapy for patients with malignant pleural mesothelioma. Clinical Cancer Research: An Official Journal of the American Association for Cancer Research, 2017. 23(24):p. 7483–7489.

192. Cornwall, S.M.J., et al., Human mesothelioma induces defects in dendritic cell numbers and antigenprocessing function which predict survival outcomes. OncoImmunology, 2016. 5(2): p. e1082028.

193. Aerts, J., et al., Autologous dendritic cells pulsed with allogeneic tumor cell lysate in mesothelioma: From mouse to human. Clinical Cancer Research: An Official Journal of the American Association for Cancer Research, 2018. 24(4): p. 766–776.

194. Bononi, A., et al., Latest developments in our understanding of the pathogenesis of mesothelioma and the design of targeted therapies. Expert Review of Respiratory Medicine, 2015. 9(5): p. 633–654.

195. Ghafoor, A., et al., Phase 2 study of olaparib in malignant mesothelioma and correlation of efficacy with germline or somatic mutations in BAP1 gene. JTO Clinical and Research Reports, 2021. 2(10): p.100231.

196. Ashworth, C.J.L.A., PARP inhibitors: Synthetic lethality in the clinic. Science, 2017. 355(6330): p. 1152–1158.

197. Fong, P.C., et al., Inhibition of poly(ADP-ribose) polymerase in tumors from BRCA mutation carriers. New

England Journal of Medicine, 2009. 361(2): p. 123–134.

198. Jensen, D.E., et al., BAP1: A novel ubiquitin hydrolase which binds to the BRCA1 ring finger and enhances BRCA1-mediated cell growth suppression. Oncogene, 1998. 16(9): p. 1097–1112.

199. Rathkey, D., et al., Sensitivity of mesothelioma cells to PARP inhibitors is not dependent on BAP1 but is enhanced by temozolomide in cells with high-schlafen 11 and low-O6-methylguanine-DNA methyltransferase expression. Journal of Thoracic Oncology, 2020. 15(5): p. 843–859.

200. Fennell, D.A., et al., Rucaparib in patients with BAP1-deficient or BRCA1-deficient mesothelioma (MiST1): An open-label, single-arm, phase 2a clinical trial. Lancet Respiratory Medicine, 2021. 9(6): p.593–600.

201. Poulikakos, P.I., et al., Re-expression of the tumor suppressor NF2/merlin inhibits invasiveness in mesothelioma cells and negatively regulates FAK. Oncogene, 2006. 25(44): p. 5960–5968.

202. Mak, G., et al., A phase Ib dose-finding, pharmacokinetic study of the focal adhesion kinase inhibitor GSK2256098 and trametinib in patients with advanced solid tumours. British Journal of Cancer, 2019.120(10): p. 975–981.

203. Soria, J.C., et al., A phase I, pharmacokinetic and pharmacodynamic study of GSK2256098, a focal adhesion kinase inhibitor, in patients with advanced solid tumors. Annals of Oncology: Official Journal of the European Society for Medical Oncology, 2016. 27(12): p. 2268–2274.

204. Zhang, W.-Q., et al., Targeting YAP in malignant pleural mesothelioma. Journal of Cellular and Molecular Medicine, 2017. 21(11): p. 2663–2676.

205. Dubois, F., et al., Molecular alterations in malignant pleural mesothelioma: A hope for effective treatment by targeting YAP. Targeted Oncology, 2022. 17(4): p. 407–431.

206. Aliagas, E., et al., Efficacy of CDK4/6 inhibitors in preclinical models of malignant pleural mesothelioma. British Journal of Cancer, 2021. 125(10): p. 1365–1376.

207. Fennell, D.A., et al., Abemaciclib in patients with p16ink4A-deficient mesothelioma (MiST2): A singlearm, open-label, phase 2 trial. Lancet Oncology, 2022. 23(3): p. 374–381.

208. Bonelli, M.A., et al., Combined inhibition of CDK4/6 and PI3K/AKT/mTOR pathways induces a synergistic anti-tumor effect in malignant pleural mesothelioma cells. Neoplasia, 2017. 19(8): p. 637–648.

209. Bonelli, M., et al., Dual inhibition of CDK4/6 and PI3K/AKT/mTOR signaling impairs energy metabolism in MPM cancer cells. International Journal of Molecular Sciences, 2020. 21(14): p. 5165.

210. Carbone, M., M. Minaai, Y. Takinishi, I. Pagano, and H. Yang Preventive and therapeutic opportunities: Targeting BAP1 and/or HMGB1 pathways to diminish the burden of mesothelioma. Journal of Translational Medicine2023. 21: p. 749.

211. Sandri, A., et al., Validation of EORTC and CALGB prognostic models in surgical patients submitted to diagnostic, palliative or curative surgery for malignant pleural mesothelioma. Journal of Thoracic Disease, 2016. 8(8): p. 2121–2127.

212. Paajanen, J., et al., Clinical features in patients with malignant pleural mesothelioma with 5-year survival and evaluation of original diagnoses. Clinical Lung Cancer, 2020. 21(6): p. e633–e639.

213. Brims, F.J.H., et al., A novel clinical prediction model for prognosis in malignant pleural mesothelioma using decision tree analysis. Journal of Thoracic Oncology, 2016. 11(4): p. 573–582.

214. Yeap, B.Y., et al., Mesothelioma risk score: A new prognostic pretreatment, clinical-molecular algorithm for malignant pleural mesothelioma. Journal of Thoracic Oncology, 2021. 16(11): p. 1925–1935.

215. Courtiol, P., et al., Deep learning-based classification of mesothelioma improves prediction of patient outcome. Nature Medicine, 2019. 25(10): p. 1519–1525.

216. Zauderer, M.G., et al., The use of a next-generation sequencing-derived machine-learning risk-prediction model

(OncoCast-MPM) for malignant pleural mesothelioma: A retrospective study. Lancet Digit Health, 2021. 3(9): p. e565–e576.

217. Scherpereel, A., et al., ERS/ESTS/EACTS/ESTRO guidelines for the management of malignant pleural mesothelioma. European Respiratory Journal, 2020. 55(6): p. 1900953.

218. Armato, S.G. and A.K. Nowak, Revised modified response evaluation criteria in solid tumors for assessment of response in malignant pleural mesothelioma (Version 1.1). Journal of Thoracic Oncology, 2018.13(7): p. 1012–1021.

219. Seymour, L., et al., iRECIST: Guidelines for response criteria for use in trials testing immunotherapeutics. Lancet Oncology, 2017. 18(3): p. e143–e152.

220. Novelli, F., et al., Germline BARD1 variants predispose to mesothelioma by impairing DNA repair and Calcium signaling. Proc Natl Acad Sci USA, 2024. In press.

第 11 章

间皮瘤的病理诊断

David B.Chapel，Aliya N.Husain，Thomas Krausz

11.1 引言

间皮瘤是发生在人体浆膜表面的恶性肿瘤，85% ～ 90% 发生在胸膜，10% ～ 15% 发生在腹膜，约 1% 分别发生在心包和睾丸鞘膜[1, 2]。通过整合临床、影像学、形态学、免疫表型和分子检测数据，可准确诊断间皮病变（及其非间皮病变）。病理学检查有四大目的：

①区分间皮细胞与非间皮细胞（上皮细胞、间质细胞、血液淋巴细胞、黑素细胞）增生。

②区分良性和恶性间皮细胞增生。

③对间皮瘤进行形态学亚型分类。

④提供具有临床意义的免疫组化或分子检测。

本章围绕这四个目标展开，探讨组织形态学、免疫组织化学和分子检测在间皮瘤的常规诊断、分类和分级中的作用。与流行病学、影像学、分子发病机制和临床管理有关的问题也会在相关章节中讨论，但这些问题主要在其他独立章节中讨论。在诊断间皮瘤之前，病理学医师应尽可能审查临床和影像学信息（尽管报告的石棉接触史不应显著影响病理学医师的评估）。病理学医师、肺病学医师、外科和内科肿瘤学医师及影像学医师之间的合作——最好是在多学科肿瘤会诊中心平台，这样有助于正确的诊断和管理。

尽管人体四个浆膜腔的间皮瘤在本质上是相似的，但它们在流行病学、危险因素、组织型分布、分子发病机制、预后和鉴别诊断方面存在一些差异。在适当的情况下，会指出胸膜间皮瘤和腹膜间皮瘤在诊断上的相关差异。关于心包间皮瘤和精索鞘膜间皮瘤的数据有限，尤其是关于现代诊断测试的数据。

11.1.1 术语

在世界卫生组织最新（第 5 版）的《胸部肿瘤分类》中，"间皮瘤"被理解为恶性肿瘤，而旧版本中的"恶性间皮瘤"现在被简称为"间皮瘤"，"高分化乳头状间皮瘤"和"多囊性间皮瘤"分别被"高分化乳头状间皮肿瘤"和"（多房性）腹膜包涵囊肿"所取代。

没有进一步说明的"间皮瘤"通常指"弥漫性间皮瘤"，表现为多灶性或弥漫性浆膜受累，占间皮瘤的99%。相比之下，局限性间皮瘤仅占所有间皮瘤的1%（见下文）。

11.2 大体病理检查

送检进行病理检查的浆膜腔标本包括细胞学标本、组织活检标本和切除标本。细胞学标本几乎全部由穿刺抽吸的积液组成。组织活检包括经皮（盲探或影像引导）的空心针穿刺活检、开放性手术活检及电视辅助胸腔镜（VATS）活检。电视辅助胸腔镜活检越来越受到青睐，因为其在直接观察下可从多个浆膜部位获取较大活检样本进行详细临床评估，且不会造成开放性手术的创伤。对活检样本进行大体评估通常没有太多信息量，但应记录活检组织的总体三维组织大小及最大碎片的大小。

胸膜间皮瘤切除术包括胸膜剥脱术和胸膜外全肺切除术。胸膜剥脱术切除的标本通常是大量无定向的组织碎片，这限制了有意义的大体检查，并且无法进行切缘评估。对于最大总径每1cm的标本，至少应取材一块组织，包括明显增厚区域或侵犯骨骼肌、肺实质的区域。

胸膜外全肺切除术已越来越少用。在这些标本中，应记录肿瘤与顶胸膜、肺实质、膈肌和心包的关系。支气管切缘可用于冰冻切片。由于几乎整个壁层胸膜在此处都代表切缘，所以对最终切缘状态进行全面评估难度较大。

对于腹膜间皮瘤，减瘤手术大致类似于胸膜切除术，但经常会增加腹腔内脏，包括妇科器官、脾、肝部分和肠段。对于浆膜、网膜、膈肌和内脏的明显浸润，应取样检查。

11.3 组织形态学检查

形态学是病理诊断的基石。在评估浆膜病变时，形态学检查的作用是：①提示间皮分化；②免疫组化辅助下区分良性间皮细胞增生与间皮瘤（在疑难病例中）；③提供正确的组织学亚型分类。形态学评估对于胸膜间皮瘤的分期也至关重要。目前尚无针对腹膜、心包或睾丸旁间皮瘤的分期系统。

11.3.1 间皮瘤的形态特征

虽然免疫组化在确认间皮细胞系方面起着核心作用，但间皮细胞具有某些特征性形态学表现，有助于在 H & E 染色的切片中识别。正常静止的间皮细胞由一层形态单一的立方状上皮样细胞组成，细胞质呈少量至中等程度的嗜酸性，细胞核呈圆形且形态温和，有时可见小核仁。如下文进一步详述，反应性间皮可能增生形成多层结构、单纯表面乳头状结构，和 / 或平行于间皮表面线性排列的小梁状或网状结构。间皮细胞间的细胞间黏附作用会使相邻细胞之间留下一个小间隙或"窗口"，这在多层反应性间皮细胞中会变得更加明显。

如下文所述，间皮瘤在细胞形态学和组织结构方面存在广泛的差异，但上述一些特征，如圆形单一形态的细胞核、嗜酸性细胞质、细胞间"窗样结构"，在分化良好的低度恶性肿瘤中往往较为明显。有经验的病理医师对这些特征的识别有助于正确分类（不过，除了普通静息状态表面间皮细胞或形态学上典型的反应性间皮细胞增生外，几乎总是要进行免疫组化确认间皮细胞的谱系）（见第 11.4.1 节，间皮细胞与非间皮细胞增生的区分）。

11.3.2 间皮瘤和反应性间皮细胞增生的区分

在此，我们将详细介绍间皮瘤和反应性间皮细胞增生之间的形态学区别。这种鉴别诊断的前提是确认间皮细胞谱系，最常见的是通过免疫组织化学方法，详见下文（第 11.4.1 节）。间皮瘤与良性惰性（主要发生于腹膜）的间皮肿瘤的鉴别诊断在下文单独讨论（第 11.8 节）。

反应性间皮细胞增生可表现为上皮样和 / 或梭形形态，模仿上皮样、肉瘤样或双相间皮瘤。准确的形态学鉴别依赖于对间皮细胞组织、组织侵袭和肿块形成的肿瘤活性生长的评估。良好的组织切片方向至关重要，因为斜切会掩盖组织的正常结构，并可能造成片状生长和浸润的假象。细胞形态学特征通常没有帮助，因为反应性间皮细胞增生可显示核异型性、有丝分裂象和坏死（不过不会存在明显的多形性和真正的凝固性坏死）[4]。

在低倍镜下，反应性间皮细胞增生一般具有规则或有组织的外观，间皮细胞索、小梁和 / 或网状空隙，平行于浆膜表面线性排列（图 11.1）。具有上皮样细胞形态的反应性间皮细胞可表现为表面多层或简单的乳头状突起。在肉芽组织中或纤维粘连下方的间皮细胞嵌顿可模拟深部组织浸润，但间皮结构的有序线性排列以及与上覆表面平行的走向有助于正确分类。

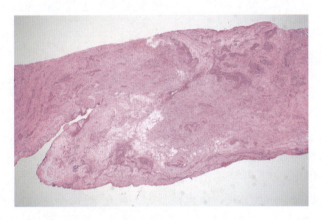

图 11.1 反应性间皮增生。网状间皮细胞排列与浆膜表面平行（右下角）。组织扭转和斜切会造成更具膨胀性生长的假象（从左下角延伸至右上角），类似于间皮瘤。BAP1、MTAP 和 Merlin 蛋白表达保留（未展示）

反应性梭形间皮细胞增生（纤维性胸膜炎）通常呈束状（而非席纹状）生长。反应性包膜通常厚度大致均匀，细胞密度呈分带分布，表层细胞密度高，深层细胞密度递减（"成熟"现象）。毛细血管大小的血管垂直于浆膜表面，间隔大致均匀（图 11.2）。肉瘤样间皮瘤的特点包括：呈条索状或杂乱无章的生长、细胞密度高低不均的突然变化及不规则的膨胀性结节状生长。

胸膜外组织受侵犯是诊断间皮瘤的依据，但组织侵犯可能较表浅且不明显，没有结缔组织增生或显著的细胞异型性。细胞角蛋白免疫染色可能有助于确认间皮细胞巢向胸膜外组织的蔓延情况。反应性间皮增生中出现的人为造成的组织间隙（"假脂肪"）可能会与脂肪组织相似，看似有组织侵犯，从而导致间皮瘤的过度诊断[5]。"假脂肪"可通过其间隙大小不一且不规则以及缺乏脂肪细胞核来识别。此外，"假脂肪"的 S100 蛋白、Ⅳ 型胶原蛋白和层粘连蛋白检测呈阴性，而真正的脂肪细胞检测呈阳性。

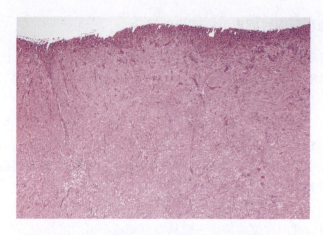

图 11.2　纤维性胸膜炎。反应性梭形间皮细胞呈现出短束状大致有序的排列，表面细胞相对丰富，向深部均匀的少细胞层"成熟"过渡。毛细血管大致以规则的间隔垂直于浆膜表面走行

形态学可能不足以明确区分良性反应性间皮瘤和恶性间皮瘤，尤其是在活检和明显病变的情况下。如下文（第 11.4.2 节）所述，恶性肿瘤定义分子改变的免疫组化替代物或直接分子检测在这种情况下往往很有帮助。

11.3.3　间皮瘤的形态学分类

间皮瘤可分为上皮样型、双相型和肉瘤样型，再根据结构、细胞形态学和基质特征进行细分。在胸膜间皮瘤中，60%～70% 为上皮样型，15%～30% 为双相型，10%～15% 为肉瘤样型 [6-9]。鞘膜间皮瘤中约 60% 为上皮样型，约 40% 为双相型，肉瘤样型异常罕见 [10, 11]。腹膜间皮瘤中非上皮样型较少见，其中 85%～90% 为上皮样型，10%～15% 为双相型，＜5% 为肉瘤样型 [12～14]。组织类型与存活率密切相关。在胸膜间皮瘤中，上皮样型的中位生存期为 15～16 个月，双相型为 7～8 个月，肉瘤样型为 4～6 个月。

组织学类型应在活检和切除标本中报告，因为相当一部分间皮瘤无法通过手术切除。活检与切除标本中组织学类型的符合率为 80%，但存在显著差异：90%～98% 的上皮样间皮瘤在活检中能准确分类，而双相间皮瘤和肉瘤样间皮瘤的准确分类率仅为 45%～55%[18, 19]。化疗后的切除术通常不会显示肿瘤形态的明显改变，但放疗后可能会出现奇异的多核肿瘤细胞。反复出现胸腔积液的患者可采用滑石粉或（较少使用）化疗药物进行胸膜固定术治疗。这会导致弥漫性异物巨细胞反应，通常伴有继发性反应性间皮细胞增生。在某些情况下，可使用间皮瘤相关分子改变的免疫组化染色来区分肿瘤与反应性上皮样或梭形间皮细胞（见第 11.4.2 节）。

11.3.3.1　上皮样间皮瘤

上皮样间皮瘤的特点是细胞呈立方体、柱状或多面体，通常具有中等至大量的细胞质。核异型性可为轻度、中度或重度。有丝分裂活性通常较低（中位数为 3，范围为每 10 个高倍视野 0～64 个有丝分裂数）[21]。坏死见于 30%～35% 的病例 [15, 16]。核异型性、有丝分裂计数和坏死用于分级上皮样间皮瘤，详情如下。

上皮样间皮瘤的结构形态多种多样，单个肿瘤中经常会出现多种形态。其中一些具有预后意义，对于活检和切除标本均应报告组织学模式。对于切除标本，需要按最接近 10% 的估

算值报告各构型模式所占百分比。

　　最常见的形态是管状乳头状、小梁状、实性、腺瘤样和微乳头状。管状乳头状构型直观表现为不同程度扩张的管状结构，伴频繁的腔内乳头状突起（图 11.3）。偶尔有肿瘤仅表现为管状或乳头状生长，一些学者将筛状或"腺样囊性样"结构归入管状乳头状类型[23]。小梁状结构由细长、弯曲、有时相互连接的索状结构组成（图 11.4）。腺瘤样形态与腺瘤样肿瘤相似，由立方体至扁平的间皮细胞衬里的小管组成（图 11.5）。管状乳头状、小梁状和腺瘤样结构预后良好[22]。相反，如果主要为实性结构，由无其他明确结构特征的紧密肿瘤片或巢组成（图 11.6），则预后较差[16, 23]。微乳头状结构的特点是没有纤维血管基质核心的小细胞突起（图 11.7），预后较差，且淋巴结转移风险增加[23, 24]。上皮样间皮瘤定义了多种"变异细胞学特征"，包括横纹肌样、印戒细胞、小细胞、透明细胞和蜕膜样特征[22]。尽管数据有限，但横纹肌样和小细胞形态似乎对预后不利，而印戒细胞样和透明细胞样形态与预后无相关性。蜕膜样间皮瘤可能表现为低级别或高级别形态，这与肿瘤行为相对应[25]。由于这些形态被认为是上皮样间皮瘤的变种，因此它们与肉瘤样同时出现时，应诊断为双相间皮瘤。

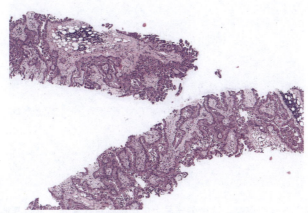

图 11.3　伴有管乳头状结构的上皮样间皮瘤，核心活检样本情况。该肿瘤由宽大的乳头状叶组成，这些乳头状叶突入不同程度扩张的管状间隙中，整体呈现出一种"拼图样"外观

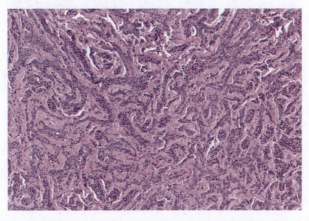

图 11.4　具有小梁结构的上皮样间皮瘤。肿瘤由密集排列的蜿蜒、不同程度吻合的条索组成，条索宽度大约 2～4 个细胞，条索之间被纤维基质隔开

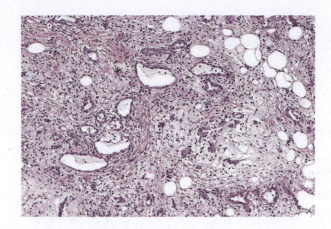

图 11.5　具有腺瘤样（微囊）结构的上皮样间皮瘤。这种肿瘤由简单、圆形或成角的小管组成，与腺瘤样肿瘤的小管相似。然而，脂肪组织的浸润可诊断为间皮瘤

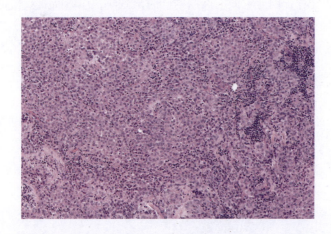

图 11.6　具有实性结构的上皮样间皮瘤。这种肿瘤呈上皮样细胞片状生长，没有其他明显的结构模式

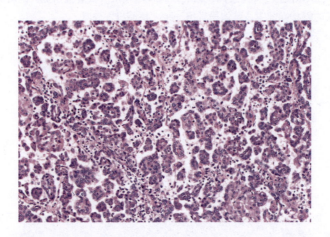

图 11.7　具有微乳头状结构的上皮样间皮瘤。这种肿瘤由细长的"漂浮"乳头组成，缺乏纤维血管基质核心

- 横纹肌样细胞形态的特征是细胞核偏心，被嗜酸性细胞质包涵体移位，细胞角蛋白阳性，但骨骼肌标志物阴性（图 11.8）。在具有 "横纹肌样特征" 的间皮瘤中，横纹肌样细胞占肿瘤细胞的 15% ~ 75%[26]。SWI/SNF 蛋白缺乏在间皮瘤中很少见（ < 1% ），但有时可能与横纹样形态有关 [27, 28]。
- 印戒细胞样形态的特征是核偏心，有时呈新月形，核被透明或浅嗜碱性胞质空泡挤压移位（图 11.9）。这些空泡含有透明质酸，并经常伴有突出的嗜碱性细胞质（图 11.9）。在这类病例中，印戒样细胞占肿瘤细胞的 10% ~ 80%（中位数为 20% ~ 25%）。在某些病例中，印戒样细胞会凝聚成腺瘤样或巢状结构 [29]。

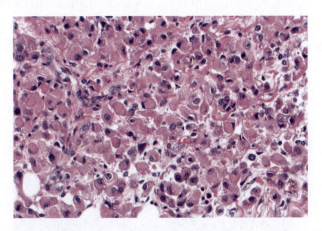

图 11.8　具有横纹肌样特征的上皮样间皮瘤。这种肿瘤生长为实性片状上皮样细胞，细胞核偏心，胞质内有明亮的嗜酸性胞质包涵体，呈现横纹肌样外观

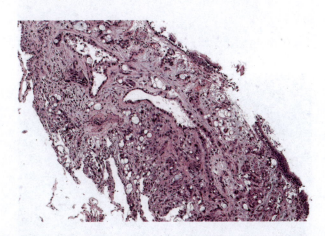

图 11.9　具有印戒细胞特征的上皮样间皮瘤，核心活检。该肿瘤主要表现为印戒细胞形态，基质中的单细胞、小的汇合印戒细胞巢及腺瘤样结构中散布的胞质空泡。空泡中含有絮状嗜碱性物质，与透明质酸一致

- 小细胞形态的特征是细胞质稀少，细胞核密集排列。在低倍镜下，这可能与小细胞肺癌相似，但间皮瘤中的小细胞形态通常具有间皮细胞的其他特征。与小细胞肺癌不同，小细胞特征表现为胞质稍丰富，胞质呈透明至嗜酸性，细胞边界清晰，染色质呈空泡状，

核仁小，每 10 个高倍视野下有丝分裂少于 5 个，凋亡不明显（图 11.10）。小细胞在活检中可能占主导地位，但在切除标本中通常仅占肿瘤细胞的 15% ~ 20%。具有小细胞特征的间皮瘤缺乏真正的神经内分泌分化，神经内分泌和上皮标志物阴性，而间皮标志物阳性。"小细胞间皮瘤"这一术语不被提倡，以免与真正的神经内分泌肿瘤相混淆 [31]。

- 间皮瘤的透明细胞形态 [32] 具有一定的异质性，其特征是细胞质呈透明或泡沫状，这可能是由于糖原和 / 或脂质的积累、丰富的胞质囊泡或腔隙形成或线粒体肿胀所致（图 11.11）。透明细胞可能是局灶性（20% ~ 40%）或弥漫性的。实性生长通常占主导地位，但管状乳头状或乳头状生长也可能存在。具有透明细胞形态的间皮瘤可能富含 *VHL* 突变和基因组近单倍体化 [33]。

- 蜕膜样间皮瘤是指多角形细胞呈典型的实性生长，细胞质丰富且嗜酸性，细胞膜清晰，类似于蜕膜化的子宫内膜基质（图 11.12）。在这些病例中，蜕膜样细胞可能占肿瘤细胞的 10% ~ 100%。与最初的报道相反，这些肿瘤可发生在男性和女性的胸膜或腹膜上，其形态可呈低级或高级，形态学特征与预后相关 [25]。

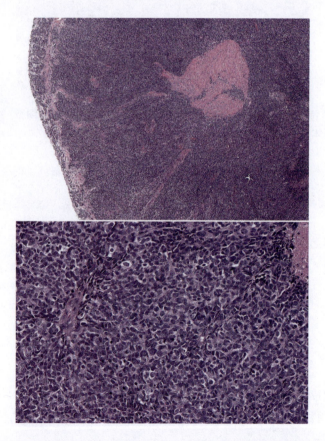

图 11.10　具有小细胞特征的上皮样间皮瘤。在低倍镜下（上图），该肿瘤呈深嗜碱性，最初考虑为小细胞肺癌。在高倍镜下（下图），与小细胞肺癌相比，肿瘤细胞显示出更多的细胞质、更明显的细胞边界和更明显的核仁。未见核铸型现象。免疫印迹（包括神经内分泌标志物阴性）证实了这一点（未显示）

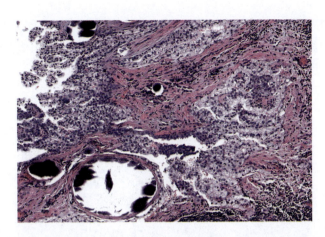

图 11.11　具有透明细胞特征的上皮样间皮瘤。该肿瘤显示管状乳头状结构和透明细胞的细胞形态，其特征细胞质呈絮状、泡沫状

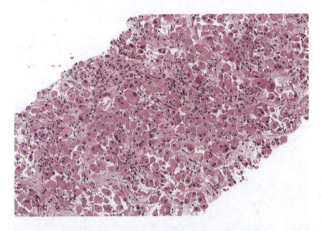

图 11.12　具有蜕膜样特征的上皮样间皮瘤。该肿瘤表现为大的多面体细胞，呈片状生长，细胞具有丰富的嗜酸性至泡沫状细胞质。这使其外观与蜕膜化的子宫内膜有相似之处

　　多形性间皮瘤和淋巴组织细胞样间皮瘤是另外两种细胞学变异类型，但对于这些类型是否应被视为上皮样或肉瘤样形态，存在一些争议。

　　多形性间皮瘤的定义是：≥ 10% 的肿瘤细胞呈现上皮样或多角形形态，细胞质中等至丰富，核深染且增大，核大小不一，核仁明显（图 11.13）。多核肿瘤巨细胞常见。有丝分裂通常活跃（每 10 个高倍视野中 > 20 个），常伴有非典型有丝分裂。多形性间皮瘤的生存率与肉瘤样间皮瘤相当 [23, 34, 35]。有学者认为其行为特征应归类为肉瘤样间皮瘤的一个亚型 [23]，而另一些学者则反驳称其超微结构特征更符合上皮样间皮瘤 [35]。多形性间皮瘤的中位总生存期（5个月）明显短于高级别上皮样间皮瘤（9 个月）[15]。最新（第 5 版）的世界卫生组织分类法认为，在上皮样、双相或肉瘤样间皮瘤中可能会出现多形性，并允许根据单个病例的细胞形态将多形性间皮瘤归入上述任何一类。

　　在淋巴组织细胞样间皮瘤中，> 50% 的肿瘤由黏附性差的多角形肿瘤细胞构成，类似组织细胞，背景为致密淋巴细胞 – 浆细胞浸润（图 11.14）。这些病灶总体上呈合胞体外观。充

分取样几乎总能发现非淋巴组织细胞形态的区域，目前的建议是根据后一种成分对肿瘤进行组织分型。淋巴组织细胞样间皮瘤的总体预后与上皮样间皮瘤最为相似，而罕见的（＜1%）具有淋巴组织细胞型形态的肉瘤样间皮瘤亚型似乎预后相对较好[6, 37]。

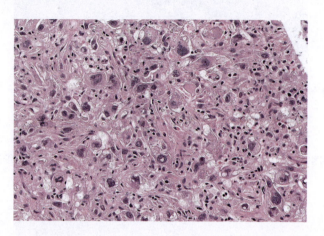

图11.13　多形性间皮瘤。这种肿瘤由大的、上皮样至多面体细胞组成，具有丰富的嗜酸性细胞质和明显不典型的细胞核，核小体突出，偶见多核肿瘤细胞

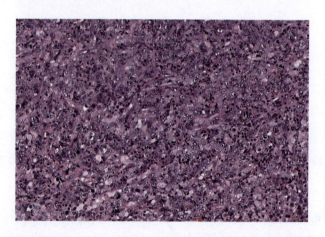

图11.14　淋巴组织细胞样间皮瘤。这种肿瘤由成片拉长的上皮样细胞组成，细胞质苍白、絮状，细胞核不典型，类似组织细胞。肿瘤细胞被淋巴细胞浸润。很难分辨出单个肿瘤细胞，也缺乏肿瘤的结构形态

需要注意的是，仅凭致密的炎症并不足以诊断为淋巴组织细胞样间皮瘤。已有学者提出了间皮瘤中肿瘤浸润淋巴细胞的常规报告标准[38]，但目前这还不是标准实践，而且关于肿瘤浸润淋巴细胞在此处的预后意义存在相互矛盾的数据[39-42]。

一部分上皮样间皮瘤（在一个转诊系列中约占10%）具有显著的黏液样间质，其占肿瘤体积的50%以上（图11.15）。这一发现被认为对预后有利[34, 43]，不过数据存在冲突。

分级：最新（第5版）的世界卫生组织分类法认可对所有胸膜上皮样间皮瘤采用两级分

级系统，该系统考虑了核异型性、有丝分裂活性和坏死情况[15, 22, 36]。这是由 2012 年提出的三级系统[16, 21]演变而来的四级系统的精简版（表 11.1）。对于双相间皮瘤、肉瘤性间皮瘤或腹膜间皮瘤，目前不建议进行常规分级（尽管 2012 年提出的三级分级系统对腹膜上皮样间皮瘤具有预后评估价值，但在一个大型腹膜间皮瘤队列研究中，坏死情况与生存率并无关联[12]）。

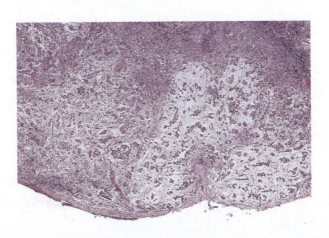

图 11.15　黏液样基质为主的间皮瘤。这种上皮样间皮瘤黏液样基质显著，占肿瘤体积的 50% 以上。据报道，显著黏液基质对预后有利

表 11.1　胸膜上皮样间皮瘤的既定分级系统

MSKCC 胸膜上皮样间皮瘤分级系统（Kadota 等，2012）

核不典型性	温和（核大小和形状一致）	1	
	中度（中等大小的细胞核，略带形状不规则）	2	
	严重（核怪异、增大、大小不一；核大小的差异至少为 2∶1）	3	
有丝分裂指数［每 10 个高倍视野（40 倍物镜，0.237mm² 视野）］	0～1	1	
	2～4	2	
	≥5	3	
			复合 MSKCC 核级
不典型性和有丝分裂综合评分		2～3	I
		4～5	II
		6	III

修改后的胸膜上皮样间皮瘤两级和四级分级系统

形态学标准	四级（Rosen 等，2018）		世界卫生组织两级（Nicholson 等，2020）	
	等级	中位生存期(Rosen 等，2018)	等级	中位生存期（Zhang 等，2020；Fucks 等，2022）
MSKCC Ⅰ级，无肿瘤坏死	1	29 个月	低等级	18 ～ 19 个月
MSKCC Ⅰ级，肿瘤坏死，或 MSKCC Ⅱ级，无肿瘤坏死	2	16 个月		
MSKCC Ⅱ级，肿瘤坏死	3	10 个月	高级	9 ～ 11 个月
MSKCC Ⅲ级	4	8 个月		

　　根据 2012 年的三级系统，31% ～ 46% 的胸膜上皮样间皮瘤为Ⅰ级，39% ～ 52% 为Ⅱ级，15% ～ 17% 为Ⅲ级。Ⅰ级的总生存期为 25 ～ 28 个月，Ⅱ级为 13 ～ 14 个月，Ⅲ级为 5 ～ 8 个月 [15, 16, 21]。采用两级系统时，53% ～ 65% 为低级别，35% ～ 47% 为高级别，相应的中位生存期分别为 18 ～ 19 个月和 9 ～ 11 个月。

　　尽管配对活检和切除标本显示的分级一致性仅为 75%[19]，但目前的两级系统对活检组织较多的队列具有很高的预后意义 [15]。由于形态学异质性，分级的预后意义与活检的数量和大小相关。有意义分级所需的最小组织量为一个完整且保存良好的活检，其大小至少为 10mm。最佳样本（即边际效益极限）是来自不同部位的 3 份活检样本，或至少 20mm 的单份活检样本。对于任何存在空间分级异质性的标本，应报告适用的最高分级。

　　基于组织形态学的分级系统进一步的修改已被提出，其中包括适用于肉瘤样型、双相型及上皮样型间皮瘤的一种 [44]。这些修改尚未被广泛接受，但表明间皮瘤的风险分层模型还将继续发展。

11.3.3.2　肉瘤样间皮瘤

　　肉瘤样间皮瘤由细长的梭形细胞组成，具有束状、席纹状或无规则排列的结构，并侵入胸膜外组织（图 11.16）。这些肿瘤细胞密度从低到高不等，可表现出轻度、中度或明显的核异型性。有丝分裂可稀少或活跃，且可见不典型有丝分裂。坏死很常见。肉瘤样间皮瘤的预后很差，目前还没有针对这类肿瘤的分级系统。

　　约 2% 的肉瘤样间皮瘤可见异源性骨肉瘤样、软骨肉瘤样或横纹肌肉瘤样分化（图 11.17）[45]。这一发现似乎不会使预后恶化。90% 的此类肿瘤至少有细胞角蛋白阳性的病灶，有助于与大多数原发性或转移性肉瘤区分开来。针对间皮瘤或转移肉瘤鉴别诊断的分子改变特征进行辅助检测也可能具有参考价值。

　　促纤维增生性间皮瘤是肉瘤样间皮瘤的一种亚型，在胶原化至透明变性的间质中，主要（ > 50% ）为少细胞的梭形细胞成分（图 11.18 ）。按照这样的定义，促纤维增生性间皮瘤约占所有肉瘤样间皮瘤的 20%，另外还有 35% 的肉瘤样间皮瘤具有"促纤维增生性特征"（即 10% ～ 50% 的促纤维增生性形态学表现）。促纤维增生性间皮瘤和传统肉瘤样间皮瘤之间的界限是主观的，但这种区分在预后或临床方面并无显著意义。然而，高度怀疑促纤维增生性间皮瘤有助于将其与瘢痕或纤维性胸膜炎相鉴别。细胞角蛋白免疫染色可用于显示细微的胸膜外侵犯区域。

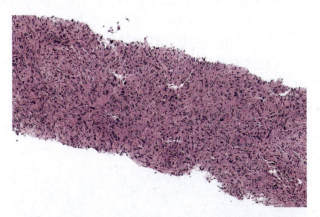

图 11.16　肉瘤样间皮瘤，核心活检。这种肿瘤的特点是梭形细胞杂乱排列，细胞核具有异型性

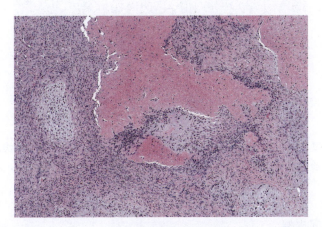

图 11.17　具有异源分化的肉瘤样间皮瘤。该肿瘤显示骨样和软骨样分化。梭型增生呈细胞角蛋白阳性（未显示），支持诊断

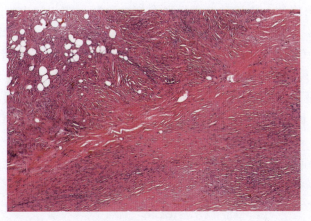

图 11.18　促纤维增生性间皮瘤。这种肿瘤由细胞稀少的束状结构呈杂乱至车辐状排列构成，伴有高度玻璃样变、有裂隙的间质，并且可见脂肪组织浸润（左上角）

　　移行性间皮瘤表现出介于上皮样型和肉瘤样型形态之间的移行特征：成片的细胞紧密相连，细胞细长但丰满，逐渐变细，胞质丰富，细胞边界清晰，核大而圆，核小体突出（图11.19）。有丝分裂快，包括非典型有丝分裂。"明显的肉瘤样特征"按定义不存在，但在某些情况下这种区分是主观的。尽管历史上许多病例可能被诊断为上皮样间皮瘤，但由于其转录组特征和不良预后，移行性间皮瘤现在被归为肉瘤样间皮瘤的一种亚型[46]，在有间皮瘤诊断专业经验的病理医生中，不同观察者对移行型间皮瘤诊断的可重复性为中等水平[46, 47]，但在非专业医生中，这种可重复性可能更低。网状纤维染色可能会有帮助，它能显示移行型和肉瘤样间皮瘤呈现单细胞分布特征，而上皮样间皮瘤则呈现巢状网状纤维模式。

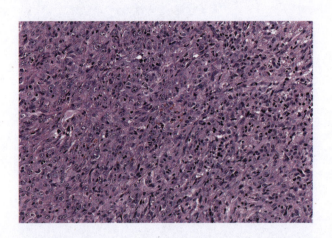

图11.19　移行性间皮瘤。这种肿瘤由成片相互连接的细胞构成，这些细胞呈细长状但较为饱满，两端逐渐变细，具有丰富的细胞质、清晰的细胞边界，以及大而圆且带有明显核仁的细胞核，总体上呈现出上皮样和肉瘤样形态之间的一种"过渡"特征

11.3.3.3　双相间皮瘤

　　双相间皮瘤由明显的上皮样和肉瘤样成分组成。单个成分的形态与纯上皮样或肉瘤样间皮瘤的形态无法区分。在切除术中，双相间皮瘤的诊断要求每个成分占肿瘤的比例≥10%。而在活检中，任何明确的上皮样和肉瘤样形态都被诊断为双相间皮瘤。活检诊断为双相间皮瘤的病例中，90%在切除时得到证实，其余病例在切除时大致平均分为上皮样和肉瘤样[19]。在具有间皮瘤专业知识的病理学专家中，双相间皮瘤诊断的观察者间再现性为一般到中等[17, 48]。以肉瘤样形态为主（>50%）的双相间皮瘤预后比以上皮样形态为主的双相间皮瘤差[43, 49]。因此，应报告上皮样和肉瘤样成分的大致百分比，并估算到最接近的10%。该评估最好基于切除标本，因为在配对活检和切除标本中，区分上皮样为主型与肉瘤样为主型双相间皮瘤的一致性仅为一般水平（尽管仍显著高于单纯偶然性预期）[19]。

　　伴有反应性梭形间皮成分的上皮样间皮瘤是双相型间皮瘤的一个重要鉴别诊断。梭形成分呈现明显的恶性形态是诊断双向型间皮瘤的依据。对于形态学诊断有困难的病例，通过免疫染色检测梭形成分（通常与上皮样成分有共同特征）中定义恶性的分子改变有助于明确诊断（见下文11.4.2节）。

11.4　免疫组化和分子测定在间皮瘤诊断中的应用

免疫组化在间皮瘤诊断中主要起两种作用：①区分间皮细胞和非间皮细胞增生（即确定间皮细胞系）；②区分良性和恶性间皮细胞增生。在个别病例中，这两个功能的重要性可能有所不同，这取决于临床、影像学和形态学的发现。按照惯例，在这些鉴别中，≥ 10% 的肿瘤细胞染色是"阳性"染色的阈值，但这一相对任意的阈值不应取代病理学专家的专业判断[50]。分子测定包括荧光原位杂交（FISH）、下一代测序板和细胞遗传学阵列，也可用于检测致病性分子改变，从而区分良性与恶性间皮细胞增生。

11.4.1　间皮细胞与非间皮细胞增生的区分

免疫组化在确认间皮细胞系方面发挥着核心作用，从而将良性和恶性间皮细胞增生与非间皮细胞模拟物区分开来。良性间皮病变与良性非间皮病变的区分通常仅有学术意义，但准确区分间皮瘤与非间皮源性恶性肿瘤具有重大临床价值。

间皮瘤最常见的鉴别诊断是癌，具体的鉴别诊断取决于肿瘤的形态和部位。由于间皮瘤和癌都会表达广谱细胞角蛋白，因此间皮和上皮谱系的更特异性标志物不可或缺。合适的标志物应具有超过 80% 的敏感性和超过 80% 的特异性。由于没有一种标志物具有 100% 的敏感性或特异性，因此它们会以免疫组合的形式应用。初始免疫组合应包括两种上皮标志物和两种间皮标志物，如果初始结果不明确，则需进行额外的染色检测。

11.4.1.1　细胞角蛋白

几乎 100% 的上皮样间皮瘤和 90% ～ 95% 的肉瘤样间皮瘤的广谱 CK 都呈阳性，特别是在使用多种染色法时（如 CK 8/18、AE1/AE3、CAM 5.2 和 MNF116）。染色通常是弥漫性的，即使在肉瘤样间皮瘤中也是如此。对于 5% ～ 10% 的细胞角蛋白阴性的肉瘤样间皮瘤，需要在临床和影像学支持性证据的背景下，通过辅助检查合理排除其他需鉴别的疾病后推定诊断。检测间皮瘤特征性分子改变亦可支持诊断（图 11.20）。

间皮瘤通常（约 85%）CK 7 呈阳性，且几乎全部 CK 20 呈阴性[51-53]。

11.4.1.2　间皮细胞标志物

最常见的间皮细胞标志物是钙视网膜蛋白、WT-1、D2-40 和 CK5/6。HEG 1 是一种很有前途的间皮细胞标志物，但尚未得到广泛应用（表 11.2）。

钙视网膜蛋白在上皮样间皮瘤中阳性率为 95%，在双相间皮瘤中为 90%，在肉瘤样间皮瘤中为 50%[9, 54]。只有细胞核和细胞质联合染色支持间皮细胞谱系；其他模式的特异性较低。在与肺腺癌、高级别浆液性癌和肾细胞癌鉴别诊断时，钙视网膜蛋白对间皮瘤具有特异性，但在 40% 的鳞状细胞癌、25% 的肉瘤样癌和 15% ～ 20% 的乳腺癌及肾上腺皮质癌和性索间质瘤中也呈阳性[22, 55, 60]。

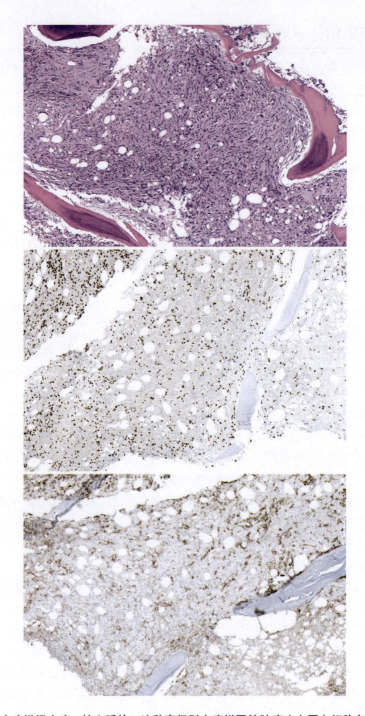

图 11.20　转移性肉瘤样间皮瘤，核心活检。这种高级别肉瘤样恶性肿瘤（上图）细胞角蛋白和钙视网膜凝蛋白阳性（未显示），并显示 *BAP1*（中图）和 *Merlin*（下图）缺失。（注意散在的炎性细胞呈阳性染色，需要密切关注肿瘤细胞轮廓）。根据这种免疫表型，倾向于诊断为转移性肉瘤样间皮瘤

表 11.2　间皮细胞标志物

间皮细胞标志物阳性百分比中位数（四分位间距）

	钙视网膜蛋白（n=49）	WT-1（n=25）	D2-40（n=15）	CK 5/6 n=29	HEG-1（n=6）	间皮素（n=9）	HBME-1（n=18）	血栓调节蛋白（n=24）	波形蛋白（n=15）
EMM	95（88～100）	88（77～93） 93（88～96）	91（75～100）	94（93～98）	89（77～100）	88（80～90）	78（68～91）	65（33～81）	.
BMM	90（84～90）	60（60～73）	81（74～82）	76（67～79）	90（86～95）	.	.	90	0
SMM	49（33～66）	42（13～45）	50（38～74）	25（21～29）	64（54～72）	0	.	45（26～60）	90（88～91）
LUAD	8（5～24）	0（0～18）	3（2～8）	6（5～19）	38（28～69）	68（64～75）	14（6～20）	17（5～38）	.
SqCC	40（23～40）	2（0～3）	61（42～61）	98（97～100）	0	37	.	71	.
SARC	24（8～52）	7（0～31）	19（8～26）	20（7～28）	.		.	40（25～42）	56
HGSC	5（0～20）	100	20（13～27）	28（25～52）	37（14～58）	.	3（1～17）	96（89～100）	33
RCC	0	0	.	0	.	.	.	2	.
BRCA	17（13～21）	10（4～15）	0	19（5～33）	0	29（3～55）	.	13	.

每列上方的"n"统计量代表该列中某一标志物的研究总数，并非所有肿瘤类型在所有研究中都有体现。上皮样间皮瘤和双相间皮瘤的 HEG-1 敏感性数字仅包括膜染色，而肉瘤样间皮瘤的敏感性数字包括胞质膜染色。BMM，双相间皮瘤；BRCA，乳腺癌；EMM，上皮样间皮瘤；HGSC，高级别浆液性癌；LUAD，肺腺癌；RCC，肾细胞癌；SARC，肉瘤样癌；SMM，肉瘤样间皮瘤；SqCC，鳞状细胞癌。

WT-1 是一种核标志物，在 90% 的上皮样型、60% 的双相型和 40% 的肉瘤样型间皮瘤中表达 [9, 54]。仅细胞质染色是非特异性的，应视为阴性。在大多数相关鉴别中，WT-1 对间皮瘤具有特异性，但在几乎 100% 的低级别和高级别浆液性卵巢癌、肾母细胞瘤、性索间质肿瘤、卵巢高钙血症型小细胞癌及 CIC-DUX 肉瘤中呈阳性。

D2-40（Podoplanin）是一种膜性标志物，在 95% 的上皮样型、80% 的双相型和 50% 的肉瘤样型间皮瘤中呈阳性 [9, 54]。染色可能是局灶性的，也可能是斑片状的，必须将陷窝淋巴管中的表达与真正的肿瘤细胞阳性区分开来。在与肺腺癌和乳腺癌鉴别时，D2-40 对间皮瘤具有特异性，但在 60% 的鳞状细胞癌、20% 的肉瘤样癌和高级别浆液性癌中呈阳性 [55, 56, 61]。D2-40 在精原细胞瘤 / 精母细胞瘤、肾上腺皮质癌和某些血管肉瘤中也呈阳性。

CK5/6 是一种细胞质标志物，在 90% 的上皮样型、75% 的双相型和 25% 的肉瘤样型间皮瘤中呈阳性 [9, 54, 62]。CK5/6 在仅 5% 的肺腺癌中表达，但在 98%～100% 的鳞状细胞癌、20%～30% 的肉瘤样癌、高级别浆液性癌和乳腺癌中呈阳性 [55, 56, 61, 63, 64]。CK5/6 在胸腺和唾液腺肿瘤、基底细胞癌、2/3 的尿路上皮癌和 1/3 的胰腺腺癌中也呈阳性。

HEG-1 是最近描述的一种膜性标志物，最近才开始商业化应用。HEG-1 在 95% 的上皮样型、90% 的双相型和 65% 的肉瘤样型间皮瘤中呈阳性 [65, 66]，尽管在肉瘤样间皮瘤中的染色可能主要为细胞质，且有些难以解读。在大多数鉴别中，HEG-1 对间皮瘤具有高度特异性，但在 1/3～1/2 的浆液性卵巢癌和大多数甲状腺癌中呈阳性。在正常内皮细胞和至少部分血管肿瘤中，HEG-1 也呈阳性。

在与肺腺癌、鳞状细胞癌和高级别浆液性卵巢癌的鉴别诊断中，BAP1 表达缺失（见下文）对间皮瘤的特异性约为 99%[59, 67-72]。但除了这些特定的鉴别诊断外，不应将 *BAP1* 缺失视为间皮瘤的特异性标志，因为 15% 的透明细胞肾细胞癌 [73]、10%～30% 的肝内胆管癌 [74]、10% 的胸腺癌 [75]、5%～10% 的葡萄膜和皮肤黑色素瘤中也会出现 *BAP1* 缺失。

甲硫腺苷磷酸化酶（MTAP）表达缺失并非间皮瘤与其他恶性肿瘤鉴别诊断中的特异性指标 [79]，而 Merlin 缺失在此方面的特异性尚未得到研究。

11.4.1.3　广谱上皮标志物

最常见的广谱上皮标志物（即在大多数癌中表达的标志物）是 Claudin-4、MOC-31 和 Ber-EP4。经适当验证后，CEA、B72.3 和 BG-8 也显示出可接受的灵敏度和特异性（表 11.3）。针对特定类型癌的其他特异性标志物也很有用，将在下文结合具体鉴别诊断进行讨论。

Claudin-4 是一种膜标志物，在 95% 的鳞状细胞癌和几乎 100% 的肺腺癌、高级别浆液性癌和乳腺癌中均有表达 [9, 54, 65]。Claudin-4 仅在 90% 的肾细胞癌中表达，包括高达 100% 的乳头状和嫌色性肾细胞癌，但仅在 85% 的透明细胞肾细胞癌中表达 [80, 81]，这可能反映了近端肾小管中生理上缺乏 Claudin-4 的情况 [82]。Claudin-4 在正常肝脏和肝细胞癌 [83, 84] 及肾上腺皮质癌中也呈阴性 [85]。据报道，1% 的上皮样间皮瘤存在局灶性（＜10%）膜性 Claudin-4 染色，大多数阳性结果来自单个实验室 [58, 86]。间皮瘤中偶尔可见颗粒状胞质 Claudin-4，此类情况应视为无意义。

表 11.3　上皮标志物和癌亚型标志物

上皮标记物阳性百分比中位数（四分位间距）

	Claudin-4 (n=0)	MOC-31 (n=17)	Ber-EP4 (n=39)	BG-8 (n=11)	CEA (n=48)	CD15 (n=41)	B72.3 (n=26)	MUC4 (n=4)	TTF-1 (n=10)	Napsin A (n=4)	GATA3 (n=3)	PAX8 (n=5)	p63 (n=3)	p40 (n=2)
EMM	0 (0~2)	8 (5~17)	14 (5~18)	7 (6~17)	0 (0~8)	0 (0~7)	2 (0~5)	0	0	0	40 (32~49)	12 (6~18)**	17 (7~23)	5~6
BMM	0	0	.	.	.	.	.	.	.	.	50	.	.	.
SMM	0	0	0	0	0 (0~1)	0	0	2 (0~3)	0	0	72 (70~78)	.	1	0~7
LUAD	99 (96~100)	92 (90~100)	96 (91~100)	96 (94~98)	84 (75~96)	77 (70~82)	84 (81~90)	80 (78~81)	82 (73~91)	83 (82~90)	8	0	30 (9~53)	10
SqCC	95 (92~98)	91 (87~97)	87	80	92 (77~100)	30	40	89	9 (4~11)	6 (3~8)	12	33	99 (97~100)	95~98
SARC	33 (20~45)	34 (15~38)	17 (10~24)	.	15 (6~22)	.	.	60 (38~72)	15 (14~17)	20	9 (0~17)	.	73	21~33
HGSC	98 (96~100)	98 (73~98)	100 (98~100)	73	10 (0~16)	58 (35~62)	80 (73~87)	.	0	0~6	6	99~100	.	.
RCC	90 (86~92)	39 (27~50)	42	8	0	63	0	.	.	52	2~51	90	0	0
BRCA	100 (98~100)	.	63 (55~71)	.	49 (18~79)	.	.	.	15	3	99 (98~100)	0	6~30	2~12

每列上方的 "n" 统计量代表该列中某一标志物的研究总数，并非所有研究都代表所有肿瘤类型。** 上皮样间皮瘤中 PAX8 敏感性数字代表腹膜肿瘤；胸膜间皮瘤中 PAX8 的表达很少见。BMM, 双相间皮瘤; BRCA, 乳腺癌; EMM, 上皮样间皮瘤; HGSC, 高级别浆液性癌; LUAD, 肺腺癌; RCC, 肾细胞癌; SARC, 肉瘤样间皮瘤; SMM, 肉瘤样癌; SqCC, 鳞状细胞癌。

Ber-EP4 和 MOC-31 是针对上皮细胞黏附分子（Ep-CAM）的两个克隆。它们是膜标志物，在 90% ～ 98% 的肺腺癌、鳞状细胞癌和高级别浆液性癌中呈阳性。与 Claudin-4 一样，它们对肾细胞癌的敏感性较低（约 40%）[87]。在最近一项基于组织微阵列的使用现代免疫组化技术的研究中，MOC-31 和 Ber-EP4 在 10% ～ 15% 的上皮间皮瘤中呈阳性（通常为局灶性或斑片状）[88]，且阳性率高达 35%。肉瘤样癌因丧失上皮分化并下调细胞间黏附分子，导致 Claudin-4（35%）、MOC-31（35%）和 Ber-EP4（15% ～ 20%）对肉瘤样癌的敏感性降低 [9, 54]。这 3 种标志物在肉瘤样间皮瘤中始终呈阴性。

11.4.1.4　上皮样间皮瘤：重要鉴别诊断和相关免疫表型

间皮瘤的鉴别诊断取决于肿瘤部位和形态及病史和临床表现。对浆膜中可能遇到的所有原发性和转移性肿瘤进行详尽的形态学和免疫表型讨论超出了本章的范围。在本章中，我们将讨论主要的鉴别方法，并强调在与间皮瘤鉴别时最有用的发现。

上皮样间皮瘤最重要的鉴别包括肺腺癌、鳞状细胞癌、低级别和高级别浆液性卵巢肿瘤、乳腺癌及肾细胞癌。其他值得注意的鉴别包括胃肠道和胰胆管瘤、上皮样血管肉瘤和淋巴瘤。黑色素瘤可表现为上皮样或肉瘤样形态。

肺腺癌的细胞形态学和结构特征与上皮样间皮瘤有重叠。间皮瘤有时会侵袭肺泡，从而在临床、影像学和大体检查上与贴壁型腺癌相似 [89]，罕见（< 5%）的肺腺癌（或鳞状细胞癌）可表现为"假间皮瘤样"胸膜受累，在临床、影像学及大体检查上类似间皮瘤 [90, 91]。免疫组化不可或缺，前述所有广谱间皮及上皮标志物（见表 11.3）均适用于此。此外，TTF-1（尤其是克隆号 8G7G3/1）和 Napsin A 对肺腺癌的特异性接近 100% [6, 58, 92]，而 BAP1 缺失在此鉴别诊断中对间皮瘤的特异性达 99% [70]。少数患者可同时罹患肺癌和间皮瘤，对于存在胸膜与肺实质肿块和 / 或多种离散形态学特征提示多原发肿瘤的患者，建议对多组织块进行免疫染色 [93]。

高分化鳞状细胞癌以角化及细胞间桥为特征，这些特征在间皮瘤中极为罕见 [94]。低分化的鳞状细胞癌在形态学鉴别上更具挑战性 [9, 54, 95, 66]。在这种鉴别中，WT-1（以及可用的 HEG-1）是最佳的间皮细胞标志物。广谱上皮细胞标志物对鳞状细胞癌敏感。P40 比 P63 更具特异性，分别在 5% 和 17% 的上皮样间皮瘤中呈阳性。

浆液性边界瘤、低级别浆液性癌和高级别浆液性癌应与胸膜间皮瘤和腹膜间皮瘤相鉴别。浆液性边界瘤为非侵袭性肿瘤，表现为分层分支和多形性上皮，并伴有纤毛细胞，而间皮瘤不伴有这些细胞。高级别浆液性癌的核异型性及活跃核分裂象在间皮瘤中较为少见。在此鉴别中，钙视网膜蛋白是最佳间皮标志物。低级别浆液性肿瘤中关于间皮标志物的数据尚缺乏。广谱上皮标志物对浆液性卵巢肿瘤敏感。PAX8 在几乎 100% 的浆液性卵巢肿瘤中呈阳性，但在其他浆液性卵巢肿瘤中也呈阳性（通常为弥漫性），包括 25% 的女性腹膜间皮瘤 [96-98]。雌激素受体（ER）和孕激素受体（PR）在腹膜间皮瘤中的表达率分别为 7% 和 2% [98]。PAX8、ER 和 PR 在胸膜间皮瘤中的表达率可能更低，但相关数据有限。BAP1 缺失是间皮瘤的特异性特征 [69]。约 15% 的腹膜间皮瘤携带 TP53 突变，因此突变型 p53 并非高级别浆液性癌在此鉴别诊断中的特异性标志。

乳腺癌在极少数情况下会首先出现浆膜扩散，类似间皮瘤。在这种情况下，乳腺影像学检查至关重要。钙视网膜蛋白、WT-1、D2-40 和 CK5/6 在 10% ～ 20% 的乳腺癌中均有表达 [9, 54, 57]。Claudin-4 在 98% 的乳腺癌中表达，而 MOC-31 和 Ber-EP4 在 65% 的乳腺癌中表达。乳腺标志物 GATA3 在 40% 的上皮样间皮瘤和 70% 的肉瘤样间皮瘤中呈阳性，但乳腺球蛋白

呈阴性 [57, 99-102]，ER 和 PR 仅在极少数情况下表达（见上文）。

肾细胞癌通常应与腹膜间皮瘤相鉴别。如果没有肾肿块或肾癌病史，则不太可能是肾细胞癌。具有透明细胞特征的上皮样间皮瘤可与透明细胞肾细胞癌相似，但充分取样通常会发现更多典型的间皮瘤形态。如上所述，Claudin-4、MOC-31 和 Ber-EP4 对肾细胞癌的敏感性有限，尤其是那些来源于近端肾小管的肾细胞癌（如透明细胞肾细胞癌），而 PAX8 在腹膜间皮瘤中呈阳性。鉴于肾细胞癌亚型的多样性，免疫检测应针对具体的形态学鉴别。然而，碳酸酐酶 IX 在 90% ～ 100% 的上皮样间皮瘤中表达，CD10 在 50% 的上皮样间皮瘤中表达，RCC 抗原在 10% 的上皮样间皮瘤中表达 [80, 87, 103]。

胃肠道和胰胆管癌偶尔会与上皮样间皮瘤相混淆，尤其是在腹膜中。一组间皮和上皮标志物应能作出诊断。上消化道和胰胆管癌通常具有非特异性的免疫表型，但间皮瘤不应出现 SMAD4 缺失。CK20、CDX2 和 SATB2 在间皮瘤中呈阴性 [104]。10% ～ 30% 的肝内胆管癌会出现 BAP1 缺失 [74]。

上皮样血管内皮瘤（EHE）和上皮样血管肉瘤很少起源于胸膜。含有红细胞的胞质腔隙是上皮样血管内皮瘤的特征。足够的样本取材可能会显示血管肉瘤中存在血管形成和明显的出血现象。上皮样血管肿瘤的 Claudin-4、MOC-31 和 Ber-EP4 检测呈阴性，而细胞角蛋白和 HEG-1 检测可能呈阳性，这是一个容易造成误诊的陷阱。血管标志物 CD31、CD34 和 ERG 在与间皮瘤的鉴别诊断中具有特异性。上皮样血管内皮瘤（EHE）在基因层面存在特征性改变，主要是 *CAMTA* 基因发生融合，这种融合现象对 EHE 的诊断具有重要意义；少数情况下，*TFE3* 基因也会出现融合。

淋巴瘤罕见于浆膜腔，尤其是大细胞淋巴瘤，如弥漫大 B 细胞淋巴瘤（DLBCL）、无细胞大细胞淋巴瘤（ALCL）和原发性渗出淋巴瘤（PEL）。DLBCL 对 CK 呈阴性，对 CD45 和 CD20 呈阳性。ALCL 对 ALK 和 CD30 呈阳性。上皮样血管内皮瘤（EHE）在基因层面存在特征性改变，主要是 CAMTA 基因发生融合，这种融合现象对 EHE 的诊断具有重要意义；少数情况下，TFE3 基因也会出现融合。

黑色素瘤可能类似于上皮样或肉瘤样间皮瘤，尤其是在黑色素瘤病史不明的情况下。黑色素瘤的 CK 应为阴性，黑色素瘤标志物包括 SOX10、S100、Melan-A 和 HMB45，在间皮瘤中为阴性。5% ～ 10% 的葡萄膜黑色素瘤和皮肤黑色素瘤会存在 BAP1 缺失 [76-78]。

11.4.1.5　肉瘤样间皮瘤：重要鉴别诊断和相关免疫表型

肉瘤样间皮瘤的重要鉴别诊断包括肉瘤样癌（最常见的是肉瘤样肺癌，但也有肉瘤样肾细胞癌、化生性乳腺癌、肉瘤样肺癌和肉瘤样肾细胞癌）和孤立性纤维瘤。滑膜肉瘤可以是双相的，也可以是纯肉瘤型，分化不良或高级别肿瘤呈纺锤形生长（如苗勒管肉瘤）可能类似于双相肉瘤。

肉瘤样癌中，Claudin-4、MOC-31 和 Ber-EP4 的阳性率分别为 33%、38% 和 23% [9, 54, 88]。而 MUC4 在肉瘤样癌中的阳性率约为 60%，但在肉瘤样间皮瘤中则低于 5% [50, 102, 105]。间皮细胞标志物对肉瘤样间皮瘤的敏感性降低：钙视网膜蛋白和 D2-40 约为 50%，WT1 约为 30%，CK 5/6 约为 25%。GATA3 在肉瘤样间皮瘤中的阳性率为 70%，但在肉瘤样癌中约为 10%，包括 50% 的化生性乳腺癌和 29% 的肉瘤样尿路上皮癌 [101, 102, 106, 107]。在与肉瘤样肺癌的鉴别中，*BAP1* 缺失支持肉瘤样间皮瘤，但其敏感性只有约 20%。相反，TTF-1、Napsin A 或 p40 的表达支持肉瘤样肺癌的诊断，但每种标志物的敏感性仅为 15% ～ 20% [50]。PAX8 在 45% ～ 70% 的肉瘤样肾细胞癌中呈阳性，但在肉瘤样间皮瘤中通常呈阴性 [108]。肉瘤样肾细胞癌可显示

BAP1 缺失 [109]。显然，这是一个具有挑战性的鉴别诊断，在许多情况下，临床和影像学检查结果甚至比广泛的免疫分析更能提供诊断信息。

孤立性纤维瘤（SFT）通常是一个单发肿块，易与局限性间皮瘤相混淆。SFT 的组织学特征为短梭形细胞呈无序排列，伴有鹿角状血管、绳索状间质胶原带及细胞密度高低交替的区域。SFT 的 CK 和 D2-40 可呈阳性，但其他间皮标志物呈阴性，而 CD34 和 STAT6 则呈阳性。

滑膜肉瘤可能原发于胸膜 [110]，通常形成孤立性肿块。单向型滑膜肉瘤显示肥硕梭形细胞呈束状生长伴核重叠。双向型滑膜肉瘤还具有上皮性巢状或管状成分。滑膜肉瘤通常表达 CK 和 Ber-EP4，部分表达 Claudin-4 [111]（这些标志物在双相滑膜肉瘤的上皮成分中通常都有更广泛的表达）。约 60% 的滑膜肉瘤至少局灶性表达钙视网膜蛋白，多见于肉瘤灶，但 WT-1 阴性 [111]。TLE1 无特异性 [112]。通过分子检测或特异性易位免疫染色检测到 *SS18-SSX* 融合基因具有诊断意义 [113, 114]。在其他梭形细胞肉瘤中，10% ~ 15% 的恶性周围神经鞘瘤表达钙视网膜蛋白，而上皮样肉瘤、平滑肌肉瘤、GIST 和血管肉瘤则不表达钙视网膜蛋白 [111]。

11.4.2 间皮瘤和良性间皮细胞增生的区分

近年来，我们对间皮瘤生物学的理解取得了重大进展，这彻底改变了间皮瘤的诊断方法，尤其是在活检方面。对 BAP1、MTAP、Merlin 和 p53 进行免疫组化染色，可替代检测 *BAP1*、*CDKN2A*、*NF2* 和 *TP53* 这些基因的潜在改变，前提是已确定为间皮细胞谱系（见上文），这些改变是恶性肿瘤的特征性表现。分子检测也用于检测这些及其他基因的致病性改变及细胞遗传学改变。*CDKN2A* FISH 已在间皮瘤诊断中得到广泛应用，而新一代测序面板和细胞遗传学阵列最近也逐渐用于这一领域，尤其是在大型转诊中心。

BAP1、*CDKN2A*、*NF2* 和 *TP53* 的改变在所有 3 种间皮瘤组织学类型和所有 4 个浆膜部位均有报道（尽管关于心包和睾丸鞘膜肿瘤的数据很少 [10, 115]）。然而，并非所有间皮瘤中都有单一基因发生改变，我们的诊断方法的敏感性也因肿瘤形态和部位而异（表 11.4）。*BAP1*、*CDKN2A*、*NF2* 和 *TP53* 的改变大多是独立事件 [116]，因此免疫组化检测组合可实现敏感性 > 90% [117]。

表 11.4　间皮细胞恶性肿瘤的标志物

间皮细胞恶性肿瘤标志物阳性百分比中位数（四分位间距）

	BAP1 缺失（*n*=36）	CDKN2A 缺失（*n*=24）	MTAP 缺失（*n*=16）	Merlin 缺失（*n*=2）	p53 异常（*n*=2）
所有 MM	56（60 ~ 61）	67（69 ~ 73）	52（46 ~ 59）	44（40 ~ 48）	10（9 ~ 12）
EMM	67（60 ~ 72）	60（57 ~ 69）	41（37 ~ 55）	38（37 ~ 40）	11（10 ~ 11）
BMM	50（39 ~ 56）	74（69 ~ 90）	40（37 ~ 56）	70	17
SMM	22（10 ~ 33）	93（80 ~ 100）	75（51 ~ 90）	53（46 ~ 60）	.
LUAD	0（0 ~ 1）	3	14	.	.
SCC	0	29	.	.	.
RCC	22（18 ~ 25）	32	.	.	.

续表

	BAP1 缺失 （ *n*=36 ）	CDKN2A 缺失 （ *n*=24 ）	MTAP 缺失 （ *n*=16 ）	Merlin 缺失 （ *n*=2 ）	p53 异常 （ *n*=2 ）
BRCA	6（3～9）	15	.	.	.
HGSC	0.15（0～0.3）	6	8	.	.
RMH	0	0	0	0	0

请注意，这些数字主要代表胸膜间皮瘤，*CDKN2A* 缺失和 *MTAP* 缺失在腹膜间皮瘤中较少见（见正文）。每栏上的 "*n*" 统计量代表该栏中某一标志物的研究总数，并非所有研究都代表所有肿瘤类型。BMM，双相间皮瘤；BRCA，乳腺癌；EMM，上皮样间皮瘤；HGSC，高级别浆液性癌；LUAD，肺腺癌；RCC，肾细胞癌；RMH，反应性间皮细胞增生；SARC，肉瘤样癌；SMM，肉瘤样间皮瘤；SqCC，鳞状细胞癌。

GLUT1、IMP3、EMA 和结蛋白免疫染色曾被提倡用于区分间皮瘤与良性间皮细胞增生，但这些检测缺乏敏感性和 / 或特异性，在这种情况下应予以摒弃[118]。

11.4.2.1　BAP1

间皮瘤中的 *BAP1* 改变包括错义、无义、移码和剪接位点突变；小片段插入与缺失事件、全基因缺失及截短重排[119]。致病性 *BAP1* 改变在良性间皮瘤中被认为是不可能出现的（见下文关于原位间皮瘤部分）。基因测序可直接检测 *BAP1* 的改变，或（更常见的是）通过免疫组化检测核 BAP1 的缺失，准确地替代病理基因 *BAP1* 的改变[117, 120]。

BAP1 缺失在 50%～60% 的胸膜间皮瘤中被检测到，包括 60%～70% 的上皮样间皮瘤、50% 的双相间皮瘤和 20% 的肉瘤样间皮瘤[9, 117, 54]。在约 60% 的胸膜间皮瘤中检测到 BAP1 缺失[98, 120-123]，这些间皮瘤主要为上皮样间皮瘤。如上所述，在与肺腺癌和高级别浆液性卵巢癌鉴别时，BAP1 缺失是间皮瘤的特异性特征。

对 BAP1 的解读依赖于合适的阳性内部对照，通常是炎症细胞、基质细胞或内皮细胞。只有细胞核内的 BAP1 才被视为有表达保留。细胞质中 BAP1 定位的意义（如果有的话）仍不清楚[117, 124-126]，但如果细胞核染色显示有表达保留，细胞质中的 BAP1 不应被解读为异常。

BAP1 表达模式可帮助区分双相型间皮瘤与伴有反应性梭型间皮的上皮样间皮瘤。上皮样和梭形成分均存在 *BAP1* 缺失强烈支持双相间皮瘤的诊断，而仅上皮样成分存在但 *BAP1* 缺失则更倾向于伴有反应性梭形间皮细胞的上皮样间皮瘤。由于这方面的数据存在冲突[17, 124, 125, 128, 127]，如果有明显的恶性双相形态，BAP1 染色不一致不应排除双相间皮瘤的诊断。局限于梭形成分的 BAP1 缺失较为罕见[17]，但若上皮样成分位于浆膜表面或邻近区域，可能提示需要考虑伴反应性间皮细胞增生的肉瘤样间皮瘤。

11.4.2.2　CDKN2A / MTAP

间皮瘤中 *CDKN2A* 的改变基本上局限于全基因缺失，无论是杂合性还是纯合性 *CDKN2A* 缺失，在与反应性间皮细胞增生的鉴别诊断中都是间皮瘤所特有的。*CDKN2A* 缺失见于 65%～70% 的胸膜间皮瘤，包括 60% 的上皮样间皮瘤、75% 的双相间皮瘤和 90%～95% 的肉瘤样间皮瘤[9, 54, 128-131]，但仅见于 25%～30% 的腹膜间皮瘤[116, 132]。

既往通过 FISH 检测 CDKN2A 缺失情况，因为针对其基因产物 p16 进行的免疫组织化学研究并不能很好地替代 FISH 检测。然而，与免疫组织化学方法相比，FISH 技术要求更高，且普及程度更低。MTAP 位于 9 号染色体短臂 21 区（9p21），距离 CDKN2A 基因端粒约 100kb，它编码甲基硫代腺苷磷酸化酶，这是一种参与嘌呤补救途径的管家基因。MTAP 免疫组织化学检测是检测 CDKN2A 缺失的一种有价值的替代方法，原因如下：①在 75% ～ 90% 存在 CDKN2A 缺失的间皮瘤病例中，MTAP 也会发生缺失；② MTAP 免疫组织化学检测能准确反映 MTAP 缺失情况（有一种例外情况：在促结缔组织增生性间皮瘤中，由于肿瘤细胞胞质稀少且阳性内对照不佳，MTAP 免疫组织化学检测结果往往难以解读，在这种情况下，可能需要进行 CDKN2A 的 FISH 检测）。和 CDKN2A 一样，间皮瘤中 MTAP 的改变几乎都是缺失，而且不伴有 CDKN2A 缺失的 MTAP 缺失极为罕见。

MTAP 缺失——以胞质表达缺失为定义——在约 50% 的胸膜间皮瘤中可见，包括 40% 的上皮样和双相间皮瘤以及 75% 的肉瘤样间皮瘤 [54, 117]。将核 MTAP 缺失作为 *MTAP* 缺失的替代指标不太可靠 [136, 137]。与 BAP1 一样，对 MTAP 的解读需要有适当的阳性内部对照。部分病例（尤其是肉瘤样或淋巴组织细胞样间皮瘤）中混杂的炎症细胞可能过于显著，导致低倍镜下 MTAP 表达看似保留，因此必须结合高倍镜观察与形态学对照。

与 BAP1 一样，MTAP 也有助于区分双相间皮瘤和伴有反应性梭形间皮瘤的上皮样间皮瘤（图 11.21）。MTAP 在上皮样和梭形成分中的缺失均支持双相间皮瘤的诊断，而 MTAP 在上皮样成分中的缺失仅支持与反应性梭形间皮瘤相关的上皮样间皮瘤的诊断。有一部分明确的双相间皮瘤仅在肉瘤样成分中出现 MTAP 缺失，这表明 9p21 的缺失有时会在肉瘤样形态的演变中发挥作用 [133]。

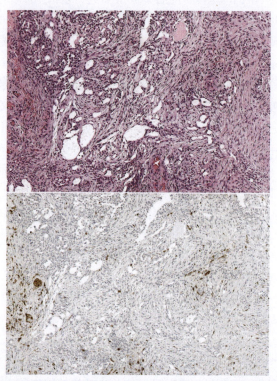

图 11.21 双相间皮瘤。该病例在诊断上具有挑战性（上图），上皮样间皮瘤（左上）与形态温和的梭形细胞增生（右侧）混杂在一起。通过免疫组织化学分析（下图），两种成分均显示 MTAP 表达缺失，支持双相间皮瘤的诊断

某些间皮瘤出现亚克隆性 MTAP 缺失（累及 1% ～ 80% 的免疫染色肿瘤细胞），这与亚克隆性 *MTAP* 及 *CDKN2A* 缺失相关[133]。这种亚克隆性 MTAP 免疫染色模式不会见于反应性间皮细胞增生[117]。因此，虽然早期的研究要求肿瘤细胞中 MTAP 缺失 ≥ 50% 才能做出"MTAP 缺失"的二元判定，但最近的研究表明，局部但明确的亚克隆性 MTAP 免疫染色缺失也支持 *MTAP/CDKN2A* 缺失，从而支持恶性肿瘤的诊断。

11.4.2.3 Merlin（NF2）

NF2 基因的改变包括错义、无义和移码突变，小片段插入和缺失，全基因缺失及截断重排，在 33% ～ 74% 的胸膜间皮瘤和 27% 的腹膜间皮瘤中存在，并且在间皮瘤与反应性间皮细胞增生的鉴别诊断中具有特异性[116, 117, 138, 139]。据报道，用于检测 *NF2* 半合子缺失的 FISH 在鉴别胸膜间皮瘤与反应性间皮细胞增生时敏感性为 55%，特异性为 100%，但这种检测方法尚未得到广泛应用[140-142]。然而，最近的研究表明，针对 NF2 蛋白产物 Merlin 的免疫组化检测对于间皮瘤的诊断是可靠的。在 45% 的胸膜间皮瘤（40% 的上皮样间皮瘤和 55% 的双相和肉瘤样间皮瘤）中检测到 Merlin 的免疫组化表达缺失，但在反应性间皮细胞增生中未检测到[117, 143]。在反应性间皮细胞增生中，Merlin 呈现顶外侧细胞膜的线性或颗粒状染色，偶见微弱胞质染色。在保留 Merlin 表达的上皮样间皮瘤中（具有管状乳头状、微乳头状或腺样生长方式），可见相似的顶外侧细胞膜染色，而实性生长的肿瘤可显示环形膜或胞质染色。在肉瘤样间皮瘤中，Merlin 呈细胞质表达。这些不同的 Merlin 定位模式的基础尚不清楚，但似乎都表明 *NF2* 为野生型。目前，只有在经过充分验证的免疫染色中完全缺失 Merlin 才支持间皮瘤的诊断。虽然数据有限，但令人信服的亚克隆 Merlin 缺失可能反映了潜在的 *NF2* 改变，因为 *NF2* 改变是间皮瘤发病机制中的晚期事件[144]。

11.4.2.4 p53（TP53）

在约 15% 的胸膜和腹膜间皮瘤中可检测到 *TP53* 变异[116, 117, 121]。基于模式对 p53 免疫组化结果解读（借鉴了浆液性卵巢癌的经验）是判断 *TP53* 突变的可靠替代指标。在至少 80% 的肿瘤细胞中出现强 p53 染色对应于潜在的 *TP53* 基因突变，这种情况在约 10% 的胸膜间皮瘤中可见，但在反应性间皮细胞中不存在[117, 145]。关于间皮瘤中"无表达"突变型 p53 模式特异性的数据存在矛盾，因此在有更多数据之前，解读这种模式时需谨慎。

11.4.2.5 免疫组化组合检测板

由于 *BAP1*、*CDKN2A/MTAP*、*NF2* 和 *TP53* 的分子改变通常相互独立，一个包含 BAP1、MTAP、Merlin 和 p53 的免疫组化检测组合对胸膜间皮瘤的敏感度可达 93%。尽管在不到 10% 的胸膜间皮瘤中可见突变型 p53，但 *TP53* 突变在基因组接近单倍体化的间皮瘤中更为富集，这类间皮瘤缺乏 BAP1、CDKN2A 和 NF2 的改变。因此，在一部分 BAP1、MTAP 和 Merlin 表达正常的间皮瘤中可观察到 p53 异常。

在常规诊断实践中，将 BAP1 和 MTAP（联合敏感性约为 80%[117, 146]）作为评估间皮细胞增生恶性程度的一线免疫染色是合理的。Merlin 尚未得到广泛应用，但在获得更多数据之前，可合理地将其视为一线或二线检测项目。鉴于 p53 的灵敏度较低，对于疑难病例的检测，BAP1 和 MTAP 以及 Merlin（如有）均应保留。

11.4.2.6 间皮瘤诊断中的分子测定

如上所述，*CDKN2A* FISH 已广泛用于诊断，一些机构也使用 NF2 FISH。间皮瘤诊断中使用的其他分子检测方法包括阵列比较基因组杂交、二代测序和融合检测。

阵列比较基因组杂交（aCGH）可检测间皮瘤特有的拷贝数改变，包括 *BAP1*（chr 3p21.1）、*CDKN2A*（chr 9p21）和 *NF2*（chr 22q12）的缺失。这种检测方法还能检测个别基因位点的杂合性缺失及基因组近单倍体化。近单倍体化是最近描述的一种分子亚类，约占间皮瘤的 5%。间皮瘤的基因组近单倍体化与突变型 *TP53* 和野生型 *BAP1* 和 *NF2* 有关（见上文）。

下一代测序基因组合检测能力取决于基因组合的大小、组成以及生物信息学分析流程的复杂程度。大型基因组合包含数百个基因，能够检测拷贝数变异、杂合性缺失、微卫星不稳定性，以及至少部分融合或易位情况。除了直接检测目标基因中的致病性点突变和小的插入或缺失事件外，这类基因组合还具备与阵列比较基因组杂交（aCGH）相当的功能。具备这些功能的下一代测序基因组合，能够在 9% ～ 95% 的所有胸膜间皮瘤中检测出 *BAP1*、*CDKN2A/MTAP*、*NF2* 或 *TP53* 基因的致病性变异。

在腹膜间皮瘤的次要亚群中会发现复发性融合，可采用靶向融合检测法（包括 FISH 和基于二代测序的融合检测）来检测这些罕见病例。儿童及年轻成人腹膜间皮瘤中存在 *ALK* 重排及 *EWSR1*：*ATF1* 或 *EWSR1*：*CREB* 融合，而中年或老年成人腹膜间皮瘤中则发现 *EWSR1*：*YY1* 融合 [139, 148-152]。有报道指出，弥漫性或局限性腹膜间皮瘤中存在反复出现的 *NR4A3* 融合，其具有纯腺瘤样 / 微囊性形态，且可能为惰性 [153]。这些不同的排列似乎定义了一个独特的分子亚群，它们缺乏间皮瘤中常见突变基因的改变。ALK 重排是一种可靶向的改变，如下文所述。

11.4.2.7　预后和预测性免疫标志物和分子测定

间变性淋巴瘤激酶（ALK）重排是一种可靶向的基因改变，靶向治疗能够产生显著的治疗反应。尽管目前缺乏相关指南，但对腹膜间皮瘤和年轻患者的间皮瘤进行 ALK 免疫组织化学检测是合理的，尤其是当这些肿瘤显示出正常的 BAP1、MTAP、Merlin 和 p53 表达时。对于任何 ALK 免疫染色呈阳性的肿瘤，都应该进行分子检测以确认 ALK 重排情况。

据报道，错配修复缺陷在间皮瘤中较为罕见 [154-156]，不过下一代测序面板检测发现，2% ～ 4% 的间皮瘤存在微卫星不稳定现象 [157, 158]。由于这些患者可能从免疫检查点抑制剂治疗中获益，因此在个别病例中可以考虑进行错配修复缺陷或微卫星不稳定检测。

程序性死亡配体 1（PD-L1）在上皮样（10% ～ 49%）、双相（9% ～ 67%）和肉瘤样（22% ～ 100%）间皮瘤中的阳性率（> 1% 肿瘤细胞染色）因抗体克隆和染色条件的不同而有所差异 [159-163]。不过，不建议对间皮瘤进行常规 PD-L1 免疫组织化学检查。美国 FDA 已批准伊匹木单抗和纳武利尤单抗作为不可切除弥漫性胸膜间皮瘤的一线治疗药物，与化疗相比，无论组织学类型或 PD-L1 状态如何，均显示出临床获益 [164-166]。

11.5　原位间皮瘤

原位间皮瘤的定义是：①具有扁平或乳头状结构的表面封闭性（即非侵袭性）间皮瘤；②由单层立方体间皮细胞衬里，通常核异型性极小；③ *BAP1*（几乎所有）或 *CDKN2A*（罕见病例）改变；④在临床和影像学检查中没有浆液性肿块（图 11.22）。尚未描述原位间皮瘤的肉瘤样变体，尽管有一例典型的原位间皮瘤似乎进展为肉瘤样间皮瘤 [167]。原位间皮瘤可发生于胸膜，较少见于腹膜。心包膜或鞘膜的病例则鲜有报道。携带胚系 *BAP1* 突变的患者可能多腔受累 [168]。

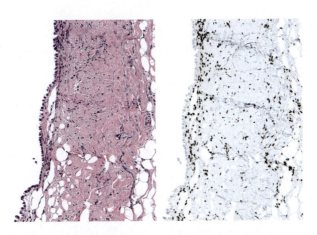

图 11.22　原位间皮瘤。单层扁平细胞学间皮瘤（左），免疫组化显示 BAP1 表达缺失（右）。该患者反复出现不明原因的渗出液

原位间皮瘤在中位间隔 60 个月时至少有 70% 会进展为浸润性间皮瘤[169]。*CDKN2A* 缺失可能会带来更具侵袭性的病程，缩短进展时间，但数据有限[167]。少数研究表明，原位间皮瘤可能伴有微小浸润灶（即没有任何临床或影像学肿块改变）。这些与以原位病变为主的"微浸润"间皮瘤似乎比表现为弥漫性临床疾病的间皮瘤预后好得多[170, 171]。原位间皮瘤（伴或不伴微浸润）的最佳管理尚不明确，但部分患者接受了积极治疗（如手术剥脱术及腹膜腔热灌注化疗）。

原位间皮瘤最常在不明原因、持续不消的积液背景下被诊断出来，但偶尔也可能是在为其他指征获取的标本中偶然发现[169]。对于不明原因、积液持续不消的患者，应仔细检查并考虑进行浆膜活检[172]。诊断原位间皮瘤还需要排除临床或影像学浆膜肿块。若在肉眼可见浆膜肿块的病例活检中观察到原位间皮瘤形态，可能提示取材不足（未取到更显著病变）。

特别是在腹膜中，原位间皮瘤可能表现为细长的乳头状，由一层无害的立方上皮细胞排列而成，形态上与分化良好的乳头状间皮瘤（WDPMT）难以区分。然而，这些所谓的"形态类似 WDPMT 的原位间皮瘤"经常伴有复发性渗出或腹水，并表现出广泛或弥漫性癌变样浆膜受累——这两种特征在普通的 WDPMT 中都是不常见的。

对所有血清活检组织进行免疫组化研究是不切实际的。目前共识建议对不明原因持续积液的浆膜活检行 BAP1（可行时加 MTAP）免疫组化。对于明显的 WDPMT，如伴有"浸润性病灶"（见下文）、多灶性或汇合性生长或伴有腹水，也建议至少采用这些染色方法，但有些作者主张应进行辅助研究[171]。在这些情况下，如果 BAP1 和 MTAP 保持正常且临床或病理怀疑度高，应考虑进行 *CDKN2A* FISH 检测。

世界卫生组织（WHO）分类将原位间皮瘤视为手术标本的一种诊断。但一些学者也主张，对于有不明原因、持续性积液且临床及影像学检查均未发现浆膜肿物的患者，应在其细胞块制备物上开展这些辅助检查，因为这样或许能更早地检测出间皮瘤，有望改善预后[173-175]。由于在脱落性积液细胞学检查中无法判断是浸润性生长还是非浸润性生长，因此有人提议在这种情况下使用如"至少为原位间皮瘤，不能排除浸润性间皮瘤"这样的描述性术语[176]。

在原位间皮瘤中尚未检测到 *NF2* 改变，尽管迄今为止的数据仅限于两个病例[177]。分子证据表明，*NF2* 突变通常是间皮瘤发生的晚期事件，因此它们在原位阶段可能确实罕见或不存在。

在原位间皮瘤中出现突变型 p53 免疫染色的可能性仍有待探索。

11.6　间皮瘤的细胞病理学诊断

尽管 90% 的间皮瘤会伴有积液，但间皮瘤的细胞病理学诊断仍然具有挑战性且存在争议。就组织诊断而言，针对定义恶性肿瘤的分子改变的广泛可用的辅助检查，彻底改变了间皮瘤的细胞学诊断。在一项针对具有间皮瘤诊断专业知识的病理学家的调查中，35% 的人认为仅通过非典型形态就可以放心地在细胞学标本中诊断间皮瘤；53% 的人认为结合非典型形态以及 BAP、MTAP 缺失或 CDKN2A 缺失的情况可以进行诊断；65% 的人认为在上述两种发现的基础上再加上异常的影像学表现就可以诊断。

含有脱落间皮细胞的吸出液是目前评估间皮瘤最常见的细胞学标本，对于身体状况不佳的患者，这可能是唯一可获得的诊断标本。尽管在痰液细胞学、支气管冲洗或刷检或经支气管细针穿刺中诊断间皮瘤是可能的，但这种情况极为罕见。

不过，与活组织检查或切除术相比，细胞学检查有一定的缺点。第一，仅上皮样间皮瘤会脱落至积液内，因此肉瘤样及双相间皮瘤通常无法通过积液细胞学检查进行诊断（经支气管细针穿刺可能获取肉瘤样间皮瘤样本，但罕见）；第二，间皮瘤的灵敏度仅为 30%～75%（尽管降低辅助检查的应用阈值可能会提高检测率[174]）；第三，如上所述，原位间皮瘤与浸润性间皮瘤无法通过细胞学检查明确区分；第四，在细胞学标本中难以进行分级和组织学亚型分类。

渗出液中的细胞数量从少细胞（尤其是在肿瘤发生早期）到多细胞不等[175]。间皮瘤渗出液中的细胞形态多样，从仅有轻度异型性的单个细胞和细胞簇（在形态上与反应性间皮细胞有重叠）到大量具有明显核异型性的大肿瘤碎片和细胞簇都有。与间皮瘤相符的形态学特征包括细胞内包含细胞的排列方式、周边有"驼峰"样结构的间皮细胞、嗜橙黄质的细胞质、多核细胞，以及带有基底膜核心的乳头状细胞簇。

至于组织学诊断，间皮瘤的细胞病理学诊断需要同时满足以下两点：①确认间皮细胞谱系；②确认恶性特征。用于组织诊断的辅助检查也可应用于积液细胞块（涂片应用相对较少），不过考虑到固定方式的差异，这些检查必须针对该应用进行专门验证。在细胞学标本中，荧光原位杂交（FISH）检测到间皮细胞中 *CDKN2A* 基因缺失对间皮瘤的特异性为 100%，而 BAP1 蛋白缺失和 MTAP 蛋白缺失的特异性均为 99%。在细胞学标本中，联合使用 BAP1 免疫组化和 *CDKN2A* FISH 检测对间皮瘤诊断的敏感性为 83%。Merlin 和 p53 免疫染色在间皮瘤细胞病理学诊断中的作用尚未得到研究。

11.7　局限性间皮瘤

局限性间皮瘤约占所有间皮瘤的 1%。这些肿瘤为孤立的、边界清晰的胸膜（80%～90%）或腹膜肿瘤，大小从 0.5～20cm 不等。其中 55%～70% 为上皮样，20%～25% 为双相型，10%～18% 为肉瘤样。从显微镜下看，它们与弥漫性间皮瘤无法区分，因此临床和影像学的关联分析至关重要。可能会出现胸腔积液，但恶性胸腔积液可排除局限性间皮瘤的诊断。从临床上看似正常的浆膜背景中取活检，若存在多灶性或弥漫性的微观累及情况，也可排除该诊断，不过对于大体上未受累及的浆膜活检，目前尚无公认的标准。局限性间皮瘤与原位间皮瘤以及弥漫性间皮瘤的确切关系仍不清楚。一些局限性间皮瘤在生物学特性上与弥漫性间皮瘤相似，存在 BAP1、CDKN2A 和 NF2 等致病基因改变或基因组近单倍体化。然而，一些局限性间皮瘤存在 TRAF7 突变，可能与良性或惰性腹膜间皮肿瘤的关系更为密切。或许是由于这种分子异质性，局限性间皮瘤患者的中位生存期为 134 个月，明显长于弥漫性间皮瘤患者。

11.8　非恶性间皮瘤

本节讨论的非恶性间皮瘤通常仅从形态学上就可与间皮瘤相区分，但诊断性免疫印迹可用于确认间皮瘤的系谱或帮助排除细微的恶性病变。此处详述的肿瘤主要发生在腹膜，发生在胸膜时应仔细检查以排除间皮瘤或原位间皮瘤。

这些病变通常为单发或寡灶性，但极少数病例可表现为多灶性生长（如腹膜包涵囊肿）或弥漫性生长。现有的分子数据显示，这些病变在生物学上与间皮瘤不同，*BAP1*、*CDKN2A* 和 *NF2* 均未发生改变 [183, 184]。它们的良性或最多是惰性的临床表现也将其与间皮瘤区分开来。

11.8.1　分化良好的乳头状间皮瘤

分化良好的乳头状间皮瘤（WDPMT）的特征是细长的乳头状结构，乳头核心为黏液样、纤维黏液样或胶原样，表面由一层良性的立方状或扁平状间皮细胞覆盖 [185-187]。60% ～ 95% 的病例 PAX8 为阳性 [97, 186]。

少数 WDPMT 会出现明显的融合乳头状生长和 / 或乳头核心内有间皮细胞巢或条索，这两种模式均被称为"具有侵袭性病灶的 WDPMT" [188]。尽管这个名称可能会引起混淆，但这里的"浸润性病灶"仅限于 WDPMT 的基质核心，不应有向下方浆膜下组织的浸润。由于这种变异型是在现代原位间皮瘤概念形成之前被描述的，因此这两者之间的关系仍不清楚。

11.8.2　腺瘤样瘤

腺瘤样瘤在男性中多见于附睾旁区域，在女性中多见于子宫体或输卵管 [189]。少数病例可发生在盆腔腹膜或结肠浆膜 [190]。这些腺瘤样瘤尺寸通常较小（＜ 2cm）。显微镜下，腺瘤样瘤由被单层立方状至扁平状间皮细胞衬覆的小管构成，还有小的实性巢状结构和印戒细胞。薄的黏液样纤维束通常跨越管腔。腺瘤样瘤可呈界限清楚或围绕背景结构浸润生长，但无破坏性浸润。

11.8.3　腹膜包涵囊肿

腹膜包涵囊肿指的是范围广泛的病变，从偶然出现的微小单球形包涵体到出现肿块效应的大的多球形病变。无论哪种情况，囊肿内衬均被覆单层立方状至扁平状间皮细胞，偶尔出现部分或弥漫性鳞状化生。囊壁可出现轻微的腺瘤样增生，当囊肿足够大时可将其视为腹膜包涵囊肿和腺瘤样瘤的混合体。腹膜包涵囊肿与本节中的其他病变有些不同，因为它们可能是巨大的（可达 30cm）、多灶性或弥漫性的，且在严重病例中复发率高达 50% [191-193]。不过，最近的系列研究较好地反映了腹膜包涵囊肿的完整形态学谱（即包括更高比例的小的、单囊的、偶发的病变），表明其复发率仅为 3%[194]。

形态学上相同的间皮包涵囊肿在心包中很少见，在胸膜中则更为罕见。

11.8.4　其他病变

偶然发生的、形态温和、边界局限的单灶性或寡灶性腹膜间皮增生难以归类。最近，有一类这种病变被定义为"实性乳头状间皮瘤"，其特征为上皮样细胞主要呈实性生长，并局灶呈（假）乳头状生长，这些细胞具有中等嗜酸性的细胞质、清晰的细胞膜以及形态温和的细胞核，且细胞核常有核沟。

对于任何无法分类的间皮瘤，排除原位间皮瘤或局限性间皮瘤是合理的。或者说，可以对这些病变进行描述性诊断。鉴于这些无法分类的病变可能具有异质性，且关于其生物学行为的数据有限，对这些病例进行临床随访是谨慎的做法。

11.9　结论

间皮瘤的诊断对于普通和专科病理专家来说都是一项挑战。形态学是病理诊断的基础。然而，通过开发和完善可靠的免疫组化染色以确认间皮系谱，更重要的是通过检测 *BAP1*、*CDKN2A*、*NF2* 及 *TP53* 的恶性特征性致病分子改变，已显著改变了诊断实践，使得形态学疑难病例（包括小活检及积液细胞学标本）的诊断更加可靠。这些强大的工具还重新定义了原位间皮瘤的概念，为早期诊断和有意义的早期干预带来了希望。更强大的分子技术，包括二代测序，已在一些机构中用于常规诊断。这一不断增长的工具库必须在通过严格形态学评估生成的鉴别诊断背景下加以应用，综合病理结果应与临床和影像学数据一起解读，理想情况下应在多学科肿瘤委员会中进行。鉴于间皮瘤诊断具有重要的临床意义，对于疑难或罕见的病例，由具有间皮瘤专业知识的病理专家进行评估是明智之举。

参考文献

1. Beebe-Dimmer, J. L. et al. Mesothelioma in the United States: A Surveillance, Epidemiology, and End Results (SEER)-Medicare investigation of treatment patterns and overall survival. Clin. Epidemiol. 8, 743–750 (2016).

2. Bray, F. et al. Global cancer statistics 2018: GLOBOCAN estimates of incidence and mortality worldwide for 36 cancers in 185 countries. CA Cancer J. Clin. 68(6), 394–424 (2018).

3. Churg, A. et al. Dataset for reporting of malignant mesothelioma of the pleura or peritoneum: Recommendations from the international collaboration on cancer reporting (ICCR). Arch. Pathol. Lab. Med. 140(10), 1104–1110 (2016).

4. Husain, A. N. et al. Guidelines for pathologic diagnosis of malignant mesothelioma 2017 update of the consensus statement from the international mesothelioma interest group. Arch. Pathol. Lab. Med. 142(1), 89–108 (2018).

5. Churg, A. et al. The fake fat phenomenon in organizing pleuritis: A source of confusion with desmoplastic malignant mesotheliomas. Am. J. Surg. Pathol. 35(12), 1823–1829 (2011).

6. Klebe, S. et al. Sarcomatoid mesothelioma: A clinical-pathologic correlation of 326 cases. Mod. Pathol. Off. J. US Can. Acad. Pathol. Inc. 23(3), 470–479 (2010).

7. Verma, V. et al. Survival by histologic subtype of malignant pleural mesothelioma and the impact of surgical

resection on overall survival. Clin. Lung Cancer 19(6), e901–e912 (2018).

8. Chirieac, L. R. et al. Diagnostic value of biopsy sampling in predicting histology in patients with diffuse malignant pleural mesothelioma. Cancer 125(23), 4164–4171 (2019).

9. Chapel, D. B., VIvero, M. & Sholl, L. M. Mesothelioma. In: Practical Pulmonary Pathology.

10. Anderson, W. J. et al. Molecular and immunohistochemical characterisation of mesothelioma of the tunica vaginalis. Histopathology 81(1), 65–76 (2022).

11. Butnor, K. J., Pavlisko, E. N., Sporn, T. A. & Roggli, V. L. Mesothelioma of the tunica vaginalis testis. Hum. Pathol. 92, 48–58 (2019).

12. Chapel, D. B. et al. Malignant peritoneal mesothelioma: Prognostic significance of clinical and pathologic parameters and validation of a nuclear-grading system in a multi-institutional series of 225 cases. Mod. Pathol. Off. J. US Can. Acad. Pathol. Inc. 34(2), 380–395 (2021).

13. Malpica, A. et al. Malignant mesothelioma of the peritoneum in women: A clinicopathologic study of 164 cases. Am. J. Surg. Pathol. 45(1), 45–58 (2021).

14. Pavlisko, E. N. & Roggli, V. L. Sarcomatoid peritoneal mesothelioma: Clinicopathologic correlation of 13 cases. Am. J. Surg. Pathol. 39(11), 1568–1575 (2015).

15. Zhang, Y. Z. et al. Utility of nuclear grading system in epithelioid malignant pleural mesothelioma in biopsy-heavy setting: An external validation study of 563 cases. Am. J. Surg. Pathol. 44(3), 347–356 (2020).

16. Rosen, L. E. et al. Nuclear grade and necrosis predict prognosis in malignant epithelioid pleural mesothelioma: A multi-institutional study. Mod. Pathol. Off. J. US Can. Acad. Pathol. Inc. 31(4), 598–606(2018).

17. Galateau Salle, F. et al. New insights on diagnostic reproducibility of biphasic mesotheliomas: A multiinstitutional evaluation by the international mesothelioma panel from the MESOPATH reference center. J. Thorac. Oncol. Off. Publ. Int. Assoc. Study Lung Cancer 13(8), 1189–1203 (2018).

18. Bueno, R. et al. Pleural biopsy: A reliable method for determining the diagnosis but not subtype in mesothelioma. Ann. Thorac. Surg. 78(5), 1774–1776 (2004).

19. Schulte, J. J. et al. Comparison of nuclear grade, necrosis, and histologic subtype between biopsy and resection in pleural malignant mesothelioma: An international multi-institutional analysis. Am. J. Clin. Pathol. 156(6), 989–999 (2021).

20. Attanoos, R. L. & Gibbs, A. R. The pathology associated with therapeutic procedures in malignant mesothelioma. Histopathology 45(4), 393–397 (2004).

21. Kadota, K. et al. A nuclear grading system is a strong predictor of survival in epitheloid diffuse malignant pleural mesothelioma. Mod. Pathol. Off. J. US Can. Acad. Pathol. Inc. 25(2), 260–271 (2012).

22. Nicholson, A. G. et al. EURACAN/IASLC proposals for updating the histologic classification of pleural mesothelioma: Towards a more multidisciplinary approach. J. Thorac. Oncol. Off. Publ. Int. Assoc. Study Lung Cancer 15(1), 29–49 (2020).

23. Kadota, K. et al. Pleomorphic epithelioid diffuse malignant pleural mesothelioma: A clinicopathological review and conceptual proposal to reclassify as biphasic or sarcomatoid mesothelioma. J. Thorac. Oncol. Off. Publ. Int. Assoc. Study Lung Cancer 6(5), 896–904 (2011).

24. Mogi, A. et al. Pleural malignant mesothelioma with invasive micropapillary component and its association with pulmonary metastasis. Pathol. Int. 59(12), 874–879 (2009).

25. Ordóñez, N. G. Deciduoid mesothelioma: Report of 21 cases with review of the literature. Mod. Pathol. Off. J. US Can. Acad. Pathol. Inc. 25(11), 1481–1495 (2012).

26. Ordóñez, N. G. Mesothelioma with rhabdoid features: An ultrastructural and immunohistochemical study of 10 cases. Mod. Pathol. Off. J. US Can. Acad. Pathol. Inc. 19(3), 373–383 (2006).

27. Kimura, N., Hasegawa, M. & Hiroshima, K. SMARCB1/INI1/BAF47-deficient pleural malignant mesothelioma with rhabdoid features. Pathol. Int. 68(2), 128–132 (2018).

28. Ahadi, M. S. & Gill, A. J. SMARCA4 loss is very rare in thoracic mesothelioma. Am. J. Surg. Pathol. 43(8), 1154–1155 (2019).

29. Ordóñez, N. G. Mesothelioma with signet-ring cell features: Report of 23 cases. Mod. Pathol. Off. J. US Can. Acad. Pathol. Inc. 26(3), 370–384 (2013).

30. Ordóñez, N. G. Mesotheliomas with small cell features: Report of eight cases. Mod. Pathol. Off. J. US Can. Acad. Pathol. Inc. 25(5), 689–698 (2012).

31. Sauter, J. L. et al. The 2021 WHO classification of tumors of the pleura: Advances since the 2015 classification. J. Thorac. Oncol. Off. Publ. Int. Assoc. Study Lung Cancer 17(5), 608–622 (2022).

32. Ordóñez, N. G. Mesothelioma with clear cell features: An ultrastructural and immunohistochemical study of 20 cases. Hum. Pathol. 36(5), 465–473 (2005).

33. Michal, M. et al. Clear cell mesotheliomas with inactivating VHL mutations and near-haploid genomic features. Genes Chromosomes Cancer 62(5), 267–274 (2023).

34. Shia, J. et al. Malignant mesothelioma with a pronounced myxoid stroma: A clinical and pathological evaluation of 19 cases. Virchows Arch. Int. J. Pathol. 447(5), 828–834 (2005).

35. Ordóñez, N. G. Pleomorphic mesothelioma: Report of 10 cases. Mod. Pathol. Off. J. US Can. Acad. Pathol. Inc. 25(7), 1011–1022 (2012).

36. Sauter, J. L. et al. Diffuse pleural mesothelioma. In: Thoracic Tumours 204–219 (International Agency for Research on Cancer, 2021).

37. Galateau-Sallé, F. et al. Lymphohistiocytoid variant of malignant mesothelioma of the pleura: A series of 22 cases. Am. J. Surg. Pathol. 31(5), 711–716 (2007).

38. Hendry, S. et al. Assessing tumor-infiltrating lymphocytes in solid tumors: A practical review for pathologists and proposal for a standardized method from the international immuno-oncology biomarkers working group: Part 2: TILs in melanoma, gastrointestinal tract carcinomas, non-small cell lung carcinoma and mesothelioma, endometrial and ovarian carcinomas, squamous cell carcinoma of the head and neck, genitourinary carcinomas, and primary brain tumors. Adv. Anat. Pathol. 24(6), 311–335 (2017).

39. Anraku, M. et al. Impact of tumor-infiltrating T cells on survival in patients with malignant pleural mesothelioma. J. Thorac. Cardiovasc. Surg. 135(4), 823–829 (2008).

40. Fuchs, T. L., Chou, A., Sioson, L., Sheen, A. & Gill, A. J. Stromal tumour-infiltrating lymphocytes (TILs) assessed using the ITWG system do not predict overall survival in a cohort of 337 cases of mesothelioma. Histopathology 76(7), 1095–1101 (2020).

41. Yamada, N. et al. CD8+ tumor-infiltrating lymphocytes predict favorable prognosis in malignant pleural mesothelioma after resection. Cancer Immunol. Immunother. CII 59(10), 1543–1549 (2010).

42. Fusco, N. et al. Characterization of the immune microenvironment in malignant pleural mesothelioma reveals prognostic subgroups of patients. Lung Cancer, (Amst., Neth.) 150, 53–61 (2020).

43. Alchami, F. S., Attanoos, R. L. & Bamber, A. R. Myxoid variant epithelioid pleural mesothelioma defines a favourable prognosis group: An analysis of 191 patients with pleural malignant mesothelioma. J. Clin. Pathol. 70(2), 179–182 (2017).

44. Fuchs, T. L. et al. A critical assessment of current grading schemes for diffuse pleural mesothelioma with a proposal for a novel mesothelioma weighted grading scheme (MWGS). Am. J. Surg. Pathol. 46(6), 774–785 (2022).

45. Klebe, S., Mahar, A., Henderson, D. W. & Roggli, V. L. Malignant mesothelioma with heterologous elements:

Clinicopathological correlation of 27 cases and literature review. Mod. Pathol. Off. J. US Can. Acad. Pathol. Inc. 21(9), 1084–1094 (2008).

46. Galateau Salle, F. et al. Comprehensive molecular and pathologic evaluation of transitional mesothelioma assisted by deep learning approach: A multi-institutional study of the international mesothelioma panel from the MESOPATH reference center. J. Thorac. Oncol. Off. Publ. Int. Assoc. Study Lung Cancer 15(6), 1037–1053 (2020).

47. Dacic, S. et al. Interobserver variation in the assessment of the sarcomatoid and transitional components in biphasic mesotheliomas. Mod. Pathol. Off. J. US Can. Acad. Pathol. Inc. 33(2), 255–262 (2020).

48. Brcic, L., Vlacic, G., Quehenberger, F. & Kern, I. Reproducibility of malignant pleural mesothelioma histopathologic subtyping. Arch. Pathol. Lab. Med. 142(6), 747–752 (2018).

49. Vigneswaran, W. T. et al. Amount of epithelioid differentiation is a predictor of survival in malignant pleural mesothelioma. Ann. Thorac. Surg. 103(3), 962–966 (2017).

50. Marchevsky, A. M. et al. The differential diagnosis between pleural sarcomatoid mesothelioma and spindle cell/pleomorphic (sarcomatoid) carcinomas of the lung: Evidence-based guidelines from the International Mesothelioma Panel and the MESOPATH National Reference Center. Hum. Pathol. 67, 160–168 (2017).

51. Tot, T. The value of cytokeratins 20 and 7 in discriminating metastatic adenocarcinomas from pleural mesotheliomas. Cancer 92(10), 2727–2732 (2001).

52. Winstanley, A. M. et al. The immunohistochemical profile of malignant mesotheliomas of the tunica vaginalis: A study of 20 cases. Am. J. Surg. Pathol. 30(1), 1–6 (2006).

53. Chu, P., Wu, E. & Weiss, L. M. Cytokeratin 7 and cytokeratin 20 expression in epithelial neoplasms: A survey of 435 cases. Mod. Pathol. Off. J. US Can. Acad. Pathol. Inc. 13(9), 962–972 (2000).

54. Chapel, D. B., Schulte, J. J., Husain, A. N. & Krausz, T. Application of immunohistochemistry in diagnosis and management of malignant mesothelioma. Transl. Lung Cancer Res. 9(Supplement 1), S3–S27(2020).

55. Ordóñez, N. G. The diagnostic utility of immunohistochemistry in distinguishing between epithelioid mesotheliomas and squamous carcinomas of the lung: A comparative study. Mod. Pathol. Off. J. US Can. Acad. Pathol. Inc. 19(3), 417–428 (2006).

56. Ordóñez, N. G. Value of immunohistochemistry in distinguishing peritoneal mesothelioma from serous carcinoma of the ovary and peritoneum: A review and update. Adv. Anat. Pathol. 13(1), 16–25 (2006).

57. Ordóñez, N. G. & Sahin, A. A. Diagnostic utility of immunohistochemistry in distinguishing between epithelioid pleural mesotheliomas and breast carcinomas: A comparative study. Hum. Pathol. 45(7),1529–1540 (2014).

58. Kushitani, K. et al. Utility and pitfalls of immunohistochemistry in the differential diagnosis between epithelioid mesothelioma and poorly differentiated lung squamous cell carcinoma. Histopathology 70(3), 375–384 (2017).

59. Le Stang, N. et al. Differential diagnosis of epithelioid malignant mesothelioma with lung and breast pleural metastasis: A systematic review compared with a standardized panel of antibodies-A new proposal that may influence pathologic practice. Arch. Pathol. Lab. Med. 144(4), 446–456 (2020).

60. Padgett, D. M., Cathro, H. P., Wick, M. R. & Mills, S. E. Podoplanin is a better immunohistochemical marker for sarcomatoid mesothelioma than calretinin. Am. J. Surg. Pathol. 32(1), 123–127 (2008).

61. Ordóñez, N. G. The diagnostic utility of immunohistochemistry and electron microscopy in distinguishing between peritoneal mesotheliomas and serous carcinomas: A comparative study. Mod. Pathol. Off. J. US Can. Acad. Pathol. Inc. 19(1), 34–48 (2006).

62. Chu, P. G. & Weiss, L. M. Expression of cytokeratin 5/6 in epithelial neoplasms: An immunohistochemical study of 509 cases. Mod. Pathol. Off. J. US Can. Acad. Pathol. Inc. 15(1), 6–10 (2002).

63. Attanoos, R. L., Webb, R., Dojcinov, S. D. & Gibbs, A. R. Value of mesothelial and epithelial antibodies in

distinguishing diffuse peritoneal mesothelioma in females from serous papillary carcinoma of the ovary and peritoneum. Histopathology 40(3), 237–244 (2002).

64. Comin, C. E. et al. Expression of thrombomodulin, calretinin, cytokeratin 5/6, D2-40 and WT-1 in a series of primary carcinomas of the lung: An immunohistochemical study in comparison with epithelioid pleural mesothelioma. Tumori 100(5), 559–567 (2014).

65. Churg, A. & Naso, J. R. Hypothesis: HEG1 and claudin-4 staining will allow a diagnosis of epithelioid and biphasic mesothelioma versus non-small-cell lung carcinoma with only two stains in most cases. Histopathology 82(3), 385–392 (2023).

66. Naso, J. R., Tsuji, S. & Churg, A. HEG1 is a highly specific and sensitive marker of epithelioid malignant mesothelioma. Am. J. Surg. Pathol. 44(8), 1143–1148 (2020).

67. Carbone, M. et al. Positive nuclear BAP1 immunostaining helps differentiate non-small cell lung carcinomas from malignant mesothelioma. Oncotarget 7(37), 59314–59321 (2016).

68. Yoshimura, M. et al. Diagnostic application of BAP1 immunohistochemistry to differentiate pleural mesothelioma from metastatic pleural tumours. Histopathology 71(6), 1011–1014 (2017).

69. Andrici, J. et al. Loss of BAP1 expression is very rare in peritoneal and gynecologic serous adenocarcinomas and can be useful in the differential diagnosis with abdominal mesothelioma. Hum. Pathol. 51, 9–15 (2016).

70. Andrici, J. et al. Loss of expression of BAP1 is very rare in non-small cell lung carcinoma. Pathology (Phila.) 48(4), 336–340 (2016).

71. Owen, D., Sheffield, B. S., Ionescu, D. & Churg, A. Loss of BRCA1-associated protein 1 (BAP1) expression is rare in non-small cell lung cancer. Hum. Pathol. 60, 82–85 (2017).

72. Sun, T. et al. Somatic mutation of BAP1 can lead to expression loss in non-small cell lung carcinoma: Next generation sequencing and IHC analysis in A large single institute cohort. Int. J. Surg. Pathol. 30(5), 512–519 (2022).

73. Ricketts, C. J. et al. The cancer genome atlas comprehensive molecular characterization of renal cell carcinoma. Cell Rep. 23, 313–326.e5 (2018).

74. Lowery, M. A. et al. Comprehensive molecular profiling of intrahepatic and extrahepatic cholangiocarcinomas: Potential targets for intervention. Clin. Cancer Res. Off. J. Am. Assoc. Cancer Res. 24(17), 4154–4161 (2018).

75. Wang, Y. et al. Mutations of epigenetic regulatory genes are common in thymic carcinomas. Sci. Rep. 4, 7336 (2014).

76. Murali, R. et al. BAP1 expression in cutaneous melanoma: A pilot study. Pathology (Phila.) 45(6), 606–609 (2013).

77. Di Nunno, V. et al. BAP1 in solid tumors. Future Oncol., (Lond.) Engl. 15(18), 2151–2162 (2019).

78. Laitman, Y., Newberg, J., Molho, R. B., Jin, D. X. & Friedman, E. The spectrum of tumors harboring BAP1 gene alterations. Cancer Genet. 256–257, 31–35 (2021).

79. Terra, S., Roden, A. C., Yi, E. S., Aubry, M. C. & Boland, J. M. Loss of methylthioadenosine phosphorylase by immunohistochemistry is common in pulmonary sarcomatoid carcinoma and sarcomatoid mesothelioma. Am. J. Clin. Pathol. 157(1), 33–39 (2022).

80. Ordóñez, N. G. Value of PAX8, PAX2, napsin A, carbonic anhydrase IX, and claudin-4 immunostaining in distinguishing pleural epithelioid mesothelioma from metastatic renal cell carcinoma. Mod. Pathol. Off. J. US Can. Acad. Pathol. Inc. 26(8), 1132–1143 (2013).

81. Ordóñez, N. G. Value of claudin-4 immunostaining in the diagnosis of mesothelioma. Am. J. Clin. Pathol. 139(5), 611–619 (2013).

82. Lechpammer, M. et al. The diagnostic and prognostic utility of claudin expression in renal cell neoplasms. Mod.

Pathol. Off. J. US Can. Acad. Pathol. Inc. 21(11), 1320–1329 (2008).

83. Ono, Y. et al. Claudins-4 and −7 might be valuable markers to distinguish hepatocellular carcinoma from cholangiocarcinoma. Virchows Arch. Int. J. Pathol. 469(4), 417–426 (2016).

84. Lódi, C. et al. Claudin-4 differentiates biliary tract cancers from hepatocellular carcinomas. Mod. Pathol. Off. J. US Can. Acad. Pathol. Inc. 19(3), 460–469 (2006).

85. Facchetti, F. et al. Claudin 4 identifies a wide spectrum of epithelial neoplasms and represents a very useful marker for carcinoma versus mesothelioma diagnosis in pleural and peritoneal biopsies and effusions. Virchows Arch. Int. J. Pathol. 451(3), 669–680 (2007).

86. Kai, Y. et al. Mucin 21 is a novel, negative immunohistochemical marker for epithelioid mesothelioma for its differentiation from lung adenocarcinoma. Histopathology 74(4), 545–554 (2019).

87. Ordóñez, N. G. The diagnostic utility of immunohistochemistry in distinguishing between mesothelioma and renal cell carcinoma: A comparative study. Hum. Pathol. 35(6), 697–710 (2004).

88. Naso, J. R. & Churg, A. Claudin-4 shows superior specificity for mesothelioma vs non-small-cell lung carcinoma compared with MOC-31 and Ber-EP4. Hum. Pathol. 100, 10–14 (2020).

89. Rossi, G., Caroli, G., Caruso, D., Stella, F. & Davoli, F. Pseudocarcinomatous mesothelioma: A Hitherto Unreported Presentation closely simulating primary lung cancer. Int. J. Surg. Pathol. 29(7), 775–779(2021).

90. Harwood, T. R., Gracey, D. R. & Yokoo, H. Pseudomesotheliomatous carcinoma of the lung. A variant of peripheral lung cancer. Am. J. Clin. Pathol. 65(2), 159–167 (1976).

91. Attanoos, R. L. & Gibbs, A. R. 'Pseudomesotheliomatous' carcinomas of the pleura: A 10-year analysis of cases from the environmental lung disease research group, Cardiff. Histopathology 43(5), 444–452(2003).

92. Mawas, A. S. et al. MUC4 immunohistochemistry is useful in distinguishing epithelioid mesothelioma from adenocarcinoma and squamous cell carcinoma of the lung. Sci. Rep. 8(1), 134 (2018).

93. Butnor, K. J. et al. Diffuse malignant mesothelioma and synchronous lung cancer: A clinicopathological study of 18 cases. Lung Cancer, (Amst., Neth.) 95, 1–7 (2016).

94. Tanaka, H. et al. Malignant mesothelioma with squamous differentiation. Histopathology 72(7), 1216–1220 (2018).

95. Hiroshima, K. et al. Membranous HEG1 expression is a useful marker in the differential diagnosis of epithelioid and biphasic malignant mesothelioma versus carcinomas. Pathol. Int. 71(9), 604–613 (2021).

96. Chapel, D. B., Husain, A. N., Krausz, T. & McGregor, S. M. PAX8 Expression in a subset of malignant peritoneal mesotheliomas and benign mesothelium has diagnostic implications in the differential diagnosis of ovarian serous carcinoma. Am. J. Surg. Pathol. 41(12), 1675–1682 (2017).

97. Xing, D. et al. Aberrant Pax-8 expression in well-differentiated papillary mesothelioma and malignant mesothelioma of the peritoneum: A clinicopathologic study. Hum. Pathol. 72, 160–166 (2018).

98. Tandon, R. T., Jimenez-Cortez, Y., Taub, R. & Borczuk, A. C. Immunohistochemistry in peritoneal mesothelioma: A single-center experience of 244 cases. Arch. Pathol. Lab. Med. 142(2), 236–242(2018).

99. Piao, Z. H., Zhou, X. C. & Chen, J. Y. GATA3 is a useful immunohistochemical marker for distinguishing sarcomatoid malignant mesothelioma from lung sarcomatoid carcinoma and organizing pleuritis. Virchows Arch. Int. J. Pathol. 479(2), 257–263 (2021).

100. Miettinen, M. et al. GATA3: A multispecific but potentially useful marker in surgical pathology: A systematic analysis of 2500 epithelial and nonepithelial tumors. Am. J. Surg. Pathol. 38(1), 13–22 (2014).

101. Berg, K. B. & Churg, A. GATA3 immunohistochemistry for distinguishing sarcomatoid and desmoplastic mesothelioma from sarcomatoid carcinoma of the lung. Am. J. Surg. Pathol. 41(9), 1221–1225 (2017).

102. Terra, S. B. S. P., Roden, A. C., Aubry, M. C., Yi, E. S. J. & Boland, J. M. Utility of immunohistochemistry for

MUC4 and GATA3 to aid in the distinction of pleural sarcomatoid mesothelioma from pulmonary sarcomatoid carcinoma. Arch. Pathol. Lab. Med. 145(2), 208–213 (2021).

103. Ananthanarayanan, V., Tretiakova, M., Husain, A. N., Krausz, T. & Antic, T. Carbonic anhydrase IX (CAIX) does not differentiate between benign and malignant mesothelium. Am. J. Clin. Pathol. 142(1), 82–87 (2014).

104. Lin, F. et al. Cadherin-17 and SATB2 are sensitive and specific immunomarkers for medullary carcinoma of the large intestine. Arch. Pathol. Lab. Med. 138(8), 1015–1026 (2014).

105. Amatya, V. J. et al. MUC4, a novel immunohistochemical marker identified by gene expression profiling, differentiates pleural sarcomatoid mesothelioma from lung sarcomatoid carcinoma. Mod. Pathol. Off. J. US Can. Acad. Pathol. Inc. 30(5), 672–681 (2017).

106. Yoon, E. C. et al. TRPS1, GATA3, and SOX10 expression in triple-negative breast carcinoma. Hum. Pathol. 125, 97–107 (2022).

107. Prabhakaran, S., Hocking, A., Kim, C., Hussey, M. & Klebe, S. The potential utility of GATA binding protein 3 for diagnosis of malignant pleural mesotheliomas. Hum. Pathol. 105, 1–8 (2020).

108. Chang, A., Brimo, F., Montgomery, E. A. & Epstein, J. I. Use of PAX8 and GATA3 in diagnosing sarcomatoid renal cell carcinoma and sarcomatoid urothelial carcinoma. Hum. Pathol. 44(8), 1563–1568(2013).

109. Gallan, A. J., Parilla, M., Segal, J., Ritterhouse, L. & Antic, T. BAP1-mutated clear cell renal cell carcinoma. Am. J. Clin. Pathol. 155(5), 718–728 (2021).

110. Klebe, S. et al. Pleural malignant mesothelioma versus pleuropulmonary synovial sarcoma: A clinicopathological study of 22 cases with molecular analysis and survival data. Pathology (Phila.) 50(6),629–634 (2018).

111. Miettinen, M., Limon, J., Niezabitowski, A. & Lasota, J. Calretinin and other mesothelioma markers in synovial sarcoma: Analysis of antigenic similarities and differences with malignant mesothelioma. Am. J. Surg. Pathol. 25(5), 610–617 (2001).

112. Matsuyama, A. et al. TLE1 expression in malignant mesothelioma. Virchows Arch. Int. J. Pathol. 457(5), 577–583 (2010).

113. Baranov, E. et al. A novel SS18-SSX fusion-specific antibody for the diagnosis of synovial sarcoma. Am. J. Surg. Pathol. 44(7), 922–933 (2020).

114. Weinbreck, N. et al. SYT-SSX fusion is absent in sarcomatoid mesothelioma allowing its distinction from synovial sarcoma of the pleura. Mod. Pathol. Off. J. US Can. Acad. Pathol. Inc. 20(6), 617–621(2007).

115. Schaefer, I.-M., Mariño-Enríquez, A., Hammer, M. M., Padera, R. F. & Sholl, L. M. Recurrent tumor suppressor alterations in primary pericardial mesothelioma. Mod. Pathol. Off. J. US Can. Acad. Pathol. Inc. 36(9), 100237 (2023). doi:10.1016/j.modpat.2023.100237.

116. Hiltbrunner, S. et al. Tumor immune microenvironment and genetic alterations in mesothelioma. Front. Oncol. 11, 660039 (2021).

117. Chapel, D. B., Hornick, J. L., Barlow, J., Bueno, R. & Sholl, L. M. Clinical and molecular validation of BAP1, MTAP, P53, and Merlin immunohistochemistry in diagnosis of pleural mesothelioma. Mod. Pathol. Off. J. US Can. Acad. Pathol. Inc. 35(10), 1383–1397 (2022).

118. Churg, A., Sheffield, B. S. & Galateau-Salle, F. New markers for separating benign from malignant mesothelial proliferations: Are we there yet? Arch. Pathol. Lab. Med. 140(4), 318–321 (2016).

119. Jama, M. et al. Gene fusions during the early evolution of mesothelioma correlate with impaired DNA repair and Hippo pathways. Genes Chromosomes Cancer (2023). doi:10.1002/gcc.23189.

120. Leblay, N. et al. BAP1 is altered by copy number loss, mutation, and/or loss of protein expression in more than 70% of malignant peritoneal mesotheliomas. J. Thorac. Oncol. Off. Publ. Int. Assoc. Study Lung Cancer 12(4), 724–733 (2017).

121. Offin, M. et al. Molecular characterization of peritoneal mesotheliomas. J. Thorac. Oncol. Off. Publ. Int. Assoc. Study Lung Cancer 17(3), 455–460 (2022).

122. Singhi, A. D. et al. The prognostic significance of BAP1, NF2, and CDKN2A in malignant peritoneal mesothelioma. Mod. Pathol. Off. J. US Can. Acad. Pathol. Inc. 29(1), 14–24 (2016).

123. Devins, K. M., Zukerberg, L., Watkins, J. C., Hung, Y. P. & Oliva, E. BAP1 and Claudin-4, but not MTAP, reliably distinguish borderline and low-grade serous ovarian tumors from peritoneal mesothelioma. Int. J. Gynecol. Pathol. Off. J. Int. Soc. Gynecol. Pathol. (2022). doi:10.1097/PGP.0000000000000877.

124. Righi, L. et al. BRCA1-associated protein 1 (BAP1) immunohistochemical expression as a diagnostic tool in malignant pleural mesothelioma classification: A large retrospective study. J. Thorac. Oncol. Off. Publ. Int. Assoc. Study Lung Cancer 11(11), 2006–2017 (2016).

125. De Rienzo, A. et al. Large-scale analysis of BAP1 expression reveals novel associations with clinical and molecular features of malignant pleural mesothelioma. J. Pathol. 253(1), 68–79 (2021).

126. Bononi, A. et al. BAP1 regulates IP3R3-mediated Ca2+ flux to mitochondria suppressing cell transformation. Nature 546(7659), 549–553 (2017).

127. McGregor, S. M. et al. BAP1 facilitates diagnostic objectivity, classification, and prognostication in malignant pleural mesothelioma. Hum. Pathol. 46(11), 1670–1678 (2015).

128. Wu, D. et al. Usefulness of p16/CDKN2A fluorescence in situ hybridization and BAP1 immunohistochemistry for the diagnosis of biphasic mesothelioma. Ann. Diagn. Pathol. 26, 31–37 (2017).

129. Hwang, H. C. et al. Utility of BAP1 immunohistochemistry and p16 (CDKN2A) FISH in the diagnosis of malignant mesothelioma in effusion cytology specimens. Am. J. Surg. Pathol. 40(1), 120–126 (2016).

130. Hida, T. et al. Immunohistochemical detection of MTAP and BAP1 protein loss for mesothelioma diagnosis: Comparison with 9p21 FISH and BAP1 immunohistochemistry. Lung Cancer, (Amst., Neth.) 104, 98–105 (2017).

131. Wu, D. et al. Diagnostic usefulness of p16/CDKN2A FISH in distinguishing between sarcomatoid mesothelioma and fibrous pleuritis. Am. J. Clin. Pathol. 139(1), 39–46 (2013).

132. Hung, Y. P. et al. Molecular characterization of diffuse malignant peritoneal mesothelioma. Mod. Pathol. Off. J. US Can. Acad. Pathol. Inc. (2020). doi:10.1038/s41379-020-0588-y.

133. Chapel, D. B., Dubuc, A. M., Hornick, J. L. & Sholl, L. M. Correlation of methylthioadenosine phosphorylase (MTAP) protein expression with MTAP and CDKN2A copy number in malignant pleural mesothelioma. Histopathology 78(7), 1032–1042 (2021).

134. Illei, P. B., Rusch, V. W., Zakowski, M. F. & Ladanyi, M. Homozygous deletion of CDKN2A and codeletion of the methylthioadenosine phosphorylase gene in the majority of pleural mesotheliomas. Clin. Cancer Res. Off. J. Am. Assoc. Cancer Res. 9(6), 2108–2113 (2003).

135. Sa-Ngiamwibool, P. et al. Challenges and limitation of MTAP immunohistochemistry in diagnosing desmoplastic mesothelioma/sarcomatoid pleural mesothelioma with desmoplastic features. Ann. Diagn. Pathol. 60, 152004 (2022).

136. Chapel, D. B. et al. MTAP immunohistochemistry is an accurate and reproducible surrogate for CDKN2A fluorescence in situ hybridization in diagnosis of malignant pleural mesothelioma. Mod. Pathol. Off. J. US Can. Acad. Pathol. Inc. 33(2), 245–254 (2020).

137. Berg, K. B., Dacic, S., Miller, C., Cheung, S. & Churg, A. Utility of methylthioadenosine phosphorylase compared with BAP1 immunohistochemistry, and CDKN2A and NF2 fluorescence in situ hybridization in separating reactive mesothelial proliferations from epithelioid malignant mesotheliomas. Arch. Pathol. Lab. Med. 142(12), 1549–1553 (2018).

138. Hmeljak, J. et al. Integrative molecular characterization of malignant pleural mesothelioma. Cancer Discov.

8(12), 1548–1565 (2018).

139. Dagogo-Jack, I. et al. Molecular characterization of mesothelioma: Impact of histologic type and site of origin on molecular landscape. JCO Precis. Oncol. 6, e2100422 (2022).

140. Kinoshita, Y. et al. Hemizygous loss of NF2 detected by fluorescence in situ hybridization is useful for the diagnosis of malignant pleural mesothelioma. Mod. Pathol. Off. J. US Can. Acad. Pathol. Inc. 33(2), 235–244 (2020).

141. Sa-Ngiamwibool, P. et al. Usefulness of NF2 hemizygous loss detected by fluorescence in situ hybridization in diagnosing pleural mesothelioma in tissue and cytology material: A multi-institutional study. Lung Cancer, (Amst., Neth.) 175, 27–35 (2022).

142. Sa-Ngiamwibool, P. et al. Usefulness of NF2 hemizygous loss detected by fluorescence in situ hybridization in diagnosing pleural mesothelioma in tissue and cytology material: A multi-institutional study. Lung Cancer, (Amst., Neth.) 175, 27–35 (2023).

143. Martin, S. D., Cheung, S. & Churg, A. Immunohistochemical demonstration of Merlin/NF2 loss in mesothelioma. Mod. Pathol. Off. J. US Can. Acad. Pathol. Inc. 36. doi:10.1016/j.modpat.2022.100036.

144. Meiller, C. et al. Multi-site tumor sampling highlights molecular intra-tumor heterogeneity in malignant pleural mesothelioma. Genome Med. 13(1), 113 (2021).

145. Naso, J. R., Tessier-Cloutier, B., Senz, J., Huntsman, D. G. & Churg, A. Significance of p53 immunostaining in mesothelial proliferations and correlation with TP53 mutation status. Mod. Pathol. Off. J. US Can. Acad. Pathol. Inc. (2021). doi:10.1038/s41379-021-00920-9.

146. Lynggård, L. A., Panou, V., Szejniuk, W., Røe, O. D. & Meristoudis, C. Diagnostic capacity of BAP1 and MTAP in cytology from effusions and biopsy in mesothelioma. J. Am. Soc. Cytopathol. 11(6), 385–393 (2022).

147. Chen-Yost, H. I.-H. et al. Characterizing the distribution of alterations in mesothelioma and their correlation to morphology. Am. J. Clin. Pathol, aqad041 (2023). doi:10.1093/ajcp/aqad041.

148. Hung, Y. P. et al. Identification of ALK rearrangements in malignant peritoneal mesothelioma. JAMA Oncol. 4(2), 235–238 (2018).

149. Argani, P. et al. Pediatric mesothelioma with ALK fusions: A molecular and pathologic study of 5 cases. Am. J. Surg. Pathol. 45(5), 653–661 (2021).

150. Ren, H. et al. Malignant mesothelioma with EWSR1-ATF1 fusion in two adolescent male patients. Pediatr. Dev. Pathol. Off. J. Soc. Pediatr. Pathol. Paediatr. Pathol. Soc. 24(6), 570–574 (2021).

151. Ke, H. et al. Malignant peritoneal mesothelioma with EWSR1-ATF1 fusion: A case report. JTO Clin. Res. Rep. 2 (2021). doi:10.1016/j.jtocrr.2021.100236.

152. Dermawan, J. K. et al. EWSR1::YY1 fusion positive peritoneal epithelioid mesothelioma harbors mesothelioma epigenetic signature: Report of 3 cases in support of an emerging entity. Genes Chromosomes Cancer 61(10), 592–602 (2022).

153. Agaimy, A. et al. NR4A3 fusions characterize a distinctive peritoneal mesothelial neoplasm of uncertain biological potential with pure adenomatoid/microcystic morphology. Genes Chromosomes Cancer 62(5), 256–266 (2023).

154. Arulananda, S. et al. Mismatch repair protein defects and microsatellite instability in malignant pleural mesothelioma. J. Thorac. Oncol. Off. Publ. Int. Assoc. Study Lung Cancer 13(10), 1588–1594(2018).

155. Cedrés, S. et al. Analysis of mismatch repair (MMR) proteins expression in a series of malignant pleural mesothelioma (MPM) patients. Clin. Transl. Oncol. 22(8), 1390–1398 (2020).

156. Losi, L. et al. Role of evaluating tumorinfiltrating lymphocytes, programmed death1 ligand 1 and mismatch repair proteins expression in malignant mesothelioma. Int. J. Oncol. 55(5), 1157–1164 (2019).

157. Bonneville, R. et al. Landscape of microsatellite instability across 39 cancer types. JCO Precis. Oncol. (2017). doi:10.1200/PO.17.00073.

158. Latham, A. et al. Microsatellite instability is associated with the presence of Lynch syndrome pancancer. J. Clin. Oncol. Off. J. Am. Soc. Clin. Oncol. 37(4), 286–295 (2019).

159. Combaz-Lair, C. et al. Immune biomarkers PD-1/PD-L1 and TLR3 in malignant pleural mesotheliomas. Hum. Pathol. 52, 9–18 (2016).

160. Chapel, D. B. et al. Tumor PD-L1 expression in malignant pleural and peritoneal mesothelioma by Dako PD-L1 22C3 pharmDx and Dako PD-L1 28–8 pharmDx assays. Hum. Pathol. 87, 11–17 (2019).

161. Nguyen, B. H., Montgomery, R., Fadia, M., Wang, J. & Ali, S. PD-L1 expression associated with worse survival outcome in malignant pleural mesothelioma. Asia Pac. J. Clin. Oncol. 14(1), 69–73 (2018).

162. Forest, F. et al. Nuclear grading, BAP1, mesothelin and PD-L1 expression in malignant pleural mesothelioma: Prognostic implications. Pathology (Phila.) 50(6), 635–641 (2018).

163. Cedrés, S. et al. Analysis of expression of programmed cell death 1 ligand 1 (PD-L1) in malignant pleural mesothelioma (MPM). PLOS One 10(3), e0121071 (2015).

164. Baas, P. et al. First-line nivolumab plus ipilimumab in unresectable malignant pleural mesothelioma (CheckMate 743): A multicentre, randomised, open-label, phase 3 trial. Lancet 397(10272), 375–386(2021).

165. Peters, S. et al. First-line nivolumab plus ipilimumab versus chemotherapy in patients with unresectable malignant pleural mesothelioma: 3-year outcomes from CheckMate 743. Ann. Oncol. Off. J. Eur. Soc. Med. Oncol. 33(5), 488–499 (2022).

166. Scherpereel, A. et al. First-line nivolumab plus ipilimumab versus chemotherapy for the treatment of unresectable malignant pleural mesothelioma: Patient-reported outcomes in CheckMate 743. Lung Cancer, (Amst., Neth.) 167, 8–16 (2022).

167. Nishikubo, M. et al. Sarcomatoid mesothelioma originating from mesothelioma in situ: Are methylthioadenosine phosphorylase loss and CDKN2A homozygous deletion poor prognostic factors for preinvasive mesothelioma? Virchows Arch. Int. J. Pathol. 481(2), 307–312 (2022).

168. MacLean, A., Churg, A. & Johnson, S. T. Bilateral pleural mesothelioma in situ and peritoneal mesothelioma in situ associated with BAP1 germline mutation: A case report. JTO Clin. Res. Rep. 3 (2022). doi:10.1016/j.jtocrr.2022.100356.

169. Churg, A. et al. Malignant mesothelioma in situ: Morphologic features and clinical outcome. Mod. Pathol. Off. J. US Can. Acad. Pathol. Inc. 33(2), 297–302 (2020).

170. Pulford, E., Henderson, D. W. & Klebe, S. Malignant mesothelioma in situ: Diagnostic and clinical considerations. Pathology (Phila.) 52(6), 635–642 (2020).

171. Galateau-Salle, F. et al. Mesothelioma in situ mimicking well-differentiated papillary mesothelial tumor. Am. J. Surg. Pathol. 47(5), 611–617 (2023).

172. Churg, A., Dacic, S., Galateau-Salle, F., Attanoos, R. & de Perrot, M. Malignant mesothelioma in situ: Clinical and pathologic implications. J. Thorac. Oncol. 15(6), 899–901 (2020).

173. Klebe, S. et al. The concept of mesothelioma in situ, with consideration of its potential impact on cytology diagnosis. Pathology (Phila.) 53(4), 446–453 (2021).

174. Louw, A. et al. Analysis of early pleural fluid samples in patients with mesothelioma: A case series exploration of morphology, BAP1, and CDKN2A status with implications for the concept of mesothelioma in situ in cytology. Cancer Cytopathol. 130(5), 352–362 (2022).

175. Michael, C. W., Bedrossian, C. C. W. M., Sadri, N. & Klebe, S. The cytological features of effusions with mesothelioma in situ: A report of 9 cases. Diagn. Cytopathol. 51(6), 374–388 (2023).

176. Churg, A., Galateau-Salle, F., Tan, L. & Qing, G. Cytological diagnosis of mesothelioma in situ versus invasive mesothelioma. Pathology (Phila.) 54(1), 133–136 (2022).

177. Churg, A. et al. Malignant mesothelioma in situ. Histopathology 72(6), 1033–1038 (2018).

178. Sauter, J. L. et al. Young investigator challenge: Validation and optimization of immunohistochemistry protocols for use on cellient cell block specimens. Cancer Cytopathol. 124(2), 89–100 (2016).

179. Girolami, I. et al. Evidence-based diagnostic performance of novel biomarkers for the diagnosis of malignant mesothelioma in effusion cytology. Cancer Cytopathol. 130(2), 96–109 (2022).

180. Allen, T. C. et al. Localized malignant mesothelioma. Am. J. Surg. Pathol. 29(7), 866–873 (2005).

181. Marchevsky, A. M. et al. Localized malignant mesothelioma, an unusual and poorly characterized neoplasm of serosal origin: Best current evidence from the literature and the International Mesothelioma Panel. Mod. Pathol. Off. J. US Can. Acad. Pathol. Inc. 33(2), 281–296 (2020).

182. Hung, Y. P. et al. Molecular characterization of localized pleural mesothelioma. Mod. Pathol. Off. J. US Can. Acad. Pathol. Inc. 33(2), 271–280 (2020).

183. Shrestha, R. et al. Well-differentiated papillary mesothelioma of the peritoneum is genetically distinct from malignant mesothelioma. Cancers 12(6) (2020). doi:10.3390/cancers12061568.

184. Stevers, M. et al. Well-differentiated papillary mesothelioma of the peritoneum is genetically defined by mutually exclusive mutations in TRAF7 and CDC42. Mod. Pathol. Off. J. US Can. Acad. Pathol. Inc. 32(1), 88–99 (2019).

185. Malpica, A., Sant'Ambrogio, S., Deavers, M. T. & Silva, E. G. Well-differentiated papillary mesothelioma of the female peritoneum: A clinicopathologic study of 26 cases. Am. J. Surg. Pathol. 36(1), 117–127 (2012).

186. Sun, M., Zhao, L., Weng Lao, I., Yu, L. & Wang, J. Well-differentiated papillary mesothelioma: A 17-year single institution experience with a series of 75 cases. Ann. Diagn. Pathol. 38, 43–50 (2019).

187. Butnor, K. J., Sporn, T. A., Hammar, S. P. & Roggli, V. L. Well-differentiated papillary mesothelioma. Am. J. Surg. Pathol. 25(10), 1304–1309 (2001).

188. Churg, A. et al. Well-differentiated papillary mesothelioma with invasive foci. Am. J. Surg. Pathol. 38(7), 990–998 (2014).

189. Karpathiou, G., Hiroshima, K. & Peoc'h, M. Adenomatoid tumor: A review of pathology with focus on unusual presentations and sites, histogenesis, differential diagnosis, and molecular and clinical aspects with a historic overview of its description. Adv. Anat. Pathol. 27(6), 394–407 (2020).

190. Hissong, E. et al. Adenomatoid tumours of the gastrointestinal tract-A case-series and review of the literature. Histopathology 80(2), 348–359 (2022).

191. Ross, M. J., Welch, W. R. & Scully, R. E. Multilocular peritoneal inclusion cysts (so-called cystic mesotheliomas).Cancer 64(6), 1336–1346 (1989).

192. Weiss, S. W. & Tavassoli, F. A. Multicystic mesothelioma. An analysis of pathologic findings and biologic behavior in 37 cases. Am. J. Surg. Pathol. 12(10), 737–746 (1988).

193. Nizri, E. et al. Multicystic mesothelioma: Operative and long-term outcomes with cytoreductive surgery and hyperthermic intra peritoneal chemotherapy. Eur. J. Surg. Oncol. J. Eur. Soc. Surg. Oncol. Br. Assoc. Surg. Oncol. 44(7), 1100–1104 (2018).

194. Karpathiou, G., Casteillo, F., Dridi, M. & Peoc'h, M. Mesothelial cysts. Am. J. Clin. Pathol. 155(6), 853–862 (2021).

195. Churg, A. et al. Solid papillary mesothelial tumor. Mod. Pathol. Off. J. US Can. Acad. Pathol. Inc. 35(1), 69–76 (2022).

第 12 章
弥漫性恶性间皮瘤的生物信息学研究方法

Alicia A.Zolondick，Michele C.Carbone

12.1 引言

恶性胸膜间皮瘤（MPM）是一种侵袭性癌症，通常是由于长期暴露于工作场所的致癌矿物纤维（如石棉）或环境中自然存在的致癌矿物纤维（如石棉）引起的。美国每年新增约 3200 例 MPM 病例，约 3000 人死亡，自 2000 年以来这一发病率一直保持稳定[1, 2]。石棉纤维一旦被吸入，便无法被人体有效清除，持续滞留于胸膜。间皮细胞试图吞噬这些纤维，但未能成功，导致细胞坏死，以及慢性炎症反应。此外，暴露于石棉的间皮细胞会积累 DNA 损伤并发生细胞转化。间皮细胞转化加上局部炎症环境促进了间皮瘤的发展和生长。间皮瘤对目前的疗法有抗药性，中位生存期约为 1 年，不到 30% 的患者对可将中位生存期延长至 2 年的一线疗法有反应[3]。但由于发展中国家缺乏石棉法规，因此，预计全球 MPM 发病率将持续上升[1]。

在土耳其，曾爆发过 MPM 聚集事件，发病率超过 50%[4]。这些建在山坡上的村庄的房屋都是由含石棉的另一种致癌矿物纤维——毛沸石构成。起初人们认为该地区 MPM 的发病率极高，一定是由于毛沸石的致癌性比石棉更强。然而，后来在 2001 年发现，该地区许多家庭都有患间皮瘤的遗传倾向，从而增加了对环境致癌物的易感性[5]。随后几年，遗传学和系谱学研究发现了一种家族癌症综合征，其共同祖先可追溯到 17 世纪[6]。BRCA1 相关蛋白 1（BAP1）是一种强大的去泛素化肿瘤抑制因子，可调节转录、DNA 修复、炎症、新陈代谢和细胞死亡等几种重要的细胞功能[7-12]。BAP1 癌症综合征是由遗传性杂合（*BAP1*$^{+/-}$）突变引起的，携带者非常容易罹患间皮瘤、葡萄膜黑色素瘤和肾细胞癌（RCC），偶尔也会患上几乎任何其他类型的癌症[13]。BAP1 癌症综合征患者的癌症发病率接近 100%，其中约 1/3 的患者会罹患多种癌症[4, 14, 15]。此后，多篇报道阐明 BAP1 的活动机制及种系 *BAP1*$^{+/-}$ 突变如何促进癌症生长[7-12]。无论种系 *BAP1*$^{+/-}$ 突变状态如何，MPM 的基因分析表明几个肿瘤抑制基因经常发生遗传改变[16]。此外，对 MPM 的测序显示，超过 60% 的散发性 MPM 和所有发生在种系 *BAP1*$^{+/-}$ 突变携带者身上的 MPM 都获得了双拷贝失活 *BAP1*$^{-/-}$[17]。

尽管种系 *BAP1*$^{+/-}$ 突变携带者更容易罹患 MPM，但这些患者的 5～10 年生存率提高了 7 倍，且其肿瘤的侵袭性和恶性程度低于 *BAP1*^{WT} 患者[18-21]。人们对这一悖论知之甚少：种系 *BAP1*$^{+/-}$ 突变如何既有利于癌症的发展，又阻碍癌症的进展？携带种系 *BAP1*$^{+/-}$ 突变的

MPM 患者生存期延长的原因尚不清楚。这似乎不完全归因于 MPM 细胞的双等位 *BAP1* 失活（*BAP1*−/−），因为超过 60% MPM 发生体细胞 *BAP1*−/− 却仅显示轻微（若有）生存改善[17]。揭示这一矛盾背后的机制将有助于所有 MPM 患者治疗，并可能推动整个癌症治疗领域发展。

这些可能导致 MPM 发生和发展的各种因素证明了其管理、治疗和特征描述的复杂性。暴露于致癌矿物纤维的种系 *BAP1*WT 型 MPM 患者往往没有症状一旦诊断已是晚期。携带种系 *BAP1*+/− 突变的家族特别容易受到环境致癌因素的影响，患 MPM 和其他癌症的风险也会增加，但与 *BAP1*WT MPM 患者相比，携带种系 *BAP1*+/− 突变的 MPM 患者预后明显改善，对治疗的反应也更好[17]。研究 MPM 的生物信息学方法最近才取得显著进展。此外，由于个体之间存在显著的临床差异和肿瘤内异质性，而且携带种系 *BAP1*+/− 突变的患者在很大程度上被排除在 MPM 患者队列之外，因此仍亟须改进所有 MPM 的分子图谱分析。本书旨在阐明研究 MPM 的生物信息学方法的主要发现和当前进展，并强调 MPM 数据库需要包括携带种系 *BAP1*+/− 突变的 MPM 患者的数据，这将加强我们对石棉诱导的 MPM 和种系 *BAP1*+/− MPM 的了解。

12.2　恶性胸膜间皮瘤基因图谱的初步研究

在过去的 30 年中，研究 MPM 的生物信息学方法取得重大进展。由于石棉天然存在于环境中，目前仍在开采和商业使用，而且世界各地都有一些家庭具有患间皮瘤的遗传易感性，因此间皮瘤影响着世界各地的不同人群。尽管大量研究已阐明石棉致癌作用中的关键因子，但目前标准治疗手段对改善患者预后仍无效。因此，多项研究记录了间皮瘤的基因组图谱，以确定可能的驱动基因和新的治疗靶点。

20 世纪 90 年代末，初步研究报道称，利用核型分析、比较基因组杂交（CGH）和阵列方法，在大多数 MPM 中发现了广泛的染色体拷贝数变异。在对 24 个 MPM 细胞系进行的 CGH 分析中，报道了显著的基因组失衡，并表明染色体缺失比染色体增益更频繁[22]。此外，多个肿瘤抑制基因出现了复发性体细胞突变，这也支持了所观察到的频繁染色体缺失，最常见的有 *CDKN2A*、*BAP1* 和 *NF2*[23]。多年来，在不同组群的 MPM 患者活检组织和细胞系中使用不同测序方法进行的大量研究证实了这些初步发现[24-27]。

12.3　恶性胸膜间皮瘤的新一代测序

近年来，大规模平行测序（MPS）技术在鉴定导致疾病的驱动基因改变方面的应用越来越普遍。MPS 通常被称为新一代测序，指的是高通量 DNA 测序方法，如全基因组测序、全转录组测序和靶向测序，这些方法能够同时产生数百万个序列读数。

全基因组测序可实现人类 DNA 序列的完整测定，成为识别各类遗传变异不可或缺的工具。同时，转录组测序可检测特定组织在特定时间点的 RNA 转录本存在及丰度，从而辅助发现基因表达差异及可变剪切事件。此外，靶向测序允许对特定基因组片段（如外显子组）或特定基因集进行测序。表 12.1 概述了利用 MPS 对大量 MPM 患者进行的研究，这些研究对我们了解 MPM 的基因组状况产生了重大影响[28-37]。

表 12.1 在 MPM 中使用 MPS 的主要研究综述

研究	测序类型	平台
Sugarbarker 等（2008）[28]；Dong 等（2009）[29]	转录组	罗氏 /454- 吡咯测序
Bueno 等（2010）[30]	基因组	Illumnia 第二代基因组分析仪，罗氏 /454- 焦磷酸测序技术
Guo 等（2015）[31]	外显子组	Illumnia Hiseq
Lo lacono 等（2015）[32]	靶向	Ion Torrent 个人基因组机器
Maki-Nevala 等（2016）[33]	外显子组	Illumnia Hiseq
Kang 等（2016）[34]	外显子组和靶向	SOLiD 5500 和 Ion Torrent 个人基因组机器
Bueno 等（2016）[35]	转录组、外显子组和靶向	Illumina HiSeq2500
Hmeljak 等（2018）[36]	转录组、外显子组和标志物	Illumina HiSeq2500
Mangiante 等（2021）[37]	转录组和基因组	Illumina Novaseq6000、Illumina HiseqX5

使用 Biorender.com 创建

将这些新一代测序方法应用于研究 MPM，使我们能够发现 MPM 中出现的遗传变异，分析 MPM 中差异表达的基因和受影响的通路，并将这些生物学亚型与患者预后相关联。2016 年，有几篇综述全面回顾了利用 MPS 技术研究 MPM 分子改变的报道[16]，总结了这些研究中报告的在 MPM 中表现出分子改变的基因、与 MPM 相关的基因变异及报道的突变所涉及的主要通路[16]。值得注意的是，Guo 等率先利用 Illumina HiSeq 平台对 22 例 MPM 和配对血液样本进行了全外显子组测序，并证实了 MPM 中 *BAP1*、*NF2* 和 *CUL1* 的频繁基因改变[31]。研究采用 WebGestalt（基于网络的基因分析工具包）[38] 进行通路富集分析，将其发现与 KEGG 数据库[39] 中报道的体细胞突变或拷贝数变化高频基因进行对比，发现细胞周期、MAPK 和 Wnt 信号通路在 MPM 中的显著改变[31]。

12.4 恶性胸膜间皮瘤的综合分析

由于 MPM 的罕见性，对其进行的基因组研究受到限制，无法确定明确的分子靶点，而且往往只包含有限数量的样本。因此，最近的研究纳入了更多的样本，并对 MPS 数据进行了综合分析，以确定分子通路，描述 MPM 组织型，并利用新型计算算法将这些发现与临床结果联系起来。

一项全面的基因组分析，包括来自 216 个 MPM 肿瘤的 211 个转录组、99 个全外显子组和 103 个靶向外显子组，对 MPM 领域产生了显著的影响，并确定了新的复发性突变、基因融合和剪接改变，并基于表达谱将 MPM 组织学亚型划分为不同簇群[35]。

Bueno 等使用 Illumina HiSeq2500 对文库进行了测序，并使用 PolyPhen、SIFT 和 Condel 工具分析了非同义变异对基因功能的影响，发现 52% 的变异具有功能影响[35]。根据组织学特征，间皮瘤可分为上皮样、双相或肉瘤样，并表现出上皮样和肉瘤样比例不同的异质性[40]。该队列中的 RNA 序列数据被用于无监督共识聚类，并确定了存在于四个聚类中的差异表达基因：肉瘤样、上皮样、双相－肉瘤样和双相－上皮样，并将这些不同的聚类与患者生存数据相关联[35]。据报道，与所有其他亚型相比，上皮样组织型的 MPM 活检组织存活时间最长[35]。MPM 诊断需要组织学评估，传统上组织学亚型分类被视为可靠的预后标志物[1]。然而，约 16% 的组织学分型存在差异，且临床医师依赖组织学分类指导治疗决策[1, 41]。因此，该大样本队列中基于表达的 MPM 亚型分簇为各亚型的突变特征提供了关键见解，可能为开发新型替代性预后标志物奠定基础[35]。

2018 年，一项关于 MPM 的全面、多平台基因组研究发表[36]。该报道是癌症基因组图谱（The Cancer Genome Atlas，TCGA）研究的一部分，旨在描述 MPM 分子图谱的特征，这可能有助于解释除 Bueno 等之前报道的组织学类型聚类之外，MPM 患者不同的生存聚类[35, 36]。因为在每个亚型中，仍可观察到患者之间的临床生存差异。在这组 74 例 MPM 患者中，进行了全面的分子图谱研究，包括拷贝数阵列、mRNA 测序、外显子组测序、反相蛋白阵列、非编码 RNA 图谱和 DNA 甲基化，并使用 iCluster 和 PARADIGM 进行了聚类[36]。结果显示，4 种不同的组织学亚型聚类与生存率显著相关，这与 Bueno 等队列研究中的观察结果极为相似[35, 36]。

上皮样恶性胸膜间皮瘤似乎是患者预后差异最大的亚型。因此，作者旨在找出上皮样肿瘤簇内患者之间关键的分子差异。仅对上皮样恶性胸膜间皮瘤进行聚类分析，并将其与全部 74 例恶性胸膜间皮瘤的聚类结果进行比较；综合聚类分析显示，这两种结果极为相似。这表明，全部 74 例恶性胸膜间皮瘤的聚类并非基于组织学亚型，因为上皮样恶性胸膜间皮瘤簇的许多关键特征在全部 74 例恶性胸膜间皮瘤的聚类中也能观察到[36]，包括生存分析结果[36]。为了确定上皮样恶性胸膜间皮瘤聚类中可能导致预后不良的潜在通路，研究人员进行了 PATHMARK 分析[36]。此外，癌症基因组图谱（TCGA）研究通过将这些综合聚类分析方法应用于 Bueno 等人研究队列中的 141 例上皮样恶性胸膜间皮瘤病例，证实了他们对上皮样恶性胸膜间皮瘤进行的全面分子谱分析在其他队列中也能得出相似的结果，并确认了其聚类模型的可重复性[35, 36]。

尽管 TCGA 研究进行了广泛的综合分析，并描述了与患者预后相关的分子特征，但这项研究的一个明显局限性是，该队列中没有人携带 $BAP1^{+/-}$ 种系突变。该研究对这一队列中的 BAP1 状态进行了对比分析，结果显示 57% 的患者发生了 $BAP1$ 改变[36]，但所有改变均为体细胞变异，而且报告的 BAP1 失活样本与 $BAP1^{WT}$ 样本之间的分子差异似乎没有预期的那么大，因为该队列中的 BAP1 改变频率较高，而且在一般 MPM 患者中也能观察到。然而，据报道预后最好的 MPM 患者（携带种系 $BAP1^{+/-}$ 突变的患者）中没有一人被纳入该队列，因此最公开的 MPM 数据集缺乏可能揭示 MPM 和 BAP1 癌症综合征新靶点的关键信息。

12.5　恶性胸膜间皮瘤分析的新进展

在过去 5 年中，研究 MPM 的生物信息学方法取得了前所未有的进展。2019 年，基于组织学切片对 MPM 进行分类并预测患者预后的深度学习框架 MesoNet 被开发出来，并被证明在预测患者临床预后方面比迄今为止的任何模型都更加准确[42]。MesoNet 是基于特定算法生成的，这些算法旨在利用法国 MESOPATH/MESOBANK 数据库[42] 中 2981 名患者的组织切片全切片图像（WSIs）的全局数据标签[43]，对组织学切片上的疾病进行分类和识别。这些全切片图像被分割成小图块，挑选出对生存情况有预测性的感兴趣区域，并通过采用五折交叉验证的计算学习模型[42] 为其赋予生存分数。在 2981 张切片中，随机选取 2300 张作为训练集，其余 681 张用作测试集来评估模型[42]。然后，使用癌症基因组图谱（TCGA）队列中的 56 张切片对该模型进行验证[36, 42]。MesoNet 能够识别恶性胸膜间皮瘤（MPM）的组织学亚型，并且已准确地将患者重新归类为肉瘤样 MPM，而非之前判定的上皮样 MPM 亚型，从而改变了临床干预的方向[42]。该工具能够通过大活检样本的全切片图像（WSIs）或小至针吸样本的图像有效预测患者的预后情况，在积极开展的临床试验中，它可以作为一种有用且微创的工具来观察 MPM 患者对治疗的反应。总之，MesoNet 在 MPM 诊断方法的未来发展中取得了重大进展，并为 MPM 研究指引了新的方向，推动未来对肿瘤微环境对 MPM 进展和预后影响的研究。

继开发 MesoNet 之后，同一研究小组成为 MPM 多组学因子分析（MOFA）的先驱，包括MESOBANK[42]、TCGA[36] 和 Bueno 等[35] 队列，并开发了 MESOMICS 研究[37, 44]。MESOMICS 研究的目标是描述 MPM 肿瘤的异质性，揭示分子变异的主要来源，并确定其潜在的生物学功能[37, 44]。MESOMICS 研究增加了一个 MESOMICS 队列，其中包括 115 个肿瘤的全基因组测序数据、109 个转录组、119 个外显子组和 13 个多区域样本，并广泛绘制了 120 个 MPM 的基因组图谱，揭示了分子图谱的意义[37, 44]。

MESOMICS 研究发现，MPM 的异质性源于 4 个不同的变异来源：肿瘤细胞形态、倍性、适应性免疫反应和 CpG 岛甲基化表型[44]。先前的基因组分析将肿瘤细胞形态描述为影响变异的，而 MESOMICS 研究则在所有可公开访问的队列中确定并广泛描述了其余 3 个来源的预存情况，展示了这些变异如何改变癌细胞的行为，以及基因组事件如何影响 MPM 中观察到的分子特征[35-37, 44]。此外，MESOMICS 研究还证明了这些新发现的变异来源如何解释 MPM 临床结果的异质性。这些发现揭示了功能生物学与 MPM 基因组谱系之间的关系，为组织学分类、预后预测和治疗模型提供了重要的见解。

MESOMICS 研究将他们的发现与之前发表的上述 MPM 多组学数据集（共计 n=374）整合在一起，绘制了一张全面的 MPM 分子表型图[44,45]。该图谱可在 UCSC TumorMap 门户网站（https://tumor-map.ucsc.edu/?p=RCG_MESOMICS/MPM_Archetypes）上公开获取[46]。这一新建立的高质量 MPM 多组学数据集与尖端的生物信息学和用户友好的可视化工具相结合，将有助于推动 MPM 的治疗开发。

12.6　结论

通过广泛的基因组研究、多基因组分析和前沿的生物信息学方法来研究 MPM，使我们对影响 MPM 发展、进展和患者预后的分子复杂性和基因变异的认识有了很大的进步。综合分析揭示了关键驱动基因、关键通路及有助于临床结果的组织学分类特征。通过深度学习框架，现在可以在准确诊断和预测 MPM 患者生存率方面取得突破，这意味着肿瘤微环境在 MPM 的发展中发挥着至关重要的作用。希望这些新工具能帮助开发有效的治疗方法，最终改善 MPM 患者的生活。尽管最近的 MESOMICs 研究结果和 MPM 表型图为确定影响分子特征的基因组事件铺平了道路，但计算生物学家、分子生物学家和临床医师之间的持续合作对于确定 MPM 进展背后的机制至关重要，这样我们才能开发出有针对性的疗法。此外，未来研究若纳入携带种系 *BAP1*[+/-] 突变及 *BARD1*[+/-] 突变的 MPM 患者 [17, 47]，将有助于解释其显著改善的预后及较低侵袭性肿瘤表型的生物学机制。总之，近年来用于研究 MPM 的生物信息学工具取得了飞跃性进展，这将有助于指导未来的 MPM 研究，但这项工作才刚刚开始。

参考文献

1. Carbone, M., et al., Mesothelioma: Scientific clues for prevention, diagnosis, and therapy. CA Cancer J Clin, 2019. 69(5): p. 402–29.

2. Carbone, M., et al., Malignant mesothelioma: Facts, myths, and hypotheses. J Cell Physiol, 2012. 227(1): p. 44–58.

3. Cedres, S., et al., Efficacy of chemotherapy for malignant pleural mesothelioma according to histology in a real-world cohort. Sci Rep, 2021. 11(1): p. 21357.

4. Testa, J.R., et al., Germline BAP1 mutations predispose to malignant mesothelioma. Nat Genet, 2011. 43(10): p. 1022–5.

5. Roushdy-Hammady, I., et al., Genetic-susceptibility factor and malignant mesothelioma in the Cappadocian region of Turkey. Lancet, 2001. 357(9254): p. 444–5.

6. Carbone, M., et al., Combined genetic and genealogic studies uncover a large BAP1 cancer syndrome kindred tracing back nine generations to a common ancestor from the 1700s. PLOS Genet, 2015. 11(12): p. e1005633.

7. Affar, E.B. and M. Carbone, BAP1 regulates different mechanisms of cell death. Cell Death Dis, 2018. 9(12): p. 1151.

8. Han, A., T.J. Purwin, and A.E. Aplin, Roles of the BAP1 tumor suppressor in cell metabolism. Cancer Res, 2021. 81(11): p. 2807–14.

9. Bononi, A., et al., BAP1 regulates IP3R3-mediated Ca(2+) flux to mitochondria suppressing cell transformation. Nature, 2017. 546(7659): p. 549–53.

10. Novelli, F., et al., BAP1 forms a trimer with HMGB1 and HDAC1 that modulates gene x environment interaction with asbestos. Proc Natl Acad Sci U S A, 2021. 118(48): p. e2111946118.

11. Bononi, A., et al., Germline BAP1 mutations induce a Warburg effect. Cell Death Differ, 2017. 24(10): p. 1694–704.

12. Zhang, Y., et al., BAP1 links metabolic regulation of ferroptosis to tumour suppression. Nat Cell Biol, 2018. 20(10): p. 1181–92.

13. Carbone, M., et al., BAP1 cancer syndrome: Malignant mesothelioma, uveal and cutaneous melanoma, and MBAITs. J Transl Med, 2012. 10: p. 179.

14. Carbone, M., et al., BAP1 and cancer. Nat Rev Cancer, 2013. 13(3): p. 153–9.

15. Cebulla, C.M., et al., Analysis of BAP1 germline gene mutation in young uveal melanoma patients. Ophthal Genet, 2015. 36(2): p. 126–31.

16. Hylebos, M., et al., The genetic landscape of malignant pleural mesothelioma: Results from massively parallel sequencing. J Thorac Oncol, 2016. 11(10): p. 1615–26.

17. Carbone, M., et al., Medical and surgical care of patients with mesothelioma and their relatives carrying germline BAP1 mutations. J Thorac Oncol, 2022. 17(7): p. 873–89.

18. Pastorino, S., et al., A subset of mesotheliomas with improved survival occurring in carriers of BAP1 and other

germline mutations. J Clin Oncol, 2018. 36(35): p. JCO2018790352.

19. Baumann, F., et al., Mesothelioma patients with germline BAP1 mutations have 7-fold improved longterm survival. Carcinogenesis, 2015. 36(1): p. 76–81.

20. Hassan, R., et al., Inherited predisposition to malignant mesothelioma and overall survival following platinum chemotherapy. Proc Natl Acad Sci U S A, 2019. 116(18): p. 9008–13.

21. Panou, V., et al., Frequency of germline mutations in cancer susceptibility genes in malignant mesothelioma. J Clin Oncol, 2018. 36(28): p. 2863–71.

22. Balsara, B.R., et al., Comparative genomic hybridization and loss of heterozygosity analyses identify a common region of deletion at 15q11.1-15 in human malignant mesothelioma. Cancer Res, 1999. 59(2): p. 450–4.

23. Hiltbrunner, S., et al., Genomic landscape of pleural and peritoneal mesothelioma tumours. Br J Cancer, 2022. 127(11): p. 1997–2005.

24. Nasu, M., et al., High incidence of somatic BAP1 alterations in sporadic malignant mesothelioma. J Thorac Oncol, 2015. 10(4): p. 565–76.

25. Prins, J.B., et al., The gene for the cyclin-dependent-kinase-4 inhibitor, CDKN2A, is preferentially deleted in malignant mesothelioma. Int J Cancer, 1998. 75(4): p. 649–53.

26. Sekido, Y., et al., Neurofibromatosis type 2 (NF2) gene is somatically mutated in mesothelioma but not in lung cancer. Cancer Res, 1995. 55(6): p. 1227–31.

27. Bott, M., et al., The nuclear deubiquitinase BAP1 is commonly inactivated by somatic mutations and 3p21.1 losses in malignant pleural mesothelioma. Nat Genet, 2011. 43(7): p. 668–72.

28. Sugarbaker, D.J., et al., Transcriptome sequencing of malignant pleural mesothelioma tumors. Proc Natl Acad Sci U S A, 2008. 105(9): p. 3521–6.

29. Dong, L., et al., Differentially expressed alternatively spliced genes in malignant pleural mesothelioma identified using massively parallel transcriptome sequencing. BMC Med Genet, 2009. 10: p. 149.

30. Bueno, R., et al., Second generation sequencing of the mesothelioma tumor genome. PLOS ONE, 2010. 5(5): p. e10612.

31. Guo, G., et al., Whole-exome sequencing reveals frequent genetic alterations in BAP1, NF2, CDKN2A, and CUL1 in malignant pleural mesothelioma. Cancer Res, 2015. 75(2): p. 264–9.

32. Lo Iacono, M., et al., Targeted next-generation sequencing of cancer genes in advanced stage malignant pleural mesothelioma: A retrospective study. J Thorac Oncol, 2015. 10(3): p. 492–9.

33. Maki-Nevala, S., et al., Driver gene and novel mutations in asbestos-exposed lung adenocarcinoma and malignant mesothelioma detected by exome sequencing. Lung, 2016. 194(1): p. 125–35.

34. Kang, H.C., et al., Whole exome and targeted deep sequencing identify genome-wide allelic loss and frequent SETDB1 mutations in malignant pleural mesotheliomas. Oncotarget, 2016. 7(7): p. 8321–31.

35. Bueno, R., et al., Comprehensive genomic analysis of malignant pleural mesothelioma identifies recurrent mutations, gene fusions and splicing alterations. Nat Genet, 2016. 48(4): p. 407–16.

36. Hmeljak, J., et al., Integrative molecular characterization of malignant pleural mesothelioma. Cancer Discov, 2018. 8(12): p. 1548–65.

37. Mangiante, L., et al., Disentangling heterogeneity of Malignant Pleural mesothelioma through deep integrative omics analyses. bioRxiv, 2021: p.09.27.461908.

38. Zhang, B., S. Kirov, and J. Snoddy, WebGestalt: An integrated system for exploring gene sets in various biological contexts. Nucleic Acids Res, 2005. 33(Web Server issue): p. W741–8.

39. Tanabe, M. and M. Kanehisa, Using the KEGG database resource. Curr Protoc Bioinformatics, 2012. 1: p. 1 12 1–1 12 43.

40. Travis, W.D., et al., The 2015 World Health Organization classification of lung tumors: Impact of genetic, clinical and radiologic advances since the 2004 classification. J Thorac Oncol, 2015. 10(9): p. 1243–60.

41. Galateau Salle, F., et al., New insights on diagnostic reproducibility of biphasic mesotheliomas: A multiinstitutional evaluation by the international mesothelioma panel from the MESOPATH reference center. J Thorac Oncol, 2018. 13(8): p. 1189–203.

42. Courtiol, P., et al., Deep learning-based classification of mesothelioma improves prediction of patient outcome. Nat Med, 2019. 25(10): p. 1519–25.

43. Courtiol, P., E.W. Tramel, M. Sanselme, and G. Wainrib, Classification and disease localization in histopathology using only global labels: A weakly-supervised approach, 2018. https://arxiv .org /abs /1802.02212.

44. Mangiante, L., et al., Multiomic analysis of malignant pleural mesothelioma identifies molecular axes and specialized tumor profiles driving intertumor heterogeneity. Nat Genet, 2023. 55(4): p. 607–18.

45. Di Genova, A., et al., A molecular phenotypic map of malignant pleural mesothelioma. GigaScience, 2022. 12.

46. Alex Di Genova, L.M., A. Sexton-Oates, C. Voegele, L. Fernandez-Cuesta, N. Alcala, and M. Foll, MESOMICS, 2023. https://github .com /IARCbioinfo /MESOMICS data.

47. Novelli, F., et al., Germline BARD1 variants predispose to mesothelioma by impairing DNA repair and Calcium signaling. Proc Natl Acad Sci USA, 2024, In press.

第 13 章

间皮瘤的治疗

Steven G.Gray、*Tomer Meirson* 和 *Luciano Mutti*

13.1 引言

恶性胸膜间皮瘤（MPM）是一种罕见的侵袭性炎症性癌症，产生于胸膜的间皮细胞层[1]。最近的一项统计数据表明，全世界每年有 29 300 人死于胸膜间皮瘤[2]。MPM 被归类为罕见病，以往被认为与先前接触石棉纤维有关，尽管已鉴定出 400 多种纤维状矿物质，但只有 6 种被认为是致癌物质[3]。由于 MPM 被认为主要与环境和职业暴露于石棉有关，因此它是一种可预防的癌症。近期研究发现，肺癌、结直肠癌和女性乳腺癌是几种可以通过预防措施减少发病率的癌症，其次是 MPM[4]。在男性群体中，MPM 的可预防比例为 88.6%[4]，这反映了 MPM 中存在具有遗传成分的亚型[5-7]，通常称为 BAP1 癌症综合征[8, 9]。

鉴于许多国家已禁止使用石棉，预计 MPM 的发病率会下降，但包括美国在内的许多国家仍允许使用石棉[10-12]。随着时间的推移，虽然 MPM 的发病率明显保持稳定，美国和欧洲的标准化发病率（每 10 万人）分别为男性 0.9 和 0.3，女性 1.7 和 0.4[1, 10, 13]，但总体而言，过去 30 年全间皮瘤的疾病负担有所下降[14]。尽管全球总体疾病负担下降了，但 MPM 导致的死亡人数仍在上升[1]。

由于间皮瘤的潜伏期较长，确诊时的年龄通常在 50～80 岁[13, 15-17]。绝大多数患者为男性，男性占 75%～80%，女性占 20%～25%[13, 16, 17]。从历史数据来看，女性患者的总生存时间（OS）要高于男性[16-18]，5 年 OS 是男性的 3 倍[18]，但近期一项 MPM 预后因素建模研究未发现显著相关性[19]。其他与预后或生存相关的变量包括组织学亚型[13, 16]、临床分期[16]、胚系 *BAP1* 突变状态[1]、贫血及血清间皮素水平[19]。

绝大多数 MPM 患者通常无法接受手术治疗[1, 20-22]，手术治疗和多模式疗法的作用也存在争议[23]。因此，现在患者大多会接受化疗和最新的免疫疗法。下文将阐述这些疗法在治疗 MPM 方面的现状。

13.2 一线治疗中的化疗选择

顺铂于 1978 年进入临床用于化学治疗[24]。铂类化合物主要通过损害 DNA 的正常功能来发挥作用，其机制依赖于癌细胞（如 MPM 中观察到的 [25]）存在异常 DNA 修复反应 [24]。顺铂联合培美曲塞 / 雷替曲塞方案在 MPM 治疗中的获批，是基于两项关键的 III 期研究 [26-28]，至今仍是标准一线化疗方案 [15, 29-33]。该方案本质上属于非治愈性治疗，仅能达到约 40% 的缓解率。

在此后的 20 年中，MPM 的一线化疗只取得了一项潜在的进展，即在顺铂 / 培美曲塞方案中加入了贝伐珠单抗（一种抗血管生成靶向药物）。该组合疗法具有扎实的临床前研究基础 [34]，可使患者的总生存期延长两个多月（18.8 个月 vs 16.1 个月）[35]。然而，由于其他抗血管（如西地尼布）生成联合疗法缺乏疗效 [36]，这种联合疗法的实际应用价值存在争议。

因此，许多具有类似强效理论基础的疗法，如靶向治疗，已在临床中进行测试，以探究能否改进这一方案 [37]，但目前还没有任何一种疗法对患者的预后产生显著影响。这些早期的联合治疗策略之一是使用长春瑞滨，虽然这种化疗药物在一线治疗中未能改善现有组合的效果 [38, 39]，但已被推荐用于二线或三线治疗 [15, 29-32, 40, 41]，下一节将详细讨论。

13.3　二线治疗中的化疗选择

13.3.1　长春瑞滨

长春瑞滨属于长春花生物碱类药物家族 [42]，是一种常用于各种癌症的化疗药物。Ceresoli 和 Zucali 已对长春瑞滨在一线和二线治疗中的原始试验进行了很好的总结 [43]，但在目前治疗 MPM 的指南中，长春瑞滨被推荐用于二线治疗 [15, 22, 30, 31]，尽管一些单中心的分析表明，可以观察到较高的疾病稳定率，但即使在二线或三线治疗中，患者对长春瑞滨的实际反应也较为罕见 [39]。尽管如此，在这些二线临床试验中，患者从长春瑞滨治疗中获益的OS 为 2.5 ～ 11.2 个月 [43]。

最近的一项试验试图以随机方式评估长春瑞滨的疗效。这项 II 期试验（VIM 试验）将患者（1∶2）随机分为两种，一种是接受积极的症状控制（ASC）（即除疾病修正治疗外，所有被认为对疼痛管理必要的支持性护理），另一种是接受 ASC 加长春瑞滨治疗 [44]。该试验的主要终点是 ASC 加长春瑞滨治疗组的无进展生存期（PFS）（4.2 个月 vs 2.8 个月），与单用ASC 治疗组的 PFS（4.2 个月 vs 2.8 个月）相比，结果呈阳性 [44]。

另一项随机 II 期试验（ARCS-M 试验）将患者按 2∶1 随机分配接受抗间皮素人源化抗体 –微管蛋白偶联药物安奈妥昔拉坦辛（BAY94-9343）或长春瑞滨治疗。该试验未达到 PFS 主要终点，安奈妥昔拉坦辛未显示优于长春瑞滨（中位 PFS：4.3 个月 vs 4.5 个月）[45]。

13.3.2　二线疗法与免疫检查点抑制剂的比较

展望未来，人们对二线治疗环境中的其他长春瑞滨试验进行了研究，尤其是在免疫检查点抑制剂（ICI）方面，尽管结果有时相互矛盾。例如，PROMISE-meso 试验是一项 1∶1 随机III 期试验，旨在评估帕博利珠单抗（抗 PD1 抑制剂）对比机构选择单药化疗（吉西他滨或长春瑞滨）在经一线铂类化疗后复发的 MPM 患者中的疗效 [46]。该试验未达到主要终点，也未能证明与单药化疗相比，帕博利珠单抗能改善铂类预处理患者的 OS。值得注意的是，在这项试验中，化疗组 83% 的患者（70 例患者中的 58 例）接受了长春瑞滨治疗 [46]。

与此相反，一项单独的实时多中心回顾性分析对接受二线化疗（吉西他滨和 / 或长春瑞滨）或 ICI 治疗（帕博利珠单抗或纳武利尤单抗 ± 伊匹木单抗）的患者进行了分析。研究发现，ICI 治疗的 OS 优于化疗 [47]。然而，这项分析的局限性在于，没有在化疗组中（48 例吉西他滨、11 例长春瑞滨和 2 例吉西他滨 + 长春瑞滨）进行单独的亚组分析。这限制了关于长春瑞滨与免疫检查点抑制剂（ICI）之间对比所能得出的结论。

长春瑞滨节拍式口服给药（MOV）也是在胸膜间皮瘤（PM）二线治疗中正在研究的一种新方案。因为 MOV 采用较低的化疗剂量（通常远低于最大耐受剂量），并频繁给药，以维持血浆中药物的低浓度 [48, 49]。这使得可以在较长时间内给予毒性较低的剂量。在一项针对肺癌（非小细胞肺癌和胸膜间皮瘤）的 MOV 的 IA/IB 期试验中，已经采用了基于数学模型的给药策略 [50, 51]，最新数据表明 MOV 确实能带来临床益处 [52]。遗憾的是，由于绝大多数（即 89%）患者是将 MOV 作为第三线至第十线治疗方案，因此很难评估该试验对胸膜间皮瘤最终治疗结果的真正影响 [52]。一项针对晚期实体瘤患者的 MOV 联合度伐利尤单抗加曲美木单抗的 I 期试验（MOVIE – 1）已经完成 [53]，虽然该试验未纳入胸膜间皮瘤患者，但结果显示这种联合治疗方案在胸膜间皮瘤中具有潜在可行性，并且节拍式化疗作为一种治疗策略正越来越多地与免疫治疗一起在多种癌症中进行研究。

值得注意的是，体外研究表明长春瑞滨可诱导 MPM 细胞系 PD-L1 表达（ICI 的关键靶点），提示或可通过长春瑞滨预处理为 ICI 治疗"增敏"。最近的一项体外研究发现，用长春瑞滨处理 MPM 细胞可诱导 PD-L1 的表达，而用培美曲塞处理的细胞则无此效果 [55]。然而，这必须与另一项在临床前癌症模型中测试化疗和 ICI 潜在相加效应的研究结合起来，该研究发现，长春瑞滨并没有带来额外的益处 [56]，因此有必要进一步研究这种可能性。关于长春瑞滨与 ICI 的另一个重要考虑因素是两者的相关成本。最近的一项统计数据表明，使用长春瑞滨进行 24 周治疗的费用约为 515 美元 [57]，而最近对伊匹木单抗 / 纳武利尤单抗等 ICI 组合疗法的分析结果显示，从美国支付方的角度来看，其治疗 MPM 的费用超过了支付意愿阈值 [58-61]。因此，诸如通过使用长春瑞滨进行预处理来"启动"肿瘤，从而诱导诸如 PD-L1 等关键检查点靶点的方法，可能是降低 ICI 相关成本及减少盲目治疗的一种颇具吸引力的策略。

13.3.3　长春瑞滨敏感性的生物标志物

性别似乎是影响长春瑞滨治疗效果的一个潜在因素，因为最近的一项研究发现，在二线治疗中，长春瑞滨成为女性患者最有利的治疗选择 [62]。然而，这项分析的局限性在于其只代表了单中心研究的经验，因此需要进行涉及多中心结果的研究。

是否有其他潜在的生物标志物可以更好地对接受长春瑞滨治疗的患者进行分层？ 在这方面，Sugarbaker 及其同事在 2010 年的一项研究中使用体内化疗敏感性测试，评估新鲜培养的 MPM 组织样本对顺铂、吉西他滨和长春瑞滨的相对耐药性 [63]。从基本情况来看，大多数患者对顺铂（27%）、吉西他滨（31%）产生极端或中度耐药性，其中对长春瑞滨耐药的患者比例最高（59%），而 11% 的患者对所有药物均产生耐药性。值得注意的是，接受新辅助化疗的患者与未接受者的耐药性无显著差异。该研究表明，能够识别化疗耐药或缓解（尤其对长春瑞滨）的生物标志物可用于二线或三线治疗患者分层。

目前已有多项研究发现了潜在的生物标志物，可以更有效地对患者进行分层。长春瑞滨的作用模式是抑制微管动力学，从而导致细胞分裂停滞。鉴于这种作用模式，早期研究发现 TUBB3（一种在细胞系中常与耐药性相关的Ⅲ类 β- 微管蛋白）在 MPM 中具有预测价值[64]。这项回顾性研究的对象是接受顺铂 – 长春瑞滨治疗的一组患者。在这一队列中，Zim ling 等还检测了切除修复交叉互补基因 1（ERCC1）酶的表达，这是一种与顺铂耐药性密切相关的基因，并观察到低 ERCC1 表达也与预后相关[65]。

对 TUBB3/ERCC1 联合分析发现，有一部分患者同时为 ERCC1 阴性和Ⅲ类 β- 微管蛋白阴性，与两种标志物均为阳性的患者相比，其 PFS 和 OS 显著延长。两种标志物均为阳性的患者组中位 PFS 为 6.7 个月，中位 OS 为 15.0 个月，而两种标志物均为阴性的患者组中位 PFS 为 15.3 个月，中位 OS 为 22.2 个月。RRM1 是核糖核苷酸还原酶的一个亚基，该酶对于 DNA 合成至关重要。它的 RRM1 过表达通常与吉西他滨耐药相关[66]。一项对非小细胞肺癌的Ⅲ期临床试验分析发现，RRM1 表达可预测长春瑞滨敏感性[67]，因此其作为长春瑞滨治疗 MPM 的生物标志物的潜力是值得肯定的。对同一批接受顺铂 – 长春瑞滨治疗的患者进行的一项后续研究发现，RRM1 表达的缺失确实与更好的 OS 相关[68]。

BRCA1 的表达也与长春瑞滨有关。一项初步研究表明，在一个 MPM 细胞系耐药模型中，BRCA1 表达的缺失与长春瑞滨的耐药有关[69]。在 144 名接受检查的 MPM 患者中，有 39%（56 名）出现 BRCA1 表达缺失[69]。一项探索性荟萃分析发现，较高 BRCA1 表达与抗微管药物（包括长春瑞滨）治疗患者的客观缓解率（ORR）改善存在提示性证据[70]。然而，一项将 ERCC1 和 TUBB3 确定为候选生物标志物的研究，也对顺铂 – 长春瑞滨治疗患者队列中的 BRCA1 进行了分析，但未发现 BRCA1 表达与 PFS 或 OS 有任何相关性[64]，而且在对 VIM 试验中的 BRCA1 进行分析时发现，BRCA1 表达缺失并不能预测对长春瑞滨的耐药性[44]。此外，进一步研究长春瑞滨介导的耐药性时发现，BRCA1 表达的缺失与有丝分裂检查点复合物成员 MAD2L 的耗竭有关[71]，随后在一小部分接受过长春瑞滨二线治疗的患者（n=10）中对 BRCA1/MAD2L 进行了分析。分析发现，BRCA1/MAD2 L1 阴性患者（n=6）的中位 OS 较差，为 5.9 个月，而 BRCA1/MAD2 L1 阳性患者的中位 OS 为 36.7 个月[71]。

目前已有充分证据表明，BAP1 在间皮瘤中发挥着关键作用。BAP1 的全称是 BRCA1- 相关蛋白 1，这表明 BRCA 复合体可能是间皮瘤中的一个关键复合体。一项对 MSO1 化疗试验中部分患者的 BAP1 表达进行的回顾性反应分析发现，在接受长春瑞滨治疗的患者中，肿瘤细胞核内 BAP1 表达尽管并不显著，但对患者的 OS 不利[72]，进一步将 BAP1 与先前确定的长春瑞滨敏感性 / 耐药性的生物标志物联系起来。最近的一项研究发现，在 MPM 细胞中，功能缺失的突变 BAP1 与核糖核苷酸还原酶抑制剂的耐药性诱导有关[73]。

这些结果共同证实 BRCA1/BAP1 复合物作为生物标志物或治疗靶点的潜力，可促进理解长春瑞滨在 MPM 中的作用模式及揭示潜在的耐药机制。

在非编码 RNA（ncRNA）方面，一项体外研究发现，miR-15a、miR-16 和 miR-34a 的缺失似乎是 MPM 对顺铂或长春瑞滨产生获得性和内在耐药性的指标 [74]，而一项早期的鼻咽癌研究发现，BRCA1 是 miR-15a 和 miR-16 的靶点并受其调控[75]。因此，今后在长春瑞滨治疗的患者样本中评估这些 miRNA 将会很有意义。

总之，从现有的数据来看，似乎有许多标志物与 BRCA 通路相关，这些标志物可能有助于将患者分层以接受长春瑞滨治疗。

13.3.4　雷莫芦单抗

在 MPM 中针对血管生成的临床前理论依据已得到确认，尽管存在成本方面的持续担忧 [76, 77]，但贝伐珠单抗（一种抗 VEGF 药物）的Ⅲ期试验数据支持了这一点，该试验数据促使其获批用于一线治疗 [35]。早期的体外研究还发现，*VEGFR2/KDR* 在 MPM 细胞系和肿瘤组织中过度表达 [78, 79]。针对 VEGFR2 的治疗已在二线治疗中进行了探索。

一项针对复发性腹膜间皮瘤患者使用尼达尼布（一种针对 VEGFR1 ~ 3、PDFRα/β、FGFR1 ~ 3 以及 Src 家族成员的多酪氨酸激酶抑制剂）作为单一药物的Ⅱ期试验，未达到其主要终点 PFS，且未观察到治疗反应 [80]。另一项尼达尼布联合培美曲塞和顺铂用于初治 MPM 患者的Ⅲ期试验（LUME-Meso）也未达到 PFS 的主要终点 [81]。然而，雷莫芦单抗（一种抗 *VEGFR2* 抗体）联合吉西他滨用于二线治疗的Ⅱ期试验显著提高了 OS，吉西他滨联合雷莫芦单抗组的中位 OS 为 13.8 个月，而吉西他滨联合安慰剂组的中位 OS 为 7.5 个月 [82]。但该试验的真正获益仍存在疑问，主要原因是患者分层 [83]。不过，最新的欧洲肿瘤内科学会（ESMO）治疗指南建议将雷莫芦单抗联合吉西他滨作为二线治疗的一种治疗方案 [15]。鉴于现有争议，开展严格对照的Ⅲ期试验或有利于解决遗留问题，明确该方案是否确为有效的 MPM 二线治疗方法。

13.3.5　吉西他滨

过去，吉西他滨曾被试用于间皮瘤的一线治疗。但目前的指南建议，吉西他滨只能作为一种替代组合（吉西他滨 / 顺铂）用于不能接受培美曲塞治疗的患者 [30]。最近完成了一项单独的前瞻性队列研究，使用低剂量吉西他滨来确定连续输注吉西他滨 – 顺铂在未接受过化疗的不可切除的恶性胸膜间皮瘤患者中的有效性和安全性，中位 OS 为 16.16 个月 [84]，与目前常用的其他化疗方案相比，其未来可被视为一种节省成本的选择。

在二线治疗中，多项临床试验表明，吉西他滨也应被视为二线治疗的优选药物 [39]。最近的一项试验（NVALT19）研究了吉西他滨作为一线治疗药物后无疾病进展患者维持治疗的效用。这项二期试验探讨了换用吉西他滨维持治疗是否优于最佳支持治疗。结果显示，吉西他滨治疗组的无进展生存期（PFS）显著延长，但总生存期（OS）并未得到改善 [85]。

如上一节（13.3.4）所述，吉西他滨与雷莫芦单抗联合使用似乎有一定益处，不过还需要进一步的试验来验证这一点 [15, 82, 83]。吉西他滨与免疫疗法联合使用的现有数据和潜力将在后面的章节中讨论。

13.4　靶向疗法 / 新方法

13.4.1　精氨酸剥夺疗法

精氨酸被认为是人体内的一种半必需氨基酸，对许多重要的细胞过程至关重要。精氨酸生物合成的紊乱在癌症中很常见，导致了营养缺陷型表型，使精氨酸成为癌细胞存活所需的关键氨基酸[86]。这种破坏的主要机制通常与精氨琥珀酸合成酶1（argininosuccinate synthase 1，*ASS1*）基因表达的缺失有关[86, 87]。*ASS1* 表达缺失最初在 MPM 细胞系中被观察到，后续研究显示 62%（*n*=82）的 MPM 患者中 *ASS1* 表达也呈现降低或缺失[88]，表明大部分患者可能依赖外源性精氨酸。以精氨酸耗竭为目标的实验证实了 ASS1 阴性而非阳性细胞系的抗癌活性[88]，从而启动了一项Ⅱ期临床试验［精氨酸脱氨酶与间皮瘤（ADAM）研究］，使用的是精氨酸阻断剂 ADI-PEG20，该试验以 2：1 的比例随机分配精氨酸剥夺疗法（ADI-PEG20，36.8 mg/m²，每周静脉注射）加最佳支持治疗（BSC）或仅用 BSC[89]。该试验的主要终点是 PFS，从随机分组日期到首次进展或任何原因导致的死亡，ADI-PEG20 确实使患者的生存期有了适度但显著的延长（ADI-PEG20 组的中位 OS 为 3.2 个月，BSC 组为 2.0 个月）。在此基础上，我们对 ADI-PEG20、顺铂和培美曲塞进行了Ⅰ期剂量递增研究，以确定这种联合疗法用于非小细胞肺癌和间皮瘤的推荐剂量、安全性和耐受性。9 名患者中有 7 名（78%）观察到部分反应，其中包括 3 名肉瘤样或双相间皮瘤患者[90]。这些令人鼓舞的结果促成了进一步的Ⅰ期扩展研究，在 32 例 ASS1 缺乏型 MPM 患者中按Ⅱ期推荐剂量试用 ADIPemCis[91]，中位 PFS 和 OS 分别为 5.6 个月和 10.1 个月[91]。这就促成了目前正在进行的随机、双盲、Ⅱ/Ⅲ期 ATOMIC-Meso 研究。该试验将 *n*=249 例患者按 1：1 随机分配至 ADIPemCis 组或安慰剂 + 培美曲塞 / 顺铂组。初步结果显示，ADIPemCis 组较标准治疗（SOC）组显著延长了中位 OS（9.3 个月 vs 7.7 个月）[92]。

13.4.2　针对 PARP

鉴于间皮瘤中 BRCA1 和 BAP1 之间的显著关联，人们经常认为间皮瘤因此可能对聚腺苷二磷酸核糖聚合酶（PARP）通路的抑制剂敏感，而其他癌症也有明确的证据证明这一点[93-95]。临床前数据支持间皮瘤对多 PARP（PARPi）敏感的观点[96, 97]。

对少数接受 PARPi 治疗的 MPM 患者进行的初步分析未发现任何反应[98]。不过，现在已经完成了几项使用 BAP1、BRCA1 或两者进行分层的试验。在 MIST1（一项单中心、开放标签、单臂Ⅱa 期试验）中，符合条件的患者为细胞质 *BAP1* 缺陷或 *BRCA1* 缺陷的胸膜间皮瘤（胸膜、腹膜或其他原发部位）患者，给予鲁卡帕利治疗，主要结局指标为疾病控制率。该试验达到了主要结局指标，在 12 周时疾病控制率为 58%[99]。第二项单中心、非随机Ⅱ期试验评估二线治疗中奥拉帕利对 MPM 患者的疗效，主要目标是基于 DNA 修复基因（包括 *BAP1*）的体细胞或胚系突变状态确定 ORR。结果尚无定论，提示奥拉帕利对既往接受过治疗的 MPM（含 *BAP1* 突变患者）疗效有限[100]。第三项试验是一项前瞻性Ⅱ期单臂研究，旨在尼拉帕利和度伐利尤单抗联合治疗 HRD 阳性和 PD-L1 ≥ 1% 的晚期非小细胞肺癌和 / 或胸膜间皮瘤患者的安全性和抗肿瘤活性，主要结局指标为客观缓解率，终点为 PFS[101]。据我们所知，目前尚无来自该试验的初步数据。

13.4.3　针对 CDK4/CDK6

CDK4/CDK6 抑制剂已成为间皮瘤治疗干预的有力候选药物，因为编码细胞周期调节因子和细胞周期蛋白依赖性激酶（CDK4/CDK6 抑制剂 p16ink4A）的 *CDKN2A* 基因表达缺失在胸膜间皮瘤中经常发生，这可能是由于染色体拷贝数变化、胚系变异或表观遗传失活所致[102-106]。

多项体外研究发现，CDK4/CDK6 抑制剂在间皮瘤治疗中具有潜在益处，既可作为单一药物[107]，也可增强现有化疗的疗效[108]。

此外，MPM 对 CDK4/CDK6 抑制剂的敏感性似乎需要 CDK4 的磷酸化，据观察，80% 的患者样本都出现了这种情况[109]。一项单臂开放标签 II 期试验评估 CDK4/CDK6 抑制剂阿贝西利的疗效并达到主要终点，12 周时的疾病控制率为 54%[110]。尽管结果令人鼓舞，但关于其全面疗效仍存重大疑虑[111]。需要开展更多试验以充分评估该疗法在间皮瘤中的潜力。

13.4.4　EZH2 抑制剂靶向治疗

最初发现果蝇 zeste 基因增强子同源物 2（EZH2）在约 85% 的 MPM 中高表达，而且 EZH2 的药理学抑制与抗增殖和抗肿瘤效应相关[112]。后续研究发现，*BAP1* 缺失通过 EZH2 参与恶性转化[113]。一项针对 MPM 的免疫组化研究显示，*BAP1* 缺失与 EZH2 高表达分别在 17 例（53%）和 22 例（66%）MPM 病例中被观察到，但 *BAP1* 缺失 /EZH2 高表达的病例比例仅占 31%[114]。需要结合早期研究结果理解其意义——早期研究表明 *BAP1* 缺失使 MPM 细胞对 EZH2 抑制剂药物干预敏感[113]。因此必须考虑到这一点的重要性。一项关于 *EZH2* 抑制剂他泽司他的开放标签单臂 II 期研究在 MPM 中进行，但在二线治疗中失败。该研究的主要终点是 12 周时确诊 BAP1 缺失患者的疾病控制率（DCR），试验终点时的疾病控制率评估为 54%[115]。该研究认为，除 BAP1 失活外，其他生物标志物可能有助于识别最有可能从这种治疗中获得长期益处或肿瘤缩小的肿瘤亚群[115]。事实上，几项新的体外研究表明 CDKN2A 状态在这方面可能很重要[116-118]。

关于 EZH2 抑制剂在间皮瘤中的潜在应用的一个关注点是其对间皮瘤免疫微环境的影响。在这方面，最近的一项分析发现，*EZH2* 高表达的间皮瘤患者与 *EZH2* 低表达的间皮瘤患者在肿瘤免疫微环境上存在差异，*EZH2* 高表达与自然杀伤（NK）细胞、肥大细胞和 Th17 细胞数量减少有关[119]。此外，在间皮瘤动物模型中，经 EZH2 抑制剂预处理的巨噬细胞未能控制 MPM 细胞的肿瘤生长[120]；而采用三维模型的体外研究发现，肿瘤相关巨噬细胞可驱动对他泽司他的耐药性[121]。

13.5　治疗间皮瘤的免疫检查点抑制剂

13.5.1　一线和二线治疗中的 ICI

免疫检查点抑制剂（ICI）在一线治疗中产生了较大影响。I / II 期试验的早期结果已显示出潜力[122, 123]。III 期 CheckMate-743 试验的完成证实，对于未经治疗、组织学确认不可切除的 MPM 患者，伊匹木单抗 / 纳武利尤单抗联合 ICI 疗法相较于标准顺铂 – 培美曲塞化疗显著改善了 OS[124, 125]，因此该疗法在美国和欧洲被批准作为一线疗法[126-128]，ICI 临床实践指南也已更新，将 MPM 纳入其中[129]。

将 ICI 纳入二线治疗的道路并不平坦。最初使用 ICI 的试验结果令人失望，且结果常相互矛盾。例如，PROMISE-meso 试验是一项 II 期试验，旨在研究帕博利珠单抗（一种抗 PD-1 药物）与化疗相比在铂类化疗后病情进展的患者中的疗效。遗憾的是，该试验未发现帕博利珠单抗在 PFS 或 OS 方面优于化疗[46]。相反，CONFIRM 试验评估了另一种抗 PD-1 药物纳武利尤单抗与化疗在标准铂类化疗后病情进展的患者中的疗效，在该试验中，纳武利尤单抗组的中位 OS 优于化疗组（中位 OS 分别为 10.2 个月和 6.9 个月）[130]。MERIT 试验也对纳武利尤单抗进行了研究。这是一项 II 期多中心、开放标签、非对照试验，针对二线治疗的患者，观察到的中位 OS 为 17.3 个月，这使得纳武利尤单抗在日本被批准用于挽救治疗[131]。

目前已有多项研究考察了纳武利尤单抗在真实世界中的数据，结果往往存在冲突。例如，来自荷兰扩大使用计划的数据表明，在真实世界中，对于复发性胸膜间皮瘤患者，纳武利尤单抗并未展现出与上述临床试验中相同的疗效，客观缓解率更低，中位 OS 仅为 6.7 个月，不过通过影像学检查发现有良好反应的患者生存率却相当高[132]。相比之下，法国一项多中心回顾性真实世界分析显示，纳武利尤单抗的中位 OS 为 12.8 个月[133]。另一项对回顾性真实世界多中心数据的研究，考察了纳武利尤单抗或伊匹木单抗联合纳武利尤单抗的治疗结果，发现与二线化疗相比，ICI 治疗改善了 OS[47]。其他分析也考察了其他 ICI 及其组合的真实世界结果，中位 OS 相似[134, 135]。这些真实世界分析的一个问题是，它们评估了 ICI 在二线治疗中的应用，但没有与其他二线药物（如长春瑞滨）进行比较，因此很难对其真实疗效作出结论。事实上，唯一已发表的试图评估这种可能性的研究发现，基于中位 OS，ICI 并未显示出比化疗药物显著的优势[136]。

其他用于二线治疗的 ICI 单药疗效欠佳。DIADEM 试验评估度伐利尤单抗（抗 PD-L1 药物）在铂类 - 培美曲塞化疗进展患者中的疗效，结果显示该治疗未达到有意义的临床活性[137]。另一项研究评估另一种抗 PD-L1 药物阿维鲁单抗，发现中位 OS 为 10.7 个月；但按 PD-L1 阳性分层后（以 PD-L1 表达 ≥ 5% 为界值），患者中位 OS 达 20.2 个月[138]。

13.5.2　ICI+ 化疗在一线治疗中是否发挥作用？

鉴于 ICI 已被批准用于一线治疗，当务之急是研究是否有可能将 ICI 与当前的一线化疗结合起来。在这方面，度伐利尤单抗和顺铂 - 培美曲塞的 II 期试验结果表明，度伐利尤单抗具有良好的临床活性和可接受的安全性[139, 140]，并促使开展了正在进行的 III 期试验（DREAM3R）[141]。

另一项使用相同组合的试验（IND227）也在同时进行，最近公布了中期结果[142]。截止分析时点的结果显示，中位 OS 虽有小幅增加，但在统计学上有显著意义（ICI + 化疗组为 17.3 个月，单纯化疗组为 16.1 个月）[142]。

最近对使用化疗 - 免疫疗法组合的几项试验进行的一项荟萃分析表明，一线化疗 - 免疫疗法可达到 59% 的客观缓解率和 92% 的疾病控制率，可能是治疗不可切除间皮瘤的新型一线治疗方法，但作者承认这项分析存在局限性[143]。这些结果提示，若要将 ICI- 化疗联合方案推进为间皮瘤标准治疗，仍需要解决诸多问题。本节所述大多数治疗的试验方法学要素及疗效已引发重大质疑，本章后续将对此进行更深入讨论。

13.5.3　ICI+ 化疗在二线治疗中是否有作用？

有关在二线治疗中联合使用 ICI + 化疗的可能性的数据很少。不过，PROMISE 试验旨在评估 ICI 与长春瑞滨或吉西他滨疗效的比较，但允许交叉治疗，在这方面值得注意的是，63% 接受化疗的患者交叉接受了 ICI 治疗[46]。据我们所知，目前还没有其他已发表的研究对二线治疗 ICI + 化疗联合应用进行评估。

13.5.4　ICI 在手术前的新辅助治疗中发挥作用吗？

在恶性胸膜间皮瘤术前使用新辅助化疗已有若干研究，通常与根治性放疗联合使用，采取三联疗法，但这一疗法仍存在争议[144-148]。

在非小细胞肺癌中，ICIs 的新辅助治疗正在接受测试[149, 150]，那么在恶性胸膜间皮瘤术前使用 ICI 的新辅助治疗是否可行呢？ 2021 年，一项顺铂 - 培美曲塞联合阿替利珠单抗的新辅助治疗试验结果中已报告[151]。此为可行性试验，达到了预设标准：21 例患者完成新辅助治疗，但其中 7 例（33%）未进行切除术（2 例因毒性、4 例因疾病进展、1 例死亡）[151]。

与此相反，最近还报道了一项针对可切除恶性胸膜间皮瘤患者在手术前使用 ICI 的单中心 Ⅱ 期机会窗口试验[152]。在这项试验中，9 名患者接受了单药治疗（度伐利尤单抗），11 名患者接受了联合治疗（度伐利尤单抗 + 伊匹木单抗）。20 名患者中有 17 名（85%）随后接受了计划的开胸手术。在报道时，与接受单药治疗的患者（14.0 个月）相比，接受联合 ICI 治疗的患者的中位 OS 更长(尚未达到)[152]。由于该试验中没有单独手术或手术加新辅助化疗的对照组，因此很难根据这项试验得出任何明确的结论，但这些结果值得在更大规模的多机构对照试验中进一步研究。

13.5.5　其他免疫肿瘤学可能性？

除了目前以 PD-1、PD-L1 和 CTLA4 为靶点的 ICI 外，在 MPM 中还发现了其他免疫检查点靶点（如 VISTA），并且相关内容已在其他文献中进行了总结[122, 123, 153, 154]。由于制药公司正在积极开发针对这些靶点的药物，我们将对其中有多少药物能在间皮瘤治疗中发挥作用拭目以待。

此外，还有许多针对 MPM 的其他免疫疗法试验 / 研究，包括使用溶瘤病毒[155-157] 和 CAR-T 疗法[158-161]。

13.5.6　有关肿瘤治疗的未决问题（ICI 和化疗）在间皮瘤中的应用

尽管 ICI 在 MPM 中备受关注，仍需要注意：基于 CheckMate-743 试验结果，仅 2% 患者达到完全缓解[162]。与贝伐珠单抗的应用类似，ICI 治疗费用令许多临床医师及政府监管机构担忧[58-61, 128, 163]。

此外，与使用 ICI 相关的重大毒性问题也日益受到关注。最近一项关于 ICI 治疗黑色素瘤以外的晚期癌症的荟萃分析发现了以下情况[1]：伊匹木单抗和纳武利尤单抗联合用药与纳武利尤单抗单药相比，并未改善 OS[2]；这种组合与显著更高的 3/4 级不良事件相关[3]；这导致了显著更高的治疗相关中断率[164]，这在间皮瘤的背景下也有所体现。例如，一项在 3 名具有肉瘤样组织学（一种对 ICI 有更好预后的组织学亚型）的患者中使用纳武利尤单抗的单中心试验发现，2/3 的患者出现了严重的副作用[165]。CheckMate-743 试验报道 23% 的患者停药，30% 的患者出现≥ 3 级的毒性[142, 162]。类似地，评估帕博利珠单抗 + 顺铂 + 培美曲塞疗效与安全性的 IND227 试验亦观察到约 30% 的≥ 3 级毒性发生率[142]。最新真实世界评估显示，已获批 ICI 联合方案存在显著毒性[166, 167]，故临床医师应更谨慎使用该方案，尤其是对体弱患者。

除了所有涉及恶性胸膜间皮瘤的试验比较中普遍存在的局限性（患者选择的异质性、不同的治疗给药方案等）外，一个令人担忧的新问题正在浮现，即许多 MPM 临床试验本身存在的脆弱性，不仅是那些仅使用 ICI 的试验，还包括支撑当前一线化疗的原始试验[168-172]。其中关键问题在于信息性删失，这可能带来严重的偏倚[173, 174]，并使试验结果无法解读[175]。因此，需要开展更多的研究，才能真正将 ICI 推进到恶性胸膜间皮瘤的主流治疗中。

13.6 结论

MPM 的标准治疗方法和最近提出的医学治疗方法效果不佳，这促使科学界不断突破现有的界限，以克服目前在使用化疗或 ICI 治疗患者时出现的预后严重滞后的问题。

由于本章所述的医学支柱疗法的局限性与潜在缺陷，加之手术适应证有限（主要适用于体能状态良好、疾病范围局限且适合宏观完全切除的患者[20]），这也阻碍了该肿瘤的联合治疗（即化疗与手术联合疗法）。20 年来，治疗 MPM 的临床医师所能选择的治疗方法变化不大。虽然在引入 ICI 方面取得了一些进展，但患者的生存前景仍然不佳。还有许多问题有待解决，其中包括：

- 对于携带 BAP1 突变或患有 BAP1 癌症综合征的患者，有哪些治疗选择？
- 未来手术的作用是什么（如 MARS2 等）[177, 178]？在新辅助或辅助治疗中，肿瘤治疗电场与手术联合治疗是否有作用[179, 180]？
- 肿瘤治疗电场在 MPM 患者肿瘤治疗中的作用是什么[33, 181-184]？
- 我们如何解决 MPM 中的肿瘤内异质性（ITH）[183-186] 和 / 或表观遗传学肿瘤内异质性（epi-ITH）[189]？
- CAR-T 能否为 MPM 治疗带来新的获益[122, 158, 160, 161, 190, 191]？
- 在 MPM 肿瘤治疗策略中，应如何克服纤维化[190, 191]与缺氧 / 铁死亡[194-200]对药物递送及免疫细胞浸润的限制？

基于上述所有问题，目前唯一可以得出的结论是，迫切需要确定并开发针对 MPM 的肿瘤治疗定制方法。也许，未来 20 年将会提供一些（如果不是全部的话）答案，并极大地改善临床医师治疗 MPM 的可选方案，进一步提高患者的长期生存率。

参考文献

1. Carbone M, Adusumilli PS, Alexander HR Jr., Baas P, Bardelli F, Bononi A, et al. Mesothelioma: Scientific clues for prevention, diagnosis, and therapy. CA Cancer J Clin. 2019;69(5):402–29.

2. Kocarnik JM, Compton K, Dean FE, Fu W, Gaw BL, Harvey JD, et al. Cancer incidence, mortality, years of life lost, years lived with disability, and disability-adjusted life years for 29 cancer groups from 2010 to 2019: A systematic analysis for the global burden of disease Study 2019. JAMA Oncol. 2022;8(3):420–44.

3. Baumann F, Ambrosi JP, Carbone M. Asbestos is not just asbestos: An unrecognised health hazard. Lancet Oncol. 2013;14(7):576–8.

4. Cabasag CJ, Vignat J, Ferlay J, Arndt V, Lemmens V, Praagman J, et al. The preventability of cancer in Europe: A

quantitative assessment of avoidable cancer cases across 17 cancer sites and 38 countries in 2020. Eur J Cancer. 2022;177:15–24.

5.　Bott M, Brevet M, Taylor BS, Shimizu S, Ito T, Wang L, et al. The nuclear deubiquitinase BAP1 is commonly inactivated by somatic mutations and 3p21.1 losses in malignant pleural mesothelioma. Nat Genet. 2011;43(7):668–72.

6.　Testa JR, Cheung M, Pei J, Below JE, Tan Y, Sementino E, et al. Germline BAP1 mutations predispose to malignant mesothelioma. Nat Genet. 2011;43(10):1022–5.

7.　Bononi A, Goto KG, Yoshikawa Y, Emi M, Pastorino S, et al. Heterozygous germline BLM mutations increase susceptibility to asbestos and mesothelioma. Proc Natl Acad Sci U S A. 2020;117(52):33466–73.

8.　Carbone M, Ferris LK, Baumann F, Napolitano A, Lum CA, Flores EG, et al. BAP1 cancer syndrome: Malignant mesothelioma, uveal and cutaneous melanoma, and MBAITs. J Transl Med. 2012;10:179.

9.　Carbone M, Harbour JW, Brugarolas J, Bononi A, Pagano I, Dey A, et al. Biological mechanisms and clinical significance of BAP1 mutations in human cancer. Cancer Discov. 2020;10(8):1103–20.

10.　Alpert N, van Gerwen M, Taioli E. Epidemiology of mesothelioma in the 21(st) century in Europe and the United States, 40 years after restricted/banned asbestos use. Transl Lung Cancer Res. 2020;9(Supplement 1):S28–s38.

11.　Chen T, Sun XM, Wu L. High time for complete ban on asbestos use in developing countries. JAMA Oncol. 2019;5(6):779–80.

12.　Chimed-Ochir O, Rath EM, Kubo T, Yumiya Y, Lin RT, Furuya S, et al. Must countries shoulder the burden of mesothelioma to ban asbestos? A global assessment. BMJ Glob Health. 2022;7(12).

13.　Bou-Samra P, Chang A, Azari F, Kennedy G, Segil A, Guo E, et al. Epidemiological, therapeutic, and survival trends in malignant pleural mesothelioma: A review of the national cancer database. Cancer Med. 2023;12(11):12208–20.

14.　Zhu W, Liu J, Li Y, Shi Z, Wei S. Global, regional, and national trends in mesothelioma burden from 1990 to 2019 and the predictions for the next two decades. SSM Popul Health. 2023;23:101441.

15.　Popat S, Baas P, Faivre-Finn C, Girard N, Nicholson AG, Nowak AK, et al. Malignant pleural mesothelioma: ESMO Clinical Practice Guidelines for diagnosis, treatment and follow-up(☆). Ann Oncol.2022;33(2):129–42.

16.　Opitz I, Bille A, Dafni U, Nackaerts K, Ampollini L, de Perrot M, et al. European epidemiology ofpleural mesothelioma-real-life data from a joint analysis of the Mesoscape database of the Europeanthoracic oncology platform and the European society of thoracic surgery mesothelioma database. JThorac Oncol. 2023;18(9):1233–47.

17.　Taioli E, Wolf A, Alpert N, Rosenthal D, Flores R. Malignant pleural mesothelioma characteristics andoutcomes: A SEER-Medicare analysis. J Surg Oncol. 2023;128(1):134–41.

18.　Taioli E, Wolf AS, Camacho-Rivera M, Kaufman A, Lee DS, Nicastri D, et al. Determinants of survivalin malignant pleural mesothelioma: A surveillance, epidemiology, and end results (SEER) study of14,228 patients. PLoS One. 2015;10(12):e0145039.

19.　Wolf AS, Rosenthal A, Giroux DJ, Nowak AK, Bille A, de Perrot M, et al. The international associationfor the study of lung cancer pleural mesothelioma staging project: Updated modeling of prognostic factorsin pleural mesothelioma. J Thorac Oncol. 2023.

20.　Bölükbas S, Eberlein M, Kudelin N, Demes M, Stallmann S, Fisseler-Eckhoff A, et al. Factors predictingpoor survival after lung-sparing radical pleurectomy of IMIG stage III malignant pleural mesothelioma.Eur J Cardio Thorac Surg. 2013;44(1):119–23.

21.　Bueno R, Opitz I. Surgery in malignant pleural mesothelioma. J Thorac Oncol. 2018;13(11):1638–54.

22.　Kindler HL, Ismaila N, Armato SG 3rd, Bueno R, Hesdorffer M, Jahan T, et al. Treatment of malignantpleural mesothelioma: American Society of Clinical Oncology clinical practice guideline. J Clin Oncol.2018;36(13):1343–73.

23. Nowak AK, Jackson A, Sidhu C. Management of advanced pleural mesothelioma-at the crossroads.JCO Oncol Pract. 2022;18(2):116–24.

24. Rottenberg S, Disler C, Perego P. The rediscovery of platinum-based cancer therapy. Nat Rev Cancer.2021;21(1):37–50.

25. Malakoti F, Targhazeh N, Abadifard E, Zarezadeh R, Samemaleki S, Asemi Z, et al. DNA repair anddamage pathways in mesothelioma development and therapy. Cancer Cell Int. 2022;22(1):176.

26. van Meerbeeck JP, Gaafar R, Manegold C, Van Klaveren RJ, Van Marck EA, Vincent M, et al.Randomized phase III study of cisplatin with or without raltitrexed in patients with malignant pleuralmesothelioma: An intergroup study of the European organisation for research and treatment of cancerlung cancer group and the national cancer institute of Canada. J Clin Oncol. 2005;23(28):6881–9.

27. Vogelzang NJ, Rusthoven JJ, Symanowski J, Denham C, Kaukel E, Ruffie P, et al. Phase III studyof pemetrexed in combination with cisplatin versus cisplatin alone in patients with malignant pleuralmesothelioma. J Clin Oncol. 2003;21(14):2636–44.

28. Vogelzang NJ, Rusthoven JJ, Symanowski J, Denham C, Kaukel E, Ruffie P, et al. Phase III study of pemetrexed in combination with cisplatin versus cisplatin alone in patients with malignant pleural mesothelioma. J Clin Oncol. 2023;41(12):2125–33.

29. Board PDQATE. Malignant Mesothelioma Treatment (PDQ®): Health Professional Version. PDQ Cancer Information Summaries. Bethesda, MD: National Cancer Institute, 2023. Available from: https://wwwncbinlmnihgov/books/NBK65983/.

30. Ettinger DS, Wood DE, Akerley W, Bazhenova LA, Borghaei H, Camidge DR, et al. NCCN guidelines insights: Malignant pleural mesothelioma, version 3.2016. J Natl Compr Canc Netw. 2016;14(7):825–36.

31. Nadal E, Bosch-Barrera J, Cedrés S, Coves J, García-Campelo R, Guirado M, et al. SEOM clinical guidelines for the treatment of malignant pleural mesothelioma (2020). Clin Transl Oncol. 2021;23(5):980–7.

32. Tsao AS, Lindwasser OW, Adjei AA, Adusumilli PS, Beyers ML, Blumenthal GM, et al. Current and future management of malignant mesothelioma: A consensus report from the National Cancer Institute thoracic malignancy steering committee, international association for the study of lung cancer, and mesothelioma applied research foundation. J Thorac Oncol. 2018;13(11):1655–67.

33. Wang Q, Xu C, Wang W, Zhang Y, Li Z, Song Z, et al. Chinese expert consensus on the diagnosis and treatment of malignant pleural mesothelioma. Thorac Cancer. 2023;14(26):2715–31.

34. Strizzi L, Catalano A, Vianale G, Orecchia S, Casalini A, Tassi G, et al. Vascular endothelial growth factor is an autocrine growth factor in human malignant mesothelioma. J Pathol. 2001;193(4):468–75.

35. Zalcman G, Mazieres J, Margery J, Greillier L, Audigier-Valette C, Moro-Sibilot D, et al. Bevacizumab for newly diagnosed pleural mesothelioma in the mesothelioma Avastin cisplatin pemetrexed Study (MAPS): A randomised, controlled, open-label, phase 3 trial. Lancet. 2016;387(10026):1405–14.

36. Tsao AS, Miao J, Wistuba II, Vogelzang NJ, Heymach JV, Fossella FV, et al. Phase II trial of Cediranib in combination with cisplatin and pemetrexed in chemotherapy-naïve patients with unresectable malignant pleural mesothelioma (SWOG S0905). J Clin Oncol. 2019;37(28):2537–47.

37. Borea F, Franczak MA, Garcia M, Perrino M, Cordua N, Smolenski RT, et al. Target therapy in malignant pleural mesothelioma: Hope or mirage? Int J Mol Sci. 2023;24(11).

38. Sørensen JB, Frank H, Palshof T. Cisplatin and vinorelbine first-line chemotherapy in non-resectable malignant pleural mesothelioma. Br J Cancer. 2008;99(1):44–50.

39. Zauderer MG, Kass SL, Woo K, Sima CS, Ginsberg MS, Krug LM. Vinorelbine and gemcitabine as second-or third-line therapy for malignant pleural mesothelioma. Lung Cancer. 2014;84(3):271–4.

40. Zucali PA, Perrino M, Lorenzi E, Ceresoli GL, De Vincenzo F, Simonelli M, et al. Vinorelbine in pemetrexed-pretreated patients with malignant pleural mesothelioma. Lung Cancer. 2014;84(3):265–70.

41. Toyokawa G, Takenoyama M, Hirai F, Toyozawa R, Inamasu E, Kojo M, et al. Gemcitabine and vinorelbine as second-line or beyond treatment in patients with malignant pleural mesothelioma pretreated with platinum plus pemetrexed chemotherapy. Int J Clin Oncol. 2014;19(4):601–6.

42. Banyal A, Tiwari S, Sharma A, Chanana I, Patel SKS, Kulshrestha S, et al. Vinca alkaloids as a potential cancer therapeutics: Recent update and future challenges. 3 Biotech. 2023;13(6):211.

43. Ceresoli GL, Zucali PA. Vinca alkaloids in the therapeutic management of malignant pleural mesothelioma. Cancer Treat Rev. 2015;41(10):853–8.

44. Fennell DA, Porter C, Lester J, Danson S, Taylor P, Sheaff M, et al. Active symptom control with or without oral vinorelbine in patients with relapsed malignant pleural mesothelioma (VIM): A randomised, phase 2 trial. EClinicalmedicine. 2022;48:101432.

45. Kindler HL, Novello S, Bearz A, Ceresoli GL, Aerts J, Spicer J, et al. Anetumab ravtansine versus vinorelbine in patients with relapsed, mesothelin-positive malignant pleural mesothelioma (ARCS-M): A randomised, open-label phase 2 trial. Lancet Oncol. 2022;23(4):540–52.

46. Popat S, Curioni-Fontecedro A, Dafni U, Shah R, O'Brien M, Pope A, et al. A multicentre randomised phase III trial comparing pembrolizumab versus single-agent chemotherapy for advanced pre-treated malignant pleural mesothelioma: The European Thoracic Oncology Platform (ETOP 9–15) PROMISEmeso trial. Ann Oncol. 2020;31(12):1734–45.

47. Kim RY, Li Y, Marmarelis ME, Vachani A. Comparative effectiveness of second-line immune checkpoint inhibitor therapy versus chemotherapy for malignant pleural mesothelioma. Lung Cancer. 2021;159:107–10.

48. Cazzaniga ME, Cordani N, Capici S, Cogliati V, Riva F, Cerrito MG. Metronomic chemotherapy. Cancers (Basel). 2021;13(9).

49. André N, Tsai K, Carré M, Pasquier E. Metronomic Chemotherapy: Direct Targeting of Cancer Cells after all? Trends Cancer. 2017;3(5):319–25.

50. Barlesi F, Imbs DC, Tomasini P, Greillier L, Galloux M, Testot-Ferry A, et al. Mathematical modeling for Phase I cancer trials: A study of metronomic vinorelbine for advanced non-small cell lung cancer (NSCLC) and mesothelioma patients. Oncotarget. 2017;8(29):47161–6.

51. Elharrar X, Barbolosi D, Ciccolini J, Meille C, Faivre C, Lacarelle B, et al. A phase Ia/Ib clinical trial of metronomic chemotherapy based on a mathematical model of oral vinorelbine in metastatic non-small cell lung cancer and malignant pleural mesothelioma: Rationale and study protocol. BMC Cancer. 2016;16:278.

52. Barlesi F, Deyme L, Imbs DC, Cousin E, Barbolosi M, Bonnet S, et al. Revisiting metronomic vinorelbine with mathematical modelling: A Phase I trial in lung cancer. Cancer Chemother Pharmacol. 2022;90(2):149–60.

53. Vicier C, Isambert N, Cropet C, Hamimed M, Osanno L, Legrand F, et al. Movie: A phase I, open-label, multicenter study to evaluate the safety and tolerability of metronomic vinorelbine combined with durvalumab plus tremelimumab in patients with advanced solid tumors. ESMO Open. 2022;7(6):100646.

54. Muraro E, Vinante L, Fratta E, Bearz A, Höfler D, Steffan A, et al. Metronomic chemotherapy: Antitumor pathways and combination with immune checkpoint inhibitors. Cancers (Basel). 2023;15(9).

55. Terra S, Mansfield AS, Dong H, Peikert T, Roden AC. Temporal and spatial heterogeneity of programmed cell death 1-Ligand 1 expression in malignant mesothelioma. Oncoimmunology. 2017;6(11):e1356146.

56. Principe N, Aston WJ, Hope DE, Tilsed CM, Fisher SA, Boon L, et al. Comprehensive testing of chemotherapy

and immune checkpoint blockade in preclinical cancer models identifies additive combinations. Front Immunol. 2022;13:872295.

57.   Borrelli EP, McGladrigan CG. A review of pharmacologic management in the treatment of mesothelioma. Curr Treat Options Oncol. 2021;22(2):14.

58.   Yang L, Cao X, Li N, Zheng B, Liu M, Cai H. Cost-effectiveness analysis of nivolumab plus ipilimumab versus chemotherapy as the first-line treatment for unresectable malignant pleural mesothelioma. Ther Adv Med Oncol. 2022;14:17588359221116604.

59.   Ye ZM, Tang ZQ, Xu Z, Zhou Q, Li H. Cost-effectiveness of nivolumab plus ipilimumab as first-line treatment for American patients with unresectable malignant pleural mesothelioma. Front Public Health. 2022;10:947375.

60.   Michaeli T, Jürges H, Michaeli DT. FDA approval, clinical trial evidence, efficacy, epidemiology, and price for non-orphan and ultra-rare, rare, and common orphan cancer drug indications: Cross sectional analysis. BMJ. 2023;381:e073242.

61.   Michaeli DT, Michaeli T. Overall survival, progression-free survival, and tumor response benefit supporting initial US food and drug administration approval and indication extension of new cancer drugs, 2003–2021. J Clin Oncol. 2022;40(35):4095–106.

62.   Saracino L, Bortolotto C, Tomaselli S, Fraolini E, Bosio M, Accordino G, et al. Integrating data from multidisciplinary management of malignant pleural mesothelioma: A cohort study. BMC Cancer. 2021;21(1):762.

63.   Mujoomdar AA, Tilleman TR, Richards WG, Bueno R, Sugarbaker DJ. Prevalence of in vitro chemotherapeutic drug resistance in primary malignant pleural mesothelioma: result in a cohort of 203 resection specimens. J Thorac Cardiovasc Surg. 2010;140(2):352–55.

64.   Zimling ZG, Sørensen JB, Gerds TA, Bech C, Andersen CB, Santoni-Rugiu E. A biomarker profile for predicting efficacy of cisplatin-vinorelbine therapy in malignant pleural mesothelioma. Cancer Chemother Pharmacol. 2012;70(5):743–54.

65.   Zimling ZG, Sørensen JB, Gerds TA, Bech C, Andersen CB, Santoni-Rugiu E. Low ERCC1 expression in malignant pleural mesotheliomas treated with cisplatin and vinorelbine predicts prolonged progression-free survival. J Thorac Oncol. 2012;7(1):249–56.

66.   Jordheim LP, Sève P, Trédan O, Dumontet C. The ribonucleotide reductase large subunit (RRM1) as a predictive factor in patients with cancer. Lancet Oncol. 2011;12(7):693–702.

67.   Vilmar AC, Santoni-Rugiu E, Sorensen JB. Predictive impact of RRM1 protein expression on vinorelbine efficacy in NSCLC patients randomly assigned in a chemotherapy phase III trial. Ann Oncol. 2013;24(2):309–14.

68.   Zimling ZG, Santoni-Rugiu E, Bech C, Sørensen JB. High RRM1 expression is associated with adverse outcome in patients with cisplatin/vinorelbine-treated malignant pleural mesothelioma. Anticancer Res. 2015;35(12):6731–8.

69.   Busacca S, Sheaff M, Arthur K, Gray SG, O'Byrne KJ, Richard DJ, et al. BRCA1 is an essential mediator of vinorelbine-induced apoptosis in mesothelioma. J Pathol. 2012;227(2):200–8.

70.   He Q, Zhang M, Zhang J, Zhong S, Liu Y, Shen J, et al. Predictive value of BRCA1 expression on the efficacy of chemotherapy based on anti-microtubule agents: A pooled analysis across different malignancies and agents. Ann Transl Med. 2016;4(6):110.

71.   Busacca S, O'Regan L, Singh A, Sharkey AJ, Dawson AG, Dzialo J, et al. BRCA1/MAD2L1 deficiency disrupts the spindle assembly checkpoint to confer vinorelbine resistance in mesothelioma. Mol Cancer Ther. 2021;20(2):379–88.

72.   Kumar N, Alrifai D, Kolluri KK, Sage EK, Ishii Y, Guppy N, et al. Retrospective response analysis of BAP1 expression to predict the clinical activity of systemic cytotoxic chemotherapy in mesothelioma. Lung Cancer.

2019;127:164–6.

73. Okonska A, Bühler S, Rao V, Ronner M, Blijlevens M, van der Meulen-Muileman IH, et al. Functional genomic screen in mesothelioma reveals that loss of function of BRCA1-associated protein 1 induces chemoresistance to ribonucleotide reductase inhibition. Mol Cancer Ther. 2020;19(2):552–63.

74. Williams M, Cheng YY, Phimmachanh M, Winata P, van Zandwijk N, Reid G. Tumour suppressor microRNAs contribute to drug resistance in malignant pleural mesothelioma by targeting anti-apoptotic pathways. Cancer Drug Resist. 2019;2(4):1193–206.

75. Zhu JY, Pfuhl T, Motsch N, Barth S, Nicholls J, Grässer F, et al. Identification of novel Epstein-Barr virus microRNA genes from nasopharyngeal carcinomas. J Virol. 2009;83(7):3333–41.

76. Barbier MC, Fengler A, Pardo E, Bhadhuri A, Meier N, Gautschi O. Cost effectiveness and budget impact of nivolumab plus ipilimumab versus platinum plus pemetrexed (with and Without bevacizumab) in patients with unresectable malignant pleural mesothelioma in Switzerland. Pharmacoeconomics. 2023.

77. Zhan M, Zheng H, Xu T, Yang Y, Li Q. Cost-effectiveness analysis of additional bevacizumab to pemetrexed plus cisplatin for malignant pleural mesothelioma based on the MAPS trial. Lung Cancer. 2017;110:1–6.

78. Loganathan S, Kanteti R, Siddiqui SS, El-Hashani E, Tretiakova M, Vigneswaran H, et al. Role of protein kinase C β and vascular endothelial growth factor receptor in malignant pleural mesothelioma: Therapeutic implications and the usefulness of Caenorhabditis elegans model organism. J Carcinog. 2011;10:4.

79. Miettinen M, Rikala MS, Rys J, Lasota J, Wang ZF. Vascular endothelial growth factor receptor 2 as a marker for malignant vascular tumors and mesothelioma: An immunohistochemical study of 262 vascular endothelial and 1640 nonvascular tumors. Am J Surg Pathol. 2012;36(4):629–39.

80. Wozniak AJ, Schneider B, Kalemkerian GP, Daly B, Chen W, Ventimiglia J, et al. Short report of a Phase II trial of nintedanib in recurrent malignant pleural mesothelioma (MPM). Clin Lung Cancer. 2023;24(6):563–7.

81. Scagliotti GV, Gaafar R, Nowak AK, Nakano T, van Meerbeeck J, Popat S, et al. Nintedanib in combination with pemetrexed and cisplatin for chemotherapy-naive patients with advanced malignant pleural mesothelioma (LUME-Meso): A double-blind, randomised, placebo-controlled phase 3 trial. Lancet Respir Med. 2019;7(7):569–80.

82. Pinto C, Zucali PA, Pagano M, Grosso F, Pasello G, Garassino MC, et al. Gemcitabine with or without ramucirumab as second-line treatment for malignant pleural mesothelioma (RAMES): A randomised, double-blind, placebo-controlled, phase 2 trial. Lancet Oncol. 2021;22(10):1438–47.

83. Porta C, Nardone V, Gray SG, Correale P, Mutti L. RAMES study: Is there really a role for VEGF inhibition in mesothelioma? Lancet Oncol. 2021;22(12):e532.

84. Arrieta O, Muñoz-Montaño W, Muñiz-Hernández S, Campos S, Catalán R, Soto-Molina H, et al. Efficacy, safety, and cost-minimization analysis of continuous infusion of low-dose gemcitabine plus cisplatin in patients with unresectable malignant pleural mesothelioma. Front Oncol. 2021;11:641975.

85. de Gooijer CJ, van der Noort V, Stigt JA, Baas P, Biesma B, Cornelissen R, et al. Switch-maintenance gemcitabine after first-line chemotherapy in patients with malignant mesothelioma (NVALT19): An investigator-initiated, randomised, open-label, phase 2 trial. Lancet Respir Med. 2021;9(6):585–92.

86. Chu YD, Lai MW, Yeh CT. Unlocking the potential of arginine deprivation therapy: Recent breakthroughs and promising future for cancer treatment. Int J Mol Sci. 2023;24(13).

87. Field GC, Pavlyk I, Szlosarek PW. Bench-to-bedside studies of arginine deprivation in cancer. Molecules. 2023;28(5).

88. Szlosarek PW, Klabatsa A, Pallaska A, Sheaff M, Smith P, Crook T, et al. In vivo loss of expression of argininosuccinate synthetase in malignant pleural mesothelioma is a biomarker for susceptibility to arginine

depletion. Clin Cancer Res. 2006;12(23):7126–31.

89. Szlosarek PW, Steele JP, Nolan L, Gilligan D, Taylor P, Spicer J, et al. Arginine deprivation with pegylated arginine deiminase in patients with argininosuccinate synthetase 1-deficient malignant pleural mesothelioma: A randomized clinical trial. JAMA Oncol. 2017;3(1):58–66.

90. Beddowes E, Spicer J, Chan PY, Khadeir R, Corbacho JG, Repana D, et al. Phase 1 dose-escalation study of pegylated arginine deiminase, cisplatin, and pemetrexed in patients with argininosuccinate synthetase 1-deficient thoracic cancers. J Clin Oncol. 2017;35(16):1778–85.

91. Szlosarek PW, Phillips MM, Pavlyk I, Steele J, Shamash J, Spicer J et al., Expansion phase 1 study of pegargiminase plus pemetrexed and cisplatin in patients with argininosuccinate synthetase 1-deficient mesothelioma: Safety, efficacy, and resistance mechanisms. JTO Clin Res Rep. 2020;1(4):100093.

92. Szlosarek PW, Creelan B, Sarkodie T, Nolan L, Taylor P, Olevsky O, et al. Abstract CT007: Phase 2–3 trial of pegargiminase plus chemotherapy versus placebo plus chemotherapy in patients with nonepithelioid pleural mesothelioma. Cancer Res. 2023;83(8):CT007-CT.

93. Herzog TJ, Vergote I, Gomella LG, Milenkova T, French T, Tonikian R, et al. Testing for homologous recombination repair or homologous recombination deficiency for poly (ADP-ribose) polymerase inhibitors: A current perspective. Eur J Cancer. 2023;179:136–46.

94. Guo M, Wang SM, The BRC. Aness landscape of cancer. Cells. 2022;11(23).

95. Fuso Nerini I, Roca E, Mannarino L, Grosso F, Frapolli R, D'Incalci M. Is DNA repair a potential target for effective therapies against malignant mesothelioma? Cancer Treat Rev. 2020;90:102101.

96. Rathkey D, Khanal M, Murai J, Zhang J, Sengupta M, Jiang Q, et al. Sensitivity of mesothelioma cells to PARP inhibitors is not dependent on BAP1 but is enhanced by temozolomide in cells with high-schlafen 11 and low-O6-methylguanine-DNA methyltransferase expression. J Thorac Oncol. 2020;15(5):843–59.

97. Parrotta R, Okonska A, Ronner M, Weder W, Stahel R, Penengo L, et al. A novel BRCA1-associated Protein-1 isoform affects response of mesothelioma cells to drugs impairing BRCA1-mediated DNA repair. J Thorac Oncol. 2017;12(8):1309–19.

98. Dudnik E, Bar J, Moore A, Gottfried T, Moskovitz M, Dudnik J, et al. BAP1-altered malignant pleural mesothelioma: Outcomes with chemotherapy, immune check-point inhibitors and poly(ADP-ribose) polymerase inhibitors. Front Oncol. 2021;11:603223.

99. Fennell DA, King A, Mohammed S, Branson A, Brookes C, Darlison L, et al. Rucaparib in patients with BAP1-deficient or BRCA1-deficient mesothelioma (MiST1): An open-label, single-arm, phase 2a clinical trial. Lancet Respir Med. 2021;9(6):593–600.

100. Ghafoor A, Mian I, Wagner C, Mallory Y, Agra MG, Morrow B, et al. Phase 2 study of olaparib in malignant mesothelioma and correlation of efficacy with germline or somatic mutations in BAP1 gene. JTO Clin Res Rep. 2021;2(10):100231.

101. Passiglia F, Bironzo P, Righi L, Listì A, Arizio F, Novello S, et al. A prospective phase II single-arm study of Niraparib plus Dostarlimab in patients with advanced non-small-cell lung cancer and/or malignant pleural mesothelioma, Positive for PD-L1 expression and germline or somatic mutations in the DNA repair genes: Rationale and study design. Clin Lung Cancer. 2021;22(1):e63–e66.

102. Hmeljak J, Sanchez-Vega F, Hoadley KA, Shih J, Stewart C, Heiman D, et al. Integrative molecular characterization of malignant pleural mesothelioma. Cancer Discov. 2018;8(12):1548–65.

103. Laure A, Rigutto A, Kirschner MB, Opitz L, Grob L, Opitz I, et al. Genomic and transcriptomic analyses of malignant pleural mesothelioma (MPM) samples reveal crucial insights for preclinical testing. Cancers (Basel). 2023;15(10).

104. Chen-Yost HI, Tjota MY, Gao G, Mitchell O, Kindler H, Segal J, et al. Characterizing the distribution of alterations in mesothelioma and their correlation to morphology. Am J Clin Pathol. 2023;160(3):238–46.

105. Belcaid L, Bertelsen B, Wadt K, Tuxen I, Spanggaard I, Højgaard M, et al. New pathogenic germline variants identified in mesothelioma. Lung Cancer. 2023;179:107172.

106. Wong L, Zhou J, Anderson D, Kratzke RA. Inactivation of p16INK4a expression in malignant mesothelioma by methylation. Lung Cancer. 2002;38(2):131–6.

107. Aliagas E, Alay A, Martínez-Iniesta M, Hernández-Madrigal M, Cordero D, Gausachs M, et al. Efficacy of CDK4/6 inhibitors in preclinical models of malignant pleural mesothelioma. Br J Cancer. 2021;125(10):1365–76.

108. Terenziani R, Galetti M, La Monica S, Fumarola C, Zoppi S, Alfieri R, et al. CDK4/6 inhibition enhances the efficacy of standard chemotherapy treatment in malignant pleural mesothelioma cells. Cancers (Basel). 2022;14(23):5925.

109. Paternot S, Raspé E, Meiller C, Tarabichi M, Assié JB, Libert F, et al. Preclinical evaluation of CDK4 phosphorylation predicts high sensitivity of pleural mesotheliomas to CDK4/6 inhibition. Mol Oncol. 2024;18(4):866–894.

110. Fennell DA, King A, Mohammed S, Greystoke A, Anthony S, Poile C, et al. Abemaciclib in patients with p16ink4A-deficient mesothelioma (MiST2): A single-arm, open-label, phase 2 trial. Lancet Oncol. 2022;23(3):374–81.

111. Nardone V, Porta C, Giannicola R, Correale P, Mutti L. Abemaciclib for malignant pleural mesothelioma. Lancet Oncol. 2022;23(6):e237.

112. Kemp CD, Rao M, Xi S, Inchauste S, Mani H, Fetsch P, et al. Polycomb repressor complex-2 is a novel target for mesothelioma therapy. Clin Cancer Res. 2012;18(1):77–90.

113. LaFave LM, Béguelin W, Koche R, Teater M, Spitzer B, Chramiec A, et al. Loss of BAP1 function leads to EZH2-dependent transformation. Nat Med. 2015;21(11):1344–9.

114. Shinozaki-Ushiku A, Ushiku T, Morita S, Anraku M, Nakajima J, Fukayama M. Diagnostic utility ofBAP1 and EZH2 expression in malignant mesothelioma. Histopathology. 2017;70(5):722–33.

115. Zauderer MG, Szlosarek PW, Le Moulec S, Popat S, Taylor P, Planchard D, et al. EZH2 inhibitor tazemetostat in patients with relapsed or refractory, BAP1-inactivated malignant pleural mesothelioma: A multicentre, open-label, phase 2 study. Lancet Oncol. 2022;23(6):758–67.

116. Pinton G, Wang Z, Balzano C, Missaglia S, Tavian D, Boldorini R, et al. CDKN2A determines mesothelioma cell fate to EZH2 inhibition. Front Oncol. 2021;11:678447.

117. Kukuyan AM, Sementino E, Kadariya Y, Menges CW, Cheung M, Tan Y, et al. Inactivation of Bap1 cooperates with losses of Nf2 and Cdkn2a to drive the development of pleural malignant mesothelioma in conditional mouse models. Cancer Res. 2019;79(16):4113–23.

118. Badhai J, Pandey GK, Song JY, Krijgsman O, Bhaskaran R, Chandrasekaran G, et al. Combined deletion of Bap1, Nf2, and Cdkn2ab causes rapid onset of malignant mesothelioma in mice. J Exp Med. 2020;217(6).

119. Fan K, Zhang CL, Zhang BH, Gao MQ, Sun YC. Analysis of the correlation between Zeste enhancer homolog 2 (EZH2) mRNA expression and the prognosis of mesothelioma patients and immune infiltration. Sci Rep. 2022;12(1):16583.

120. Hamaidia M, Gazon H, Hoyos C, Hoffmann GB, Louis R, Duysinx B, et al. Inhibition of EZH2 methyltransferase decreases immunoediting of mesothelioma cells by autologous macrophages through a PD-1-dependent mechanism. JCI Insight. 2019;4(18):e128474.

121. Mola S, Pinton G, Erreni M, Corazzari M, De Andrea M, Grolla AA, et al. Inhibition of the histone methyltransferase EZH2 enhances protumor monocyte recruitment in human mesothelioma spheroids. Int J Mol

Sci. 2021;22(9): 4391.

122. Gray SG. Emerging avenues in immunotherapy for the management of malignant pleural mesothelioma. BMC Pulm Med. 2021;21(1):148.

123. Gray SG, Mutti L. Immunotherapy for mesothelioma: A critical review of current clinical trials and future perspectives. Transl Lung Cancer Res. 2020;9(Supplement 1):S100–s19.

124. Baas P, Scherpereel A, Nowak AK, Fujimoto N, Peters S, Tsao AS, et al. First-line nivolumab plus ipilimumab in unresectable malignant pleural mesothelioma (CheckMate 743): A multicentre, randomised, open-label, phase 3 trial. Lancet. 2021;397(10272):375–86.

125. Peters S, Scherpereel A, Cornelissen R, Oulkhouir Y, Greillier L, Kaplan MA, et al. First-line nivolumab plus ipilimumab versus chemotherapy in patients with unresectable malignant pleural mesothelioma: 3-year outcomes from CheckMate 743. Ann Oncol. 2022;33(5):488–99.

126. Nakajima EC, Vellanki PJ, Larkins E, Chatterjee S, Mishra-Kalyani PS, Bi Y, et al. FDA approval summary: Nivolumab in combination with ipilimumab for the treatment of unresectable malignant pleural mesothelioma. Clin Cancer Res. 2022;28(3):446–51.

127. Bristol Myers Squibb receives European commission approval for Opdivo (Nivolumab) plus Yervoy (Ipilimumab) as first-line treatment for unresectable malignant pleural mesothelioma. News Release. June 2, 2021. https://bit .ly /3fIXyw7. Accessed October 5, 2023. Press release;2021.

128. Adler AI, Slayen S, Stegenga H, Guo Y, Diaz R, Welton NJ, et al. NICE guidance on nivolumab plus ipilimumab for untreated, unresectable malignant pleural mesothelioma. Lancet Respir Med. 2022;10(10):e92–e93.

129. Govindan R, Aggarwal C, Antonia SJ, Davies M, Dubinett SM, Ferris A, et al. Society for Immunotherapy of Cancer (SITC) clinical practice guideline on immunotherapy for the treatment of lung cancer and mesothelioma. J Immunother Cancer. 2022; 10(5):e003956.

130. Fennell DA, Ewings S, Ottensmeier C, Califano R, Hanna GG, Hill K, et al. Nivolumab versus placebo in patients with relapsed malignant mesothelioma (CONFIRM): A multicentre, double-blind, randomised, phase 3 trial. Lancet Oncol. 2021;22(11):1530–40.

131. Fujimoto N, Okada M, Kijima T, Aoe K, Kato T, Nakagawa K, et al. Clinical efficacy and safety of nivolumab in Japanese patients with malignant pleural mesothelioma: 3-year results of the MERIT study. JTO Clin Res Rep. 2021;2(3):100135.

132. Cantini L, Belderbos RA, Gooijer CJ, Dumoulin DW, Cornelissen R, Baart S, et al. Nivolumab in pretreated malignant pleural mesothelioma: Real-world data from the Dutch expanded access program. Transl Lung Cancer Res. 2020;9(4):1169–79.

133. Assié JB, Crépin F, Grolleau E, Canellas A, Geier M, Grébert-Manuardi A, et al. Immune-checkpoint inhibitors for malignant pleural mesothelioma: A French, multicenter, retrospective real-world study. Cancers (Basel). 2022;14(6):1498.

134. Metaxas Y, Rivalland G, Mauti LA, Klingbiel D, Kao S, Schmid S, et al. Pembrolizumab as palliative immunotherapy in malignant pleural mesothelioma. J Thorac Oncol. 2018;13(11):1784–91.

135. Ahmadzada T, Cooper WA, Holmes M, Mahar A, Westman H, Gill AJ, et al. Retrospective evaluation of the use of pembrolizumab in malignant mesothelioma in a real-world Australian population. JTO Clin Res Rep. 2020;1(4):100075.

136. Guo X, Lin L, Zhu J. Immunotherapy vs. chemotherapy in subsequent treatment of malignant pleural mesothelioma: Which is better? J Clin Med. 2023;12(7):2531.

137. Canova S, Ceresoli GL, Grosso F, Zucali PA, Gelsomino F, Pasello G, et al. Final results of DIADEM, a phase II study to investigate the efficacy and safety of durvalumab in advanced pretreated malignant pleural

mesothelioma. ESMO Open. 2022;7(6):100644.

138. Hassan R, Thomas A, Nemunaitis JJ, Patel MR, Bennouna J, Chen FL, et al. Efficacy and safety of Avelumab treatment in patients with advanced unresectable mesothelioma: Phase 1b results from the JAVELIN solid tumor trial. JAMA Oncol. 2019;5(3):351–7.

139. Forde PM, Anagnostou V, Sun Z, Dahlberg SE, Kindler HL, Niknafs N, et al. Durvalumab with platinum-pemetrexed for unresectable pleural mesothelioma: Survival, genomic and immunologic analyses from the phase 2 PrE0505 trial. Nat Med. 2021;27(11):1910–20.

140. Nowak AK, Lesterhuis WJ, Kok PS, Brown C, Hughes BG, Karikios DJ, et al. Durvalumab with firstline chemotherapy in previously untreated malignant pleural mesothelioma (DREAM): A multicentre, single-arm, phase 2 trial with a safety run-in. Lancet Oncol. 2020;21(9):1213–23.

141. Kok PS, Forde PM, Hughes B, Sun Z, Brown C, Ramalingam S, et al. Protocol of DREAM3R: DuRvalumab with chEmotherapy as first-line treAtment in advanced pleural mesothelioma-a phase 3 randomised trial. BMJ, (Open) 2022;12(1):e057663.

142. Chu QS, Piccirillo MC, Greillier L, Grosso F, Russo GL, Florescu M, et al. IND227 phase III (P3) study of cisplatin/pemetrexed (CP) with or without pembrolizumab (pembro) in patients (pts) with malignant pleural mesothelioma (PM): A CCTG, NCIN, and IFCT trial. Journal of Clinical Oncology. 2023;41(17_suppl):LBA8505-LBA.

143. Tagliamento M, Di Maio M, Remon J, Bironzo P, Genova C, Facchinetti F, et al. Meta-analysis on the combination of chemotherapy with programmed death-ligand 1 and programmed cell death Protein 1 blockade as first-line treatment for unresectable pleural mesothelioma. J Thorac Oncol. 2024;19(1):166–172.

144. Weder W, Stahel RA, Bernhard J, Bodis S, Vogt P, Ballabeni P, et al. Multicenter trial of neo-adjuvant chemotherapy followed by extrapleural pneumonectomy in malignant pleural mesothelioma. Ann Oncol. 2007;18(7):1196–202.

145. Stahel RA, Riesterer O, Xyrafas A, Opitz I, Beyeler M, Ochsenbein A, et al. Neoadjuvant chemotherapy and extrapleural pneumonectomy of malignant pleural mesothelioma with or without hemithoracic radiotherapy (SAKK 17/04): A randomised, international, multicentre phase 2 trial. Lancet Oncol. 2015;16(16):1651–8.

146. Thieke C, Nicolay NH, Sterzing F, Hoffmann H, Roeder F, Safi S, et al. Long-term results in malignant pleural mesothelioma treated with neoadjuvant chemotherapy, extrapleural pneumonectomy and intensity-modulated radiotherapy. Radiat Oncol. 2015;10:267.

147. Verma V, Ahern CA, Berlind CG, Lindsay WD, Grover S, Friedberg JS, et al. Treatment of malignant pleural mesothelioma with chemotherapy preceding versus after surgical resection. J Thorac Cardiovasc Surg. 2019;157(2):758–66.e1.

148. Voigt SL, Raman V, Jawitz OK, Bishawi M, Yang CJ, Tong BC, et al. The role of neoadjuvant chemotherapy in patients with resectable malignant pleural mesothelioma-an institutional and national analysis. J Natl Cancer Inst. 2020;112(11):1118–27.

149. Cascone T, Leung CH, Weissferdt A, Pataer A, Carter BW, Godoy MCB, et al. Neoadjuvant chemotherapy plus nivolumab with or without ipilimumab in operable non-small cell lung cancer: The phase 2 platform NEOSTAR trial. Nat Med. 2023;29(3):593–604.

150. Mountzios G, Remon J, Hendriks LEL, García-Campelo R, Rolfo C, Van Schil P, et al. Immunecheckpoint inhibition for resectable non-small-cell lung cancer-Opportunities and challenges. Nat Rev Clin Oncol. 2023;20(10):664–77.

151. Tsao A, Qian L, Cetnar J, Sepesi B, Gomez D, Wrangle J, et al. OA13.01 S1619 A trial of neoadjuvant cisplatin-pemetrexed with atezolizumab in combination and maintenance for resectable pleural mesothelioma. J Thorac

Oncol. 2021;16(10):S870.

152. Lee HS, Jang HJ, Ramineni M, Wang DY, Ramos D, Choi JM, et al. A phase II window of opportunity study of neoadjuvant PD-L1 versus PD-L1 plus CTLA-4 blockade for patients with malignant pleural mesothelioma. Clin Cancer Res. 2023;29(3):548–59.

153. Nowak AK, Chin WL, Keam S, Cook A. Immune checkpoint inhibitor therapy for malignant pleural mesothelioma. Lung Cancer. 2021;162:162–8.

154. Perrino M, De Vincenzo F, Cordua N, Borea F, Aliprandi M, Santoro A, et al. Immunotherapy with immune checkpoint inhibitors and predictive biomarkers in malignant mesothelioma: Work still in progress. Front Immunol. 2023;14:1121557.

155. Ponce S, Cedrés S, Ricordel C, Isambert N, Viteri S, Herrera-Juarez M, et al. ONCOS-102 plus pemetrexed and platinum chemotherapy in malignant pleural mesothelioma: A randomized phase 2 study investigating clinical outcomes and the tumor microenvironment. J Immunother Cancer. 2023;11(9):e007552.

156. Chintala NK, Choe JK, McGee E, Bellis R, Saini JK, Banerjee S, et al. Correlative analysis from a phase I clinical trial of intrapleural administration of oncolytic vaccinia virus (Olvi-vec) in patients with malignant pleural mesothelioma. Front Immunol. 2023;14:1112960.

157. Frampton JE. Teserpaturev/G47Δ: First approval. BioDrugs. 2022;36(5):667–72.

158. Ding J, Guyette S, Schrand B, Geirut J, Horton H, Guo G, et al. Mesothelin-targeting T cells bearing a novel T cell receptor fusion construct (TRuC) exhibit potent antitumor efficacy against solid tumors. Oncoimmunology. 2023;12(1):2182058.

159. Quach HT, Skovgard MS, Villena-Vargas J, Bellis RY, Chintala NK, Amador-Molina A, et al. Tumortargeted nonablative radiation promotes solid tumor CAR T-cell therapy efficacy. Cancer Immunol Res. 2023;11(10):1314–31.

160. Ghosn M, Cheema W, Zhu A, Livschitz J, Maybody M, Boas FE, et al. Image-guided interventional radiological delivery of chimeric antigen receptor (CAR) T cells for pleural malignancies in a phase I/II clinical trial. Lung Cancer. 2022;165:1–9.

161. Adusumilli PS, Zauderer MG, Rivière I, Solomon SB, Rusch VW, O'Cearbhaill RE, et al. A Phase I trial of regional mesothelin-targeted CAR T-cell therapy in patients with malignant pleural disease, in combination with the anti-PD-1 agent pembrolizumab. Cancer Discov. 2021;11(11):2748–63.

162. Ripley RT, Mansfield AS, Sepesi B, Bueno R, Burt BM. Checkpoint blockade in unresectable pleural mesothelioma: Event horizon for multimodal therapy. J Thorac Cardiovasc Surg. 2023;165(1):364–8.

163. Pass HI. Commentary: A chess game for mesothelioma treatment: Not checkmate yet! J Thorac Cardiovasc Surg. 2023;165(1):369–70.

164. Serritella AV, Shenoy NK. Nivolumab Plus ipilimumab vs nivolumab alone in advanced cancers other than melanoma: A meta-analysis. JAMA Oncol. 2023.

165. Hashimoto K, Ozasa H, Yoshizawa A, Yoshida H, Ogimoto T, Hosoya K, et al. Sarcomatoid malignant pleural mesothelioma treated with nivolumab: A case series. Oncol Lett. 2022;24(5):402.

166. McNamee N, Harvey C, GrayL, Khoo T, Lingam L, Zhang B, Nindra U, Yip PY, Pal A, Clay T, Arulananda S, Itchins M, Pavlakis N, Kao S, Bowyer S, Chin V, Warburton L, Pires da Silva I, John T, Solomon B, Alexander M, Nagrial A. Brief report: Real-world toxicity and survival of combination immunotherapy in pleural mesothelioma-RIOMeso. J Thorac Oncol. 2024;19(4):636–42.

167. Gray SG, Meirson T, Mutti L. Based on the real-world results from Australia, Immunotherapy is not a good option for patients wth mesothelioma. J Thorac Oncol. 2024;19(4):541–6.

168. Bomze D, Asher N, Hasan Ali O, Flatz L, Azoulay D, Markel G, et al. Survival-inferred fragility index of Phase

3 clinical trials evaluating immune checkpoint inhibitors. JAMA Netw Open. 2020;3(10):e2017675.

169. Bomze D, Azoulay D, Meirson T. Immunotherapy with programmed cell death 1 vs programmed cell death ligand 1 inhibitors in patients with cancer. JAMA Oncol. 2020;6(7):1114–5.

170. Pak K, Uno H, Kim DH, Tian L, Kane RC, Takeuchi M, et al. Interpretability of cancer clinical trial results using restricted mean survival time as an alternative to the hazard ratio. JAMA Oncol. 2017;3(12):1692–6.

171. Meirson T, Pentimalli F, Cerza F, Baglio G, Gray SG, Correale P, et al. Comparison of 3 randomized clinical trials of frontline therapies for malignant pleural mesothelioma. JAMA Netw Open. 2022;5(3):e221490.

172. Meirson T, Nardone V, Pentimalli F, Markel G, Bomze D, D'Apolito M, et al. Analysis of new treatments proposed for malignant pleural mesothelioma raises concerns about the conduction of clinical trials in oncology. J Transl Med. 2022;20(1):593.

173. Templeton AJ, Amir E, Tannock IF. Informative censoring-A neglected cause of bias in oncology trials. Nat Rev Clin Oncol. 2020;17(6):327–8.

174. Gilboa S, Pras Y, Mataraso A, Bomze D, Markel G, Meirson T. Informative censoring of surrogate endpoint data in phase 3 oncology trials. Eur J Cancer. 2021;153:190–202.

175. Olivier T, Haslam A, Prasad V. Omission of critical information from clinical trial reports-what to do about uninterpretable results. JAMA Oncol. 2023;9(4):459–60.

176. Carbone M, Pass HIG, Alexander HR Jr., Baas P, Baumann F, et al. Medical and surgical care of patients with mesothelioma and their relatives carrying germline BAP1 mutations. J Thorac Oncol. 2022;17(7):873–89.

177. Bou-Samra P, Chang A, Zhang K, Azari F, Kennedy G, Guo E, et al. Strategies to reduce morbidity following pleurectomy and decortication for malignant pleural mesothelioma. Thorac Cancer. 2023;14(27):2770–6.

178. Bilancia R, Nardini M, Waller DA. Extended pleurectomy decortication: The current role. Transl Lung Cancer Res. 2018;7(5):556–61.

179. Paajanen J, Jaklitsch MT, Bueno R. Contemporary issues in the surgical management of pleural mesothelioma. J Surg Oncol. 2023;127(2):343–54.

180. Klotz LV, Hoffmann H, Shah R, Eichhorn F, Gruenewald C, Bulut EL, et al. Multimodal therapy of epithelioid pleural mesothelioma: Improved survival by changing the surgical treatment approach. Transl Lung Cancer Res. 2022;11(11):2230–42.

181. Kutuk T, Walker JM, Ballo MT, Cameron RB, Alvarez JB, Chawla S, et al. Multi-institutional patterns of use of tumor-treating fields for patients with malignant pleural mesothelioma. Curr Oncol. 2023;30(6):5195–200.

182. Anadkat MJ, Lacouture M, Friedman A, Horne ZD, Jung J, Kaffenberger B, et al. Expert guidance on prophylaxis and treatment of dermatologic adverse events with tumor treating fields (TTFields) therapy in the thoracic region. Front Oncol. 2022;12:975473.

183. Mannarino L, Mirimao F, Panini N, Paracchini L, Marchini S, Beltrame L, et al. Tumor treating fields affect mesothelioma cell proliferation by exerting histotype-dependent cell cycle checkpoint activations and transcriptional modulations. Cell Death Dis. 2022;13(7):612.

184. Kutuk T, Appel H, Avendano MC, Albrecht F, Kaywin P, Ramos S, et al. Feasibility of tumor treating fields with pemetrexed and platinum-based chemotherapy for unresectable malignant pleural mesothelioma: Single-Center, real-world data. Cancers (Basel). 2022;14(8).

185. Di Stefano I, Alì G, Poma AM, Bruno R, Proietti A, Niccoli C, et al. New immunohistochemical markers for pleural mesothelioma subtyping. Diagnostics (Basel). 2023;13(18).

186. Meiller C, Montagne F, Hirsch TZ, Caruso S, de Wolf J, Bayard Q, et al. Multi-site tumor sampling highlights molecular intra-tumor heterogeneity in malignant pleural mesothelioma. Genome Med. 2021;13(1):113.

187. Cioce M, Sacconi A, Pass HI, Canino C, Strano S, Blandino G, et al. Insights into intra-tumoral heterogeneity:

Transcriptional profiling of chemoresistant MPM cell subpopulations reveals involvement of NFkB and DNA repair pathways and contributes a prognostic signature. Int J Mol Sci. 2021;22(21).

188. Mangiante L, Alcala N, Sexton-Oates A, Di Genova A, Gonzalez-Perez A, Khandekar A, et al. Multiomic analysis of malignant pleural mesothelioma identifies molecular axes and specialized tumor profiles driving intertumor heterogeneity. Nat Genet. 2023;55(4):607–18.

189. Ushijima T, Clark SJ, Tan P. Mapping genomic and epigenomic evolution in cancer ecosystems. Science. 2021;373(6562):1474–9.

190. Rondon L, Fu R, Patel MR. Success of checkpoint blockade paves the way for novel immune therapy in malignant pleural mesothelioma. Cancers (Basel). 2023;15(11):2940.

191. Killock D. CAR T cells show promise in mesothelioma. Nat Rev Clin Oncol. 2021;18(9):541.

192. Perryman L, Gray SG. Fibrosis in mesothelioma: Potential role of lysyl oxidases. Cancers (Basel). 2022; 14(4:981.

193. De Marco M, Del Papa N, Reppucci F, Iorio V, Basile A, Falco A, et al. BAG3 induces α-SMA expression in human fibroblasts and its over-expression correlates with poorer survival in fibrotic cancer patients. J Cell Biochem. 2022;123(1):91–101.

194. Bononi A, Wang Q, Zolondick AA, Bai F, Steele-Tanji M, Suarez JS, et al. BAP1 is a novel regulator of HIF-1α. Proc Natl Acad Sci U S A. 2023;120(4):e2217840120.

195. Gul K, Zaman N, Azam SS. Roxadustat and its failure: A comparative dynamic study. J Mol Graph Model.l 2023;120:108422.

196. Endoh D, Ishii K, Kohno K, Virgona N, Miyakoshi Y, Yano T, et al. Chemoresistance related to hypoxia adaptation in mesothelioma cells from tumor spheroids. Exp Oncol. 2022;44(2):121–5.

197. Li Petri G, El Hassouni B, Sciarrillo R, Funel N, Mantini G, Zeeuw van der Laan EA, et al. Impact of hypoxia on chemoresistance of mesothelioma mediated by the proton-coupled folate transporter, and preclinical activity of new anti-LDH-A compounds. Br J Cancer. 2020;123(4):644–56.

198. Li Z, Jiang L, Chew SH, Hirayama T, Sekido Y, Toyokuni S. Carbonic anhydrase 9 confers resistance to ferroptosis/apoptosis in malignant mesothelioma under hypoxia. Redox Biol. 2019;26:101297.

199. Felley-Bosco E, Gray SG. Mesothelioma driver genes, ferroptosis, and therapy. Front Oncol. 2019;9:1318.

200. Wu J, Minikes AM, Gao M, Bian H, Li Y, Stockwell BR, et al. Intercellular interaction dictates cancer cell ferroptosis via NF2-YAP signalling. Nature. 2019;572(7769):402–6.

第 14 章

间皮瘤的手术治疗

Sara Kryeziu、*Harvey I.Pass* 和 *Stephanie Chang*

14.1　引言

恶性胸膜间皮瘤（MPM）是一种罕见的侵袭性恶性肿瘤，与暴露于石棉有关，预后不良。虽然手术干预在间皮瘤患者的诊断、分期和姑息治疗中发挥着明确的作用，但由于随机试验中缺乏明确的生存获益证据，手术在间皮瘤的定期治疗中的确切作用仍存在争议。此外，仅少数 MPM 患者适合手术切除。MPM 的治疗标准尚未明确，但与单纯手术治疗相比，包含手术、系统性治疗及放疗的多模式治疗已被证实具有更优的结局。关于 MPM 治疗的最佳手术方式仍存在争议。

14.2　手术患者的选择

间皮瘤通常通过胸腔镜活检确诊，确诊后患者必须接受全面的分期检查，包括胸部和上腹部的 CT 和 PET–CT 扫描，以确定疾病的范围和可切除性。通过支气管内超声引导细针穿刺术或纵隔镜检查，对影像学发现的可疑结节进行评估 [1]。手术候选者必须具备良好的身体状态和心肺功能储备。腹腔镜检查可用于评估腹腔内转移。患者应在高容量中心接受多学科肿瘤委员会（包括肿瘤内科、外科和放射肿瘤科）的评估 [2]。一系列手术研究表明，组织学亚型、性别和淋巴结状态会影响生存率，上皮组织学、女性和无淋巴结受累的患者生存率最高 [3, 4]。

14.3　非姑息性手术治疗方法

MPM 的最佳手术治疗方法一直存在争议。目前有两种主要的非姑息性手术方式：胸膜外肺切除术（EPP）与（扩大）胸膜切除 / 剥脱术（EPD）。此类手术的目标是达到肉眼完全切除（MCR）[5]。在大多数情况下，实现显微镜下阴性边缘（R0）是不可行的。与非 MCR 患者相比，MCR 患者的 OS 更长 [4]。

EPP 是一种牺牲肺部的手术，包括胸膜全切除、同侧气胸切除、心包和 / 或膈肌整体切除，并重建心包和 / 或膈肌（图 14.1）。胸膜剥脱术（PD）是一种保留肺部的手术，包括切除整个胸膜（顶膜、内脏膜、中间膜和膈膜），但不切除下层肺。EPD 则是在 PD 的基础上，同时切除心包和膈肌（图 14.2）。

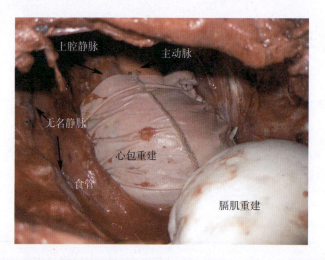

图 14.1　完成右侧胸膜外肺切除术的胸廓切面图。胸膜、肺、膈肌和心包已被手术切除。Gortex™ 补丁用于重建膈肌，牛心包用作心包替代物。虽然没有明显的疾病，但这些切除术大多会留下微小病灶，因此有必要进行相应的辅助治疗

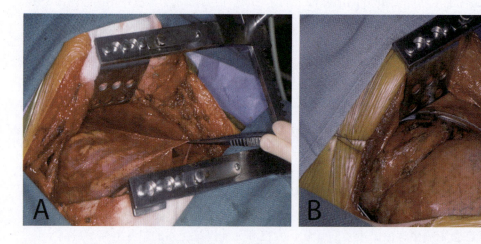

图 14.2　早期间皮瘤的右侧胸膜剥脱术。A. 用镊子夹住脏层胸膜，小心地将其从肺部剥离。B. 完成胸膜剥脱后，可见中叶和下叶之间的叶间裂，脏层胸膜已被去除，所有肺叶得以保留

　　EPP 的优势包括其为高度标准化的手术、可简化辅助放疗及残留微小病灶较少；劣势则涉及较高的发病率、死亡率及与全肺切除相关的生活质量问题。保留肺手术的优势包括改善生活质量及可能保留更多生理储备以耐受更积极的治疗；劣势则包括更长的手术时间、残留病灶负荷较高、术后气胸、辅助放疗的挑战及缺乏技术标准化[6]。关于 EPD 技术，在是否应切除看似正常的膈肌和心包、术中冰冻切片在评估看似正常区域的作用及淋巴结清扫范围方面仍存在争议。

在大型医疗中心，EPP 术后 30 天或住院期间的死亡率报道为 5% ～ 7%，术后 90 天的死亡率高达 11%，并发症发生率高达 45%[7, 8]。

然而，来自 IASLC 数据库的数据表明，在上皮样间皮瘤组织学亚型和无淋巴结转移的年轻患者群体中，EPP 可能与长期总生存率提高相关[9]。最近，大型医疗中心的 EPP 死亡率已降低至 1% ～ 4%，但 PD 或 EPD 始终与较低的死亡率和发病率相关[10, 11]。总体而言，EPP 与 PD/EPD 相比并无生存益处，但患者对 EPD 的耐受性更好。

14.4 联合化疗的多模式治疗

对于 MPM，单独手术切除并不能带来生存优势，只有在多模式治疗和全身化疗和 / 或放疗的情况下才能进行手术切除。治疗方案通常包括诱导化疗，然后进行手术切除和辅助放疗，但化疗的时机仍存在争议。新辅助 / 辅助化疗方案包括顺铂和培美曲塞或顺铂和吉西他滨。

14.4.1 MARS 试验

间皮瘤根治性手术（MARS）试验是一项前瞻性随机试验，旨在评估手术切除相较于单纯化疗的附加益处，结果发现，与单纯化疗（顺铂加吉西他滨）治疗的早期患者相比，接受 EPP 治疗的患者生存率更低[12]。MARS 试验因样本量过小（仅随机分组 50 名患者）而被批评为缺乏统计学意义。越来越多的证据表明，EPP 和 EPD 的存活率相似，但 EPD 的发病率更低，生活质量更高，因此许多胸外科医师在切除 MPM 时已转向采用 PD 或 EPD 的保肺方法。研究表明，在采用多模式疗法的情况下，当同一组外科医师从 EPP 转向 EPD 作为首选手术方式时，其所在中心的生存结果有所改善[12-14]。

14.4.2 手术和化疗与单纯化疗：MARS 2 试验

14.4.2.1 研究设计

最近一项评估手术和辅助治疗与单纯药物治疗疗效的研究是 MARS 2 试验。MARS 2 是一项多中心、随机Ⅲ期试验，将患者随机分配至 EPD 联合化疗组或单纯化疗组，主要终点为 OS。次要结局包括 PFS、安全性、健康相关生活质量（HRQoL）及成本效益。纳入标准包括组织确诊的间皮瘤、疾病局限于一侧半胸、患者被认为可手术切除、身体状态评分为 0 ～ 1、无终末器官衰竭。患者接受了 2 个周期的以铂类为基础的化疗和培美曲塞，随后进行了胸部 CT 复查。如果患者仍然可进行手术，他们被随机分配接受 EPD，随后接受最多 4 个周期的铂类化疗和培美曲塞，或仅接受最多 4 个周期的化疗而不进行手术。

14.4.2.2 患者人口统计学和治疗

共有 169 名患者被随机分配接受手术治疗，其中 14 名患者在随机分配后退出；166 名患者被随机分配不接受手术治疗，其中 11 名患者在随机分配后退出。两组患者中，86% 的患者患有上皮样间皮瘤。两组患者的临床 T、N 和 M 分期相似。在手术组中，89% 的患者接受了 EPD，8% 的患者接受了 PD。病理检查结果显示，只有 3.2% 的患者没有残留肿瘤（R0），80.9% 的患者有显微镜下微小残留肿瘤（R1），15.9% 的患者有明显残留肿瘤（R2）。30 天死亡率为 3.8%，90 天死亡率为 8.9%。在评估化疗周期总数时，手术组只有 59.8% 患者完成了 3 个周期，39.1% 的患者完成了全部 6 个周期。这明显低于未手术组，后者有 92.8% 的患者完成了 3 个周期，56% 的患者完成了 6 个周期。此外，手术组中接受免疫疗法的患者比例更低（手术组为 21.9%，非手术组为 38.6%）。

14.4.2.3　成果

在 0 ～ 42 个月期间，单纯化疗组的 OS 更高［HR = 1.28（1.02，1.60），P=0.03］。42 个月后，两组 OS 无明显差异［HR = 0.48（0.18，1.29），P=0.15］。两组患者的 PFS 没有差异［HR =0.90（0.72，1.11）］。与单纯接受化疗的患者相比，接受 EPD 和化疗的患者在 PFS 或 OS 方面没有总体获益，且出现更严重的不良事件，生活质量较差[15, 16]。

14.4.3　新辅助化疗与辅助化疗对比：EORTC 1205

美国中心对早期（Ⅰ / Ⅱ期）患者使用诱导治疗（新辅助化疗）的比例下降，且术前诱导治疗与术后辅助治疗的疗效差异尚不明确。EORTC 1205 是一项多中心、随机Ⅱ期试验，旨在探索手术与化疗的最佳顺序。该试验采用的手术方式为 EPD。研究将早期恶性胸膜间皮瘤（MPM）患者（不论组织学亚型）随机分组，一组是先进行手术，随后进行三个周期的化疗（顺铂联合培美曲塞）（n=34）；另一组是先进行新辅助化疗（若病情无进展），然后再进行手术（n=35）。该试验的主要终点是多模式治疗的成功完成，其定义为在 20 周内完成两个周期的化疗加手术干预，且患者存活、无疾病进展，也没有持续的Ⅲ～ⅠⅣ级治疗相关不良事件。次要终点包括无进展生存期（PFS）、总生存期（OS）、手术发病率和死亡率、毒性和安全性。

手术总死亡率为 1.7%，但总体并发症（＞75%）和严重不良事件（30.4%）的发生率较高。在 2 年后，前期手术组的 OS［56.6%（36.0 ～ 72.8）］与延期手术组的 OS［56.6%（36.0 ～ 72.8）］相比，没有统计学意义上的显著差异。PFS［22.8%（9.5 ～ 39.5）vs 29.8%（15.3 ～ 45.8）］亦无显著差异。这些结果表明，使用 EPD 进行多模式治疗是可行的，而且死亡率较低，与辅助化疗相比，新辅助化疗联合使用 EPD 并无重大差异。

14.4.4　手术在间皮瘤中的作用

尽管 MARS 2 试验结果表明未行手术干预的单纯化疗组结局更优，但与 EORTC 1205 的跨试验比较显示出需进一步审视的差异。两项研究均为欧洲同期开展的随机试验，但接受 EPD 手术患者的生存率存在显著差异。MARS 2 的预期数据显示，不手术组的 2 年总生存率约为 50%，手术组为 40%[15]，但 EORTC 1205 试验中所有接受 EPD 并接受化疗的患者 2 年生存率为 59%[17]，这表明与 MARS 2 试验中的未手术组相比，多模式治疗联合手术具有生存优势。这种差异可能是由于 MARS 2 试验的手术效果不佳，90 天死亡率为 8.9%，几乎是其他大型机构数据报告的 90 天死亡率 4.6% 的 2 倍[4]。为了获得这两项试验的更多详细数据，有必要进行进一步分析，以确定手术切除在可切除间皮瘤治疗中的确切作用。

14.5　免疫检查点阻断诱导治疗

近 10 年来，免疫治疗已成为包括 MPM 在内的多种恶性肿瘤的可行系统性治疗手段。基于其在不可切除 MPM 患者挽救性治疗中的成功，针对 PD-1/PD-L1 的免疫检查点阻断剂（ICB）

（如度伐利尤单抗单药或联合 CTLA-4 抑制剂特瑞普利单抗）已在新辅助治疗中开展评估。一项 Ⅱ 期机会窗口试验将早期可切除的上皮样或非上皮样 MPM 患者随机分为新辅助度伐利尤单抗组（$n = 9$）、度伐利尤单抗加特瑞普利单抗组（$n = 11$）或无 ICB 组（$n = 4$），然后在 3 ~ 6 周后进行手术（EPP 或 EPD）。在分期时通过胸腔镜获取 ICB 治疗前的肿瘤活检样本，在手术切除时获取 ICB 治疗后的肿瘤活检样本。该研究发现，单周期新辅助度伐利尤单抗和特瑞普利单抗治疗可使 35% 的 MPM 出现病理反应（肿瘤消退率 > 20%），其中主要病理反应（残留存活肿瘤 < 10%）率为 12%。此外，三级淋巴结构（TLS）是淋巴细胞和抗原递呈细胞的聚集体，有助于抗肿瘤免疫系统的发展。

在 MPM 中也能看到 CD57$^+$ 记忆 T 细胞。这些 TLS 和外周免疫区富含 CD57$^+$ 记忆 T 细胞，而骨髓中的 CD57$^+$ 记忆 T 细胞则被耗尽，这表明 ICB 从骨髓中动员了循环中专门的 CD57 表达记忆 CD8 和 CD4 T 细胞亚群，将它们招募到肿瘤 TLS 中。与接受单药治疗的患者相比，接受联合 ICB 治疗的患者的 OS 和 DFS 更长（$P = 0.040$ 和 $P = 0.009$）。单一疗法组的中位 OS 和 DFS 分别为 14.0 个月和 8.4 个月，而联合疗法组的中位 OS 和 DFS 在随机分组后 34.1 个月未达到。

另一项 Ⅱ 期试验旨在评估新辅助阿特珠单抗（PD-L1 抑制剂）联合培美曲塞和顺铂，然后进行切除术，并维持阿特珠单抗治疗可切除的 MPM 患者是否会增加 OS。患者接受 4 个周期的新辅助化疗（顺铂 + 培美曲塞 + 阿替利珠单抗）后行 EPP 或 EPD，并接受 1 年阿替利珠单抗维持治疗。截至 2021 年 9 月数据发布时，中位 PFS 为 18 个月，30 个月总生存率约 60%，且安全性达标 [19]。

14.6　放疗后间皮瘤的手术（智能）方案

一种治疗间皮瘤的新方法是先对半侧胸腔进行加速高剂量调强放射治疗（IMRT），随后尽快进行胸膜外全肺切除术（EPP），以降低放射性肺炎的风险。"SMART 方案"背后的原理是通过更短的治疗计划优化对整个肿瘤床的放疗效果，减少手术过程中癌细胞播散的风险，并激发免疫反应。在 SMART 方案中，患者在一周内分五个单日疗程接受 25Gy 的放疗，照射整个患侧半胸腔，同时对高风险区域额外增加 5Gy 的剂量，之后在 1 周内进行 EPP 手术。SMART 试验结果显示，局部复发的 5 年累积发生率为 17 例 [20.1%（95%CI：11.4 ~ 28.8）]，远处复发为 62 例 [63.3%（95%CI：52.3 ~ 74.4）]，中位总生存期（OS）为 24.4 个月（95%CI：18.5 ~ 31.1），中位无病生存期为 18 个月（95%CI：12.6 ~ 21.7）。SMART 试验中的 30 天和 90 天死亡率分别为 1% 和 3%。相比之下，de Perrot 等的 Ⅱ 期试验也报告了 1.6% 的手术死亡率，这表明通过适当的患者筛选，放疗和 EPP 手术可能会取得良好的效果。

14.7　保肺切除术后的放疗

作为多模式治疗的一部分，传统的术后同侧半胸腔体外放疗一直被用来降低局部和区域失败的风险。随着 EPD 的增加，医疗机构开始使用术后半胸胸膜 IMRT［调强胸膜放疗（IMPRINT）］，以实现更精确的应用，从而将放射性肺损伤的风险降至最低。MSKCC 的一项回顾性研究分析了 209 例接受 PD 和辅助 RT 治疗的患者，这些患者要么接受了传统治疗技术，要么接受了 IMPRINT 治疗。接受 IMPRINT 治疗后，OS 明显增加（中位 20.2 个月 vs 12.3 个月，*P*= 0.001），但两组患者的 PFS 在统计学上没有明显差异。与传统 RT 相比，IMPRINT 组的疲劳和咳嗽的发生率较高，但食管炎和肺炎的发生率较低 [23]。

14.8　胸膜辅助治疗

在 EPP 或 EPD 期间使用化疗药物（包括顺铂、多柔比星、丝裂霉素 C、吉西他滨或丙酮碘）进行术中热灌洗已在 I / II 期试验中进行了评估，数据显示在延长复发间隔方面可能有一些益处，但尚未进行过随机试验 [24-26]。其他术中策略包括使用光动力疗法，即在向胸腔照射激光的同时使用光敏剂，在胸膜腔表面直接涂抹顺铂 – 纤维蛋白凝胶，以及腔内输注。其他临床前研究正在评估其他胸膜导向辅助药物，包括膨胀纳米粒子和水凝胶纳米复合材料 [27]。

14.9　姑息性手术方法

对于体能状态差和 / 或心肺储备功能差而无法进行 EPP 或 EPD 的患者，或患有晚期疾病的患者，仍可考虑进行姑息性手术。姑息性手术包括胸膜部分切除术、带胸膜穿刺术的视频辅助胸腔镜手术（VATS）或留置胸腔导管置入术，所有这些手术的目的都是控制复发性积液或重新扩张部分受困肺。MesoVATS 比较了间皮瘤和胸腔积液患者的部分胸膜切除术和滑石粉胸膜穿刺术，得出的结论是部分胸膜切除术并未提高生存率，不过发现预后较好的患者组在 6 个月后健康相关生活质量有所改善 [28]。MesoTRAP 试验是一项可行性、多中心、随机对照临床试验，旨在评估胸腔镜手术联合胸膜固定术与胸腔内置管引流术在患有肺受压和胸腔积液患者中的作用 [29]。

参考文献

1. Kindler HL, Ismaila N, Armato SG, et al. Treatment of malignant pleural mesothelioma: American society of clinical oncology clinical practice guideline. J Clin Oncol. 2018;36(13):1343–1373.

2. Verma V, Ahern CA, Berlind CG, et al. Facility volume and postoperative outcomes for malignant pleural mesothelioma: A national cancer data base analysis. Lung Cancer. 2018;120:7–13.

3. Taioli E, Wolf AS, Camacho-Rivera M, et al. Determinants of survival in malignant pleural mesothelioma: A surveillance, epidemiology, and end results (SEER) study of 14, 228 patients. PLOS ONE 2015;10(12):e0145039.

4. Lapidot M, Gill RR, Mazzola E, et al. Pleurectomy decortication in the treatment of malignant pleural mesothelioma. Ann Surg. 2022;275(6):1212–1220.

5. Popat S, Baas P, Faivre-Finn C, et al. Malignant pleural mesothelioma: ESMO Clinical Practice Guidelines for diagnosis, treatment and follow-up ☆ up ☆ . Ann Oncol. 2022;33(2):129–142.

6. Friedberg JS, Culligan MJ, Tsao AS, et al. A proposed system toward standardizing surgical-based treatments for malignant pleural mesothelioma, from the joint national cancer institute-international association for the study of lung cancer-mesothelioma applied research foundation taskforce. J Thorac Oncol. 2019;14(8):1343–1353.

7. Flores RM, Pass HI, Seshan VE, et al. Extrapleural pneumonectomy versus pleurectomy/decortication in the

surgical management of malignant pleural mesothelioma: Results in 663 patients. J Thorac Cardiovasc Surg. 2008;135(3).

8.　Sugarbaker DJ, Richards WG, Bueno R. Extrapleural pneumonectomy in the treatment of epithelioid malignant pleural mesothelioma: Novel prognostic implications of combined N1 and N2 nodal involvement based on experience in 529 patients. Ann Surg. 2014;260(4):577–582.

9.　Rusch VW, Giroux D, Kennedy C, et al. Initial analysis of the international association for the study of lung cancer mesothelioma database. J Thorac Oncol. 2012;7(11):1631–1639.

10.　Tsao AS, Pass HI, Rimner A, Mansfield AS. Special series: Thoracic oncology: current and future therapy review articles new era for malignant pleural mesothelioma: Updates on therapeutic options. J Clin Oncol. 2022;40(6):681–692.

11.　Zhou N, Rice DC, Tsao AS, et al. Extrapleural pneumonectomy versus pleurectomy/decortication for malignant pleural mesothelioma. Ann Thorac Surg. 2022;113(1):200–208.

12.　Treasure T, Lang-Lazdunski L, Waller D, et al. Extra-pleural pneumonectomy versus no extrapleural pneumonectomy for patients with malignant pleural mesothelioma: Clinical outcomes of the Mesothelioma and Radical Surgery (MARS) randomised feasibility study. Lancet Oncol. 2011;12(8):763–772.

13.　Nakamura A, Hashimoto M, Matsumoto S, Kondo N, Kijima T, Hasegawa S. Outcomes of conversion to extrapleural pneumonectomy from pleurectomy/decortication for malignant pleural mesothelioma. Semin Thorac Cardiovasc Surg. 2021;33(3):873–881.

14.　Klotz LV, Hoffmann H, Shah R, et al. Multimodal therapy of epithelioid pleural mesothelioma: Improved survival by changing the surgical treatment approach. Transl Lung Cancer Res. 2022;11(11):2230–2242.

15.　Lim E, Darlison L, Edwards J, et al. Mesothelioma and Radical Surgery 2 (MARS 2): protocol for a multicentre randomised trial comparing (extended) pleurectomy decortication versus no (extended) pleurectomy decortication for patients with malignant pleural mesothelioma On behalf of MARS 2 Trialists. BMJ Open. 2020;10(9):e038892.

16.　Lim E, Waller D, Lau K et al. MARS 2: A multicentre randomised trial comparing (extended) pleurectomy decortication versus no radical surgery for mesothelioma, 2023. https://cattendee .abstractsonline .com /meeting /10925 /presentation /2751.

17.　Raskin J, Surmont V, Cornelissen R, Baas P, van Schil PEY, van Meerbeeck JP. A randomized phase II study of pleurectomy/decortication preceded or followed by (neo-)adjuvant chemotherapy in patients with early stage malignant pleural mesothelioma (EORTC 1205). Transl Lung Cancer Res. 2018;7(5):593–598.

18.　Lee H-S, Jang H-J, Ramineni M, et al. A Phase II window of opportunity study of neoadjuvant PD-L1 versus PD-L1 plus CTLA-4 blockade for patients with malignant pleural mesothelioma. Clin Cancer Res. 2023;29(3):548–559.

19.　Tsao A, Qian L, Cetnar J et al. S1619: A trial of neoadjuvant cisplatin-pemetrexed with atezolizumab in combination and maintenance for resectable pleural mesothelioma. J Thorac Oncol. 2021;16(10):S870.

20.　De Perrot M, Feld R, Leighl NB, et al. Accelerated hemithoracic radiation followed by extrapleural pneumonectomy for malignant pleural mesothelioma. J Thorac Cardiovasc Surg. 2016;151(2):468–475.

21.　Cho BCJ, Feld R, Leighl N, et al. A feasibility study evaluating surgery for mesothelioma after radiation therapy: The "SMART" approach for resectable malignant pleural mesothelioma. J Thorac Oncol. 2014;9(3):397–402.

22.　Cho BCJ, Donahoe L, Bradbury PA, et al. Surgery for malignant pleural mesothelioma after radiotherapy (SMART): Final results from a single-centre, phase 2 trial. Lancet Oncol. 2021;22(2):190–197.

23.　Shaikh F, Zauderer MG, Von Reibnitz D, et al. Improved outcomes with modern lung-sparing trimodality therapy in patients with malignant pleural mesothelioma. J Thorac Oncol. 2017;12(6):993–1000.

24. Burt BM, Richards WG, Lee HS, et al. A Phase I trial of surgical resection and intraoperative hyperthermic cisplatin and gemcitabine for pleural mesothelioma. J Thorac Oncol. 2018;13(9):1400–1409.

25. Sugarbaker DJ, Gill RR, Yeap BY, et al. Hyperthermic intraoperative pleural cisplatin chemotherapy extends interval to recurrence and survival among low-risk patients with malignant pleural mesothelioma undergoing surgical macroscopic complete resection. J Thorac Cardiovasc Surg. 2013;145(4):955–963.

26. Richards WG, Zellos L, Bueno R, et al. Phase I to II study of pleurectomy/decortication and intraoperative intracavitary hyperthermic cisplatin lavage for mesothelioma. J Clin Oncol. 2006;24(10):1561–1567.

27. Choi AY, Singh A, Wang D, Pittala K, Hoang CD. Current state of pleural-directed adjuncts against malignant pleural mesothelioma. Front Oncol. 2022;12:886430.

28. Rintoul RC, Ritchie AJ, Edwards JG, et al. Efficacy and cost of video-assisted thoracoscopic partial pleurectomy versus talc pleurodesis in patients with malignant pleural mesothelioma (MesoVATS): An open-label, randomised, controlled trial. Lancet. 2014;384(9948):1118–1127.

29. Matthews C, Freeman C, Sharples LD, et al. MesoTRAP: A feasibility study that includes a pilot clinical trial comparing video-assisted thoracoscopic partial pleurectomy decortication with indwelling pleural catheter in patients with trapped lung due to malignant pleural mesothelioma designed to a. BMJ Open Respir Res. 2019;6(1):e000368.

第 15 章

石棉相关癌症

Sara Ricciardi，*Delia Giovanniello* 和 *Giuseppe Cardillo*

15.1 引言

石棉常被称为"隐形杀手"，因为其微小、无味、无臭的纤维可能与多种癌症相关。

1977 年，国际癌症研究署（IARC）将石棉列为 I 类致癌物，已有多种癌症被证实与石棉接触直接相关，主要是包括肺癌在内的胸部肿瘤[1, 2]。人们普遍认为，职业性或环境性石棉暴露是间皮瘤的主要病因。据 IARC 报道，2020 年全球新增间皮瘤确诊病例 30 870 例，死亡26 278 例[3]。

此外，IARC 于 2009 年指出，流行病学研究提供了充分的证据，证明石棉还与喉癌和卵巢癌相关，同时也有有限的证据表明其与结直肠癌、咽癌和胃癌有关[4]。

15.1.1 石棉纤维

从公共卫生学的角度来看，"石棉"一词通常指的是一种可导致多种疾病的纤维状矿物。石棉在不同语境下有不同的定义，其中监管定义用于界定哪些矿物应受到管控。尽管所有石棉纤维都已被确认是致癌物质，但在应管控哪些石棉纤维方面仍存在争议，卫生监管机构只对 6 种商用石棉进行管制。

这 6 种纤维状矿物质是：

- 温石棉（白石棉）
- 铁石棉（褐石棉）
- 青石棉（蓝石棉）
- 透闪石
- 直闪石
- 阳起石

根据"只有商业使用才可能导致大规模人群暴露"的说法，目前仅对上述 6 种矿物纤维进行管控，因为在法规颁布时它们是几种被商业使用的矿物纤维。

石棉曾广泛应用于建筑材料中，如绝缘材料、屋顶和瓦片等，以及汽车零件、纺织品和其他工业领域。虽然石棉因其性能而广受青睐，但也被证实可引发严重的健康危害，尤其是与石棉相关癌症。

所有商用石棉纤维类型，包括温石棉和闪石类石棉（如直闪石），都被认为与肺癌的发生有关。其中，青石棉和铁石棉的致癌性尤其显著，温石棉也具有一定风险，尤其是在温石棉纺织工业中[5]。

此外，石棉暴露还与多种非恶性疾病相关，常见的有[6, 7]：

1. 胸腔积液——通常是单侧的，但也可能是双侧的，部分病例可自行缓解。
2. 弥漫性胸膜增厚——可导致严重的限制性通气障碍。
3. 胸膜斑——局限于壁层胸膜的纤维组织沉积区域。
4. 圆形肺不张——比局限性胸膜斑或弥漫性胸膜纤维化少见，通常源于局部轻度胸膜炎症反应，进而压迫下方肺组织并引发支气管阻塞。
5. 石棉肺——发生在大量接触石棉的情况下。临床表现包括咳嗽、呼吸困难、肺部啰音及杵状指。

15.1.2　环境石棉暴露

1968 年，Rubino 等对居住在意大利北部都灵市的 Balangero 温石棉矿附近的受试者进行了分析，记录了非职业暴露者中胸膜斑的患病率[8]。此外，Thomson 和 Graves 在 1966 年发表的一篇文章中显示，在佛罗里达州迈阿密市对 500 名死者进行的尸检中，超过 25% 的个体肺部发现石棉体[9]。1968 年 Donna 等报道了意大利受试者中存在更高的患病率[10]。

1990 年，在纽约召开的石棉会议上提出了"第三波石棉相关疾病"一词，以描述城市 /城郊地区室外污染的影响[11]。尚未清除的石棉可能会在室内和室外环境中释放出通过空气传播的纤维。此外，环境中还可能存在易碎的石棉隔热材料。环境石棉暴露的来源可能包括室外暴露（如附近使用石棉的工业区）、自然来源（露头、土壤、矿床）的纤维，以及室内暴露（如用纤维状矿物粉刷）[12]。

含石棉材料的纤维在空气中传播的问题一直存在，特别是在标准维护作业或自然老化过程中。许多地质构造中都含有纤维状矿物质，除非风化或破碎导致其释放，否则这些矿物质并不具有危险性[13]。此外，这些岩石侵蚀形成的土地也可能含有宏观的矿物纤维，这些纤维可以分解成微纤维从而释放到环境中。

因此，当人类活动（采石、采矿、道路施工）或自然事件（地震、火山爆发）产生粉尘时，人类就会接触到这些纤维[12, 13]。

受管制的 6 种矿物纤维并不是唯一致癌的矿物纤维。一个众所周知的例子是毛沸石。在卡帕多西亚的一些村庄，人们在用火山石建造的房屋和道路上发现了这种纤维材料，当地曾聚集暴发恶性间皮瘤[14]。体外和体内试验证实，毛沸石纤维具有基因毒性，且比石棉更具致癌性[15]。

环境暴露可能影响传统高危职业列表未涵盖的群体。此外，由于环境暴露难以明确界定，相关的暴露风险很可能被低估[16]。

世界卫生组织关于空气质量的文件是一个有用的工具，尽管该文件不能被视为每一类情况下的绝对标准[17]。

空气中的浓度[17]:

1. 农村地区（远离石棉排放源）：低于 100F/m³。

2. 城市地区：一般水平介于 100～1000F/m³。

3. 在各种排放源附近，测得的年平均值如下：

    a. 石棉水泥厂下风向 300m 处：2200F/m³。

    – 下风向 700m 处：800F/m³。

    – 下风向 1000m 处：600F/m³。

    b. 交通繁忙的十字路口：900F/m³。

    c. 高速公路上：最高可达 3300F/m³。

4. 室内空气：

    a. 无特定石棉来源的建筑物中，浓度一般低于 1000F/m³。

    b. 有易碎石棉的建筑物中，浓度变化不规律，通常低于 1000F*/m³，但在某些情况下，暴露量达到 10 000F*/m³。

注：* 采用光学显微镜计数的纤维。

目前，环境石棉污染造成的暴露水平非常低，但要评估禁用前的职业 / 环境暴露是否会对未来可能发生的间皮瘤和石棉相关癌症疫情产生影响仍并非易事。

15.1.3　关系与因果关联

在流行病学中，"关系"和"因果关联"是用来描述变量之间关系的关键概念，尤其是在研究人群中疾病产生的原因和影响时。这些术语有助于流行病学家就某些特定暴露或因素是否导致特定健康结果得出结论。

关系是指两个或更多变量之间的统计关系或相关性。这意味着在暴露（如风险因素）和结局（如疾病）之间存在某种联系或模式，但并不意味着一个变量的变化会导致另一个变量的变化。

因果关联超越了关系，意味着一种因果的联系。这意味着一个变量的变化直接导致另一个变量的变化，且第一个变量对第二个变量的发生负有责任。

因果关联的认定需要在概率基础上有合理的医学确定性，即暴露因子（石棉）导致了疾病或对疾病有重大影响。当暴露量增加时，石棉暴露造成重大影响的概率也会增加。因此，以概率为基础的累积暴露量应被视为石棉对癌症风险有重大影响的关键标准（图 15.1）。

15.2　肺癌

1997 年，首届关于"石棉、石棉肺和癌症"的国际专家会议在赫尔辛基召开。一个多学科专家小组分析了与石棉有关的疾病，以便就癌症的诊断和归因于石棉的标准达成一致意见[18]。

当累积石棉暴露量达到 25 纤维 – 年时，被视为与肺癌相对风险（相较于未暴露人群）估计值翻倍相关。

《赫尔辛基标准》已被广泛接受并用于评估石棉相关肺癌的诊断与赔偿评估，至今已有多年。然而，这一标准一直存在较大争议，历经多次修订，相关讨论仍在持续。

根据《赫尔辛基标准》，由于肺癌在普通人群中的发病率很高，即使存在石棉肺，也不可能准确地判定石棉是单个患者的致病因素。对于累积接触25纤维/年或有类似职业史的队列，相对风险几乎翻倍，即使在这一水平上，石棉肺可能存在，也可能不存在或无法检出。因此，在没有经影像学诊断石棉肺的情况下，高剂量暴露被认为足以增加罹患肺癌的风险。累积接触低于25纤维/年也与肺癌风险的增加有关，但程度相对较轻。

因此，从流行病学角度看，肺癌被认为与接触石棉有关，而不是直接由石棉本身引起的。在有石棉暴露史的人群中，尤其是在大量暴露于石棉纤维并同时吸烟的人群中，石棉暴露一直与肺癌的高患病率有关。吸烟是肺癌最主要的风险因素，当吸烟与石棉暴露结合时，会协同增加肺癌风险。而其他因素，如遗传易感性、接触其他致癌物质和环境因素，也在肺癌的发生发展中起作用[19]。

若通过临床、影像学（含高分辨率CT）或组织学检查确诊石棉肺，则可作为存在高剂量石棉暴露的指标，并可用以将相关肺癌的重要致病或促发作用归因于石棉。

15.2.1　将肺癌归因于石棉暴露的标准

必须有石棉暴露的客观医学证据，按可靠性排序至少包括以下一项：肺含量分析表明石棉水平高于背景水平，或诊断为石棉肺、双侧胸膜斑、组织学检测到含铁小体，或至少有可信的职业性石棉暴露史。值得注意的是，曾暴露于石棉的人通常会具备上述所有表现。

2011年提出了一套在原《赫尔辛基标准》基础上修改后的标准[20]。

石棉暴露后的最短潜伏期为10年，并且针对当前吸烟者：

- 无争议或多数意见认可的临床－影像学或组织学诊断为石棉肺。
- 或在同一工人队伍中，从事类似工作及工作时间和工作地点相近的其他工人发生石棉肺。
- 或对于混合纤维、最终用途的石棉暴露，无争议/多数意见估计累积暴露量为25纤维－年或更多。对于仅角闪石（铁石棉或青石棉）的暴露，无争议的估计累积暴露量为20或25纤维－年，对于石棉纺织工人为25纤维－年。对于仅暴露于温石棉及摩擦产品的情况，为200纤维－年，对于其他仅暴露于温石棉的情况，100纤维－年。上述标准基于角闪石类与温石棉的致癌效价比值（1:4）制定[21]。
- 或对于石棉纺织工、石棉绝缘工（包括在发电站、铁路车间、造船厂工作的人员）及与此类工作密切接触的其他人员（尤其是在密闭和通风不良的工作场所工作的人员），在1975年前有至少5年石棉暴露史，或1975年后有至少5~10年石棉暴露史；或者对于持续或频繁进行石棉绝缘材料喷涂作业的人员，工作时长至少1年。
- 或对于从不吸烟者或在肺癌诊断前已戒烟≥30年的人群，若累积石棉暴露量达5纤维年，或暴露时长达到前文规定标准的1/3，仍可将其肺癌归因于石棉暴露。
- 或在混合纤维最终用途暴露中，肺组织中石棉小体或未包覆闪石纤维的浓度达到或超过同一实验室测定的石棉肺病例（相同长度的纤维）的第5百分位数。由于温石棉纤维从肺部被清除的速度比角闪石快，因此纤维含量测定不应用于仅暴露于温石棉的情况；此时应以职业史替代。

这些标准主要是为不考虑吸烟因素的法定赔偿而设计的。现有标准无法准确反映个体肺癌的复杂生物学现实，因此，制定一套考虑了遗传易感性的修订标准是必要的。

15.2.2　问题的维度

肺癌仍然是全球癌症死亡的主要原因，其中很大一部分病例（10% ～ 15%）归因于职业性接触肺部致癌物质[21-25]。

石棉是重要的职业性致癌物，也是全球职业性肺癌死亡的首要原因。2015 年，约 30% 的职业性肺癌死亡归因于石棉暴露，在部分国家这一比例更高[26]。

尽管间皮瘤备受关注，但与石棉相关的肺癌更为常见，其病例数至少是间皮瘤的 2 倍[27, 28]。

15.2.3　历史背景

这段历史记述深入探讨了石棉肺与肺癌之间令人担忧的关联的早期认知：始于 20 世纪 30 年代中期暗示两者关联的个案尸检报告[29-33]。1938 年 3 篇德国论文及 1 篇奥地利综述提供了重要证据，首次系统性揭示了石棉肺与肺癌的关联[34]。

Nordmann 和 Sorge 是这一记述的关键人物，他们将这种现象称为"石棉工人的职业癌症"，并估计约有 12% 的石棉肺患者可能发展成肺癌[35, 36]。Proctor 在《纳粹的抗癌战争》一书中详细介绍了他们通过让小鼠接触温石棉的方法来诱发肺肿瘤的开创性研究。这项研究产生了深远的影响，导致德国政府在 1943 年正式承认与任何程度的石棉肺相关的肺癌均列为可赔偿疾病[34]。

后来，Doll 重新审视了这一发现，他对 113 名长时间接触石棉的男性进行了长期的跟踪调查，时间跨度至少 20 年[37]。他将这些人的死亡率与普通男性的预期死亡率进行了比较。令人震惊的是，该群体发生了 39 例死亡，远远超过了预期的 15.4 例。超额死亡主要归因于肺癌（实际 11 例 vs 预期 0.8 例），以及与石棉肺相关的呼吸系统及心血管疾病。值得注意的是，所有肺癌病例均经组织学确诊，且与石棉肺存在密切关联。与普通人相比，工作 20 年或更长时间的男性面临着高出惊人的 10 倍的风险，并且随着暴露于粉尘环境的减少，风险随时间推移而降低。

Doll 的研究强调了 Merewether 在 1949 年的观察结果的重要性，该观察结果显示石棉肺病例中肺癌的发病率很高（13.2%），与矽肺病例中较低的肺癌发病率（1.3%）形成鲜明对比。Gloyne 的类似发现进一步证明了这一论点，石棉肺尸检病例中的肺癌发病率为 14.1%，而矽肺病病例的发病率为 6.9%[33, 38]。

这段历史揭示了发现石棉暴露、石棉肺和肺癌发展之间相关性的关键时刻，为职业健康和安全提供了重要见解。

15.2.4　吸烟

石棉暴露与吸烟之间的相互作用十分复杂，对于两者之间相互作用的强度始终存在一些争论。主流观点认为，吸烟和接触暴露会对罹患肺癌风险产生协同效应。

一项针对北美绝缘工人的研究发现，即使胸部 X 线检查没有发现石棉肺，仅石棉暴露就会增加非吸烟者的肺癌死亡率。没有石棉暴露的吸烟者患肺癌的风险也比普通人群更高。吸烟与石棉暴露对肺癌风险呈相加作用，而对石棉肺则表现为超相加作用。戒烟 10 年内，肺癌死亡率显著下降 [38]。

对英国石棉工人进行的一项综合研究证实，烟草和石棉暴露在肺癌风险方面存在乘法效应。研究还发现，与从不吸烟的普通人群相比，从不吸烟的石棉工人罹患肺癌的风险更高，并且观察到戒烟可大幅降低肺癌风险 [39]。

对欧洲和加拿大的病例对照研究进行的一项大型汇总分析发现，石棉暴露对女性罹患肺癌风险具有超相加效应，而对男性的影响则呈剂量 – 反应关系 [40]。

Karjalainen 及其同事的一项研究考察了肺部石棉纤维负担与肺癌风险之间的关系。研究发现，即使排除石棉肺和轻微纤维化病例，较高的石棉纤维浓度也与升高的肺癌风险有关。该研究指出，纤维浓度越高，罹患肺癌风险增加的趋势越明显 [41]。

15.2.5   病理生理学

过去几十年的广泛研究揭示了纤维诱发肺癌的机制，重点关注石棉。

目前的共识表明，石棉在肿瘤发生的起始阶段和增殖阶段都起作用 [42]。纤维诱导的癌变被认为可能涉及多个阶段，可能是由于纤维诱导的遗传或表观遗传改变、细胞增殖改变、细胞凋亡的调节失调及慢性炎症。

石棉暴露在肿瘤发展的所有阶段都有促进作用 [43]。石棉纤维可能会增加肺细胞对烟草烟雾中致癌物质的吸收和代谢。

已提出几种机制来解释吸烟与石棉之间的协同作用的可能原因：

a）烟草烟雾可能会促进石棉纤维穿透支气管管壁 [44]。

b）烟草中含有的苯并芘和其他致癌物质可吸附在石棉纤维上，随后以高浓度传递到细胞中 [45]。

c）烟草烟雾可能会阻碍石棉从肺部清除。有报道称，与非吸烟者相比，吸烟者支气管中的石棉纤维（尤其是短纤维）含量增加 [46]。纤维与细胞吸收和清除过程之间的关系是随机的，这意味着纤维 – 细胞相互作用的概率取决于纤维和细胞存在的数量等因素 [42]。

d）烟草中含有的游离脂肪酸可能会将铁转运到细胞膜中，从而提高细胞对活性氧等氧化剂的敏感性 [43]。

e）Gulino 等提到了一种推测的机制，涉及石棉通过转化生长因子 –β（TGF–β）通路介导的上皮间质转化（EMT），该机制可能将石棉肺、肺癌和间皮瘤之间的发病机制联系起来 [22]。

虽然一些遗传标志物显示肺癌与石棉暴露有关，但目前还没有明确的遗传检测方法可以确切地区分石棉引起的肺癌和与石棉无关的肺癌。需要就此进行更多的研究和前瞻性研究，以探索基因生物标志物在这方面的潜在应用价值。

15.2.6 筛查

美国国家肺部筛查试验（NLST）和荷兰－比利时肺癌筛查研究（NELSON）试验[47, 48]表明，低剂量胸部 CT（LDCT）筛查可降低高风险人群的肺癌死亡率。

筛查入选标准的制定主要依据年龄与吸烟史，对其他风险因素的考量较为有限。部分肺癌风险预测模型则整合了更广泛的风险因素集合，包括石棉等职业暴露。

研究表明，某些风险预测模型在灵敏度和减少肺癌死亡人数方面优于传统的入选标准。

尽管在欧洲，使用风险预测模型进行肺癌筛查的做法接受度更高，而在美国则普遍保留了基于年龄和吸烟史的较为简单的入选标准。

风险预测模型在肺癌筛查中的应用仍是一个存在争论的领域，包括优化模型、成本效益、整合生物标志物、确定筛查间隔时间及有效实施筛查计划等方面[49]。

需要进行前瞻性研究，以进一步评估风险预测模型在识别肺癌高危人群方面的表现。

基于更大数据集，已开发出 20 多个肺癌风险预测模型，包括前列腺癌、肺癌、结直肠癌和卵巢癌筛查试验（PLCO）及利物浦肺部项目（LLP）模型[50]。

这些模型旨在通过考虑年龄和吸烟以外的广泛风险因素，以提高识别肺癌风险人群的准确性。

与 NLST 和 NELSON 等主要依赖年龄和吸烟史的临床试验不同，这些风险预测模型纳入了一系列更全面的风险因素。这些因素包括性别、种族、体重指数（BMI）、吸烟频率和持续时间、戒烟年限、是否患有慢性肺部疾病（尤其是慢性阻塞性肺病或 COPD）、个人和家族癌症病史、教育水平及是否存在石棉暴露。

值得注意的是，在这些模型中，只有 LLP 模型和 Bach 模型等少数几个模型将石棉暴露纳入作为风险因素。在这些模型中，尽管已知石棉暴露与肺癌有关，但石棉暴露仍被视为二元变量（是 / 否）。

一些研究（如 Ten Haaf 所做的研究）将这些风险预测模型的性能与传统标准（如 NLST 所用的标准）进行了比较。结果显示，与传统标准相比，几种风险预测模型在检测肺癌发病率和死亡率方面具有更高的灵敏度[51]。

美国预防服务工作组（USPSTF）在提出肺癌筛查建议时考虑了这些风险预测模型的使用。他们发现，与仅使用年龄和吸烟史相比，风险预测模型在减少肺癌死亡率和减少假阳性检测方面表现更佳[52]。

文章强调，在欧洲，人们对使用肺癌风险预测模型，尤其是 PLCOm2012 和 LLPv2 模型持更积极的态度。在英国，这些模型已被纳入肺癌筛查计划，这有可能提高识别肺癌高危人群的准确性[53]。

正如 Markowitz 等所建议的，重点应放在实施 LDCT 筛查的实际方面，如识别高危人群、组织和资助实施筛查计划、向个人宣传筛查的益处，以及在医疗决策中提高对职业性肺癌风险因素的认识。推荐的方法包括对年龄在 50 岁及以上、至少 5 年石棉接触史并且有吸烟史（包括与吸烟量和戒烟时间相关的具体标准）或有其他肺癌风险因素的工人进行筛查。对于暴露强度大但暴露时间不足 5 年的工人也应考虑进行 LDCT 筛查。对于暴露于石棉但无其他风险因素的非吸烟者，LDCT 筛查的适用性仍存在不确定性，需要进一步研究和分析[50]。

15.3 喉癌

2012 年，Carvalho 等[54] 指出，喉癌与石棉暴露之间存在剂量 – 反应关系。

由于以下原因，石棉诱发喉癌的发病机制可能与肺癌相同：

a）喉部是石棉纤维进入肺部的直接通道。

b）石棉纤维积聚在喉部，就像积聚在肺部一样，会引起炎症和损伤。

c）喉部和肺部一样由鳞状细胞构成。

d）约 90% 的喉癌是鳞状细胞癌，是由于接触各种物质导致鳞状化生和异常增殖引起的。

大多数喉癌归因于烟草和过量饮酒及人类乳头瘤病毒（HPV）感染的联合作用。暴露于某些职业性物质也是一个已知的风险因素。此类癌症的风险因素包括木材粉尘暴露（Ⅰ类人类致癌物）与镍精炼作业（镍亚硫化物为强致癌物），此外，在皮革工人、六价铬暴露者及接触棉尘的纺织工人中也观察到额外风险[55-58]。在将喉癌认定为职业病的国家，其批准标准与肺癌相同。

石棉暴露与喉癌之间的潜在关联一直是争论的焦点，有关这一问题的大多数报道都是基于较早的研究结果[59, 60]。

为了解决这一持续存在的争论，Goldenberg 等进行了一项系统综述，查阅了 2000—2016 年的文献，以评估石棉与喉癌之间的潜在联系[61]。

在纳入审查的 5 项病例对照研究中，所报道的比值比各不相同。三项研究在确定比值比时考虑了吸烟和饮酒暴露，但没有发现石棉暴露与喉癌之间存在显著相关性。2 项未考虑吸烟和饮酒的研究得出了相互矛盾的结果，只有 1 项研究暗示喉癌与石棉存在相关性。

10 项队列研究也得出了不同的结果。一些研究考虑了吸烟和饮酒暴露，并阐明了石棉暴露会增加罹患喉癌的风险，而另一些研究则没有发现这种关联。他们的结论是，多种混杂因素、不同的研究结果及缺乏对机制的理解，是导致并将持续产生争论的原因[61]。

此外，还对电子数据库进行了系统检索，以识别调查职业石棉暴露与喉癌之间关系的相关研究。一项荟萃分析的主要结果指标是标准化死亡率（SMR）及其相关的 95% CI。

荟萃分析表明，暴露于石棉的人患喉癌的 SMR 在统计学上有显著增加（SMR 1.69，95% CI：1.45 ～ 1.97，$P < 0.001$）。此外，该分析还确定了与较大效应估计值相关的特定因素，包括主要由男性受试者组成的队列、在欧洲和大洋洲进行的研究、采矿和纺织行业从业者、暴露于青石棉、超过 25 年的研究随访期及肺癌 SMR 大于 2.0[62]。

15.4 卵巢癌

石棉暴露与肺癌、间皮瘤和其他呼吸系统疾病之间的联系已得到证实，但与卵巢癌有关的证据却并不明确。一些研究表明，吸入或摄入石棉纤维后，理论上可通过血液到达卵巢。这导致了一种假设，即石棉纤维可能会导致卵巢癌的发生[63, 64]。

有几项流行病学研究试图调查这种潜在的关联，但讨论结果不一[65]。

之所以很难确定两者之间的明确联系，部分原因可能是卵巢癌是一种复杂的疾病，具有多种风险因素，包括遗传因素、激素使用、生育史等。这些混杂因素会使单独分析石棉暴露的具体影响变得具有挑战性。

职业性石棉暴露是肺癌众所周知的风险因素，但与肺癌不同的是，与石棉相关的卵巢癌的暴露水平和机制不太明确。与男性相比，职业性石棉暴露在女性中并不常见，这使得相关分析变得更加复杂。

自 1960 年以来，石棉一直与卵巢癌相关，当时英国医生 Keal 认为，在职业环境中接触石棉的妇女卵巢癌发病率增加[66]。

最近，因数以千计罹患卵巢癌的女性声称其疾病是由强生产品导致的，强生公司从北美市场上撤下了所有婴儿爽身粉产品，导致石棉与卵巢癌之间的联系再次成为公众关注的焦点。支持这些说法的声明指出，婴儿爽身粉中的滑石粉可能含有石棉[67-70]。

除婴儿爽身粉外，其他一些产品中也含有滑石粉，如避孕套、女性避孕用隔膜、避孕药和蜡笔[71]。

一些观察性研究将会阴部使用滑石粉美容与卵巢癌联系起来[72, 73]。

不过，最近发表的一项大型前瞻性研究没有发现使用会阴滑石粉与妇女卵巢癌高发病率之间的联系[74]。

国际癌症研究署的专著对石棉和滑石与卵巢癌有关的证据进行了修订。在这本书中，关于滑石粉与卵巢癌之间的联系，仅报道了有限的相关证据[75]。

由于腹膜浆液性肿瘤，如卵巢癌，与恶性间皮瘤的形态相似，因此在使用组织学方法区分这两种肿瘤时存在许多挑战。

从生物学角度，已采用基因表达谱分析与关键信号通路分子解析，系统探究了恶性间皮瘤与卵巢癌之间的异同。

例如，Davidson 等利用高通量基因表达谱分析确定了卵巢癌和恶性间皮瘤之间存在差异表达的 189 个不同基因。在这些标志物中，他们发现与原发癌和实体转移瘤相比，卵巢癌积液中的跨膜黏蛋白 MUC4 表达上调[76]。

最新研究证实，肌腱蛋白 –X 在恶性间皮瘤积液中的表达水平较卵巢 / 腹膜浆液性癌积液显著升高（差异倍数 ≥ 5.8，$P < 0.001$），而该蛋白在卵巢癌组织活检中完全缺失（IHC 检测灵敏度 100%），提示其可作为浆膜腔积液鉴别诊断的生物标志物[77]。

Yuan 等也证明了可以利用叶酸受体基因（*FOL1* 和 *FOL3*）在浆液性积液中的差异表达，来区分来源于乳腺和卵巢的肿瘤与恶性间皮瘤[78]。这些研究代表了以生物标志物指导的研究，有助于区分看似相似的疾病。它们建立了一个工作流程，用于识别独特的生物标志物并验证其潜在的诊断价值。

然而，开发能够如实再现疾病过程的模型系统对于深入了解这些疾病也至关重要。

Cheng 等开发了一种表达间皮素蛋白并产生腹水的腹膜内肿瘤模型，为研究这些疾病的特征和在不同条件下的反应提供了一个可控系统。值得注意的是，该模型表现出高水平的间皮素表达，这是许多卵巢癌和恶性间皮瘤的共同特征。他们还建立了携带这些肿瘤细胞的小鼠的血清和腹水间皮素水平与肿瘤负荷之间的相关性[79]。

Saito 等系统研究了巴西石棉相关疾病（ARD-T）与石棉消费的关联，对比分析高石棉消费地区（H-ASB）与其他区域的死亡率差异。研究发现，在 29 个有高石棉使用史的巴西城市中，

ARD-T、肺癌及卵巢癌的年龄标准化死亡率显著高于全国其他地区。与石棉相关的健康影响并不局限于职业环境。文中指出，环境中的石棉暴露，如附近工厂排放的粉尘，或来自水容器和屋顶瓦片的家用石棉，可能会导致妇女间皮瘤的发病[80]。

此外，还可以从临床角度和特征进行比较，以评估卵巢癌和恶性间皮瘤之间的潜在联系。这些特征包括不同的病因、临床和病理结果、分期、手术和化疗方法以及治疗效果。虽然间皮瘤与石棉暴露有明确的联系，但支持石棉暴露与卵巢癌之间存在联系的证据仍然有限。尽管病因不同，但这两种疾病都表现出相似的疾病进展模式和临床表现，因此将卵巢癌和间皮瘤进行比较与将这两者之一与良性胸膜疾病进行比较更具价值。

卵巢癌与间皮瘤这两种疾病都没有特异性症状，也没有标准化的筛查指南。卵巢癌只影响女性，而间皮瘤影响男女两性，其中男性居多，这与职业性石棉暴露有关。临床上的相似之处包括它们都倾向于像转移性肿瘤一样扩散，导致腹水或胸腔积液的产生。这两种肿瘤都倾向于浸润组织平面和周围结构，但不会发生血行转移，通常会因邻近结构受到外部压迫而引起相关症状。

同样，原发性胸膜间皮瘤或转移到胸部的卵巢癌也会表现为胸膜肿瘤种植和胸腔积液，压迫下方的肺组织。活组织检查是区分这些疾病的关键，需要依靠特异性标志物来作出准确诊断。

虽然从组织学角度区分间皮瘤和腺癌一直是个难题，但最近使用标记物组合进行免疫组化染色的进展提高了诊断的准确性。免疫组化染色还能提供关于这些肿瘤的生物学行为的信息。

卵巢癌可细分为多种亚型，包括乳头状浆液性囊肿、腺癌、子宫内膜样肿瘤、黏液腺癌、透明细胞癌及较少见的亚型。

早期卵巢癌可通过卵巢切除手术治愈，而间皮瘤则没有公认的治愈方法。

减瘤手术在间皮瘤患者中包括胸膜切除术 / 剥脱术和胸膜外全肺切除术，而对于卵巢癌则通常进行腹膜切除术，必要时伴随实质性腹腔脏器的切除。

通过静脉注射、胸腔内或腹腔内给药，可以观察到对顺铂的反应，但结果各不相同。大多数专家主张采用手术、化疗和 / 或放疗相结合的多模式方法。

卵巢癌的生存率因分期而异，10 年生存率从 IA 期的 84% 到 Ⅲ C 期的 11% 不等，而间皮瘤在所有分期中的 5 年生存率均低于 15%[81]。

15.5　肾癌

肾癌是一个重要的健康问题，其发病率存在全球差异，并有多种危险因素，包括遗传、生活方式因素（吸烟、肥胖、高血压）和环境因素（溶剂、杀虫剂、粉尘、柴油等）。

石棉暴露与肾癌之间的关系仍存在争议，因此需要对相关研究进行最新的系统回顾和荟萃分析。

Zunarelli 等通过系统综述与荟萃分析，评估多行业职业性石棉暴露人群的癌症风险。该研究纳入 2001 年至 2020 年 5 月的队列研究，更新既往证据。大多数队列研究对象以来自欧洲的男性为主，温石棉是主要的石棉纤维类型。汇总结果显示，肾癌死亡率的相对危险度

（RR）为 1.14（95% CI：1.04 ～ 1.29），异质性证据有限。癌症发病率的汇总 RR 为 0.98（95% CI：0.79 ～ 1.22），无显著异质性。作者总结：研究结果表明职业石棉暴露与肾癌之间没有显著关联。该研究的局限性包括：癌症发病率研究数量少、死亡率研究可能存在生存偏倚及死因数据的准确性低 [82]。

15.6　前列腺癌

前列腺癌与石棉暴露之间的相关性是科学界持续研究和产生争论的话题。

石棉纤维通过诱导炎症反应、氧化应激及基因组不稳定性驱动癌症发生，但其在前列腺癌中的具体作用机制仍缺乏明确证据。

研究探讨了石棉暴露的方式（呼吸道吸入与口腔摄入）是否对前列腺癌的发生有影响。

Dutheil 等的研究结果表明，呼吸道吸入石棉可能与前列腺癌风险的增加有关，而口服石棉污染的水与前列腺癌风险的关联研究中并没有显示出统计学意义。这种区别至关重要，因为它与已广泛认可的石棉对肺部和胸膜的毒性作用是相吻合的。石棉暴露导致前列腺癌的致癌机制包括氧化应激、慢性炎症、遗传和表观遗传学改变、细胞毒性和纤维化 [83]。

石棉暴露与前列腺癌之间的关系可能存在地域差异。Dutheil 等的研究还发现，与石棉暴露有关的前列腺癌风险在欧洲仍然普遍存在。这意味着欧洲地区的石棉暴露与前列腺癌风险之间存在显著的相关性。研究提示，地理分布差异可能与特定区域流行病学监测体系的缺失有关。监测与数据采集系统的不完善，可能导致疾病检出率与上报数据的区域性差异 [84, 85]。

此外，Godono 等进行了一项系统回顾和荟萃分析，提供的证据表明，与普通人群相比，有职业石棉暴露的男性罹患前列腺癌的风险和死亡率似乎并没有显著增加。不过，某些时间和地理变量（如 1960 年后就业和特定地区）与略高的标准化发病率（SIRs）或标准化死亡率（SMRs）相关。此外，该研究还强调了研究方法质量对结果的影响，突出了在这一领域进行合理的研究设计的必要性。总之，研究结果表明：石棉暴露与前列腺癌风险之间的关系不直截了当，且可能因具体因素而异 [86]。

15.7　结论

石棉这个"隐形杀手"不仅是导致恶性间皮瘤相关死亡的原因，其暴露还与其他几种癌症相关，其中就发病率和死亡率而言最重要的是肺癌。然而，尽管间皮瘤与石棉暴露的因果关联已明确，但石棉相关性肺癌的诊断标准与赔偿制度仍存在全球性争议。此外，有限的证据支持石棉暴露与前列腺癌、肾癌和卵巢癌之间存在关联。但是，由于石棉暴露的类型发生了变化，从主要是职业性暴露转变为环境性暴露，这使得确定以往暴露与疾病之间是否存在关联变得更加复杂。鉴于石棉相关恶性肿瘤有很长的潜伏期，且许多地区直至近期才停止石棉使用，未来仍需开展系统性研究以明确石棉暴露的健康影响。

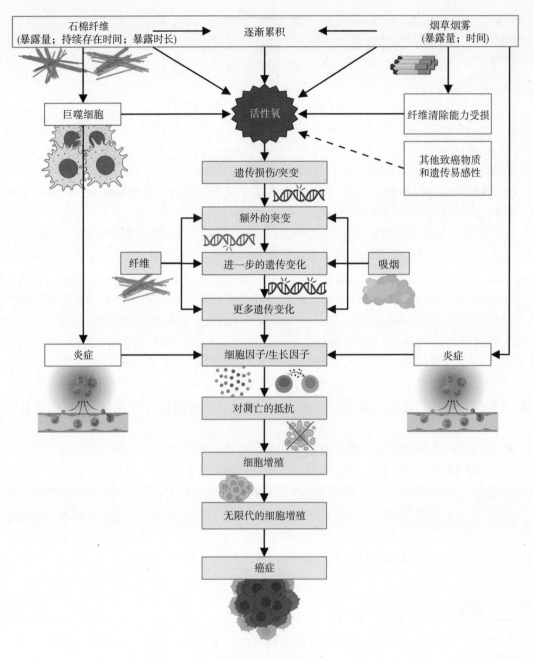

图 15.1　因果关联

参考文献

1. Asbestos, IARC Monographs on the Evaluation of Carcinogenic Risk of Chemicals to Man Volume 14, 1977. Lyon.

2. Kamp DW, Asbestos-induced lung diseases: An update. Transl. Res. 2009 Apr;153(4):143–152.

3. Mesothelioma Fact Sheet, Cancer Today, 2020. https://gco .iarc .fr /today /fact-sheets-cancers.

4. Straif K, Benbrahim-Tallaa L, Baan R, et al., A review of human carcinogens—Part C: Metals, arsenic, dusts, and fibres. Lancet Oncol. 2009;10(5):453–454.

5. Baumann F, Ambrosi JP, Carbone M, Asbestos is not just asbestos: An unrecognised health hazard. Lancet Oncol. 2013 Jun;14(7):576–578.

6. Cugell DW, Kamp DW, Asbestos and the pleura: A review. Chest 2004;125(3):1103–1117.

7. Roggli VL, Gibbs AR, Attanoos R, et al., Pathology of asbestosis-an update of the diagnostic criteria. Report of the asbestosis committee of the College of American Pathologists and Pulmonary Pathology Society. Arch. Pathol. Lab. Med. Times 2010;134(3):462–480.

8. Rubino GF, Concina E, Scansetti G, et al., Ricerca nella popolazione delle placche pleuriche calcifiche come segno radiologico di esposizione all'asbesto (crisotilo). Atti del Convegno di Studi sulla Patologia da Asbesto. Torino: 21 Giugno 1968:63–76.

9. Thomson JG, Graves WM Jr, Asbestos as an urban air contaminant. Arch. Pathol. 1966;81(5):458–464.

10. Donna A, Corpuscoli dell'asbestosi nel polmone umano reperiti nel comune materiale autoptico. Atti del Convegno di Studi sulla Patologia da Asbesto. Torino: 21 Giugno 1968:49–61.

11. Landrigan PJ, The third wave of asbestos disease: Exposure to asbestos in place: Public health control. Ann. N. Y. Acad. Sci. 1991;643:xv–xvi.

12. Baumann F, Buck B, Metcalf R, et al., The presence of asbestos in the natural environment is likely related to mesothelioma in young individuals and women in Southern Nevada. J. Thorac. Oncol. 2015;10(5):731–737.

13. Wylie AG, Candela PA, Methodologies for determining the sources, characteristics, distribution and abundance of asbestiform and non-asbestestiform amphibole and serpentine in ambient air and water. J. Toxicol. Environ. Health 2015 Part B 18:1–42.

14. Carbone M, Emri S, Dogan AU, et al., A Mesothelioma epidemic in Cappadocia: Scientific developments and unexpected social outcomes. Nat. Rev. Cancer 2007;7(2):147–154.

15. Fraire AE, Greenberg SD, Spjut HJ, et al., Effect of erionite on the pleural mesothelium of the Fisher 344 rat. Chest 1997;111(5):1375–1380.

16. Lacourt A, Gramond C, Rolland P, et al., Occupational and non-occupational attributable risk of asbestos exposure for malignant pleural mesothelioma. Thorax 2014;69(6):532–539.

17. WHO, Regional Office for Europe. Air Quality Guidelines for Europe, 2nd ed. Bilthoven, Netherlands: WHO Regional Publications, 2000.

18. Tossavainen A, Asbestos, asbestosis, and cancer: The Helsinki criteria for diagnosis and attribution. Consensus Report. Scand. J. Work Environ. Health 1997;23(4):311–316.

19. Klebe S, Leigh J, Henderson DW, et al., Asbestos, smoking and lung cancer: An update. Int. J. Environ. Res. Public Health 2019 Dec 30;17(1):258.

20. Henderson DW, Leigh J, Asbestos and carcinoma of the lung. In Asbestos: Risk Assessment, Epidemiology and Health Effects, 2nd ed., Dodson RF, Hammar SP, Eds. Boca Raton, FL: CRC Press/ Taylor&Francis, 2011.

21. Van der Bij S, Koffijberg H, Lenters V, et al., Lung cancer risk at low cumulative asbestos exposure: Meta-regression of the exposure-response relationship. Cancer Causes Control 2013;24(1):1–12.

22. Gulino GR, Polimeni M, Prato M, et al., Effects of chrysotile exposure in human bronchial epithelial cells: Insights into the pathogenic mechanisms of asbestos-related diseases. Environ. Health Perspect. 2016;124(6):776–784.

23. Markowitz SM, Dickens B, Screening for occupational lung cancer: An unprecedented opportunity. Clin. Chest Med. 2020;41(4):723–737.

24. Driscoll T, Nelson DI, Steenland K, et al., The global burden of disease due to occupational carcinogens. Am. J.

Ind. Med. 2005;48(6):419–431.

25. Boffetta P, Autier P, Boniol M, et al., An estimate of cancers attributable to occupational exposures in France. J. Occup. Environ. Med. 2010;52(4):399–406.

26. Brown T, Darnton A, Fortunato L, et al., British occupational cancer burden study group occupational cancer in Britain: Respiratory cancer sites: Larynx, lung and mesothelioma. Br. J. Cancer 2012;107(Suppl. 1):S56–S70.

27. Global Burden of Disease, Risk factors collaborators global, regional, and national comparative risk assessment of 79 behavioural, environmental and occupational, and metabolic risks or clusters of risks, 1990–2015: A systematic analysis for the global burden of disease study 2015. Lancet 2015;388:1659–1724.

28. Furuya S, Chimed-Ochir O, Takahashi K, et al., Global asbestos disaster. Int. J. Environ. Res. Public Health 2018;15(5):1000.

29. Lemen RA, Asbestos Exposure among Seamen and Shipyard Workers. Washington, DC: Committee on Merchant Marine and Fisheries, Subcommittee on Coast Guard and Navigation; United States. House of Representatives, 1980.

30. Lynch KM, Smith WA, Pulmonary asbestosis III: Carcinoma of lung in asbesto-silicosis. Am. J. Cancer 1935;24(1):56–64.

31. Gloyne SR, Two cases of squamous carcinoma of the lung occurring in asbestosis. Tubercle 1935;17(1):5–10.

32. Egbert DS, Geiger AJ, Pulmonary asbestosis and carcinoma. Report of a case with necropsy findings. Am. Rev. Tuberc. 1936;34:143–150.

33. Gloyne SR, A case of oat cell carcinoma of the lung occurring in asbestosis. Tubercle 1936;18(3):100–101.

34. Proctor RN, The Nazi War on Cancer. Princeton, NJ: Princeton University Press, 1999, pp. 73–119.

35. Nordmann M, Sorge A, Lungenkrebs durch Asbeststaub im Tierversuch. Z. Krebsforsch. 1941;51(2):170.

36. Enterline PE, Changing attitudes and opinions regarding asbestos and cancer 1934–1965. Am. J. Ind. Med. 1991;20(5):685–700.

37. Doll R, Mortality from lung cancer in asbestos workers. Br. J. Ind. Med. 1955;12(2):81–86.

38. Markowitz SB, Levin SM, Miller A, et al., Asbestos, asbestosis, smoking, and lung cancer. New findings from the North American insulator cohort. Am. J. Respir. Crit. Care Med. 2013;188(1):90–96.

39. Frost G, Darnton A, Harding AH, The effect of smoking on the risk of lung cancer mortality for asbestos workers in Great Britain (1971–2005). Ann. Occup. Hyg. 2011;55(3):239–247.

40. Olsson AC, Vermeulen R, Schuz J, et al., Exposure-response analyses of asbestos and lung cancer subtypes in a pooled analysis of case-control studies. Epidemiology 2017;28(2):288–299.

41. Karjalainen A, Anttila S, Vanhala E, et al., Asbestos exposure and the risk of lung cancer in a general urban population. Scand. J. Work Environ. Health 1994;20(4):243–250.

42. Arsenic, Metals, Fibres and Dust, International Agency for Research on Cancer (IARC) Monographs. Lyon, France: International Agency for Research on Cancer, 2012.

43. Keeling B, Hobson J, Churg A, Effects of cigarette smoke on epithelial uptake of non-asbestos mineral particles in tracheal organ culture. Am. J. Respir. Cell Mol. Biol. 1993;9(3):335–340.

44. Nelson HH, Kelsey KT, The molecular epidemiology of asbestos and tobacco in lung cancer. Oncogene 2002;21(48):7284–7288.

45. Churg A, Stevens B, Enhanced retention of asbestos fibers in the airways of human smokers. Am. J. Respir. Crit. Care Med. 1995;151(5):1409–1413.

46. Bach PB, Kattan MW, Thornquist MD, Kris MG, Tate RC, Barnett MJ, et al., Variations in lung cancer risk among smokers. J. Natl Cancer Inst. 2003;95(6):470–478.

47. de Koning HJ, van der Aalst CM, de Jong PA, et al., Reduced lung-cancer mortality with volume CT screening in

a randomized trial. N. Engl. J. Med. 2020;382(6):503–513.

48. National Lung Screening Trial Research Team, Aberle DR, Adams AM, Berg CD, et al., Reduced lungcancer mortality with low-dose computed tomographic screening. N. Engl. J. Med. 2011;365(5):395–409.

49. Oudkerk M, Liu S, Heuvelmans MA, et al., Lung cancer LDCT screening and mortality reduction—Evidence, pitfalls and future perspectives. Nat. Rev. Clin. Oncol. 2021;18(3):135–151.

50. Markowitz SB, Lung cancer screening in asbestos-exposed populations. Int. J. Environ. Res. Public Health 2022 Feb 25;19(5):2688.

51. Ten Haaf K, Jeon J, Tammemägi MC, et al., Risk prediction models for selection of lung cancer screening candidates: A retrospective validation study. PLoS Med. 2017;14(4):e1002277.

52. Krist AH, Davidson KW, Mangione CM, Barry MJ, Cabana M, Caughey AB, Davis EM, Donahue KE, Doubeni CA, Kubik M, Landefeld CS, Li L, Ogedegbe G, Owens DK, Pbert L, Silverstein M, Asbestos-Related Cancers 365 Stevermer J, Tseng CW, Wong JB, Screening for Lung Cancer: US Preventive Services Task Force Recommendation Statement . JAMA. 2021 Mar 9;325(10):962–970. doi: 10.1001/jama.2021.1117. PMID: 33687470.

53. Recognition of an Industrial Accident Due to Asbestos. Ministry of Health, Labour and Welfare. Japan, 2012. https://www .jisha .or .jp /english /topics /202307 19 .html

54. Carvalho AL, Nishimoto IN, Califano JA, et al., Trends in incidence and prognosis for head and neck cancer in the United States: A site-specific analysis of the seer database. Int. J. Cancer 2005;114(5):806–816.

55. Awan KH, Effects of tobacco use on oral health-An overview. Ann. Dent. 2011;18(1):18–23. 56. Paget-Bailly S, Cyr D, Luce D, Occupational exposures to asbestos, polycyclic aromatic hydrocarbons and solvents, and cancers of the oral cavity and pharynx: A quantitative literature review. Int. Arch. Occup. Environ. Health 2012;85(4):341–351.

57. Clin B, Gramond C, Thaon I, et al., Head and neck cancer and asbestos exposure. Occup. Environ. Med. 2022 Oct;79(10):690–696.

58. Kamp DW, Asbestos-induced lung diseases: An update. Transl. Res. 2009 Apr;153(4):143–152. 59. Sen D, Working with asbestos and the possible health risks. Occup. Med. (Lond.) 2015 Jan;65(1):6–14.

60. Ries LAG, Melbert D, Krapcho M, et al., SEER Cancer Statistics Review, 1975–2005. Surveillance, Epidemiology, and End Results Program, National Cancer Institute, National Institutes of Health. http://see r .can cer .g ov /ar chive /csr/ 197 5_ 2005/ .

61. Ferster APO, Schubart J, Kim Y, et al., Association between laryngeal cancer and asbestos exposure: A systematic review. JAMA Otolaryngol. Head Neck Surg. 2017 Apr 1;143(4):409–416.

62. Peng W, Mi J, Jiang Y, Asbestos exposure and laryngeal cancer mortality. Laryngoscope 2016;126(5):1169–1174.

63. Reid A, Heyworth J, de Klerk N, et al., The mortality of women exposed environmentally and domestically to blue asbestos at Wittenoom, Western Australia. Occup. Environ. Med. 2008;65(11):743–749.

64. Rai AJ, Flores RM, Association of malignant mesothelioma and asbestos related conditions with ovarian cancer: Shared biomarkers and a possible etiological link? Clin. Chem. Lab. Med. 2011 Jan;49(1):5–7.

65. Slomovitz B, de Haydu C, Taub M, et al., Asbestos and ovarian cancer: Examining the historical evidence. Int. J. Gynecol. Cancer Off. J. Int. Gynecol. Cancer Soc. 2021;31(1):122–128.

66. KEAL EE, Asbestosis and abdominal neoplasms. Lancet 1960;2(7162):1211–1216.

67. Dyer O, Jury awards $4.7bn damages against Johnson & Johnson in talcum cancer case. BMJ 2018;362:k3135.

68. Hall v. Johnson & Johnson, Civil Action No.: 18–1833 (FLW) (D.N.J. Dec. 27, 2019).

69. Hsu T, Rabin RC, Johnson & Johnson to end talc-based baby powder sales in North America. The New York Times, 2020. https://www .nytimes .com /2020 /05 /19 /business /johnsonbaby-powder-sales-stopped .html.

70. Dyer O, Johnson & Johnson recalls its baby powder after FDA finds asbestos in sample. BMJ 2019;367:l6118.

71. Longo DL, Young RC, Cosmetic talc and ovarian cancer. Lancet 1979;2(8138):349–351.

72. Cramer DW, Welch WR, Scully RE, et al., Ovarian cancer and talc: A case-control study. Cancer 1982;50(2):372–376.

73. Huncharek M, Muscat J, Perineal talc use and ovarian cancer risk: A case study of scientific standards in environmental epidemiology. Eur. J. Cancer Prev. 2011;20(6):501–507.

74. O'Brien KM, Tworoger SS, Harris HR, et al., Association of powder use in the genital area with risk of ovarian cancer. JAMA 2020;323(1):49–59.

75. Black C, Dioxide T, IARC monographs on the evaluation of carcinogenic risks to humans. https://monographs .iarc .fr/ wp-content/uploads/2018/06/mono93 .pd f.

76. Davidson B, Baekelandt M, Shih IeM. MUC4 is upregulated in ovarian carcinoma effusions and differentiates carcinoma cells from mesothelial cells. Diagn. Cytopathol. 2007;35(12):756–760.

77. Yuan Y, Nymoen DA, Stavnes HT, et al., Tenascin-X is a novel diagnostic marker of malignant mesothelioma. Am. J. Surg. Pathol. 2009;33(11):1673–1682.

78. Yuan Y, Nymoen DA, Dong HP, et al., Expression of the folate receptor genes FOLR1 and FOLR3 differentiates ovarian carcinoma from breast carcinoma and malignant mesothelioma in serous effusions. Hum. Pathol. 2009;40(10):1453–1460.

79. Cheng WF, Hung CF, Chai CY, et al., Generation and characterization of an ascitogenic mesothe-linexpressing tumor model. Cancer 2007;110(2):420–431.

80. Saito CA, Bussacos MA, Salvi L, et al., Sex-specific mortality from asbestos-related diseases, lung and ovarian cancer in municipalities with high asbestos consumption, brazil, 2000–2017. Int. J. Environ. Res. Public Health 2022 Mar 19;19(6):3656.

81. https://www .cancer .org /cancer /types /ovarian-cancer /detection-diagnosis-staging /survival-rates .html.

82. Zunarelli C, Godono A, Visci G, et al., Occupational exposure to asbestos and risk of kidney cancer: An updated meta-analysis. Eur. J. Epidemiol. 2021 Sep;36(9):927–936.

83. Dutheil F, Zaragoza-Civale L, Pereira B, et al., Prostate cancer and asbestos: A systematic review and meta-analysis. Per. M. J 2020;24:19.086.

84. Subramanian V, Madhavan N, Asbestos problem in India. Lung Cancer 2005 Jul;49(Suppl. 1):S9–S12.

85. Le GV, Takahashi K, Park E-K, et al., Asbestos use and asbestos-related diseases in Asia: Past, present and future. Respirology 2011 Jul;16(5):767–775.

86. Godono A, Clari M, Franco N, et al., The association between occupational asbestos exposure with the risk of incidence and mortality from prostate cancer: A systematic review and meta-analysis. Prostate Cancer Prostatic Dis. 2022 Apr;25(4):604–614.

第 16 章

美国的石棉诉讼和信托基金

Alan Brayton，*Ellen Tenenbaum* 和 *Craig Zimmerman*

16.1　引言

　　美国的石棉人身伤害诉讼是世界上最早、规模最大、持续时间最长的大规模侵权申诉行为。1966 年 12 月，第一起严格产品责任石棉案件（Tomplait 案）在德克萨斯州立案。在此后近 60 年的时间里，各州和具有一般管辖权的联邦法院共受理了 100 多万起针对 10 000 多名不同被告的石棉人身伤害索赔案。有 100 多家公司因为石棉人身伤害诉讼而破产，且均将此列为主要原因。在 21 世纪中期审议联邦立法时，几位专家当时估计美国石棉人身伤害诉讼的总费用（包括法律费用）将为 2500 ～ 3000 亿美元；20 年后的今天，我们完全有理由相信这些估计费用仍然被低估。

　　石棉人身伤害索赔包括个人主张其（或在非正常死亡案件中的死者）因接触一种或多种被告企业负有法律责任的石棉制品所释放的石棉纤维[注1]，且该接触直接导致或显著加剧了身体伤害[注2]，从而寻求赔偿的法律行为。此类索赔针对的是石棉产品制造商和分销商、承包商、安装或运输这些产品的其他人，以及存在和使用石棉产品的工作场所的所有者和经营者（又称为"场所"案件）。回顾历史，大多数索赔人都声称在重工业、建筑业或造船业环境中遭遇职业性接触。近年来，越来越多的索赔人以非职业接触为依据提出索赔，如在家庭装修或业余汽车刹车片更换过程中的接触，以及父母或其他亲属（将石棉产品）"带回家"的暴露。索赔人所称的伤害一般属于以下四类之一：①一种弥漫性恶性间皮瘤（即胸膜间皮瘤、腹膜间皮瘤、阴道鳞状上皮瘤或心包间皮瘤）；②肺癌；③与石棉有关的其他癌症（如肾癌）；

[注1]　正如上文第 1 章和第 2 章（第 1-2 页、第 23 页）所讨论的，"石棉"是一个商业术语，指的是 6 种天然存在的矿物（铁石棉、青石棉、温石棉、透闪石、阳起石和直闪石）中的全部或任意一种，当它们呈现为纤维形态（定义为长宽比为 5∶1）时。直到 20 世纪后期，3 种"石棉"形态——温石棉（白色）、铁石棉（棕色）和青石棉（蓝色），是美国主要商业用途的石棉纤维类型。如下文结合滑石粉诉讼所讨论的，这些矿物也可以非石棉形态出现（即不是以纤维形式，而是以碎片形式）。

[注2]　"石棉诉讼"这一术语还可能包括房产所有者提出的赔偿诉求，他们声称其房产中存在或使用石棉对房产造成了损害、降低了房产价值、和 / 或需要进行代价高昂的修复。尽管这类诉讼曾是诉讼案件的一个重要来源，但随着时间的推移，此类诉求的数量已大幅减少。本章不讨论财产损害索赔问题。

④与石棉有关的非恶性病症，包括从严重的石棉肺到无症状的肺部瘢痕（胸膜斑）。

如今在美国，石棉索赔人可以通过两种途径中的一种或两种来寻求赔偿[注3]。索赔人可以向联邦法院或州法院提起诉讼，将索赔人认为对其伤害负有法律责任的实体列为被告。这条途径就是诉讼或"侵权制度"途径。此外，根据所称暴露的性质和可能对其负有责任的实体，索赔人还可以向自 1988 年第一个信托基金——Manville 人身伤害和解信托基金（Manville 信托基金）——成立以来通过破产程序设立的约 60 个经营性信托基金中的一个或多个寻求赔偿。这就是"信托制度"途径。侵权索赔和信托系统索赔并不相互排斥：索赔人可以通过侵权索赔系统的诉讼向被告索赔，也可以同时或陆续向不同的信托公司提出索赔，以寻求额外的赔偿。首先，必须承认至少两点。石棉诉讼作为大规模侵权行为的基本事实前提是，数以百万计的工人和其他人事实上真正接触了石棉产品，并且在许多年里，他们没有被告知接触石棉产品的潜在风险。而且，每个人的石棉索赔对索赔人及其家人都很重要，索赔人提出了个人事实，理应以符合索赔人和被告正当、公平程序的方式予以解决。尽管如此，向侵权索赔系统提出的石棉索赔数量经常超出司法和私人资源的承受能力，索赔时间往往是数年。下文将详细讨论，从 20 世纪 90 年代中期到 21 世纪初，每年都有数以万计的新石棉诉讼案被提起[注4]。因此，那些参与石棉诉讼的人经常考虑和谈论索赔总额，并根据这些总量来观察趋势，也就不足为奇了。

自 2007 年以来，石棉诉讼格局发生显著变革。如今，通过侵权诉讼系统提起的索赔案件数量大幅减少，但这些主要由癌症确诊患者提起的诉讼——其个案解决价值（即索赔在和解或审判中的价值）却显著提高。尽管缺乏官方年度索赔案件统计数据，但现有最佳评估显示，每年约有 3550 起新的石棉侵权案，其中约 1859 起指控间皮瘤，另外 1251 起指控肺癌[注5]。

本章讨论以下内容：

- 侵权体系中石棉索赔案的演变，从 20 世纪 60 年代中期开始使此类索赔成为可能的法律发展开始，到最近诉讼重点转向涉及间皮瘤和肺癌的案件。
- 当今侵权体系中石棉索赔的性质，以及在诉讼中最为活跃的法院所采用的案件管理方法类型，对诉讼索赔的解决方式产生重大影响。
- 讨论石棉诉讼与"滑石粉"诉讼之间的异同，根据不同的观点，"滑石粉"诉讼要么与石棉诉讼相同，要么与石棉诉讼类似[注6]。

［注3］　在一些州，索赔人还可以提出工伤赔偿诉求，主张雇主应对与石棉相关的工伤事故负责。从历史上看，工伤赔偿体系中的石棉索赔处理方式与其他工伤索赔大致相同。

［注4］　为了更直观地了解案件立案数量的规模：由于平均每个石棉案件需要 2～3 周才能得出陪审团裁决结果，如果没有案件达成和解，且法官不处理其他案件，那么 100 名法官和约 12 万名陪审员需要 38.5 年才能审结 1 万起索赔案件。

［注5］　KCIC 公司《石棉诉讼：2022 年度回顾》，可登录 www.kcic.com 查看。

［注6］　"滑石粉"索赔案件与石棉索赔案件类似，都涉及索赔人声称自己因使用或接触化妆品级滑石粉而患上某种疾病，通常是间皮瘤或卵巢癌。滑石是一种天然矿物，其矿层可能会被其他矿物质"污染"，其中包括铁石棉和温石棉等石棉类物质。"污染物"在滑石矿层中可能以石棉形态或非石棉形态存在。

- 侵权体系中假设的石棉索赔的解剖和代表性进展。
- 石棉破产信托基金的演变及其设立的必要条件。
- 概述此类信托资金的运作方式及索赔的评估和赔偿方式。
- 影响石棉索赔和诉讼的一些当前最有争议的策略和问题。

最后，读者应当了解，几乎所有涉及石棉诉讼或信托的问题，无论是事实问题还是法律问题，都会引起激烈的争论，通常都是由训练有素且充满激情的辩护人以极大的热情坚持自己的观点（或委托人的观点）。本文作者的目标是尽其所能，对石棉诉讼和信托的情况进行有用和中立的介绍。若行文中出现对争议问题的立场倾斜，均属学术表述偏差而非主观倾向。

16.2　截至 2007 年的诉讼历史发展

16.2.1　开始之前（至 1966 年）

在美国，20 世纪 60 年代中期以前，因产品问题而受害的个人通常很难向违规产品的制造商索赔。这是因为对此类伤害的赔偿要求仅限于普通法律中的传统申诉原因。在整个 19 世纪和 20 世纪的前 60 年中，受害方基于缺陷产品的索赔主要限于过失和 / 或违反隐含的适用性保证。

在产品伤害案件中，这些普通法诉讼给受害方获得赔偿设置了重大障碍。这些案由大多是在大规模生产和销售出现之前形成的，并不适合处理在全国经济范围内销售商品所引发的索赔案件。过失侵权（一种侵权索赔类型）要求索赔人证明制造商的行为未达到合理的注意标准（即一个客观上合理的制造商在相同情况下会采取的行为）。在现代证据开示程序出现之前（下文会进一步讨论），索赔人几乎没有希望了解制造商在产品安全方面采取了何种注意或勤勉措施，更不用说证明制造商的行为存在过错了。即使在证据开示程序实施之后，对大多数原告来说，要证明制造商存在过失行为仍然是一项难以承受的负担。

违反保证的索赔则更为有限。由于违反保证的索赔是合同索赔（即普通法管辖协议），此类索赔通常受到合同抗辩的限制，包括缺乏私人关系（即索赔人与产品销售不存在"直接关系"，索赔人并非产品买方）。即使在那些放宽或取消了私人关系要求的司法管辖区，违反保证的索赔也往往被其他抗辩所禁止或限制。

在整个 20 世纪 40 年代和 50 年代，特别是在汽车死亡事故急剧增加的情况下，事故受害者缺乏有效的法律援助，是一些法官、法律学者和主要侵权律师特别关注的问题。20 世纪 60 年代初，新泽西州和加利福尼亚州的两个州最高法院改变了对普通法索赔的一些要求，使事故受害者对产品制造商的索赔更加可行 [注 7]。最重要的是，1964 年，美国法学会

[注 7]　Henningse 诉 Bloomfield 汽车公司案，161A.2d69（新泽西州，1960 年）（扩大了默示担保违约索赔范围，并允许即便合同中有明确免责声明仍可提出此类索赔）；Greenman 诉 Yuba 电力产品公司案，377P.2d897（加利福尼亚州，1963 年）（采用严格产品责任原则）。

（ALI）^[注8]通过了《侵权法重述（第二版）》（简称《第二版重述》），并于 1965 年出版。《第二版重述》包括两项原则，使产品责任索赔（如石棉人身伤害索赔）成为可能。

- 《第二版重述》第 402A 条规定，制造商（或分销商）应对产品缺陷造成的人身伤害承担严格责任，该缺陷使产品对使用者或消费者构成不合理的危险。产品"有缺陷"的原因可能是其制造或设计存在缺陷，也可能是制造商提供的警告缺失或不足。根据《第二版重述》，产品是否具有"不合理的危险"，应根据消费者客观合理的知情期望来衡量^[注9]。

- 《第二版重述》第 431 条规定，如果行为人的作为（或不作为，在需要作为的情况下）是导致他人人身损害的重要因素，则该行为人需要承担责任。行为人的行为不一定是必要的或独立充分的原因：陪审团只需要裁定该行为"实质性地"造成了原告的伤害即可^[注10]。

第 402A 条的严格责任规定是普通法的重大创新，而不仅仅是对现有普通法的"重述"。然而，这一创新的时机显然已经成熟：到 20 世纪 70 年代初，几乎所有的美国司法管辖区都采用了该版本的 402A 严格产品责任条款。第 431 条的"实质性因素"因果关系标准更植根于现有法律，因为许多司法管辖区已经采用了在涉及多种侵权行为时证明因果关系的标准。然而《第二版重述》将这一标准表述为"实质性因素"（而不是更严格的标准），这一做法具有深远影响，促使许多司法管辖区修改其因果关系认定标准，以明确原告可以证明损害由多名侵权人共同导致。

这些法律变化的性质和时机为美国的石棉人身伤害诉讼奠定了基础。20 世纪 60 年代中期，就在 Selikoff 博士和他的 Mount Sinai 医学院的同事们将石棉暴露与疾病流行关联的研究获得全国关注的同时，许多司法管辖区的普通法也在发生变化，允许原告根据相关产品的有害性质进行索赔，而无须考虑石棉生产商行为的合理性。根据第 402A 条，原告可以基于石棉产品制造商的产品因其设计或缺乏警告而具有不合理的危险性这一指控对其提起诉讼：原告无须证明制造商存在过失。同样关键的是，第 431 条确立的"实质性因素"标准为原告开辟了新路径，使其可以指控多次不同的石棉接触导致其患病，而无须证明每次接触本身就是导致原告患病的必要或充分因素。

16.2.2　诉讼初期（1966—1982 年）

1966 年，Claude Tomplait 在德克萨斯州博蒙特市提起了第一起石棉严格产品责任诉

[注 8]　美国法学会（ALI）是一个由精选的法官、法学学者和律师组成的组织，其宗旨是：（a）按特定主题研究美国所有司法管辖区普通法的发展情况；（b）识别并归纳判例法中体现的原则；（c）对这些原则进行辩论、阐述、采纳并以"法律重述"的形式出版，供法官和律师使用。美国法学会在包括侵权法在内的多个主题领域发布的法律重述一直并将继续产生重要影响。

[注 9]　《侵权法重述（第二版）》第 402A 条（1965 年）。

[注 10]　同上，第 431 条。

讼[注11]。Tomplait 是一名职业绝缘工，患有严重的石棉肺。Tomplait 声称，在 26 个不同的工作场所接触石棉绝缘材料导致了他的石棉肺，并要求 11 家石棉供应商和石棉绝缘材料制造商赔偿。经过 1 周的审判，陪审团做出了被告胜诉的裁决。

1969 年，Tomplait 的律师 Ward Stephenson 代表他的一名同事 Clarence Borel 提起同类诉讼。Borel 与 Tomplait 均为职业绝缘材料安装工，均确诊重度石棉肺，其诉状列举了多个工作场所中接触不同公司生产的石棉绝缘材料的经历。与 Tomplait 案类似，Borel 主张适用产品严格责任原则（包括制造商未履行石棉健康风险警示义务）。但与 Tomplait 不同的是，Borel 在审判中获胜。

在具有里程碑意义的全面判决——"Borel 诉纤维板纸业公司案"中[注12]，美国第五巡回上诉法院维持了初审法院对 Borel 的判决。法院在意见书中概述了 Borel 从 20 世纪 30 年代开始从事绝缘体工作的历史，然后较为详细地叙述了公众健康界何时了解到石棉在工作场所的危害。根据这些证据，第五巡回审判庭得出结论认为，初审法院将 Borel 未发出警告的主张提交给陪审团并无不妥，陪审团的裁决认为被告应对未发出警告的行为负责也无可辩驳。被告对 Borel 提出的因果关系质疑，即 Borel 在不同地点多次接触不同产品，导致累积接触和疾病，Borel 法院认为：

在本案中，实际上不可能绝对确定是哪一次接触石棉粉尘导致了 Borel 的伤害。但无可争议的是，Borel 因吸入石棉粉尘而患上石棉肺，而且他曾多次接触被告的产品。此外，暴露于石棉粉尘的影响是累积的，即每次暴露都可能导致额外的单独伤害。因此，我们认为，根据有力的间接证据，陪审团可以认定每个被告都是造成 Borel 受到某种伤害的事实原因[注13]。

Borel 案的判决产生了深远的影响，这既是由于其内容，也是由于其时机。该判决的实质内容——根据早在 20 世纪 30 年代就可获得的公共健康信息，认定主要石棉生产商因未履行警示义务而需要担责，并认可累积性因果关系理论——向全国法律界发出了一个强有力的信号，即石棉肺人身伤害的索赔是可行的。此外，Borel 案的判决是在 1973 年末做出的，当时石棉的广泛使用及其对健康的潜在危害正受到公众的高度关注[注14]。不出所料，在 Borel 案之后的几年里，全国各地，类似的诉讼案件层出不穷。到 1978 年，估计已有 1000 起类似的索赔案[注15]。

尽管许多诉讼都是在 20 世纪 70 年代提起的，但石棉案的被告往往在庭审中胜诉，辩称他们直到 20 世纪 60 年代才意识到使用石棉工作的危害。20 世纪 70 年代末，被告在庭审中

[注 11]　Sherman·E·F. 石棉诉讼的演变. 杜兰法律评论，2014，88：1021，1024；另见 Brodeur, Paul《恶劣行径：受审的石棉行业》（Pantheon 图书公司，1985 年）。

[注 12]　493 联邦判例汇编第二辑第 1076 页（美国第五巡回上诉法院，1973 年），调卷令申请被驳回，419 美国联邦最高法院判例汇编第 869 页（1974 年）。

[注 13]　同上，第 1094 页。

[注 14]　例如，《职业安全与健康法》于 1970 年颁布，该法设立了联邦职业安全与健康管理局（OSHA）。OSHA 最早出台的规定之一是制定了工作场所石棉暴露的最高标准，该标准于 1972 年生效。在整个 20 世纪 70 年代和 80 年代，OSHA 定期重新审视并降低这一最高暴露标准。

[注 15]　Richards·B. 石棉新数据显示对工人影响被隐瞒. 华盛顿邮报，1978-11-12。

的这种胜诉情况开始发生变化。原告在多起案件中发现的证据揭示了石棉生产商的一系列行为，无论是单独还是协同作用，都削弱了他们的抗辩能力，并使陪审员对他们产生偏见。例如 Johns-Manville（JM）公司工厂经理在证词中承认，几十年来（一直到 20 世纪 70 年代），公司的政策都是不告诉员工因接触石棉而导致肺部发生变化的情况，而这些变化是通过公司规定的年度体检发现的。Philip Carey 制造有限公司是一家重要的石棉绝缘材料制造商，该公司在 20 世纪 60 年代初聘请了一位全国知名的职业健康专家对其石棉产品的风险进行评估。在该专家警告公司可能会被因其产品而受到伤害的工人起诉后，公司立即解雇了该专家[注16]。

更令人震惊的是，有证据显示，本应互为竞争关系的石棉制造商合谋压制公共卫生信息。人们发现了 20 世纪 30—40 年代 Raybestos-Manhattan 公司董事长 Sumner Simpson 关于石棉问题的往来信函。这些"Simpson 文件"包含了其与 JM 公司总法律顾问 Vandiver Brown 之间关于压制石棉健康信息的往来信息[注17]。此外，Simpson 文件还包括约在同一时期与《石棉》杂志编辑的往来信件。《石棉》是一本广为流传的行业出版物，Simpson 在信中敦促该杂志不要刊登有关石棉肺的信息，该杂志照办了。最后，文件中还包括一组有关石棉对健康影响的动物实验证据，这些实验是由 6 家公司委托纽约的 Saranac 实验室进行的。相关文件显示，赞助公司都是石棉产品的主要制造商，对研究结果（如果有的话）的公布拥有很大的控制权。当研究结果最终公布时，也就是研究开始委托的 18 年之后，这些公司利用了这种控制权。例如，所有可能从研究数据中推导出石棉与癌症之间潜在联系的表述都被删除了[注18]。

由于这些和其他相关事件的揭露，许多司法管辖区的原告都能以过失索赔为由提起诉讼，并被允许在严格的产品责任之外增加共谋和欺诈的责任索赔。这些额外的索赔允许原告提出被告知情和行为的证据，原告通常可以要求惩罚性及补偿性的损害赔偿[注19]。石棉被告在审判中败诉的情况越来越多，对他们的判决金额也越来越高。

几十年来，JM 公司一直是美国原石棉和石棉产品的主要供应商。因此，在绝大多数提起的诉讼中，JM 公司被列为被告。1982 年 8 月，JM 公司在纽约东区启动破产程序。尽管 JM 公司财力雄厚，但它还是申请了破产保护，因为其表示，尽管它已经解决了 4000 起石棉索赔案，但仍有约 16 000 起未决诉讼和数目不详的未来石棉伤害索赔案，预计赔偿责任总额将超过 20 亿美元[注20]。

[注 16]　同注 15。

[注 17]　同上。

[注 18]　同上；另见 Jones 诉 Pneumo Abex 有限责任公司案，《东北区判例汇编》第三辑第 160 卷，第 881、891 页（伊利诺伊州，2019 年）（Kilbride 法官，异议意见）（讨论了萨拉纳克研究结果的编辑和发表相关的历史及争议）。

[注 19]　例如，见 Johns-Manville 公司诉高等法院案，《太平洋区判例汇编》第二辑第 612 卷，第 940 页（加利福尼亚州，1980 年）（前 Johns-Manville 公司员工尽管受到工人赔偿制度限制，仍可就故意损害提出索赔）。

[注 20]　关于 Johns-Manville 公司破产案，《破产法院判例汇编》第 60 卷，第 842 页（纽约南区，1986 年）；Schmidt WE，《纽约时报》1982 年 8 月 28 日报道："Johns-Manville 公司称美国必须分担石棉损害索赔费用。"

16.2.3　第一波诉讼终结与第二波兴起（1982—2001 年）

JM 公司的破产并不是第一起石棉破产案[注21]，但却是最重要的一起。鉴于 JM 公司在美国石棉市场的主导地位，几乎所有的石棉索赔案都与该公司有关。当 JM 公司启动破产重组案（又称为"第 11 章"）时，每一个石棉原告也都成了无效索赔人。此外，JM 公司的破产还提出了许多新的及尚未解决的问题。例如，如果债务人没有立即陷入财务困境，但面临巨大的潜在侵权责任，是否可以获得破产保护，以及如何处理（如果有的话）尚未累积且可能在数十年内都不会累积的索赔[注22]。如下文所述，法院和 JM 公司各方如何处理和解决这些新问题，为今后所有的石棉破产案提供了参考模板。

更直接的是，由于针对破产债务人的所有诉讼都被自动中止，JM 公司申请破产保护将最重要的被告之一从侵权体系中剔除。JM 公司的退出（以及其他重要被告可能也会这样做）导致原告及其律师更广泛地关注其他潜在的石棉接触源和其他潜在的石棉污染源责任方。例如，越来越多的石棉纺织品生产商被列为被告，造船和工业环境中使用的各种非绝缘石棉产品（如包装和垫片）的生产商也被列为被告。石棉诉讼中反复出现的"被告轮替周期"现象，即某类被告退出或减少后，原告及其代理律师将诉讼焦点转向其他含石棉产品或行业，通常被称为"诉讼浪潮"，构成美国侵权体系持续性特征。该现象始于 JM 公司 1982 年申请破产退出侵权体系，一直延续至今。一位成功的石棉原告律师将石棉诉讼描述为"无休止地寻找有偿付能力的旁观者"，现已成为描述石棉诉讼生态的经典法谚[注23]。

从最开始提出诉讼直到 21 世纪中期，石棉诉讼主要涉及工作场所的暴露。索赔人主要是通过他们的工作场所来确定的。重工业设施（如化工厂和炼钢厂）、造船厂、发电厂和炼油厂通常是有争议的工作场所。这些工业集中地区的州法院和联邦法院成为诉讼的首选法院，例如克利夫兰和匹兹堡市（钢铁厂和其他重工业）；波士顿、巴尔的摩、诺福克、弗吉尼亚、旧金山和奥克兰市（造船厂）；纽约市（发电厂）；德克萨斯州和密西西比州（石化厂和炼油厂）等。在这些设施中广泛使用石棉产品造成了大量的离散暴露，并与大量的被告制造商和供应商相关联。与这些工厂的工人有密切联系的组织，尤其是工会，制订了各种计划，帮助工人识别暴露程度并聘请律师。最后，由于胸部 X 线检查即可证明石棉导致的肺部瘢痕（即使肺功能未显著受损），大多数索赔都针对非恶性肺部瘢痕病变。潜在索赔人的数量是巨大的，许多人就此提出了索赔。从 20 世纪 80 年代开始，数以万计的新诉讼让司法系统应接不暇。

随着新索赔案件大量涌入法院，参与石棉诉讼的相关人员开始尝试采用新的方法来管理大量的诉讼案件。许多司法管辖区的法院将所有石棉案件合并到一个"备审案件目录"中，由 1 ~ 2 名专职"石棉"法官按照当院强制或原告 / 被告律师协会协商的程序命令进行管理。例如，在纽约市及其周边地区的州法院提起的所有石棉索赔案，过去（现在仍然）由一名法

[注21]　负责生产 UNARCO 石棉隔热材料的 UNR 工业公司已于两个月前，即 1982 年 6 月申请破产。

[注22]　石棉相关疾病，尤其是间皮瘤，潜伏期很长，疾病通常在接触石棉 20 ~ 70 年后才会显现。在大多数司法管辖区，索赔人的诉讼理由直到索赔人出现可被界定为伤害的身体变化时才会产生，才可提起诉讼。

[注23]　参见：Schwartz V, Behrens M. Asbestos litigation: The endless search for a solvent bystander. Widener L, J 2013 - 2014, 23:59.

官负责预审程序，并按照纽约市石棉诉讼案（NYCAL）案件管理令规定的程序进行诉讼。在多年的拒绝之后，跨地区诉讼司法委员会最终于 1991 年设立 MDL 第 875 号案件，并将其分配给费城市的一名联邦审判法院法官处理。当时在联邦法院待审的所有石棉人身伤害和非正常死亡案件（以及此后提出的所有此类索赔）都被转移到第 875 号 MDL 进行审前协调[注24]。最初移交的案件约有 26 000 件。

1991 年末至 1999 年，部分原告律师与主要被告企业（以"争议解决中心"或"CCR"为组织形式）利用 MDL 程序形成的规模效应，试图通过联邦集体诉讼达成石棉诉讼的"全球解决方案"。集体诉讼是一种程序，通过这种程序，1 名或少数几名原告作为所有潜在索赔人的代表起诉被告，这些潜在索赔人的情况与争议索赔的情况相似。所提议的集体处理是否能够获得批准（或"认证"），取决于原告所寻求的救济的性质、所提议的集体代表的主张和利益，在多大程度上真正代表了其他集体成员的主张和利益，以及最后所主张的诉求是否能够得到公平普遍的解决。集体认证被驳回的原因往往是个人问题优先于集体问题。但是，如果集体处理得到认证，法院裁定的案件结果对集体的所有成员都具有约束力。

1994 年，双方当事人就一项拟议的集体诉讼和解达成一致，其总体效果是解决大部分未决案件和几乎所有未来的石棉人身伤害索赔案件。初审法院于 1994 年认证了集体诉讼并批准了该和解方案，但中级上诉法院于 1996 年推翻并驳回了该方案[注25]。在 1997 年"安科产品公司诉温莎案"（Amchem Prods.Inc.v.Windsor，521 U.S.591）中，美国最高法院认为所提出的和解不能满足联邦集体诉讼认证的要求。法院对该和解协议提出的具体问题的讨论强烈表明，没有任何集体诉讼工具可以作为全球和解的工具。两年后，在 1999 年"奥尔蒂斯诉纤维板公司案"（Ortiz v.Fibreboard Corp.，527 U.S.815）中，最高法院也驳回了试图通过集体和解来解决针对单一被告的所有索赔的请求（当只有"有限资金"可用时，集体诉讼是不合适的，因为资金仅受双方协议的限制，而且鉴于推定的集体成员之间的利益冲突，分配方案也不合理）。因此，到 20 世纪 90 年代末，通过破产以外的司法途径解决全球问题的任何希望都基本破灭。

在联邦层面开展这些工作的同时，各州法院继续受理和审理案件。其中许多索赔是越来越多的"大规模筛查"造成的。一般来说，一些组织（律师事务所或工会）会安排一个或多个工作场所附近的一个地点（例如工会会堂）设立一个流动放射科，为期一天或数天，并提前向这些工作场所的工人公布其可用性。这些单位每天可以为 100 多名工人拍摄 X 线片。然后，由一小部分"B 类读片资质认证放射科医师"[注26]对 X 线片进行审查，并经常诊断出支持索赔

[注 24]　多重审前诉讼编号（MDL No.）875 从 1991 年开始一直处于活跃状态，持续到大约 2019 年。在这 28 年期间，超过 18.6 万起案件被移送至该多重审前诉讼进行审前协调。Eduardo Robreno 法官在题为"MDL875：过去、现在与未来"的演讲（2009 年 6 月 12 日发表，2016 年 11 月 10 日修订）中提及相关内容，该演讲可在网址 www.paed.uscourts.gov/documents2/mdl/mdl875About 查看。

[注 25]　Georgine 诉 Amchem 化学产品公司案，83F.3d610（美国第三巡回上诉法院，1996 年）。尽管随后美国最高法院的判决案名为"Amchem 化学产品公司诉温莎案"，但大多数人仍将这一和解努力称为"Georgine 和解案"。

[注 26]　美国国家职业安全与健康研究所（NIOSH）开展了一项认证项目，旨在认定放射科医师能够熟练运用国际劳工组织（ILO）的尘肺病（石棉肺是尘肺病的一种类型）X 线片分类系统。经 NIOSH 认证的放射科医师被称为"B 类读片资质认证放射科医师"。

所需的最低影像结果。大规模筛查活动通常与一家或多家愿意代表每名工人提起诉讼的律师事务所有关。许多大规模筛查都发生在南部各州：德克萨斯州和密西西比州是大规模筛查索赔申请的热门地点。由于大规模筛查，新的石棉索赔申请数量急剧上升。据估计，从 1990 年到 2000 年，提出的诉讼数量翻了一番，从 100 000 起增加到 200 000 起，仅 2001 年就提出了约 90 000 起新的索赔要求[注27]。虽然过去和现在都无法做出准确的估计，然而似乎有 50%% 以上的新索赔要求是由当时没有肺功能损伤的原告提出的[注28]。

　　20 世纪 80 年代，当 JM 等公司启动破产程序时，相关各方仰赖破产法院的衡平法权力来寻求永久性赔偿。1988 年，JM 公司重组计划获得批准，成立了 Manville 信托基金，以清算所有当前和未来的石棉索赔，并发布了一项渠道禁令，使该信托基金成为任何 Manville 索赔人可获得赔偿的唯一途径。然而，对于银行破产法院是否有足够的法律权力来完成 JM 案法院的工作，存在着严重的疑问。为了解决这些问题，并为其他人提供 JM 公司所寻求的破产选择，美国国会于 1994 年颁布了《美国法典》第 11 编第 524（g）～（h）条。该条款（详见后文分析）允许破产债务人通过设立一个信托基金来支付这些索赔，并发布一项渠道禁令，要求将所有针对债务人（及其他相关实体）的石棉索赔提交给该信托基金单独解决，从而解决其现有和未来的石棉负债问题[注29]。

16.2.4　破产、失败的立法和"侵权改革"（2001—2006 年）

　　考虑到大量新提出的索赔，加之"全球性解决方案"无望，2000—2004 年，许多著名的石棉被告相继破产。绝缘材料制造商（如 W.R.Grace[注30]、Owens-Corning、Pittsburgh-Corning）、耐火材料制造商（如 Halliburton、A.P.Green、NARCO）、锅炉制造商（如 Babcock & Wilcox)以及其他涉及的重工业的公司(如 Combustion Engineering)，均以《美国破产法典》第 524(g) 条为目标寻求破产保护。几乎在每一个案例中，这些公司都声称，它们之所以陷入财务困境，仅仅或主要是因为大量悬而未决以及未来的石棉索赔。当北美耐火材料公司（一家主要是地区

[注27]　Berenson. A，《石棉诉讼案激增，许多原告身体健康》，《纽约时报》，2002 年 4 月 10 日。

[注28]　Carroll. SJ 等，《石棉诉讼》，第 75-76 页（Rand 公司，2005 年），可在 www.rand.org 查阅。

[注29]　《美国法典》第 11 编第 524(g)条为债务人提供了设立信托和发布分流禁令的解决方案。《美国法典》第 11 编第 524(h)条认可了当时各破产法院已批准的信托和分流禁令，消除了这些信托在长期法律可行性方面的不确定性。

[注30]　W.R. Grace 公司于 2001 年根据《美国破产法典》第 11 章申请破产保护，当时全国有大量石棉相关案件悬而未决。此外，Grace 公司还是蒙大拿州利比市蛭石开采和研磨业务的主要责任方。该公司于 1963 年收购了这项业务，并在 1963—1990 年运营，生产广受欢迎的"佐诺莱特"（Zonolite）隔热材料。然而，利比市开采的蛭石受到透闪石和阳起石（两种闪石类石棉）的污染。据称，Grace 公司的业务在利比市造成了广泛的污染和危害，包括人身伤害，还涉及蛭石运往工厂的运输过程及"佐诺莱特"隔热材料的制造和使用环节。鉴于受影响的人数多达数千人，利比市的情况引起了美国环境保护局（EPA）和媒体的高度关注。Grace 在其重组计划中处理了与蛭石相关的人身伤害索赔。截至撰写本文时，利比市的索赔人对其他被告（如 Grace 公司的工人赔偿保险公司）的索赔仍在继续。参见罗宾斯（Robbins J）于 2022 年 2 月 25 日发表在《纽约时报》上的文章《前工人从隐瞒石棉危害的公司获赔 3650 万美元》。

性的小型耐火材料制造商）于 2002 年初开始破产时，它有约 115 000 项未解决的石棉索赔。

历史再次重演。随着最常出现的被告退出诉讼，进入破产，并最终进入信托系统，原告发现并追诉了许多新的被告。例如，汽车和汽车制动器制造商成为了更频繁的目标[注31]。含石棉建筑产品的制造商也是如此，这些产品包括接缝化合物（大多数建筑工地在安装石膏板时会用到）、石膏/灰泥、墙面纹理和隔音天花板。其中许多索赔人确实曾作为技工或从建筑经验中接触过石棉。然而，与过去不同的是，越来越多的索赔是基于"自己动手"或"在家"从事非职业工作而提出的，这些工作涉及非处方含石棉产品。

多年来，国会一直在呼吁"解决"石棉诉讼危机[注32]，尽管石棉诉讼改革立法提案在 2003 年之前几乎没有取得任何进展。然而，到那时，大量的诉讼申请和接二连三的大型企业破产创造了一种新的环境，在这种环境下，一个全国性的立法解决方案似乎既有必要，在政治上也是可行的。从 2003 年到 2006 年初，建立全国性石棉索赔赔偿信托基金的立法在美国参议院取得了重大进展。根据提议，由政府管理的信托基金将主要来自石棉被告和保险公司的法定缴款，总金额超过 1 400 亿美元，并在一段时间内分配给石棉索赔者，作为其唯一的救济手段，适用的索赔标准类似于各种石棉破产信托基金已经使用的标准[注33]。进展最为显著的是 2005 年《石棉伤害公平救济法案》（S.B.852，简称 FAIR 法案）。尽管诉讼双方都为通过该法案进行了激烈游说，但 2006 年 2 月，FAIR 法案仅以一票之差未能通过程序性表决，此后便彻底搁浅。自《公平与公正法案》以来，国会提出的任何石棉诉讼改革立法都没有如此接近通过。截至本文撰写之时，预计短时间内也不会有全面的改革立法。

20 世纪 90 年代末和 21 世纪初，大量新案件的提交加剧了许多州法院的危机。任何法院系统都无法处理每年数以万计的新有毒侵权案件。这些案件中有许多是由目前没有严重功能损伤的个人提起的，他们只是声称接触过石棉，并由 B 类读片资质认证放射科医师出具了与之前接触石棉有关的影像学检查结果报告。许多目前受到的伤害极小的案件原告都声称担心自己患上癌症，需要进行医疗监测以评估疾病的发展情况并及早发现恶性肿瘤。当时，大多数司法管辖区都没有根据原告声称的身体状况确定案件优先次序的机制，因此，在大多数此类索赔案件的提交地德克萨斯州和密西西比州，未受损害的原告的案件经常堵塞法院，延误了其他病情较重的原告的诉讼进程。

州法院的危机和参议院对石棉诉讼改革立法的审议所引起的高度关注，共同催生了寻求解决方案的巨大压力。此外，还有人断言，许多大规模筛查所产生的索赔是毫无根据的和/或具有欺诈性的。2005 年 6 月，美国德克萨斯州南区地方法院法官 Janis Jack 在矽肺诉讼 MDL 案中发表了一份长达 249 页的严厉意见，驳回了数千件索赔案[注34]。Jack 法官在意见中重点指

[注31] 20 世纪 20 年代至 90 年代，几乎所有汽车制动器在制造时都将经过加工的温石棉作为主要原材料。

[注32] 《司法会议石棉诉讼特设委员会报告（1991 年）》（该报告的第一项建议是敦促司法机构促使国会采取行动）。

[注33] 国会研究服务处，文件编号 RS22081，《〈2005 年石棉伤害公平解决（公平）法案〉（参议院第 852 号法案）》，2006 年。

[注34] 《关于二氧化硅产品责任诉讼案》，《联邦补充报道》第 2 辑第 398 卷第 563 页（美国德克萨斯南区联邦地区法院，2005 年）。

出了"大规模筛选"过程中的不当行为,该过程产生了数千件无法律依据的矽肺病和石棉肺索赔案,同时还指出了一些原告律师事务所的"不正当手段",这些律师事务所不分是非曲直,轻率地提出索赔要求,试图最大限度地提高潜在的赔偿额。特别是,Jack 法官讲述了一小群获得认证的 B 级读片资质认证放射科医师的诊断做法,他们进行形式上的 X 线片审查的唯一目的是作出可诉诸法律的诊断,而不考虑任何合理的医疗护理标准所要求的最低限度。Jack 法官的意见引发了国会对"大规模筛查"做法的听证会(与《公平与公正法案》有关),这进一步破坏了该做法的信誉[注35],并导致许多石棉破产信托基金禁止索赔人依赖经鉴定的 B 级读片资质认证放射科医师生成的报告[注36]。

面临大量石棉诉讼的州法院或司法管辖区纷纷采取措施清理积案,优先审理当前遭受更严重伤害(如间皮瘤和肺癌)的索赔请求。例如,德克萨斯州的立法机构将该州所有新提交的石棉案件分配给一名法官进行审前协调,并禁止非恶性案件在没有身体损伤的医学证明的情况下提交诉状后继续进行[注37]。佛罗里达州也采用了最低医疗索赔标准,推迟未受损害的索赔[注38]。密西西比州的最高法院认为,在没有详细索赔信息的情况下,将数百个索赔合并在一起提起诉讼(许多未受损索赔案件的惯常做法)是不恰当的[注39],并执行了新的诉讼管辖规则,这极不利于州外原告的诉讼(有效地终止和解除了在该州的大规模诉讼)。其他司法管辖区的法院,如纽约州法院、费城法院和麦迪逊县法院采用了案件管理制度,将非恶性案件分配到延迟或不活跃的案卷中,只有在原告提供了足够的身体损伤证据后,才允许这类索赔案件超越其初次立案的范围[注40]。

16.3 侵权诉讼体系中石棉索赔的现状(2007 年以后)

这段历史为今天美国的石棉人身伤害索赔制度——即侵权和信托的运作奠定了基础,并提供了以下依据:

- 无论是国会还是司法部门,都不可能提供任何全面的石棉诉讼解决方案,例如《公平与公正法案》(FAIR Act)提出的方案或 Amchem 案中的集体诉讼和解方案。想要结束与诉讼相关的不确定性并永久解决所有索赔的石棉被告的选择非常少。一种选择是

[注35] 参见《矽肺事件:大规模侵权筛查与公共卫生》,美国众议院能源与商务委员会监督和调查小组委员会听证会记录,第 109 届国会(2006 年 3—7 月),可登录网址 www.access.gpo.gov/congress/house 查询,文件编号 109-124。

[注36] Creswell·J,《国会对矽肺检测展开审查》,《纽约时报》,2006 年 3 月 8 日。

[注37] 《德克萨斯州民事诉讼与救济法典》第 90 章,第 90.001-90.012 条。几年后,得克萨斯州将所有石棉相关案件(新案和此前未决案件)移交州内协调法官处理。

[注38] 《2012 年佛罗里达州法规》第 774 章,第 774.001-008 条、第 774.201-209 条。

[注39] Harold 汽车配件公司诉 Mangialardi 案,889So.2d493(密西西比州,2004 年)。

[注40] 许多(并非全部)进行侵权法改革的司法管辖区的法院,要么禁止在石棉案件中判处惩罚性赔偿,要么对惩罚性赔偿加以限制,旨在确保在被告资源有限的情况下,所有索赔人都能得到公平公正的对待。参见:Behrens. M. A,Silverman. C,《石棉人身伤害诉讼中的惩罚性赔偿》,《Rutgers 法律与公共政策杂志》2011 年;第 8 卷第 1 期:第 50、51 页。

申请破产并依据《破产法》第 524（g）条设立赔偿信托。很多被告都选择了这一方案。另一种选择则是通过企业重组等方式彻底剥离相关债务责任。无论采用哪种方案，被告的成本都可能近似于在债务有效期内诉讼和解决索赔的估计的总成本（即未来 25～45 年的总成本）。

- 每一个进行石棉索赔诉讼的司法管辖区都有一些明示或实际规则，这些规则优先处理涉及原告指控间皮瘤、肺癌、与石棉相关的另一种癌症和严重石棉肺的案件[注41]。部分由于采取了推迟大多数非恶性索赔的规则和改革，在侵权体系中不再有大量指控石棉暴露但没有损害的索赔。全国范围内新提交的侵权系统索赔数量已从 2001 年的约 90 000 件下降到 2022 年的约 3550 件。如今提交给侵权系统的绝大多数索赔都声称索赔人患有间皮瘤或肺癌。

- 原告方和被告方在庭审中对责任的一般证据情况（例如对石棉危害的长期了解）都做了充分的准备，双方在法律责任和因果关系等更广泛的问题上的立场也是如此。这并非指的是问题已解决：它们并没有解决。原告方和被告方对这些问题各持己见，而且这些立场几乎在每个案件中都会发生冲突。可以说石棉案件的审判实践已经成熟，但是审判中最重要的问题往往是：①涉及具体原告和被告的个案事实问题；②原告或被告认为可以通过上诉在该司法管辖区做出有利改变的法律问题；③在特定案件中，前沿科学发现（如遗传因果关联）的可采纳性和意义。由于这些原因，大多数法院都将石棉人身伤害案件作为最复杂的待审案件进行处理。

- 在 2000—2004 年期间，那些频繁被起诉的石棉相关被告发起了一波破产申请潮。这一浪潮随着各个信托基金的设立而告终，这些信托基金的设立是为了支付石棉相关索赔；同时还发布了渠道禁令，要求针对受这些禁令保护的各方的索赔只能向这些信托基金提出。这至少意味着两件事：首先，那些在美国大量使用石棉原料和石棉隔热材料的公司已不再受侵权法律体系的约束。如今的被告往往是那些在较窄产品范围内使用石棉的企业，和/或接手了销售含石棉产品业务的企业。其次，大约有 60 个仍在运作的石棉破产信托基金可供索赔人获得赔偿，目前这些信托基金持有的总资产估计达 300 亿美元。

这种诉讼格局的变化与潜在原告群体的持续变化十分契合。在整个 20 世纪 70 年代末和 80 年代初，美国的石棉工业使用量大幅下降。例如，美国海军于 1980 年停止在新舰船上使用石棉产品，并在 1985 年之前从其舰队中清除了大量石棉。同样，大多数大量使用石棉的行业在 20 世纪 80 年代初（通常更早）就找到了替代品。到 21 世纪中期，接触石棉最严重的职业，即可能导致石棉肺的职业，至少已经是 25～30 年前的事了。职业暴露于石棉最严重的那一代工人群体正在减少，年轻一代没有也不会有类似的暴露。简而言之，过去和现在在工作场所接触大量石棉的人数都在减少。

与其他石棉相关疾病不同，间皮瘤病例的因果关联可以说并不取决于高强度或长期接触石棉。人们一致认为间皮瘤是一种与剂量有关的疾病，但医学界尚未确定一个暴露阈值，即

[注41]　有少数司法管辖区，如加利福尼亚州和密歇根州，允许轻度受损的非恶性索赔进入诉讼程序。在这些司法管辖区，此类索赔通常会被安排在较长的审理流程中，且分配到的法院资源较少。

低于该水平的石棉接触不会产生可观测的发病风险。此外，由于有争议的致病剂量在某种程度上是"累积性"的，在侵权制度中作证的专家证人被允许将间皮瘤的部分致病原因归因于微量或象征性的石棉接触（例如，少数几次在家进行的汽车刹车片更换，一次使用含石棉接缝化合物的家庭装修工程）。由于大多数司法管辖区的法律因果关系标准是"实质性因素"——允许陪审团考虑几乎任何对累积剂量的影响——这种微量或象征性的接触导致了被告的责任。

一个重要且基本上同时发生的文化变迁也对侵权和信托制度产生了影响，这让大多数索赔人知道了自己可能拥有可获赔偿的索赔权益。在 21 世纪中后期以前，索赔人主要是通过工作地点或行业，而且经常是通过工会来确定的。即使在非工会的情况下，大多数原告招募工作也集中在工业设施或造船厂。最近，通过广告、互联网以及原告公司与诊断医师之间建立的关系，原告越来越多地通过诊断了解到自己可能提出的法律索赔。换句话说，一旦被诊断出患有间皮瘤，患者（或其家属）在寻找有关该疾病的信息时，不可避免地会通过各种渠道了解到法律代理的存在。在过去的 10 ～ 15 年里，任何一个看过美国商业电视的人都会熟悉一些原告公司针对间皮瘤和肺癌患者所做的几乎无处不在的广告。任何人在互联网上搜索"石棉"或"间皮瘤"，都会得到几十个原告律师事务所网站的回应[注42]。

因此，今天提出侵权索赔的典型间皮瘤原告与 25 年前的典型间皮瘤原告不同。2000 年左右，这样的原告很可能是在重工业或造船现场或从重工业或造船现场接触过：案件的主要问题围绕着他 / 她接触过的产品类型。如今，患有间皮瘤的原告不太可能有那么多（如果有的话）职业石棉暴露，而是声称有一些最低限度的工作场所暴露（例如在办公室消除石棉）、职业活动暴露（例如在家更换刹车片）和 / 或"带回家"或"旁观者"暴露于石棉，这些暴露来自原告的父母或年长的亲戚，他们在原告还是个孩子时确实有大量的工作场所暴露。在此类案件中，产品鉴定仍然是一个关键问题，但因果关系的确定，即接触的程度是否足以导致疾病，通常成为争议的焦点。

原告所患疾病的类型及其可信的石棉接触史往往决定了他们的索赔将采取侵权或信托两种赔偿方式中的哪一种，以及索赔将如何进行。一般来说，被诊断出患有间皮瘤的索赔人如果有任何可信的石棉接触史，并与未破产的公司有关，索赔人将向侵权系统提出索赔。在较小程度上，几乎没有或根本没有吸烟史但被诊断出患有肺癌或其他石棉相关癌症的索赔人也会这样做。这些侵权索赔人还可能在其侵权索赔得到解决的同时或之后向各种破产信托提出索赔。如果索赔人所接触的产品仅限于破产信托公司负责的产品，那么他们一般只能通过破产信托公司寻求赔偿。

对于许多原告及其律师来说，是否通过侵权体系进行索赔的一个重要驱动因素是经济因素。对原告及其律师来说，诉讼既费时又昂贵。间皮瘤索赔可以（但并不总是）在审判中获得重大判决。随着时间的推移，陪审团对间皮瘤原告的赔偿金额大幅增加，有些赔偿金额远远超过了 1000 万美元。因此，此类索赔往往能从认为有判决风险的被告那里获得可观（尽管

[注 42]　谷歌将特定关键词搜索中获得优先展示的权利拍卖给出价最高的竞标者。根据国际咨询公司凯度（Kantar）的一项研究，"间皮瘤"在 2009 年是谷歌上迄今为止最贵的关键词。凯度随后对 2014—2018 年谷歌最贵关键词的研究发现，100 个最贵的搜索词中有 67 个与石棉诉讼相关，主要与间皮瘤有关。凯度，《谷歌上最贵的关键词》，可查阅网址：www.kantar.com/inspiration/advertising-media/the-most-expensive-keywords-on-google。

略低一点）的和解金额。肺癌或其他癌症案件，只要有正确的事实，同样可以获得巨额判决，因此也可以获得巨额和解金。这些案件的潜在回报使诉讼成为一项值得的投资。然而，其他索赔案件的诉讼回报可能要低得多，而且，如果没有特别高效的原告律师，索赔人和律师在起诉案件中所付出的代价可能会超过他们可能获得的赔偿。

相比之下，如下文关于信托索赔处理流程的讨论所示，向破产信托提出索赔既不耗时，亦无过高成本阻碍。索赔材料的准备仅需要索赔人及其律师投入适度的时间和精力，且多数信托公司不收取立案费或处理费。当索赔人可能满足信托公司的索赔资格标准时，向信托公司提出索赔的风险极低。尽管从单个信托基金获得的赔偿金额通常低于侵权诉讼制度中的理赔金额，但索赔人向所有相关信托提出的累计获赔总额可能相当可观。

16.3.1　侵权制度的诉因和抗辩

与其他诉讼一样，原告通过提交"诉状"提起石棉人身伤害诉讼。诉状的作用是让被告了解原告索赔的基本事实以及原告声称有权获得赔偿的具体法律诉讼理由。不同司法管辖区的石棉诉状内容会有很大不同，在许多司法管辖区，这些内容是由专门针对石棉诉讼而规定的。例如，在伊利诺伊州麦迪逊县，原告个人会提交格式较长、内容较详细的诉状；而在纽约州法院，原告只需要提交格式较短的诉状，基本上没有事实根据，同时附上一份信息表，旨在提供足够的具体信息，以便法院和被告初步评估原告的索赔要求。

原告可以提出的诉讼理由有很多，许多原告会根据当地的实际情况提出所有的诉讼理由。过失（如设计过失、未警告过失）、违反保证、欺诈和共谋索赔是常见的。然而，几乎在每个司法管辖区，原告都主要根据严格的产品责任理论提出索赔并进行相关审判。在大多数司法管辖区，要就严格产品责任索赔获得赔偿，原告必须在庭审中通过大量证据证明：

- 在被告（制造商或分销商）将涉案产品投入流通市场时，该产品就存在"缺陷"。在石棉案件中，有两类"缺陷"可能会引起争议：设计缺陷和未（充分）警示。各州对"设计缺陷"的要求不尽相同，但最常见的检验标准：一是产品是否造成了客观上合理的消费者在产品的正常使用或可预见的误用中无法预料的损害风险（"消费者预期"测试）[注43]；二是当考虑到合理替代设计的可用性时，设计造成的伤害风险是否超过了产品的效用（"风险/效用"测试）[注44]。在未能发出警告的案件中，如果制造商没有针对已知或可合理预见的风险发出警告（或没有充分警告），而该风险对理性消费者并不明显，则制造商应承担责任。由于制造商直到20世纪60年代末才在含石棉产品上标注警告，因此未充分警示索赔在石棉诉讼早期占据主导地位。到20世纪70年代中后期，大多数制造商都在含石棉产品上标注了警告，因此现在经常出现的问题是制造商的警告是否达到充分的标准。此外，设计缺陷索赔的重要性日益凸显，换言之，原告常主张涉案产品因含有石棉而存在缺陷性设计。

- 根据产品的正常使用或可预见的误用，被告已知或可合理预见缺陷造成的伤害风险。自 Borel 案以来，石棉生产商和经销商一直被要求遵守专家标准。在大多数司法管辖区，

[注 43]　《侵权法重述（第二版）》，第 402A 条（1965 年）。

[注 44]　《侵权法重述（第三版）：产品责任》，第 2 条（1998 年）。

这意味着任何在其产品中使用石棉的制造商，均需要对产品售出时已公开发表（无论何处）的健康研究信息承担相应责任。

- 缺陷导致或成为导致原告受伤的"实质性因素"。
- 事实上，原告确实因接触被告产品而遭受了他／她所声称的伤害。

尽管严格的产品责任索赔最为常见，但在许多司法管辖区，原告也会提出过失索赔。严格责任索赔与过失索赔的主要区别在于，前者侧重于产品本身，而后者侧重于被告的行为。在许多司法管辖区，正是过失索赔使被告被指控的过去不当行为具有相关性和可接受性，并且在允许惩罚性损害赔偿的司法管辖区可以支持惩罚性损害赔偿的裁决。

针对原告的起诉，被告通常有一系列应对措施。其中最常见的有：

- 产品鉴定：被告辩称，原告关于接触其产品的说法有误，或者原告声称接触的产品不含石棉。
- 因果关系：被告辩称，由于其产品中石棉的性质（如加工温石棉）、所称接触石棉的性质（如持续时间和／或强度不足）或两者兼而有之，称接触其产品不可能导致原告受伤。因果关系将在下文中详细讨论。
- 诊断：被告辩称原告（或过失致人死亡案件中的死者）并不患有他／她所声称的疾病，或辩称有关疾病并非由石棉暴露引起。例如，被诊断出患有分化良好的乳头状间皮瘤的人提出了石棉索赔，但没有证据表明这种良性疾病与石棉接触有关。该病症与弥漫性恶性间皮瘤同名，这一事实本身往往就足以让原告寻求一些赔偿。

一旦原告提出申诉，被告做出回应，双方就进入了"取证"阶段。在此期间，各方都要向对方和第三方（包括专家证人）寻求信息，并准备各自在庭审中出示的证据。正如下面的假设所表明的，调查取证是任何诉讼中最耗时、耗力的阶段。允许的证据披露范围、提供完整准确的证据公示与答复的义务，以及进行证据开示的方式和方法都受法院规则的约束。在所有民事案件中，都有关于证据开示的法庭规则：在大多数受理石棉案件的管辖区，法院已通过综合案件管理命令对石棉案件的这些规则进行了修改。

16.3.2　司法管辖区：不同案件的管理方法

法院审理案件的规则和程序一般被称为案件管理。每个有大量石棉备审案件的法院都采用了某种形式的案件管理制度。这些制度因司法管辖区的不同而大相径庭，并且经常具有独特或不同的要求，这些要求是该司法管辖区在试图管理其石棉诉讼危机的特殊历史中诞生的。在许多司法管辖区（如纽约市仲裁院），当地石棉案件管理程序方面的专业知识可以说是一种独特的专业特长。

然而，在进行比较时，案件管理制度确实有一个可识别的范围，这个范围是根据在任何特定案件中陪审团审判的可能性及法院和当事人对陪审团审判的预期程度来确定的。在这个范围的一端，有一些司法管辖区，如 Madison 县，其案件管理制度在很大程度上鼓励并依赖于几乎所有案件的审前和解。另一类司法管辖区，如加利福尼亚州 Alameda 县，其案件管理制度中，各当事人普遍预期案件更有可能需要通过审判才能解决。其他案件管理制度则介于这两个极端之间，例如，德克萨斯州通过集中审前程序增加审前解决机会并压缩进入审判的可能性，更接近 Madison 县模式；而纽约市石棉诉讼法庭、费城及佛罗里达州等则更接近 Alameda 县模式。

原告选择起诉地将对其案件预期结果产生重大影响。就新增间皮瘤案件数量而言，Madison 县多年来一直是活跃度最高的司法管辖区。例如，2022 年全美提交的 1859 起新间皮瘤案件中，832 起在 Madison 县立案。预计所有这些案件都将在发现阶段或最后的预审阶段通过和解解决，而无须进入审判程序。Madison 县在一年内很少有陪审团对哪怕一起石棉案件做出判决[注45]。相比之下，Alameda 县在 2022 年只有 57 起间皮瘤案件，但每年都有大量间皮瘤案件在该辖区开庭审理并做出判决。

16.3.3 "滑石粉"诉讼的出现（2009 年至今）

至少从 19 世纪末开始，滑石就被开采和碾磨，用于工业和商业等多种用途。在滑石使用的早期，人们就已经认识到有一些用于获得工业级滑石的矿床中混有石棉，包括闪石石棉[注46]。工业滑石矿的开采商与加工商历来是石棉人身伤害诉讼的主要被告群体之一。在此类案件中，一个关键问题是原告声称接触的滑石矿床是否确实受到石棉污染，如果是，还需要了解石棉的类型和具体浓度。

然而，用于消费或化妆品目的的滑石粉是否及在多大程度上受到了石棉污染，则是一个更具争议性的话题。尽管滑石粉在消费品领域用途广泛，但滑石粉主要与婴儿爽身粉相关联，该产品在美国市场销售已逾 120 年。许多公司都参与了化妆品级滑石粉的开采、研磨和销售，其中包括强生公司（其名字多年来一直是"婴儿爽身粉"的代名词）。

关于婴儿爽身粉是否含有纤维状石棉或非纤维状的相同矿物质、这些矿物质会造成哪些危害及婴儿爽身粉生产商和经销商对其产品中的石棉了解多少或披露哪些信息等争议的详细历史超出了本章的讨论范围[注47]。不过，一个简短的概述将有助于说明当前的形势与背景。20 世纪 60 年代末和 70 年代初，Mt.Sinai 的 Selikoff 博士研究小组的研究表明，当时市场上销售的婴儿爽身粉中含有少量石棉[注48]。作为回应，美国食品药品监督管理局（FDA）开始考虑设立婴儿爽身粉中石棉的检测和含量标准。为了抢在 FDA 之前采取行动，化妆品行业通过其行

[注45] KCIC 公司，《石棉诉讼：2022 年回顾》。

[注46] 国际癌症研究署（IARC）在其早期工作中，就将含有石棉或石棉状矿物的滑石粉确定为 I 类人类致癌物。不过，IARC 在后来对不含石棉或石棉状矿物的滑石粉进行评估时得出结论，没有足够证据将不含石棉的滑石粉归类为人类致癌物（尽管该机构指出，此类滑石粉可能与卵巢癌有关）。《IARC 专论：炭黑、二氧化钛和滑石粉》，IARC（2010 年），ISBN 978-92-8321593-6。

[注47] 如果要从被告方视角获取这段历史的更详细叙述，请参阅美国北卡罗来纳西区破产法院的"LTL 管理有限责任公司信息简报"（"LTL 信息简报"），案号为 21-39589（JCW），可在 www.document.epiq11.com 查看（这是 LTL 在其首个第 11 章破产案开始时的信息简报）。若要从原告专家视角获取这段历史的更详细叙述，请参阅 Bird 等所著的《滑石粉行业对联邦法规及滑石中石棉科学标准的影响回顾》，发表于《新解决方案》2021 年 8 月刊，第 31 卷第 2 期，第 152-169 页，doi: 10.1177/1048291121996645。

[注48] Lawrence S，《滑石粉中有石棉？美国食品药品监督管理局将进行检测》，《纽约邮报》，1971 年 8 月 13 日。

业协会（在强生公司管理层的参与下）通过了一项滑石粉中石棉的检测标准，该标准似乎满足了当时 FDA 的要求。FDA 没有继续实施或采用滑石粉标准，相反，化妆品行业采用其测试协议来证明婴儿爽身粉"不含石棉"，这种状况从石棉诉讼初期（20 世纪 70 年代中期）一直延续至约 2009 年。然而，在采用该行业检测标准时，也有人批评该标准不够灵敏，无法检测出所关注浓度的角闪石石棉，也无法在任何保护性检测水平上识别出温石棉。几十年来，这些批评一直存在，并随着有关这些问题的诉讼的增加，近 15 年来变得更加强烈。

从 20 世纪 70 年代中期到 2009 年左右，化妆品滑石粉供应商很少在石棉诉讼中被点名。2009 年，原告 Deane Berg 在南达科他州联邦法院起诉强生公司，称其使用强生婴儿爽身粉导致卵巢癌。Berg 案于 2013 年开庭审理，结果原告胜诉，但陪审团未裁定任何赔偿。在接下来的几年中，强生公司在诉讼中基本取得了成功，在大多数案件的审判或上诉中都取得了胜利。然而，该公司最终遭遇多起广受关注的败诉案件（尤其在 St.Louis），包括 2016 年 Fox 案判赔 7200 万美元，以及 2018 年 Ingham 案判赔 22 名原告合计 46.9 亿美元[注49]。此类判决的轰动效应及部分原告律所的全国性诉讼推动，导致数千名使用婴儿爽身粉并主张其使用导致卵巢癌的原告提起诉讼。截至 2021 年 10 月，强生公司面临约 38 000 起卵巢癌索赔待决[注50]。

值得注意的是，随着时间的推移，原告提出的卵巢癌因果关联案件的实质内容发生了重大变化。在 Berg 案等早期案件中，原告认为滑石粉本身（而非滑石粉中的石棉纤维）导致她得了癌症。而在 2018 年审理的 Ingham 案及后续案件中，原告更多主张滑石中的石棉引发卵巢癌。尽管鲜有科学证据表明单纯滑石可致癌，但石棉的致癌性已存在明确证据体系。

鉴于某些原告专家认为间皮瘤可能仅由极少量的石棉接触引起，近年来确诊间皮瘤的患者亦对滑石粉制造商及分销商提起"滑石粉"索赔。在石棉诉讼的前 36 年中，强生公司在不到 20 起间皮瘤索赔案中被起诉。2017 年至 2021 年 10 月，该公司在 1345 起案件中被列为被告[注51]。

截至 2021 年 10 月，强生公司是滑石粉诉讼案中主要的被告（但远非唯一被告）。该公司大体上坚持不会对案件进行和解的立场，并将大量案件诉诸判决，判决结果如上文所示。2021 年 10 月，强生公司采取了一项策略（下文将详细讨论），即依据得克萨斯州法律实施公司拆分式合并，让拆分后新成立的一家公司实体——LTL 管理有限责任公司——申请第 11 章破产保护，并通过第 524(g) 条信托机制来解决所有滑石粉相关索赔。在撰写本文时，因强生公司这一策略引发的诉讼仍在联邦法院进行中：全国各地的州法院和联邦法院中，针对所有被告的滑石粉索赔诉讼仍在分别进行。

16.3.4　假设性石棉案件：流程与争议

通过一个假设的案例，我们可以看出当前侵权体系中石棉案件的许多动态变化。我们选择了一个混合的"审判"司法管辖区，这意味着该司法管辖区对石棉案件的处理与其他寻求金钱损害赔偿的民事案件相同，但有某些特殊的案件管理程序。如上所述，有些司法管辖区的石棉案件管理程序是为了鼓励被告进行大规模的集体和解，有些司法管辖区的案件管理程

[注 49]　《LTL 信息简报》，第 2-3 页、第 46-49 页。

[注 50]　《LTL 信息简报》，第 124 页。

[注 51]　《LTL 信息简报》，第 124-126 页。

序是为了简化案件的诉讼程序和优先审理案件的程序，还有些司法（通常是那些石棉案件数量较少的司法管辖区）将案件与其他寻求金钱损害赔偿的个人民事案件一样处理。混合管辖权规定，被诊断患有间皮瘤的在世原告，可以要求加快审判日期，从而加快所有案件的最后期限和案件的诉讼[注52]。

在这一理论案件中，原告 Ron Hammond 是一名在世的 58 岁男子，他被诊断出患有腹膜间皮瘤。原告的诊断医师告诉他，腹膜间皮瘤是由接触石棉引起的，但 Ron 并不知道自己曾接触过石棉。通过网络调查，Ron 联系了一家全国性律师事务所，该事务所作为信息交流中心帮助他找到了一名合适的律师。Ron 被介绍给一家原告律师事务所，该律师事务所在协助个人就所称石棉相关伤害寻求损害赔偿的案件中拥有丰富的经验。该律师事务所在许多司法管辖区都有丰富的审判经验，其几位审判律师曾在石棉案件中获得过一些大型的陪审团裁决。该律师事务所将 Ron 的案件提交到其中一个高陪审团裁决的司法管辖区，尽管 Ron 并不住在那里（即所谓的"法院选择"），并寻求加快审判日期。

16.3.4.1　原告起诉和被告答辩

基于律师事务所的暴露史调查，原告 Ron 向两家接缝化合物制造商、两家锅炉制造商及四家含石棉刹车片生产或分销商提起诉状。这有点不寻常，因为在许多司法管辖区的投诉中，有超过 40 家被告可能在某种程度上对原告的伤害负有责任。Ron 在诉状中称，他接触石棉的原因是他的父亲 Andy 和祖父 Martin 在他还是个孩子时将石棉从衣服上带回家。Martin 是一名汽车修理工，经常更换刹车片。Andy 是一名建筑工人，主要在商业和工业工地工作，协助儿子的律师事务所查明他工作过的或周围含有石棉的建筑相关石棉产品。Martin 和 Andy 还兼职为家人和朋友更换刹车片（即所谓的"业余"刹车片维修工作）。小时候，Ron 有时就在附近从事业余的刹车片维修工作。Martin 已经去世；84 岁的 Andy 患有终末期肾病，因此经常感到疲劳，有时还神志不清。

Ron 在其诉讼中提出的索赔主张包括严格责任下的未履行警示义务、过失性未履行警示义务、违反保证以及合谋。Ron 案件的受理地司法辖区既允许严格责任索赔，也允许过失索赔（许多司法辖区只允许严格责任索赔，或者要求原告在过失索赔和严格责任索赔中选择其一，而不能两者兼得）。这对原告来说可能是有利的，因为过失索赔提供了一个聚焦于被告行为的机会，而不仅仅关注产品的性质。陪审团可能会觉得被告"不当行为"的说法很有说服力。

在这种典型的情况下，每个被告都会提交一份答辩状，承认或否认诉状中的事实指控，并提出肯定性抗辩。通常提出的抗辩包括对产品标识和因果关系的质疑（通过否认事实指控），以及某些法律抗辩。基于诉讼时效或法院对被告缺乏管辖权的质疑等法律抗辩很常见。虽然在假设的 Ron 案中不存在这种情况，但也存在某些被告或特定产品的抗辩，如政府承包商抗辩（根据联邦政府的规定和要求生产有争议的产品而享有豁免权），或在某些司法管辖区，"裸金属"抗辩（非石棉产品的制造商无须承担警告义务，产品需要使用另一制造商的含石棉部件才能按预期方式运行）。与 Ron 的索赔相关的一个复杂的法律抗辩是，被告对

[注52]　一个典型的民事案件从立案到开庭审理可能需要 2 年或更久。涉及身患绝症原告的加速审理石棉案件，根据不同司法管辖区的规定，可能只需要 120 天就能开庭审理，或者在某个临时时间节点安排庭审，目的是让原告在有生之年能够出庭。这些压缩后的时间期限对各方来说都颇具挑战，尤其是被告，他们只有有限的时间去了解案件相关信息并为庭审做准备。

原告的"带回家"暴露没有法律责任[注53]。在不同的司法管辖区，对这一问题的处理方式有所不同：在一些地区，"带回家"责任已被明确确立；而在另一些地区，只有在法院判定被告"应当知晓"存在潜在"带回家"风险之后的时间段内，才会施加"带回家"责任。因此，在实行"有限带回家责任"的司法管辖区，原告接触相关风险因素的时间段可能至关重要；Ron 案就发生在这样一个司法管辖区。

Ron 案中的所有被告都声称，对于原告祖父和父亲的工作导致的"带回家"接触，他们对原告没有法律责任。所有被告否认与 Ron 的接触和产品鉴定有关的事实指控，并进一步否认接触这些产品导致了他的疾病。

16.3.4.2　发现

案件的取证阶段涉及法院授权的与案件有关的信息和文件交换，并与具体法院规定的允许取证的时间和范围相关联。石棉案件通常包括事实披露期和专家披露期。每个阶段都有法院规定的期限。在事实披露阶段，原告和被告必须各自回答对方提出的有关案件事实书面问题（质询），向对方提供所要求的相关文件，然后就相关事实信息传唤证人。同样，在大多数（但并非所有）司法管辖区，双方可就专家或专家意见提出质疑与询问，并可在专家提交阐明其专家意见的报告后对其进行质疑与举证。

事实取证是双方各自梳理案件事实情况的契机。因此，原告会设法探究、证实并强化有关产品的各项指控，比如产品成分、预期用途以及生产和销售日期等。原告还会寻求证据来支持其声称接触含石棉产品时的相关情况。相反，被告则会对原告声称接触含石棉产品一事提出质疑并加以反驳。在 Ron 案中，原告律师试图加快对 Andy（Ron 的父亲）的取证（指当事人或证人在法庭外宣誓所作的证词记录），因为 Andy 身体状况不佳，律师希望留存他对自己以及他父亲 Martin 工作情况的记忆，毕竟随着时间推移，Martin 可能是这些信息的唯一来源。在取证过程中，被告会调查 Andy 是否因年龄和疾病因素而具备作证能力；他或 Martin 是否有仍在世的同事或其他家庭成员能证实或反驳 Ron 和 Andy 的指控；是否存在其他接触含石棉产品的证据；Andy 和 Martin 接触含石棉产品的工作在 Ron 出生前持续了多久；随着时间推移，这种接触的频率如何（接触在何时结束，Ron 出生后接触是否很少）等等。

在允许披露的范围方面经常会出现争议，当事人通常会诉诸法院来解决这些争议。例如，在假设中，原告律师事务所寻求广泛的书面和文件披露，以了解每个被告使用的石棉类型、被告含有石棉的产品的全部类型及被告在产品中使用石棉的持续时间，从而扩大 Ron 所称的暴露范围。然而，各被告则力图将披露范围限定在 Ron 具体指控的涉诉产品所含石棉事实内，并通过深入调查和明确界定来限制其接触范围。法院解决这些问题的方式各不相同：不同司法管辖区允许的证据披露范围不同，有时在同一司法管辖区内，不同法院允许的证据披露范围也不同。取证过程中经常出现的争议包括上述范围问题，以及取证律师就未列入取证通知的事项向证人提问或认为证人受到骚扰。原告的投诉还可能包括公司或企业证人不了解适当的主题并无法就这些主题作证。事实取证过程通常争议很大，充满了机会和风险，可能会改

[注53]　例如，佐治亚－太平洋有限责任公司诉法拉案（Georgia-Pacific, LLC v. Farrar），432Md. 532（马里兰州上诉法院，2013 年）[由于无法发出有效警告及对危害可预见性存在疑问，在 1972 年采纳有关石棉的职业安全与健康管理局（OSHA）规定之前，没有警告义务]。

变原告和被告的案件实力。

事实上，在 Ron 案的证据开示中，双方了解到 Martin 并没有在世的同事可以提供或反驳产品标识，或详细说明潜在的产品标识的替代接触。然而，Andy 在取证时作证说，Martin 在 20 世纪 60 年代和 70 年代的几年里在通用汽车公司的一家经销商处从事机械工作，牵涉到 Delco（通用汽车品牌的替换刹车片），而且他和 Martin 在 20 世纪 60 年代至 80 年代的业余更换刹车片的工作中只使用了两种品牌的刹车片。Andy 的记忆力很差，身体也不好，他记得自己使用过什么品牌的接缝胶，并且知道自己从 20 世纪 50 年代末至少到 80 年代都使用过这种胶。他确实说出了两家锅炉制造商的名字，在 20 世纪 70 年代初，他曾在三四家工业设施中协助安装锅炉，然后将其拆除。根据原告律师事务所掌握的历史产品信息，原告可以证明这些锅炉在 20 世纪 50 年代至 60 年代使用了含有石棉的隔热材料。

在证词中，Andy 还提到了两家公司，这两家公司生产隔热材料，在 20 世纪 50 年代至 60 年代，他在几家工业设施的初期建设中安装了这些隔热材料。由于这两家公司早已倒闭，没有继承人，因此无法对其提起诉讼。但是，被告将在庭审中辩称，20 世纪 60 年代的这种替代性"带回家"接触是导致 Ron 患病的真正原因，因为这些绝缘产品含有更危险的石棉。

16.3.4.3 专家

专家证人参与石棉案件的审理，主要是为了解决大量与因果关联相关的科学问题，但在疾病诊断出现问题时，他们也可能会出庭作证。原告和被告都会在庭审中请专家就他们相互争论和相反的观点作证。不同司法管辖区对专家证词在庭审中的可采性有不同的标准。在大多数司法管辖区，标准可概括为：如果专家的意见是可靠的，以公认的科学方法为基础，并且对陪审团有帮助，即与案件问题相关，则可采纳。适用的法律证据标准不同于科学研究和学术界的严格标准。

在石棉案件中，专家证人所涉及的主题范围很广：病理学、流行病学、分子生物学、遗传学、材料科学、最新技术、历史产品类型和用途等。在我们的假设中，原告律师仅披露 3 名专家证人（分子生物学专家、病理学专家和材料科学专家），而被告方披露了更多专家，此属诉讼常规做法。对于被告而言，反驳因果关联的抗辩辩护颇具难度。由于石棉诉讼历史悠久、针对石棉的监管措施（包括工作场所保护规定）以及律师铺天盖地的广告宣传，公众普遍对"石棉"相关的疾病风险有较高的认知[注54]。然而，大多数潜在陪审员对关键因果关系问题的细微差别了解得却十分模糊。为了证明自己的观点，被告必须就这些问题向陪审员进行科普，包括所使用的不同石棉纤维类型及其对人体的影响、接触石棉的数量、频率和时长的重要性，以及其他可能导致疾病的原因。

在诉讼中，各方必须在法院规定的日期前向其他各方披露己方聘请的专家。并且在许多司法管辖区，各方还必须提交专家报告，该报告需阐明专家的全部意见以及形成这些意见的依据。在专家证据开示环节，各方可以相互使用与事实证据开示相同类型的手段：询问书、文件调取请求，并且在大多数司法管辖区，还可以发出证人证言笔录通知。通过这些手段，各方可以探

[注54] 在大多数民事案件中，举证责任通常由原告承担，原告需要证明其主张更有可能是真实的（即优势证据标准）。被告常常需要证明公众对石棉风险和因果关系的认知是不准确且过于简化的。这种情况实际上导致了举证责任的转移。

究专家意见的性质和范围、专家是否存在偏见以及专家的可信度。专家证据开示的总体目标通常是开发相关手段，用以质疑专家及其意见的可采性，或者在庭审中削弱出庭作证专家的可信度及其意见的价值。

在石棉诉讼中，同一专家反复出庭的情况很常见。因此，Ron 很可能会聘请与他的律师事务所已经建立了合作关系的专家，这样他的出庭律师就能清楚地知道每位专家的意见是什么，以及在取证和庭审时的作证能力。辩护律师事务所聘用的大多数专家也是如此。这种现象使得石棉案件的专家特别容易被认为不是在提供独立的专业意见，而是在充当因果关联辩论中某一方的代言人。带有偏见的主张可能对陪审员具有说服力，并足以影响案件结果。

16.3.4.4　因果关联辩论

因果关联是当今石棉案件中争论最激烈的问题[注55]。石棉是一个具有特定矿物学特征的矿物家族，其中只有部分被商业使用，如铁石棉、青石棉和温石棉。尽管它们有共同的"家族"联系，但商业使用的石棉类型具有不同的物理化学特性及毒性，因此致病风险也不同。早期的石棉诉讼源于造船厂、重工业工厂、船舶和绝缘体对石棉的使用。这些产品大多含有铁石棉和 / 或青石棉，属于被称为闪石的毒性较强的石棉类型。

人们普遍（但不完全）认为，闪石类石棉过去和现在都是间皮瘤的主要致病原因，这就产生了"温石棉抗辩"，被一些产品只含有温石棉的被告所利用[注56]。在 2000—2004 年的石棉破产浪潮之后，已经不可能再起诉大多数对将闪石石棉投入美国商业流通负有责任的公司。在这几年中，原告将目标锁定在含有温石棉的产品上，许多原告在非职业工作中接触过低剂量的温石棉。大多数为原告作证的因果关系专家认为，所有类型的纤维都会导致疾病[注57]，间

[注55]　有关此问题的进一步讨论，请参阅第 1 章和本章的脚注 2；另见 Bernstein DM，《短纤维温石棉和角闪石石棉的影响》，《毒理学评论》（Crit Rev Tox）2022 年；52:2 - 90，https://doi.org/10.1080/10408444.2022.2056430；Paustenbach D、Brew D、Ligas S、Heywood J，《对 2020 年美国环境保护署（EPA）温石棉风险评估及其诸多缺陷的批判性审查》，《毒理学评论》2021 年；51(6):509 - 539，511，https://doi.org/10.1080/10408444.2021.1968337。

[注56]　例如，Mossman BT，《石棉致癌和毒性机制：角闪石假说的再探讨》，《英国工业医学杂志》（BJ of Indus Med）1993 年；50:673（"间皮瘤的患病率因纤维类型而异"）；Gibbs AR, Attanoos RL，《非石棉相关的弥漫性恶性间皮瘤》，载于《外科病理学进展：间皮瘤》（Attanoos RL 主编，2014 年）（"压倒性的流行病学和矿物学证据表明，角闪石是男性绝大多数弥漫性恶性间皮瘤的病因"）；另见 Darnton L，《基于相差显微镜（PCM）纤维暴露估计的间皮瘤和肺癌风险定量评估：2000 年石棉队列数据的更新》，《环境研究》（Environ Res）2023 年；230:114753:1，https://doi.org/10.1016/j.envres.2022.114753；Gilham C, Rake C, Burdett G, Nicholson AG, Davison L, Franchini A, Carpenter J, Hodgson J, Darnton A, Peto J，《职业史和石棉肺负荷与胸膜间皮瘤和肺癌风险的关系》，《职业与环境医学》（Occup Environ Med）2016 年；73:290 - 299，296，http://dx.doi.org/10.1136/oemed-2015-103479。

[注57]　例如，Lemen RA，《致编辑的关于温石棉与间皮瘤的信》，《环境健康展望》（Environ Hlth Persp）2010 年；第 118 卷：第 7 - A282 页，http://doi:10.1289/ehp.1002446（"科学界对于包括温石棉在内的所有形式的石棉都会导致间皮瘤这一观点并未改变"）；Loomis D, Richardson DB, Elliott L，《接触温石棉与间皮瘤死亡率的定量关系》，《美国工业医学杂志》（Am J Ind Med）2019 年；第 62 卷：第 471、476 页，http://doi:10.1002/ajim.22985。

皮瘤是石棉暴露的"标志性疾病"，也就是说，如果一个人患有间皮瘤，那么这个人一定接触过某种致病的石棉，即使这种接触是未知的或极少量的。此外，许多原告专家相信并将作证说"每根纤维都算数"，这意味着所有的暴露无论多么微小，都是导致原告疾病的原因，被告都应承担责任。含温石棉产品的被告及其聘请的专家则认为，低剂量和间歇性的温石棉接触不会导致包括间皮瘤在内的石棉相关疾病。

许多被告方专家证人将援引科学文献提出，低剂量和间歇性温石棉暴露不会产生足以致病的持续性生物影响，其核心论点为，人体可快速清除温石棉纤维，限制了这些纤维的生物持久性，从而限制了与间皮瘤发展有关的慢性炎症[注58]。其援引的医学/科研文献包括："我们的数据表明，纤维生物持久性是青石棉与温石棉致癌性的主要区别之一……支持只有持续性温石棉暴露才能在较长的时间跨度内维持可能导致恶性间皮瘤的病理进程"[注59]。原告专家对这些论点提出了质疑，他们引用了得出不同结论的医学和科学文献，并声称"人们普遍认为，温石棉纤维与其他类型的石棉一样，能够诱发人类恶性间皮瘤"[注60]，而且"……间皮瘤死亡率与累积接触温石棉纤维及接触温石棉纤维的持续时间和接触温石棉纤维后的时间有关，这些都支持温石棉导致间皮瘤的结论"[注61]。

撇开关于石棉纤维类型及其生物影响的长期激烈争论不谈，人们普遍认为，间皮瘤的成因除石棉外还有其他因素，如其他纤维状矿物（如毛沸石）、治疗性辐射和慢性炎症。此外，遗传因素可能使个体更容易患上间皮瘤和其他与石棉相关的疾病[注62]。而且，一些间皮瘤可能

[注58]　例如，Bernstein，《短纤维温石棉和角闪石石棉的影响》，第 93 - 94 页；Mossman，《石棉致癌和毒性的机制》，第 675 页；另见：Gilham 等人，《胸膜间皮瘤和肺癌风险》，第 296 页；Paustenbach 等人，《对 2020 年美国环境保护署风险评估的批判性回顾》，第 511 页。

[注59]　Qi F, Okimoto G, Jube S, Napolitano A, Pass HI, Laczko R, DeMay RM, Khan G, Tiirikainen M, Rinaudo C, Croce A, Yang H, Gaudino G, Carbone M，《持续接触温石棉可通过 HMGB1 和 NF-α 信号传导导致人腹膜间皮细胞转化》，《美国病理学杂志》（Am J Pathol）2013 年；第 183 卷：第 1654、1665 页，http://dx.doi.org/10.1016/j.ajpath.2013.07.029 。

[注60]　例如，Suzuki Y, Yuen SR，《促成人类恶性间皮瘤诱发的石棉纤维》，《纽约科学院年报》（Ann NY Acad Sci）2002 年；第 982 卷：第 160 - 176、173 页，https://oi.org/10.1111/j.1749-6632-2002.tb04931.x 。

[注61]　Loomis 等人，《接触的定量关系》，第 476 页。

[注62]　例如，Roggli VL 等人的《恶性间皮瘤病因的时间趋势：四个十年间 619 例病例的纤维负荷分析》，发表于《环境研究》（Environ Res）2023 年第 230 卷，第 114530 页，第 1 - 7 页，https://doi.org/10.1016/j.envres.2022.114530；Attanoos RL, Churg A, Galateau-Salle F, Gibbs AR, RoggliVL 的《恶性间皮瘤及其非石棉病因》，发表于《病理学与检验医学档案》（Arch Pathol Lab Med）2018 年第 142 卷，第 753 - 760 页，http://doi:10.5858/arpa.2017 - 0365 - RA（文中指出"显然并非所有间皮瘤都与石棉暴露有关"，并详细阐述了其他病因）；Moolgavkar S, Chang ET, Leubeck EG 的《多阶段致癌作用：年龄、遗传和环境因素对恶性间皮瘤发病率的影响》，发表于《环境研究》（Environ Res）2023 年第 230 卷，第 114582 页，第 1 - 6 页，https://doi.org/10.1016/j.envres.2022.114582。

是自发产生的，或者在没有明显石棉接触史的个体中自然发生[注63]。在后面这种情况下，"证明"有足够剂量的接触史也是一个有争议的领域，一些辩护专家认为，要有接触的影像学证据才能认定存在任何可能的致病接触。

　　Ron 案牵涉到另一个重要的因果关系问题：腹膜间皮瘤与胸膜间皮瘤的因果关系。腹膜间皮瘤产生于腹腔内壁，而胸膜间皮瘤影响胸腔和肺内壁。一些科学文献显示，与胸膜间皮瘤相比，腹膜间皮瘤中与石棉接触相关的比例要小得多，腹膜间皮瘤只出现在大量接触工业用闪石石棉的情况下[注64]。然而，原告专家经常对这一区别提出异议，这使得腹膜间皮瘤的因果关系问题成为该疾病案件的另一个争论焦点。

　　近年来，科学界对间皮瘤如何在人体内发展的认识不断提高，为因果关系问题提供了深刻的见解，包括流行病学、病理学、分子生物学和遗传学在内的各种学科都为更好地理解这些问题做出有意义的贡献。前沿科学已经并将继续对诉讼中的因果关系辩论产生深远影响。要解决这些复杂的问题并将这些概念应用到特定的暴露情况中，对于当事人、法院，尤其是陪审团来说都是极具挑战性的。然而，研究将继续关注这些问题，并希望最终为因果关系的争论提供明确的科学答案，以及找到早期发现和治疗间皮瘤的有效与挽救生命的方法[注65]。

16.3.4.5　和解

　　原告和被告对和解前景及和解价值的评估基于许多相同的因素：原告可能获得陪审团有利裁决的风险和金额（或者对原告来说，是被告获得有利裁决的风险）、可能产生的诉讼成本（在没有简化案件审理程序的司法管辖区，诉讼成本可能会特别高昂）、原被告双方庭审律师的庭审能力和过往记录、所在司法管辖区的法律，以及选定陪审团后的人员构成情况。陪审团的互动和决策机制本身是一门兼具科学性与艺术性的学问，因此陪审团的最终人员构成会极大地改变原告或被告对庭审风险的评估。此外，对是否存在可行的上诉问题及其重要程度的分析也会影响和解决策。

　　存在一些仅对某一方有特殊影响的和解因素。原告关心最终解决的时间安排：任何有利的庭审结果（即陪审团就原告的受伤或死亡情况给予巨额赔偿）都可能会面临上诉。法院依据陪审团裁决作出判决后，到实际获得赔偿款的过程可能会很漫长（通常以年而非月来计算）。然而，和解款项最多在几周或几个月内就会支付。被告则会考虑某项和解可能对其未来与原告律师事务所的关系以及对方预期产生何种影响（鉴于在石棉诉讼案件中，双方可能会经常碰面）。

[注63]　例如，Attanoos 等的《恶性间皮瘤及其非石棉病因》，第 756 - 757 页；Gibbs AR 的《自发性/特发性弥漫性恶性间皮瘤》，收录于《外科病理学进展：间皮瘤》（Attanoos RL, Allen TC 主编，2014 年）。

[注64]　例如，Attanoos RL 等人的《恶性间皮瘤及其非石棉病因》，第 753 页、第 757 页。

[注65]　例如，Carbone M, Adusumilli PS, Alexander HR, Baas P, Bardelli F, Bononi A, Bueno R, Felley-Bosco E, Galateau-Salle F, Jablons D, Mansfield AS, Minaai M, dePerrot M, Pesavento P, Rusch V, Severson DT, Taioli E , Tsao A, Woodard G, Yang H, Zauderer MG, Pass HI 的《间皮瘤：预防、诊断和治疗的科学线索》，发表于《美国癌症学会临床期刊》（CA Cancer J Clin）2019 年第 69 卷，第 402 - 429 页，第 402 页，https://doi:10.3322/caac.21572（文中提到"多学科国际合作对于改善预防、早期检测和治疗是必要的"）。

和解谈判几乎可以发生在案件的任何阶段，这取决于原告和被告律师的谈判方式。每一方都希望战略性地利用时机和案件形势来推进自己的立场。通常情况下，原告律师要等到案件发展到足以让他们评估其实力和潜在判决价值时，才会提出和解要求，这是和解过程中的第一步；同样，被告也要等到案件发展到足以让他们评估其实力和潜在判决价值时，才会提出和解要求，但何时提出和解要求在很大程度上取决于具体案件的特性。

16.3.4.6　预审和审判

在石棉案件的最后审前阶段，原告和被告会寻求法院的指导，从而缩小案件中的法律问题和证据范围，从而从战略上改善他们在审判中的地位。根据法院设定的最后期限，他们可能会提交动议，要求法院在开庭审理前就决定性的法律问题和证据问题作出裁决。

在 Ron 案中，原告律师提交了一项动议，请求法院排除辩方专家关于含石棉产品不会致病的证词，理由是这些证词缺乏基于可靠科学证据的支持，且这些证据未按照可接受的科学方法生成。其他被告方也请求进行简易判决，要求法庭驳回原告的过失索赔，理由是他们对"带回家"的接触情况没有责任。双方都提交了动议，要求法院排除原告专家的证词，因为这些证词依赖于石棉暴露是一种标志性疾病的观点，认为这不是可靠的科学依据，并试图不恰当地规避原告的举证责任。双方都提交了大量的限制性动议（MIL），试图基于多种理论排除某些事实证据，法庭必须对这些动议进行审查并做出裁决。Ron 的 MIL 包括一项寻求排除石棉接触证据的动议，因为据称没有足够的证据证明石棉接触（没有具体证据证明原告父亲使用的绝缘材料是由哪家公司生产的）。

审判法院通常拥有广泛的自由裁量权，可以决定将哪些证据提交给陪审团，哪些证据应予以排除。由于要对如此多的动议作出裁决，法院通常会在一次审前听证会上处理所有的 MIL，并经常进行"折中裁决"，以不实质性改变双方在案件中立场的方式作出支持或反对双方的裁决。

在 Ron 案中，法院驳回了联合化合物被告的诉讼请求，并部分批准了被告关于"带回家"接触的义务的动议，但所称的接触是在 1972 年之前，法院认为被告本应意识到间接接触的风险。法院驳回了双方提出的专家质疑，裁定专家的可信度及其意见是供陪审团考虑的问题，而不是作为法律事项处理的问题。同样，法庭也没有排除任何的事实证据。对被告而言，重要的是，法院驳回了原告要求排除替代接触证据（绝缘接触）的 MIL。鉴于证据快速且有限的开示期，因此被告没有太多机会了解绝缘层暴露的具体情况，但可以依靠专家的意见，即在相关年份中，Andy 所确定用途的所有绝缘层都含有闪石石棉。

石棉案的审理通常持续 2～3 周，但根据法庭规定的限制条件，审理时间可能会更长。首先，各方律师（从原告开始）将开场陈述。与所有民事审判一样，负有举证责任的一方（此处为原告）先陈述案情，提供证人证词和书面证据供陪审团审议。原告陈述完毕后，被告会提出直接判决的动议，法院会根据原告在法律上没有以优势证据证明其案件的论点作出裁决。此类动议很少获得批准，但通常需要建立完整的记录，以便上诉时使用。被告随后有机会向法庭和陪审团提供证据。举证结束后，任何一方或双方均可提出直接判决动议，辩称根据庭审中提供的证据，原告或被告均未提供陪审团可认定对其有利的证据。如果获准，则案件结束。否则，法院将综合双方意见，确定陪审团指示与裁决书的结构框架及具体措辞，该等文件将作为陪审团评议与决策的指引依据。最后，双方向陪审团提出结案陈词，法官就适用于本案的法律向陪审团作出指示，然后陪审团退庭商议。

在 Ron 案中，经过为期两周的审判和近三天的审议，陪审团裁定所有适格被告向 Ron 支付 2115 万美元的补偿性损害赔偿，但不给予惩罚性损害赔偿。同时，陪审团将裁决责任的 30% 归咎于"替代接触"的保温材料公司。因此，Ron 针对那些被指控应对其疾病负责的被告的索赔结果如下：①由于无法确定产品，在简易判决中被驳回的嵌缝膏被告承担责任比例为 0%。②对于 Andy 能提供确凿产品证明的两家刹车片生产公司，分别承担 2115 万美元裁决金额的 20% 和 15%；而对于产品证明不充分的两家刹车片生产公司，承担责任比例为 0%。③对于 Andy 使用最多、产品证明最充分（因此罗恩接触最多）的锅炉公司，承担责任比例为 25%；而对于接触较少的锅炉公司，承担责任比例为 10%。④两家保温材料制造商承担责任比例为 30%（但由于这两家公司早已倒闭，无法获得赔偿）。在侵权诉讼中，陪审团未将过错归咎于通用汽车 / 德尔科刹车片，因为作为非诉讼方的破产实体，它未出现在裁决书上。不过，原告可以向通用汽车石棉信托基金（由通用汽车 2009 年破产申请设立）[注66] 提交索赔申请。即使考虑到石棉案件中许多因素的变化，但结果在一定程度上是可以预测的。

16.3.4.7　上诉

几乎在每个州，败诉方均有权向上级法院提起上诉，质疑其败诉。在案件审理过程中，当事人必须努力维护和加强他们的上诉记录，这意味着他们要努力以清晰完整的理由支持所有的决定性动议，关注哪些证据被正式采纳，哪些证据没有被正式采纳，及时反对采纳关键证据，面对对方律师的恶劣行为（如未遵守法庭之前的裁决）提出反对和无效审判动议等。判决后，当事人可向审判法院提交审判后动议，指出审判期间的错误点供法院重新审议，并寻求救济。例如，我们假设的原告提交了一份审后动议，重申其关于法院采纳替代性暴露隔热证据的论点，被告提交了审后动议，重申其关于法院采纳原告专家证词等问题的论点。当法院驳回所有审后动议并根据判决作出判决时，上诉的时间就开始了。

在此期间，和解谈判很常见。一方面，原告通常是个人或家庭，他们面临巨额医疗费用、毁灭性疾病及最终的生命丧失，同时还需要应对复杂的家庭关系。尽管策略各有不同，石棉诉讼中的原告往往重视争议终结性，并希望避免上诉。因此，在判决后的和解谈判中，一个或多个大公司被告对判决提出上诉的经济能力可能是一个重要优势。另一方面，陪审团的巨额裁决也会迫使被告希望以较低的金额达成和解。此外，上诉所能提供的救济通常是重新审理，这将导致大量额外的诉讼费用，并推迟各方的结案时间。在我们的假设中，原告和所有被告在上诉截止日期前的判决后这段时间内达成和解，原告共获得 675 万美元的赔偿金（约占可收回裁决的 46%）。

该假设性案例必然是简化的，但有助于说明 2024 年的石棉诉讼案件极为复杂。起诉与辩护此类案件均需要投入大量资源。因此，当今侵权体系主要关注诉讼中具有最大潜在价值的索赔，而信托制度则受理并解决更广泛数量与类型的索赔，也就不足为奇了。正如前文历史讨论所述，使用侵权制度作为解决此类争议的手段，其合理性已多次受到质疑。

[注 66]　非当事人是否可以出现在判决书上，不同的司法管辖区有不同的规定。

16.4　信托制度

在美国，被债务压得喘不过气或无力偿还债务的个人和商业实体可寻求通过申请破产来解决其债务问题。破产是联邦法律规定的主题事项，由编入《美国法典》第 11 篇的《联邦破产法》管辖，该法典为破产组织提供了两种途径。一种途径是根据《破产法》第 7 章对公司进行清算，通过清算公司不复存在。第二条途径是根据《破产法》第 11 章进行重组。申请第 11 章案件可在破产期间中止所有针对债务人的民事诉讼和其他行动，并允许公司在制定重组和偿还债务计划（通常需要较长的时间）的同时继续运营。

16.4.1　第 11 章和第 524（g）条

如上所述，JM 公司是美国最大的含石棉产品制造商、分销商和安装商，因此也是迅速发展的石棉诉讼案中最重要的被告之一。JM 公司也是首批利用《破产法》保护的公司之一，于 1982 年选择根据第 11 章寻求重组。破产申请中止了针对 JM 公司的所有诉讼，同时该公司努力想办法处理成千上万的未决诉讼，并建立了处理未来索赔的机制。在此期间，公司继续以债务人身份运营。

1988 年，JM 公司通过一项设立 Manville 人身伤害和解信托基金的计划摆脱了破产。JM 公司的所有石棉相关责任均被转移至 Manville 信托，新重组的 Manville 公司则受到保护，免于承担当前及未来所有石棉相关索赔责任。该保护通过一项转移禁令实现，该禁令禁止对重组后的债务人提起新索赔，同时将所有索赔指向信托。Manville 信托的初始资金来自 JM 公司约 25 亿美元的金融资产，包括公司大部分股权及可用保险。

当时预计会有多达 10 万项索赔，信托基金将解决和处理这些索赔，并向索赔人支付其索赔价值的 100%。但很快人们就发现，对未来索赔数量的估计严重低估，而且由于担心信托基金的资金会在所有索赔人获得赔付之前用完，许多索赔人利用了允许他们起诉信托基金的规定。结果，到 1992 年，超过 19 万名索赔人提出了索赔或诉讼，信托基金本身也资不抵债。因此，1995 年达成了一项解决方案，既改变了与重组后的 Manville 公司的财务安排，也实施了经修订的索赔处理程序，以遏制导致信托公司破产的大量诉讼。

如前所述，1994 年，美国国会修订《破产法》第 524 条，专门针对石棉诉讼激增及多家公司破产引发的复杂问题，建立了处理石棉破产的法定框架。汲取了 Manville 和其他早期破产案的经验，第 524（g）条规定，面临重大石棉责任的公司可以利用疏导禁令，作为第 11 章重组的一部分，保护它们免于承担所有当前和未来的石棉责任。要做到这一点，需要为一个符合第 524（g）条所有要求的信托基金提供资金，以支付债务人当前和未来的所有石棉索赔。这些要求包括破产法院裁定债务人未来可能因与石棉相关的索赔而面临大量索偿要求，这些索偿要求的规模和时间无法确定，以及在计划范围外追求这些索偿要求可能会危及公平对待现有索赔与未来赔偿的计划宗旨。该条规定，信托基金的资金来源必须是债务人的证券或债务，信托基金必须拥有或有权拥有债务人或特定相关实体的多数股份，信托基金必须将其资产或收入用于支付与石棉相关的现有和未来索赔。批准的附加条件要求信托基金以基本相同的方式对待现在和未来的索赔人，且破产重整方案及相应信托须获得 75% 的当前索赔人数量支持及 2/3 索赔金额的投票通过。作为签发疏导禁令以保护债务人免于承担石棉责任的程序的一部分，法院必须指定一名法律代表来保护未来索赔人的利益，该代表通常被称为未来索赔人代表（FCR）。唯有在满足第 524（g）条所有要求且破产法院批准整体重组计划后，新的石棉破产信托方可设立，重组后的公司方可脱离破产程序并恢复正常运营。

16.4.2　破产信托管理

根据《破产法》第 524（g）条设立的石棉信托的目的是承担债务人与石棉相关的债务，并利用信托资产对当前和未来患有石棉相关疾病的索赔人进行公平补偿。每个信托都受信托协议（TA）的管理和信托分配程序（TDP）的管辖，前者规定了信托的设立，并创建了信托的运作框架和管理方式，后者描述了索赔的申请、评估和支付程序。作为破产程序的一部分，TDP 及其执行条款经谈判达成，并作为重组计划确认程序的一部分由破产法院批准。参与信托管理的主要人员包括受托人、信托咨询委员会（TAC）和未来索赔代表（FCR）。

信托由破产法院批准的受托人管理。他们负责信托的日常运作、雇用和监督必要的辅助人员、管理信托投资、报税、向监督破产法院提交年度报告，以及雇用法律顾问和其他外部专业人士提供咨询。他们的义务是为现在和未来的索赔受益人的利益提供管理信托，确保现在和未来的索赔人得到公平对待，并确保他们的索赔得到基本相似的估值。目前的索赔人希望尽快获得赔偿并支付其索赔的全部价值，而未知的未来索赔人的利益则侧重于保护信托资产，确保这些资产足以满足未来的索赔要求，这两者之间往往存在矛盾。为了保护双方利益，代表当前索赔人利益的角色由 TAC 承担，而 FCR 则代表未来索赔人的利益。

TAC 通常由 5～9 名律师组成，他们分别代表数千名已被诊断出患有石棉相关疾病的个人，即当前索赔人。他们为所有当前的信托受益人辩护，并对他们负有信托责任，而不仅仅是他们可能单独代表的索赔人。TAC 的成员通常来自代表最多索赔人的律师事务所。

FCR 是第 524（g）节规定的法定职位，负责保护未来信托受益人的权利。这些受益人包括可能已被诊断出患有与石棉相关的疾病但没有律师代理且尚未提出索赔的个人，以及已接触石棉但尚未被诊断出与石棉相关的疾病但将来有可能患上与石棉相关的疾病的个人。

TAC 和 FCR 都在信托管理和信托面临的问题上充当受托人的顾问，通常必须征得他们的同意才能对 TA 或 TDP 进行重大变更，其中可能包括信托赔偿的疾病等级调整、支付比例变更或索赔支付比率变更，所有这些都将在本文中讨论。受托人、信托咨询委员会和财务补偿委员会之间的争议如不能在内部解决，将交由破产监督法院解决。

16.4.3　索赔处理

各信托公司处理索赔的方式各不相同。有些信托公司由自己的索赔处理人员和律师"内部"处理索赔，而大多数信托公司则雇用外部公司处理索赔。但是，无论由谁来处理，都必须遵守在破产保护案件中制定并经银行破产法院批准的 TDP。TDP 不仅规定了提出索赔的程序和要求，还规定了审查索赔的方式、索赔的估价方式、清算和支付索赔的方法，以及解决索赔人与信托公司之间可能就索赔的有效性或价值发生的任何争议的程序。

每个信托基金都制定了自己的索赔表，以获得评估其索赔所需的信息。这种表格通常不仅要求提供索赔人的履历信息，还要求提供其他必要的信息，以确定索赔人所患的任何与石棉有关的疾病的性质和程度，以及信托公司代替债务人负责的接触石棉或含石棉产品的性质和程度。信托公司使用电子索赔文件，但也规定可以提交硬盘拷贝索赔文件，以满足可能无法提交电子索赔文件的索赔人的需要。

为便于对索赔进行估价，大多数信托基金承认并界定疾病等级。这有助于信托公司公平对待情况相似的索赔人，并为根据疾病的严重程度确定索赔价值提供了一个框架。信托公司最常用的疾病类别包括：

- 间皮瘤（Ⅷ级）
- 肺癌，有双侧石棉相关非恶性疾病的证据（Ⅶ级）
- 肺癌，无双侧非恶性石棉相关疾病的证据（Ⅵ级）
- 其他已确定的石棉相关癌症，有双侧石棉相关非恶性疾病的证据（Ⅴ级）
- 严重石棉肺（Ⅳ级）
- 石棉肺/胸膜疾病并导致肺功能损害（Ⅲ级）
- 石棉肺/胸膜疾病，无明显肺功能损害（Ⅱ级）
- 其他石棉相关疾病（Ⅰ级）

这些疾病等级及其具体诊断标准因信托基金而略有不同，但都使用基本相同的框架来评估石棉相关疾病的性质和程度。

在每个疾病类别中，还必须满足额外的医疗和接触要求，才能使索赔合格。在任何情况下，疾病的发展都必须有足够的潜伏期（从首次接触到症状表现/诊断的时间）。对于间皮瘤和其他涉及恶性肿瘤的级别，通常需要由委员会认证的病理学家进行确认。对于Ⅲ～Ⅶ级，还需要要一名来自相关医学专业的医师来证实石棉暴露是导致索赔疾病的一个重要因素。对于非恶性疾病，大多数信托基金要求由相关医学专业的医师对索赔人进行检查后作出诊断。对于索赔人已死亡的非恶性病例，通常需要病理证据或其他与石棉有关的广泛疾病的证据来证实索赔。Ⅲ级和Ⅳ级索赔通常要求进行肺功能测试，这种测试必须证明肺功能比正常预测水平降低20%～25%，其模式与石棉相关肺病一致，而不是更常见的吸烟所致肺病。

除医疗要求外，信托还对债务人接触含石棉产品或对其负责的行为进行评估。要获得任何单个信托的索赔资格，仅证明诊断出患有石棉相关疾病是不够的。索赔人的疾病与债务人的产品或行为之间必须存在某种联系。此类暴露的持续时间通常因疾病等级而异，间皮瘤仅需要相对短暂暴露，而其他疾病通常要求至少6个月暴露于债务人产品或行为，且所有来源的石棉总暴露时间达5年以满足最低暴露要求。暴露可通过宣誓证词、声明书、雇佣记录、发票或其他可靠证据证明。

在快速审核流程下处理的索赔通常按照TDP中规定的价值（称为预定价值）进行清算。这些预定值会因疾病严重程度而异，在某些情况下还会因接触情况的性质不同而有所不同，病情越严重、接触情况越恶劣，预定值就越高。信托机构会公布申请快速审核所需的医疗证据和接触史标准，以及为支持索赔必须提交给信托机构的文件资料。如果索赔人能够充分证明其索赔主张并符合相关标准，信托机构就会假定该索赔有效，并进行审核和后续处理。

在个别审查下处理的索赔，其目标是按照侵权系统中类似索赔的历史价值进行估价，与预定价值不同，通常高于预定价值。信托公司考虑的估值因素包括年龄、疾病严重程度、婚姻状况、受抚养人数量、经济损失和非经济损失、接触债务人产品的性质和程度、本应提起相关案件的司法管辖区及索赔人律师事务所的判决或和解历史。在大多数情况下，评估和权衡这些估值因素的具体公式并未披露。这种方法经常受到批评，因为它缺乏透明度，不能充分应对不同司法管辖区侵权体系价值随时间推移而变化的情况、律师事务所组成的变化，以及如何处理没有判决或和解记录的新律师事务所处理的案件。

这种缺乏透明度的情况存在四个例外，它们是位于内华达州里诺市的四个信托基金，包括西部石棉和解信托基金、索普绝缘材料和解信托基金、J.T. 索普和解信托基金以及普兰特石棉和解信托基金。这四个信托基金使用完全公开的案件估值矩阵（CVM）对所有索赔进行估值。CVM 反映了从历史理赔数据中得出的基础案例值，为每种疾病级别的基础案例值制定了标准，然后根据多种因素对基础案例值进行特定调整，这些因素包括年龄（在世或已故）、婚姻状况、其他受抚养人、收入损失、医疗费用、接触时间和强度，以及某些疾病的吸烟史。CVM 的设计旨在得出相当于侵权系统对类似索赔的平均值。预估价值和评估因素每年都会根据通货膨胀进行调整。索赔人可使用 CVM 计算其索赔价值。

对于许多信托基金而言，如果索赔不符合特定的医疗或风险要求，则有一项条款允许对在其他情况下可在侵权制度中受理的索赔进行个别审查，有时会对此类索赔的赔付价值作出限制。个人审查还可用于处理那些认为其索赔事实证明其索赔价值高于平均值的索赔人。

对于所有信托基金而言，一旦索赔得到批准和清算，就会按照"先进先出"的原则排队进行赔款。虽然每个信托公司都希望立即向每个索赔人支付索赔的全部清算价值，但各种因素使得这几乎是不可能的。虽然在任何时候，现有索赔的数量都是已知的，而且可以量化，但未来索赔的数量只能估计，而且非常不确定。从过去 40 年信托的经验来看，在大多数情况下，索赔的数量都超过了信托成立时的预测。几乎在所有信托中，信托资产都是有限和固定的。由于信托基金的任务是对当前和未来的所有索赔人一视同仁，如果低估了未来索赔人的数量，当前的索赔人就会得到过多的赔偿，而在所有未来索赔人得到赔偿之前，资金就会耗尽，从而导致对未来索赔人的赔偿不足，违反了信托基金的任务规定。

为解决这一问题，以及许多信托从未从债务人财产中获得足够资金向所有索赔人支付清算价值这一现实，信托协议和 TDP 允许受托人在征得 TAC 和 FCR 同意后，获取现有和预计未来索赔价值的估计值，并将该价值与信托的可用资产进行比较，以确定信托可向当前索赔人支付的清算价值的百分比，并有足够资金向所有未来索赔人支付该百分比的清算价值。这种按比例扣减通常称为支付百分比。一旦确定了支付百分比，就将其应用于清算价值，以确定索赔人将收到的付款。

多个信托基金的付款比例差异很大，从略高于 1% 到超过 50% 不等。根据过去 40 年的经验，大多数信托基金的赔付比例都比最初的赔付比例有所下降，这几乎完全是由于信托基金的索赔额远远超出了预期。

旨在为未来索赔人保留资产的其他机制包括规定信托基金每年可支付的最高年度付款额（MAP）。MAP 是根据未来的预计索赔额确定的，并定期进行重新评估。它基本上控制了索赔的流量或速度，但不包括支付的清算价值百分比。如果信托基金在一年达到了最高支付限额，则会暂停进一步的支付，支付队列中尚未支付的个人将被排在下一支付队列的起始位置。这可能会导致对某些申请人的付款延迟，但却能确保信托基金的资金不会过早耗尽。对于频繁触及赔付上限或出现赔付队列长期积压的信托，往往不得不面临降低赔付比例的艰难抉择。

另一种旨在为受伤害最严重的索赔者保留资产的机制，即索赔支付比率，被一些信托机构所采用。该比率对 MAP 中可用于支付非恶性疾病索赔者的资金比例设定了限制。虽然分配给非恶性疾病索赔的比例在 10% 至 30% 之间浮动，但其目的是确保将最大比例的可用资金分配给受伤最严重的索赔者。与医疗补助池类似，它限制了非恶性疾病索赔的支付速度，并且有可能延迟对非恶性疾病索赔者的赔付。该比率是在非恶性疾病索赔申请激增的时期被采用的，而近期非恶性疾病索赔申请数量减少，这使得该比率基本不再成为问题，只有极少数信托机构会因该比率而延迟向索赔者付款。

16.4.4　当今破产信托

目前，有 100 多家公司因与石棉相关的责任而申请破产，约有 60 个破产信托基金目前仍在受理并支付索赔。另有部分公司依据《破产法》第 11 章申请破产保护，目前正处于破产程序中，这些公司将来可能通过设立符合第 524（g）条款的信托完成重整。这些程序通常需要多年才能解决。迄今为止，破产信托已向索赔人支付了 250 多亿美元，据估计，目前石棉信托的剩余资产超过 300 亿美元。石棉破产信托支付的赔偿金占石棉相关疾病受害者可获得赔偿金的很大一部分，因为大多数对其接触石棉负有责任的公司都已申请破产保护，无法通过侵权系统获得赔偿。个人是否有资格获得任何特定破产信托的赔偿将取决于接触石棉的性质、信托对接触的责任及所患疾病的性质。大多数索赔人将有资格向 20～30 个信托基金提出索赔。另一个赔偿来源仍然是在侵权系统中对那些对索赔人接触石棉负有责任的有偿付能力的公司提起诉讼。

16.5　新出现的问题和战略

石棉诉讼在侵权与信托体系中始终处于不断演变与创新的进程中。今天也不例外。本节简要概述了三个问题——其中两个与尝试个人全球解决有关，第三个涉及风险代理诉讼的实际操作——这些问题正吸引着法官和律师的关注和精力。这些问题是""德克萨斯两步法"、负债剥离及诉讼融资。

在现阶段，石棉人身伤害责任对于企业被告而言属于"遗留"责任：这些并非源于当前业务运营的责任。此外，鉴于或有负债准备金要求以及诉讼年度成本对资产负债表的持续影响，此类责任往往会对企业的盈利状况造成重大损害。最后，侵权法律体系中的此类责任在企业管理者看来具有不可预测性，因为在许多案件中，至少从理论上讲，陪审团可能会做出高额赔偿裁决。因此，几乎每个被告都希望一劳永逸地解决其目前以及未来的所有石棉人身伤害责任。如上文所述，面临严重且迫在眉睫财务困境的公司可以寻求《破产法》第 11 章的救济，并申请设立第 524（g）条规定的信托基金。然而，对于那些石棉诉讼并未构成迫在眉睫或生存威胁的经营良好的公司而言，进行第 11 章破产程序可能并非切实可行的选择。

近来，出现了两种策略，企业实体可以在不通过破产保护程序的情况下寻求解决方案。一种策略被称为德克萨斯两步法；另一种策略是负债剥离。

16.5.1　德克萨斯两步法

德克萨斯两步法的破产策略在很大程度上未经验证，仍存在争议。该策略依赖于德克萨斯州公司法（该策略绰号的来源）所允许的一项独特交易。每个州的公司法都允许两个独立的公司合并，将其所有独立的资产和负债合并为一个单一的存续实体。但是，德克萨斯州允许单个公司进行"分拆合并"，即把自己分成两个（或多个）实体，在两个存续实体之间分配资产和负债，至少在初始阶段，这种分配对第三方具有约束力。

德克萨斯州两步法的程序包括成立一家德克萨斯州公司，将一家有石棉负债的现有非德克萨斯州公司并入该实体，然后利用德克萨斯州的分拆合并法将负债分拆到一家新公司，同时将资产保留在一家单独的公司中。虽然分拆合并法最初是为了促进正常的分拆和分立，但当其与《破产法》，特别是第 524（g）条相结合时，可能使具备偿付能力的公司在摆脱石棉债务的同时，将资产置于索赔人追偿范围之外。

尽管德克萨斯州的分拆合并法自 1989 年起就已开始，但并未得到广泛使用。德克萨斯州两步法的首次使用是在 2017 年，Georgia Pacific 公司通过分拆合并将其石棉责任转让给了一个名为 Bestwall 的新实体，3 个月后 Bestwall 宣布破产。2019 年，Saint Gobain 也效仿 Georgia Pacific 公司的做法，通过分拆合并将其子公司 Certainteed 的石棉负债分拆给 DBMP（一家没有员工、资产有限的非经营性公司），3 个月后 DBMP 申请破产。2020 年，Trane 科技公司采用分拆合并的方式，将其石棉负债注入 Aldrich Pump 和 Murray Boiler（同样都是非经营性公司，资产有限）。这些实体在 7 周后寻求破产法院保护。截至本文撰写之时，所有这些破产保护案件仍在进行中。迄今为止，联邦上诉法院和美国最高法院均未对"德克萨斯两步法"战略是否经受住上诉审查作出裁决。

这项分拆合并法最大规模且可能最具争议的应用发生在 2021 年，当时强生公司成立了 LTL 管理有限责任公司（LTL Management LLC），并通过一次有争议的合并，将其与滑石粉诉讼相关的债务转移到了这家公司。在这个案例中，与此前的"德州两步走"破产策略不同的是，大量资产也被转移到了 LTL 管理有限责任公司。该公司在一周内就宣布破产。

《破产法》要求债务人在启动破产案件时必须以"善意"行事。虽然破产法院最初判定 LTL 管理有限责任公司的破产申请是善意的，但在上诉时，美国第三巡回上诉法院却不同意，认为破产申请并非出自善意，因为债务人的财务状况过于稳健，没有足够的财务困境来证明破产申请是合理的[注67]。因此，LTL 管理有限责任公司的第一次破产申请被驳回。在第一次破产保护申请被驳回的同一天，LTL 管理有限责任公司提交了第二份破产申请，并声称一份拟议的全球和解协议，以及对其与强生公司的融资协议的修改，使其新的破产保护申请是适当的。银行破产法院也驳回了这第二起案件[注68]。截至本文撰写之时，该破产程序仍在进行中。

所有这些案例都提出了围绕有偿付能力的公司是否能够利用德克萨斯两步法摆脱石棉债务的重要问题，包括在分裂性合并后提交的破产申请是否能够满足《破产法》的"善意"要求，以及在下列情况下是否能够通过德克萨斯两步法摆脱石棉债务在处理非财务困境中的有

[注67]　与 LT 管理有限责任公司相关的案例。该案例收录在《联邦判例汇编》第四辑第 58 卷第 738 页。

[注68]　与 LTL 管理有限责任公司相关的案例。该案例收录在《破产案例汇编》第 652 卷第 433 页。

偿付能力的公司时，整个德克萨斯两步法的程序可被定性为"欺诈性转让"，因此可被撤销。这些问题和其他可能存在的问题在未来许多年是各级法院的主要审理工作。

16.5.2　负债剥离

如上所述，破产保护作为管理石棉负债和实现终结的一种手段可能不适用于某些公司，即使德克萨斯两步法最终对更多公司具备可行性，可由于诸多原因（如声誉影响、时间延迟、实施成本，以及可能触发大量贷款协议或其他合同重新谈判或通知等复杂情况）而不被采用。从概念上看，最简单的替代方案是剥离一个或多个持有遗留石棉负债的实体，并为其配备足以在整个责任存续期内偿付的资产；相较于破产程序，这是一种可能更快、更简单且成本更低的终局性解决方案[注69]。这一策略既有传统性又有创新性：交易和结构工具是传统公司交易的工具，适合特定情况的工具取决于负债目前所在的位置和交易的总体目标。新方面的目标包括将遗留的石棉负债从剥离公司或母公司的资产负债表中剥离，实现负债转移的真正终结。此外，还可能有与交易相关的其他目标，如转让经营业务或其资产，这些都会影响为交易选择的结构和流程。

为剥离债务而转移的资产价值，至少须与基于稳定历史数据、能充分反映未来波动性的可靠债务存续期预测相匹配。总资产通常需要覆盖预估的未来责任成本及抗辩费用。接收责任及覆盖资产的收购公司及其关联方或合作伙伴，通常需要具备管理石棉索赔解决方案、追收未决保险报销及潜在管理运营资产的专业能力。

此类交易中有效转移石棉债务的关键在于：随债务转移的资产价值必须足够充裕；交易须遵循公平原则并支付合理对价；被转移实体在交易前必须满足偿付能力要求并具备充足资本。正是由于这些原因，未来负债估算必须稳定且方法合理。这些和其他保护措施对于避免任何交易回溯或任何可行的欺诈性转让索赔都是必要的。近年来，此类交易的例子不胜枚举[注70]。

16.5.3　诉讼融资

诉讼融资是指与诉讼无关的第三方为诉讼提供资金的做法，通常是以从诉讼中获得部分经济赔偿作为回报。这种做法可以让原本没有财力提起诉讼的原告提起诉讼，从而提供更多诉诸司法的机会。虽然在人身伤害和产品责任案件中，赔偿金通常用于支付律师费和诉讼费，但在商业诉讼中，赔偿金也可被公司用作管理诉讼成本和风险的重要工具，或在法律诉讼期间提供营运资金。例如，在石棉诉讼和其他大规模侵权案件中，总额达数百万美元的诉讼资金会被用于资助广告宣传活动，以帮助公司获得新的案件。

[注69]　有关此类交易的种类、范围和特点的更多信息，请访问 https://fararecovery.com。

[注70]　例如 :https://www.businesswire.com/news/home/20220812005385/en/Crane-Holdings-Co.-Announces-Transaction-to-Divest-Legacy-Asbestos-Liabilities（克莱恩控股公司宣布剥离遗留石棉负债的交易）; https://www.bloomberg.com/press-releases/2021-07-01/itt-announces-sale-of-subsidiary-holding-legacy-liabilities-to-delticus-an-affiliate-of-warburg-pincus（ITT 宣布将持有遗留负债的子公司出售给华平投资集团旗下的德尔蒂克斯公司）; https://spx.gcs-web.com/news-releases/news-release-details/spx-technologies-divests-legacy-asbestos-liabilities（SPX 科技公司剥离遗留石棉负债）。

诉讼融资的好处之一是可以为资源不足的原告和资源充足的被告提供公平竞争环境。在大多数情况下，这种资助是无追索权的，资助者将承担败诉的风险，只有当原告获得赔偿时才会得到补偿。一位著名的法律学者和该行业的权威人士将诉讼资金的发展称为"这个时代最重要的民事司法发展"[注71]。

诉讼融资有很多优点和好处，但也不是没有潜在的缺点。当然，如果诉讼不成功，贷款人/投资人将面临失去所有投资的风险。这类资助安排常被诟病成本高昂，一些诉讼融资公司被指责收费过高。还有一些批评者担心，诉讼融资可能会助长琐碎的诉讼，或允许非律师对法律实践施加不当影响。同样，还有人担心，如果融资涉及多个案件而不是单个案件，那么在解决原告个人的案件时，可能会在原告个人与原告律师之间产生潜在的利益冲突。

为了解决这些问题，许多司法管辖区都通过了有关诉讼融资的规则，或发布了道德意见书，明确规定律师有责任向客户充分告知此类融资的风险和益处，在向客户提供建议时行使独立的专业判断，并确保诉讼融资协议不会干扰律师与客户的关系，也不会损害向客户提供建议的质量和合理性。在遵守所有道德标准的情况下使用诉讼融资，诉讼融资就能成为提升司法可及性的有力工具。

16.6　结论

历史表明，过去 50 余年间，石棉疾病受害者及相关诉讼参与方始终在探索最高效、最公平的赔偿途径，却屡屡遭遇多重阻碍：法律方面如集体诉讼的失败；政治方面如联邦立法的失败；实践方面如许多公司因无法通过《美国破产法》第 524（g）条完成重整而清算；等等。我们也取得了一些成功：改革的重点是简化和提供法院程序，为石棉相关疾病患者提供救济和赔偿，同时为未来索赔人寻求最大化的资源；与信托系统有关的改革也具有相同的目标。如今，卷入石棉诉讼的公司仍在寻求解决方案，使其能够在没有大量遗留责任的情况下在未来继续运营，同时为以补偿索赔人为目的的实体提供资金，如信托和"负债剥离"实体。尽管任何赔偿制度，无论是侵权赔偿制度还是信托制度，都无法完全弥补石棉使用、暴露和健康影响的历史，尤其是在很大程度上致命的胸膜间皮瘤，但在当前阶段，随着过去 10 年对间皮瘤科学认知的巨大发展，以及专注于该疾病的科学家之间合作加强，将为受害者带来希望，而不仅仅是赔偿。

致谢

衷心感谢罗尔与亨德森律师事务所（Rawle & Henderson LLP）的 Peter J. Neeson、西蒙斯·汉利·康罗伊律师事务所（Simmons Hanly Conroy LLP）的 Michael J. Angelides 所做的评审和提出的重要意见，以及未具名评审人员给出的评论。最后一章因这些贡献而大为增色，我们非常感激每位评审人员为此投入的时间和深思熟虑。

[注71]　Steinitz M.《追踪资金流向？关于披露诉讼融资安排的建议方法》,《加州大学戴维斯分校法律评论》2019 年第 53 卷，第 1073 页。